佛山正骨

主　审　杨海韵
主　编　江　湧
执行主编　陈逊文

医案集

全国百佳图书出版单位
中国中医药出版社
·北京·

图书在版编目（CIP）数据

佛山正骨医案集 / 江湧主编 . —北京：中国中医药出版社，2022.5
ISBN 978 - 7 - 5132 - 7414 - 2

Ⅰ.①佛… Ⅱ.①江… Ⅲ.①正骨疗法－医案－汇编－佛山－现代
Ⅳ.① R274.2

中国版本图书馆 CIP 数据核字（2022）第 026469 号

中国中医药出版社出版

北京经济技术开发区科创十三街 31 号院二区 8 号楼
邮政编码　100176
传真　010-64405721
廊坊市祥丰印刷有限公司印刷
各地新华书店经销

开本 889×1194　1/16　印张 42　字数 990 千字
2022 年 5 月第 1 版　2022 年 5 月第 1 次印刷
书号　ISBN 978 - 7 - 5132 - 7414 - 2

定价　210.00 元
网址　www.cptcm.com

服 务 热 线　010-64405510
购 书 热 线　010-89535836
侵 权 打 假　010-64405753

微信服务号　zgzyycbs
微商城网址　https://kdt.im/LIdUGr
官 方 微 博　http://e.weibo.com/cptcm
天猫旗舰店网址　https://zgzyycbs.tmall.com

如有印装质量问题请与本社出版部联系（010-64405510）
版权专有　侵权必究

编审委员会

顾问介绍

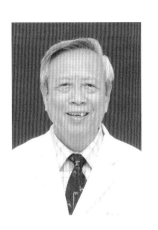

陈渭良，广东省名中医，全国"中医骨伤名师"，全国名老中医药专家传承工作室指导老师、骨伤科主任中医师，中华中医药学会骨伤科分会顾问，原中华中医药学会外固定学会理事，原佛山市中医院院长。

陈渭良教授在继承传统正骨手法精华的基础上，融汇了现代医学、生物力学、影像学理论和技术，加以探索创新，并在长期的临床实践中进行大量的研究，发展形成了一整套系统的正骨十四法。"正骨十四法的临床应用与原理探讨"于1992年被国家中医药管理局立项，研究成果达国内先进水平，获广东省中医药科技进步奖三等奖。先后主编、参编出版《骨折与脱位的治疗》《骨科外固定学》《中医急诊医学》《中医病证诊断疗效标准（骨伤科部分）》等多部著作，多项科研课题获省部级科技进步奖。先后研制了"陈渭良伤科油"等90多种骨伤科及内科杂症的内外用药。其开发和研制的外敷伤科黄水纱，广泛用于治疗骨折脱位和软组织损伤，填补了中药外用制剂治疗开放损伤的空白，多次获得政府部门科研立项，总资助经费超过500万元。近年来，科研立项7项，发表论文10篇，申请专利6项。

主编介绍

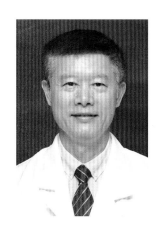

江湧，1984 年毕业于广州中医药大学，广州中医药大学附属佛山市中医院骨伤科主任中医师、教授、硕士研究生导师，首届广东省中医优秀人才，世界中医药学会联合会名医传承工作委员会理事。全国名老中医药专家陈渭良传承工作室负责人。系统总结陈渭良临床经验和学术思想，编写出版《陈渭良骨伤科临证精要·内治篇》章节、《骨伤科专病中医临床诊治·肱骨髁上骨折》章节（第一版）。在核心期刊以第一作者发表了《过肩折顶复位法治疗肩关节脱位 33 例》《手法复位、夹板固定、腕套牵引治疗桡骨远端粉碎性骨折》《定骨舒筋用于髌骨骨折早期康复的临床研究》《骨科康复与中医理念》等论文。承担 2006 年广东省中医药管理局课题《"筋骨并重"对髌骨骨折早期康复的临床研究》。从事中医骨伤科工作 30 余年，曾担任佛山市中医院骨科闭合病区区长近十年，曾作为佛山市中医院骨科专家指导顺德东华骨伤科医院临床工作。长期坚持临床一线工作，致力于佛山正骨传承和佛山正骨十四法的研究。本书佛山正骨医案中，其主诊的医案占 37.8%。

施　序

　　中医骨伤科学是一门历史悠久的独立学科，是中医药学的重要组成部分，为中华民族的繁衍昌盛和医学的发展做出了卓越贡献。在中医骨伤科学中，正骨手法具有极其重要的地位。

　　新中国成立以来，中医正骨得到良好的继承和发扬，流派纷呈。以尚天裕同志为首的老一辈专家系统总结了中医接骨理论和经验，并结合现代解剖学、生物力学知识，运用传统医学思维，提出"动静结合、筋骨并重、内外兼治、医患合作"的骨折治疗新原则，采用手法复位、小夹板外固定和功能锻炼的无痛、无创（微创）疗法——国际上称为中国接骨法（Chinese Osteosynthesis），为人类健康做出了贡献。然而，近十年来，由于各种原因，中医创伤正骨缺乏应有的保护、继承、挖掘和发扬光大，临床使用范围逐步缩小，正骨人才青黄不接，学科发展走向低谷，甚至在不少的三甲中医院和高等学府中，创伤正骨技术出现濒临失传的危机。中医创伤正骨的传承已成为一项紧迫的历史使命。

　　佛山正骨十四法是在传统中医正骨八法的基础上发展而来，已在反复的临床实践中验证其疗效，自成一派，佛山正骨是国内目前保留完好的创伤正骨流派之一。《佛山正骨医案集》以纪实性的医案，通过大量的图片资料，把我们带回到 20 世纪 90 年代那个中医正骨蓬勃发展、欣欣向荣的岁月。更难能可贵的是，该书以丰富、典型的正骨医案，向我们展现了佛山正骨的现代风貌。同时，我们也为以陈渭良为代表的佛山市中医院中医骨科同行们一如既往地坚持中医正骨的传承和创新这一艰辛而光荣的工作所感动。《佛山正骨医案集》是佛山正骨医家智慧和经验的结晶。希望广大读者能从本书翔实的医案中看到中医正骨的精彩，体会到中医正骨的价值，学到中医正骨的精髓。

2002年，由佛山中医院骨伤科集体创作的《陈渭良骨伤科临证精要》出版，我很荣幸在中华中医药学会骨伤科年会（佛山）首发式上致辞。十七年过去，佛山正骨在陈渭良先生的带领下，以传承、创新、融合为理念，在新形势下赋予了中医正骨更加蓬勃的生机，使我们看到了希望，看到了未来。佛山正骨医案，以详尽的资料、求实的风格、严谨的作风和科学的态度，为世人展现了中医正骨确切的疗效和丰富的经验，为学习和研究中医正骨增添了宝贵资料，对于中医正骨技术的推广将起到积极的作用。让我们以高度的文化自信推动中医药振兴发展，推进健康中国建设，为实现中华民族伟大复兴而共同努力。

2021年春于上海

前　言

全国名老中医药专家陈渭良教授在继承传统中医正骨手法精华的基础上，融汇了西医学、生物力学、影像学理论和技术并加以探索创新，在长期的临床实践中进行大量的研究，将正骨八法发展为正骨十四法。十四法中每一法都有其具体操作步骤、适用范围及生物力学内涵。这套手法不仅对四肢长骨干骨折治疗卓有成效，对一些闭合整复难度较大的骨折，如关节内骨折、关节附近骨折、骨折合并脱位、陈旧性骨折，整复效果也相当可靠，体现了这套手法的独到之处，收到了较好的临床效果，也大大丰富了中医正骨的理论和实践。

佛山正骨的发展历程，从 20 世纪 50 年代始，大致可以划分为奠基期、发展期、成熟期、升华期。20 世纪 90 年代，随着社会生产力和医学的发展，佛山正骨在日益增多的工伤、交通事故的大环境下，大展身手，用非手术疗法解决了 90% 以上的创伤骨折，具有损伤小、愈合快、功能恢复好的优点，而佛山正骨十四法也得到了不断验证、改进和完善。佛山正骨十四法的运用，使佛山中医院不断发展壮大。1994 年广东佛山与河南洛阳、山东文登、北京中国中医研究院（现中国中医科学院）并列为全国中医骨伤科医疗中心。陈渭良获中医骨伤名师殊荣。

全国名老中医药专家陈渭良传承工作室在总结陈渭良临床经验和学术思想的工作中，收集到佛山市中医院 20 世纪 90 年代 2000 余例 X 线片图片，本书选用其中 206 例佛山正骨经典医案，回顾了正骨十四法在发展成熟期的成果。在近期名医传承工作中，佛山正骨传人运用正骨十四法治疗四肢骨折脱位，取得很好的疗效。本书收集了其中较为完整的佛山正骨典型医案 278 例（包含多发骨折 12 例），展现了佛山正骨的现代风貌。

陈渭良早在 20 世纪六七十年代便引进骨科手术，在佛山市中医院建立了骨科手术室，严格手术指征，对少数骨折经过传统正骨手法治疗达不到要求的病例开展手术治疗，对严重开放性骨折脱位、严重压榨伤、开放损伤感染的病例进行手术内外固定和中药治疗，获得许多成功的经验，并从理论上把开放手术作为闭合手法的补充。近 20 年来，随着社会的高速发展，人们工作节奏的加快和生活方式舒适化的需求，西医学的飞速发展和骨科内固定器械的研发推广，开放手术渐渐成为时尚和主流，但佛山正骨确切的疗效仍得到社会广大群众的认可，至今仍显示出其强大的生命力。正骨十四法不仅适用于大部分常见的四肢骨折，而且对于部分关节内骨折和附近关节骨折，亦可获得满意的疗效。对一些不适宜手术、不愿意手术的患者，如儿童、孕妇、高龄患者及合并内科基础疾病人群的骨折，中医正骨充分显示出其安全有效的优势。

本书通过展示佛山正骨的过去、现在，展望未来，冀望中医骨伤学界的仁人志士能够更加坚定地坚守中医文化自信，开展中医正骨传承，也希望西医的同道能进一步了解中医正骨。同时，期待社会广大群众对中医正骨治疗骨折的过程、特点和疗效能够更加熟悉，从中领悟"健康中国"的深刻含义，共同使中华民族千年沉淀的国粹文化和宝贵遗产——中医正骨，得以传承和发扬，造福人类。

最后，感谢所有参与本书编辑的临床一线勤恳工作的专家和学生，感谢所有参与本书编辑的无私奉献的工作人员。对本书正骨医案中坚持以中医正骨技术服务于患者的主诊医师致以崇高的敬意和衷心的感谢。

全国名老中医药专家陈渭良传承工作室

2021 年春

编写说明

一、相关概念

（一）中医骨伤手法

清代吴谦等著《医宗金鉴·正骨心法要旨》，提出骨伤治疗手法："摸、接、端、提、按、摩、推、拿"。其中，"摸"为基本手法；"接、端、提"主要用于骨折的整复，即正骨手法；"按、摩、推、拿"主要用于筋伤的整治，即理筋手法。

（二）正骨手法与理筋手法

《医宗金鉴》中的八法已经体现了中医骨伤手法两个分支：一是正骨手法，一是理筋手法。现行的全国高等中医药院校规划教材（第十版）《中医骨伤科学》将手法分为正骨手法与理筋手法。正骨手法与理筋手法二者关系密切，不可截然分开。近年来，中医理筋手法在临床和学术上都取得了很大的成就，而中医正骨手法的研究与传承，由于各种不利因素叠加，出现了停滞不前的局面。

我们认为：正骨手法是对移位的骨折和关节脱位进行闭合手法整复的方法。本书的正骨手法基本上都属于佛山正骨手法治疗骨折脱位的范畴。

（三）中医正骨与西医手法

中医正骨与西医手法都用于闭合整复骨折脱位。

中医正骨手法是中医骨伤学科最重要的组成部分，是一种独立操作而系统完整的治疗方法，主要根据骨折位置立体形象和空间思维的方式，以逆创伤"原路返回"机制，以力制力的复位方法和技巧，在骨折治疗中能起决定性作用，广泛用于创伤闭合骨折脱位，并在长期的实践中形成了具有一定影响力的正骨学术流派。中医正骨的专著更是层出不穷，除了不断更新的高等教材《中医骨伤科学》，还有中医、中西医结合的学术专著，具有代表性的有《骨折与脱位的治疗》《中国接骨学》，等等。三甲中医院骨伤科一般都开设中医正骨门（急）诊和病房，还有不少中医正骨民营专科医院依然生机勃勃。

西医手法对闭合治疗骨关节损伤和运动系统疾病也是一种常用的技术，但目前而言，西医对骨折治疗的研究主要是手术内固定，手法更多地运用于骨关节退变和软组织疾病。骨折手法复位机制主要依据损伤机制和软组织牵拉、张力、铰链等性能和X线、CT等直观影像。目前，西医手法在创伤骨折闭合手法领域还没有形成影响力较大的团体、协会和医院。现代西医骨科教材和专著，主要是阐述骨折的手术适应证和手术内固定。非手术疗法的手法复位机制和具体操作更多是散见于概述段落和部分章节（见《骨与关节损伤》5版111-116页）。

本书的闭合手法都是指中医正骨手法。

（四）佛山正骨

本书《佛山正骨医案集》主要介绍佛山创伤正骨技术的研究和临床运用。佛山创伤正骨的核心技术是佛山正骨十四法。佛山正骨十四法的临床运用总结成为佛山正骨经典医案和佛山正骨典型医案。佛山正骨经典医案和佛山正骨典型医案是本书的重点内容。

二、内容介绍

（一）第一、二、三章阐述了佛山正骨十四法的创建和发展历程、中医正骨手法和中医阴阳理论、中医骨伤理论以及与西医学理论的有机结合。重点介绍佛山正骨十四法的操作方法和复位原理、小夹板的运用、骨折三期辨证用药和功能疗法，体现了中医治疗骨折的原则和特色。

（二）第四章《佛山正骨经典医案》，为佛山市中医院20世纪90年代运用正骨十四法治疗成千上万骨折患者的经典案例记录。目前库存的30册正骨经典X线片照片集，收集了闭合手法治疗四肢骨折为主的病例近2000多例，包括患者的基本资料（姓名、年龄、性别、X线片号）、手法前和手法后及部分骨折愈合X线片。本书选用其中206例作为正骨经典案例。这些正骨经典案例，由于受当时影像技术所限，又久经岁月风蚀，以至图片或有不清，数字或有误缺，但经过认真整理和悉心考究，仍瑕不掩瑜，成为今天不可多得的珍贵资料，见证了佛山市中医院在那个年代的辉煌成就，也为目前研究佛山正骨提供了宝贵的资料（图1、2）。

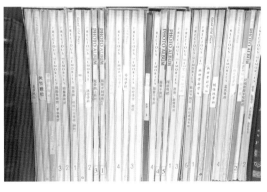 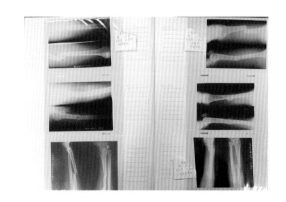

图1　库存的30册正骨经典X线片照片集　　　　图2　正骨经典X线片照片

（三）第五章《佛山正骨典型医案》收集了278例（其中多发骨折12例）典型医案。其中，258个医案得到一次甚至多次的疗效随访，成为完整的医案。此外的20例（脱位17例，骨折3

例）出于治疗时间较短，没有或无法进行随访。这些医案绝大部分是佛山市中医院正骨医师近几年来完成的医案，有 13 例是总结曾在佛山市中医院进修和访学的外院医师运用佛山正骨十四法的典型医案。医案中还有 23 例为佛山市中医院十年前甚至二十年前的经典医案。这些幸运地得到随访的典型医案疗效显著，具有深刻的现实指导意义。20 世纪 90 年代，佛山市中医院采用闭合方法治疗了成千上万骨折患者，大多数既往的个案由于历时已久，居住地经历迁移、联系电话有所缺失，但通过追踪医院病案室医案（是否有二次入院的相关记录或手术），通过收集我们正骨医生与患者在密切来往（由当年的病友变成了现在的朋友）中获得的大量数据，大概率表明既往的闭合治疗很少出现明显后遗症，更鲜有二次手术的病例。这不仅进一步证明了佛山正骨技术治疗骨折的确切疗效，也说明了佛山正骨为什么时至今日仍具有如此强大的生命力。如何把过去大量散在的病例和经过完整随访的现代病例系统整理，成为具有统计学意义的循证医学证据，或许是我们将来最有意义的工作。

佛山正骨典型医案基本上反映了佛山正骨的传承现状。近几年来，由于种种因素，闭合治疗骨折的病例比例在日益增长的骨折业务量中日趋降低。但是，由于掌握了手法整复的适应证、禁忌证和手法复位的标准，佛山正骨十四法仍在治疗各类型四肢骨折中广泛运用，并获得了许多成功的案例，尤其是对于儿童、老年人、孕妇、骨折合并内科基础病者以及不能进行骨折手术的病例，也取得了满意的疗效，充分体现了佛山创伤正骨和中医闭合治疗骨折的特色和优势。同时，也提出了闭合治疗骨折中仍存在不足和需要改进之处。

三、医案基本结构

（一）基本资料

医案中患者的基本资料客观真实，并进行了详实的核对。出于隐私保护的需要，医案的基本资料均做了必要的隐私处理。为了核对和随访，我们保存了医案完整的基本资料（图 3），每个医案均可通过医院信息系统查询。

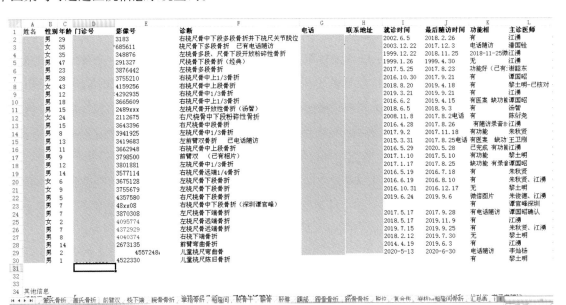

图 3　医案完整的基本资料

（二）题目

医案题目包括诊断、分型、骨折特征、治疗方式等，在这个基础上，结合个体、合并症、特殊等不同情况，体现了中医"同病异治""异病同治""因人而治"的特点。诊断用中西医统一通用病名。中医分型与手法治疗密切关联，闭合治疗的分型以中医分型为主。医案目录排列有序，在诊断分型治疗归类的基础上，排序大致为：损伤程度按严重、普通、特殊排列；治疗方式按闭合、微创、特殊排列；个体差异按成人、儿童（3岁以下为幼儿）、孕妇、高龄及其他排列。

（三）正文

为了医案结构的连贯性，我们将主诉、专科检查、X线片、诊断、治疗、随访、功能评分等内容，统一编写为一个段落。重要的项目以粗体标示，诊断依据主要以阳性指标为依据，每案均有X线片作为重要的诊断依据。诊断和分型主要依据：《中医病证诊断疗效标准》（国家标准 ZY/T 001.9–1994）、《骨与关节损伤》（王亦璁等，第五版）、《临床骨折分型》（张英泽），其他依据则做了说明。中医分型在国标的基础上，结合临床实际，根据骨折特征对分型进行拓展。西医分型基本采用目前通用的分型，并侧重选用对中医治疗有一定指导意义的分型。

由于部分影像资料的投照标准和显影质量在客观上存在着不足，有些骨折分型主要是依据CT，有些骨折分型本身存在着局限性，因而，本书的骨折诊断分型难免存在不够准确之处，期待各位同道斧正。治疗主要介绍治疗原则，具体的治疗方法和过程则在图文和"按"中体现。

（四）随访

除了极少数资料缺失（如联系电话）和治疗时间短（如单纯脱位）的病例，本书医案基本上均获得了有效随访。随访是医案采集的重点和难点。

1. 随访时间　最短2个月，最长25年，平均4年。其中，5～10年共15个案例，11～20年共18个案例，20年以上共5个案例。

2. 随访内容　按照疗效评定标准进行随访，但根据书的特点，限于书的篇幅，尽量采用功能图片和关键词表达。

3. 随访形式　现场随访、微信随访、电话随访。

（1）现场随访：现场随访是患者治疗结束后的随访，包括X线片复查、功能活动拍照、功能测定等等（图4）。这种随访比较规范、科学和系统。由于受随访时间、诊室条件、工作水平和患者配合等因素的限制，随访的效果参差不一，功能拍照未能达到专业化和标准化。骨折闭合治疗随访之难，在于部分患者治疗结束后，往往由于种种原因不能或不愿返回医院进行相关检查，需要后续的微信随访和电话随访加以补充。

（2）微信随访：微信随访利用现代化的信息科技可以和患者进行密切的交流，通过手机视频、照片及语音进行微信交流，是一种便捷、实用的随访形式。但由于患者的拍摄水平差异，图片效果参差不一。

（3）电话随访：电话随访虽然是间接随访，但从效果来看，基本能够达到较好的随访目的。随访的内容是按照疗效评定标准进行电话询问。绝大部分患者得到较好的随访，尤其是患者的满意度能比较真实地得到反馈（图5、6、7）。

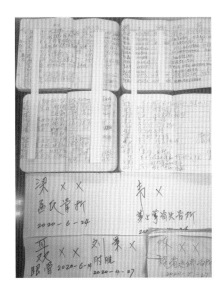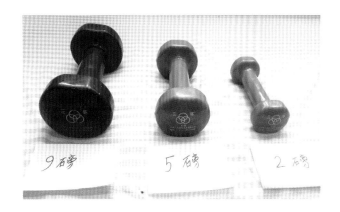

图 4　现场随访资料和测定工具

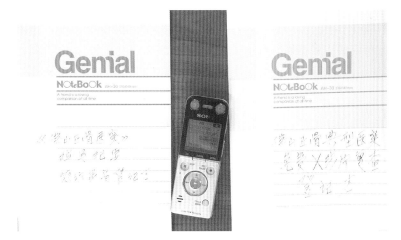

图 5　电话随访录音笔、登记本

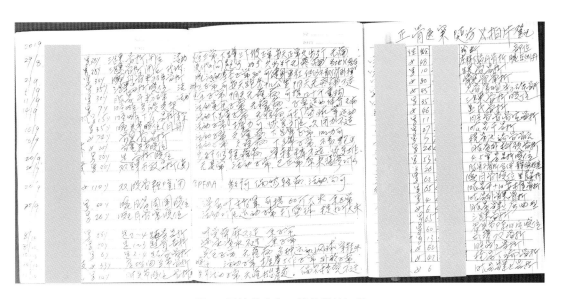

图 6　随访录音和X线片原始记录

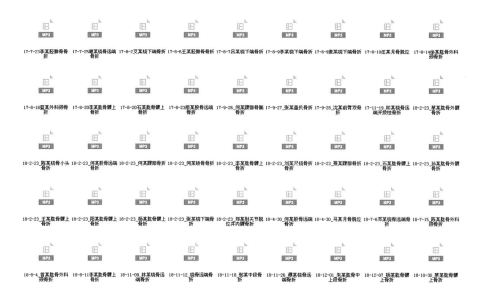

图7 随访录音存档

4. 随访遵守的医学伦理　①保护患者隐私；②保护患者的康复成果，避免过度检查造成意外伤害；③保护患者权益，根据需要做必要的检查（如 X 线片复查），避免过度检查；④外形拍照和各种检查应征得患者同意。

（五）评级

本书医案的评分系统主要采用《中西医结合治疗骨折临床经验集·骨折疗效标准》（尚天裕）和《骨科疾病疗效评定标准》（胡永成等）对患者进行疗效评价。中西医结合评定标准的特点是既有影像学（X 线片）的标准，同时具备功能活动的标准。其标准是建立在中西医治疗骨折的基础上，并有大量的临床经验总结作为依据。该评定标准在 1975 年天津全国骨伤会议上制定，其年代久远，内容较为粗糙，病种不够齐全，分级不那么严谨。不过，经过查阅了现代中医和中西医结合的各种骨折评定标准，我们认为这个评定标准仍然具有较高的临床实用价值。《骨科疾病疗效评定标准》收集了国内外现代骨科评定标准，具有先进性、权威性、现代化和国际化的优点。但针对骨折的病种不齐全，有些标准不是建立在骨折治疗的基础上，而是建立在对其他疾病的治疗，如关节置换、手术矫形、重建等。两种评定标准可以相互补充，趋于完善。

（六）按

"按"是本书专业性较强的内容，包括手法复位、小夹板固定等治疗的具体操作过程，以及诊断分析详解和辨析、疗效评价及分析、临床经验点滴，等等。"按"和"随访"的署名作者绝大多数为本医案的主诊医师，希望使"按"能够成为骨科专业同行们共同学习和讨论交流的园地。

（七）参考文献

本书在编写的过程中，根据需要引用了部分中医、中西医结合和西医教科书及相关资料，极大地丰富了本书内容，提高了专业水平，在此，编者对原著作者表示衷心的感谢和尊敬。书中对引用的内容一一标注了出处（图 8）。

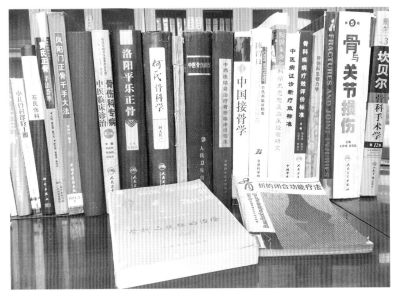

图8　学习和参考书籍

八、部分名词短语、术语缩写

	规范名词、短语	略词
1	骨牵引	骨牵
2	皮牵引	皮牵
3	单夹板	代夹
4	二夹板	二夹
5	四夹板	四夹
6	肘关节脱位	肘脱
7	髋关节脱位	髋脱
8	纵向叩击痛	纵叩
9	骨折愈合强度的手感	骨干力

本书的编写风格独特，态度严谨，求真务实，内容丰富。就作品的素材而言，书中引用了少部分必要的基本理论和治疗方法，其理论特色、核心技术、医案医话大多数为原创。从医学的角度，作品力求达到在理论上的凝炼和突破，在临床运用中拓展内容的广度与深度；从中医专业的角度，本书不同于一般的教科书，更多是用医案印证了现有的教科书所讲内容。典型个案包括发病机制、骨折特点、手法技巧、疗效评定等，从典型找规律，从现象到本质，其临床实用价值较高；从行业的角度，本书可作为实用的参考书，为骨科医生在临床实操中提供更多有益的参考和借鉴。但由于作者水平有限，条件有限，时间有限，书中存在的不足和问题，希望得到专业人士和广大读者的指导和纠正，以期更加完善。

编者

2021 年 3 月

目　录

第一章

佛山正骨十四法概述

第一节　骨伤名师陈渭良与佛山正骨十四法

一、立志从医

陈渭良出生于广东南海，三位叔父都是当地颇有名气的中医医生，对伤寒、温病、正骨、金创各有专长。他自小就受到了医学的熏陶，加上当时清末时期习武成风，他经常跟随叔父及医治跌打的武术师傅诊病问疾、敷药疗伤，收集民间偏方、验方，并能记近百条方组。陈老回忆说，当时大部分小孩都只会念《三字经》的"人之初，性本善"，他就已经能朗朗背诵《医学三字经》《药性赋》等诊诀方歌。从小耳濡目染令陈渭良逐渐了解中医的博大精深，遂立志习医，救死扶伤。

二、博览群书，采各家之长

陈渭良 8 岁随叔公学医采药，10 岁时已收集了不少民间偏方、验方，中学时期便开始攻读《医宗金鉴》《笔花医镜》《仙授理伤续断秘方》《伤科补要》《血证论》《皇汉医学全书》等大量中医书籍，对四大经典亦鉴阅钻研，采各家之长，为以后的理论和临床发展奠定了基础。陈渭良十年如一日，勤求古训，博览众方，对经典医著揣摩精熟，脱口成诵，对西医学科学理论和技术兼收并蓄，既继承了骨伤科传统疗法的精髓，又荟萃了历代诸家之精华，并吸收了西医学之长，逐渐形成了自己独特的诊疗风格和学术思想，对岭南骨伤科学流派产生较大的影响。

三、师从岭南骨伤科名医李广海

1955 年，经卫生部门考核，陈老在当地石湾联合诊所独立开设骨伤门诊。尽管已经小有名气，但为了学术上的追求，青年时期的陈渭良毅然投学于岭南骨伤科名家李广海门下。李广海早在民国时期便医名卓著，以其精湛的医术，在我国南方及东南亚一带享有盛誉，是岭南五大骨伤科名家之一。其家传正骨医理论精妙，正骨手法独特，内外用药更有家传特色，尤其擅长治疗刀伤、火药伤，于岭南骨伤科自成一派，登门求学于李氏者甚众。1957 年，陈渭良凭借其优异的基本功和勤奋真诚的品性，通过严格的考核，被李广海收为入室弟子，且最终成为李氏门人中的佼佼者。从师 13 载，陈渭良日随师临诊，夜苦读医典，整理从师学习心得，勤练正骨疗伤技法，其天资聪敏，记性过人，所得医术既有家传，又有师承。得之于名师指导，陈渭良获益良多，逐渐对医理豁然贯通，医技日精，医名渐著，逐步成长为岭南骨伤科名家。

陈渭良教授在继承李广海伤科技法和传统正骨手法精华的基础上，融汇了西医学、生物力学、影像学理论和技术，加以探索创新，并在长期的临床实践中进行大量的研究，把传统正骨八法发展为正骨十四法。

四、衷中参西，博学专研

1962 年，广东省卫生厅在广州中医学院（广州中医药大学前身）相继举办了广东省中医骨伤科研修班、广东省中西医结合治疗骨伤研究班。怀着崇高的理想，年轻的陈渭良参加了这个为期 1 年的高级学习班进行脱产学习。学习班聘请了国内知名的中西医骨伤科专家，云集了广东省中医骨伤科和西学中年轻有为的骨科临床一线医师，以自编的骨科教材授课，先中后西，深入浅出，理论联系实际，注重解决临床实际问题。在这个以中医为本、衷中参西的课堂，求知欲旺盛的陈渭良如鱼得水，不仅深入学习和掌握了中医骨伤科学的理论精髓和正骨技术，同时学到了西医的解剖学等现代骨科基本理论和操作技能，为日后的成长打下了坚实的基础。

五、正骨之阴阳平衡与辨证施治

陈渭良认为：手法诚为正骨之首务，而阴阳平衡和辨证论治是中医治伤的理论核心和特色。阴阳学说贯穿于中医学术理论体系的各个方面。中医理论认为"人生有形，不离阴阳"，人体结构虽然复杂，但都可以用阴阳来概括。肾属水脏，主封藏摄纳，居腹之下部，为阴中之阴。骨为肾所主，故骨属阴。肝属木脏，性升发条达，居腹之上部，为阴中之阳。筋为肝所主，故筋属阳。正常人体阴阳处于相对平衡的状态，当外伤引起骨折，这一平衡即被打破，机体总体上处于阴损阳亢的状态。外伤性骨折使骨的完整性遭到破坏，此为"阴损于内"。由于肌肉收缩、肌腱牵拉及重力作用，骨折端被动牵拉而移位造成肢体畸形，此为"阳亢于外"。骨折的治疗就是为了重新建立阴阳平衡，"谨察阴阳所在而调之，以平为期"。骨折后以接骨恢复骨之原形静态，又以固定克制肌肉收缩和肌腱牵拉对骨折端的影响，这种"以静制动"等治疗措施，是"扶阴抑阳"以期平衡的方法。筋与骨，动与静，练功与固定，都遵循了阴阳的对立统一、平衡消长、互根互用规律而运动变化。陈老在辨证的过程中必先辨阴阳，在治疗上遵循阴阳平衡的原则。

传统的中医骨伤理论认为：肝主筋、肾主骨，骨折患者中、后期治疗的重点是补肝肾，但陈老对这一理论不是盲目地继承。他在研究李东垣的《脾胃论》过程中受到了启发，并将学习所得借鉴运用到中医骨伤科的辨证施治中。他认为：因伤科患者必伤气血，损筋骨，伤中耗气；祛瘀药物亦有攻伐，损伤中气；伤后卧床静养，"久卧伤气"，正常生活规律遭到了破坏，势必扰脾胃运化功能，造成气滞、气虚、气陷等病证；广东地处岭南气热卑湿之地，中焦湿困，更显示出健脾化湿之重要性。因此，陈渭良提出骨折患者的中期治疗应以调气机、补脾胃为主，后期以补肝肾为主。

扶正和祛邪是相互联系的两个方面。陈渭良指出：扶正是为了祛邪，通过增强正气的方法祛邪外出，从而恢复健康，即所谓"正气盛则邪不可干"。久病必伤正，对于久病的疑难病患者，陈教授多先扶正而后祛邪，并做到"扶正不留邪，祛邪不伤正"。

陈渭良还强调：疾病的发生、发展与转归，受时令气候、地理环境、患者个体的体质因素影响，在治疗疾病时，其十分注重因时、因地、因人制宜，对具体情况做具体分析，区别对待，

佛山正骨医案集

4

以制定出适宜的治疗方法。如岭南多湿，其用药处方亦多体现健脾祛湿之法。

在创伤骨折的治疗方案选择上，对于年老多病、妇幼体弱等人群，陈渭良非常注重"留人治病"的医学伦理，尽可能采用正骨手法闭合治疗或微创治疗。

六、骨折治疗要药——伤科黄水的研制

自 1957 年起，陈渭良在查阅大量古书、研阅大量古方的基础上，结合个人临床实践，配制出以黄连、栀子为主要成分，具有清热解毒、消肿止痛、活血化瘀、祛腐生肌功效的"外用伤科黄水"。研制外用伤科黄水的概念来源于陈渭良少年时习武受伤，当时用散剂药物外敷，留下瘢痕。于是他在从医生涯中便不断思索，大胆求变，改变剂型，利用湿敷水剂，使邪有出路，这个大胆的想法也得到师傅李广海的赏识和肯定。陈渭良不断革新，尝试改良伤科黄水的制作工艺，时至今日，仍在不断革新改良。陈老回忆说："当时哪有什么设备，我是用土制炉子，用瓦锅提取中药复方，用纱布过滤，在如此条件下做出来了伤科黄水。""伤科黄水"数十年来经历了 10 多次改良，沉淀由多变少、颜色从深到浅、味道从浓变淡、制作工艺由粗变精，最终才改进为现在使用的版本。这种被誉为"骨科神水"的纯中药制剂，临床既可用于各种闭合性损伤，也可以用于开放性骨折，在赢得患者一片赞誉的同时，也为佛山市中医院创造了良好的经济效益，成为医院的"镇院之宝"。之后，陈渭良主持了有关"伤科黄水"的系列开发与研究相关课题 10 多项，分别获国家中医药管理局、广东省科委、广东省卫生厅等课题立项和资助，1992 年获广东省中医药管理局科技进步二等奖。"伤科黄水"填补了国内外用中药水剂（洗剂）治疗开放性损伤的空白。

陈渭良根据骨伤疾病的病理过程和中医骨伤的辨证施治原则，还研制了去伤片、三七丸、生骨片、骨宝口服液、复元饮等一系列内服制剂，并根据多年实践，研制了创伤骨折的早、中、后期闭合损伤和开放创伤的系列骨科外用药，除了伤科黄水，还有白药膏、伤科散、驳骨纱、生骨膏、舒筋洗药等 29 种外用制剂，尤其是后期研制的"陈渭良伤科油"，现在已经成了佛山家喻户晓的"神药"。

七、中西结合，疗效第一

公元 6 世纪至 10 世纪，中医骨伤科已经是"太医署"的一门分科。唐代《仙授理伤续断秘方》这部中医骨伤科专著的出现，标志着中医骨伤科诊断学和治疗学的基本形成。中医正骨技术是中医骨伤科学的核心技术，为中华民族的繁衍昌盛做出了卓越贡献。几千年的临床实践证明，中医正骨是一种安全可靠、疗效确切、简单实用、易于推广的技术。陈渭良始终坚持中医疗法，并时刻专研中医正骨，为中医骨伤科的发展竭尽全力。但陈老对待医学科学的治学态度既不故步自封，也不盲目推崇，更不重中贬西，对西医无门户之见，对中医博采众长。他对闭合骨折治疗的原则是"能中不西，中西结合，疗效第一"，即：骨折闭合治疗达到复位标准的就不要手术治疗；骨折可以闭合治疗的就先手法复位，达不到复位标准的才进行手术治疗；骨折的治疗应发挥中西医各自优势，取长补短，相互借鉴，寻求理论和方法的结合。骨折治疗，患者至上，无论中西，疗效第一。他实事求是，博览百家之说，务求精益求精。不论哪一学科领

域的成果，只要是有利于骨伤科的发展，有利于临床疗效的提高，都采取"拿来主义"。他常告诫学生们要开动脑筋，有辨别、有选择地拿来，把最有用、最急需而又最适合自己的东西拿来。但不要把自己的长处丢掉，而将别人的糟粕、别人已淘汰的东西拿来当宝贝，也不能只是跟着别人后头跑，而应站在巨人的肩头，瞄准现代科学的前沿，引进有利于中医骨伤科发展的技术为我所用，对不尽人意的地方，不完善、不合理的地方要进行改进，要有所发展，这才能真正将"拿来"的东西变成自己的东西。几十年来，陈渭良关注现代科学技术的发展，掌握学科发展的新动态，不管是姓"中"的还是姓"西"的，只要能提高专科临床疗效，他都积极引进，推广应用。在总结前人临证经验的基础上，陈渭良广泛搜集经方和民间偏方、验方，哪怕是仅有一方一技的乡村医生他都乐意交为朋友，交流行医技法心得，然后去粗取精，去伪存真，吸收其精华，不断丰富骨伤专科建设的内容。

20世纪80年代末期，尚天裕、顾云伍、董福慧等中西医结合骨科专家对佛山市中医院进行实地考察，尚氏对佛山正骨十四法的操作和疗效给予高度赞赏，董福慧教授对佛山正骨十四法生物力学原理的研究进行了指导。20世纪90年代末期，著名骨科专家、《骨科手术学》主编朱通伯教授在佛山市中医院指导工作，他对佛山市中医院的闭合正骨手法十分赞叹，尤其是闭合整复成人股骨干骨折，90%以上达到了功能对位。朱通伯教授认为，大多数骨干骨折，只需达到功能对位，无需过度治疗。他根据正骨十四法中"屈伸展收"手法整复肱骨外科颈骨折的经验，提出对肱骨头粉碎性骨折采用肩关节研磨的"甩肩疗法"。朱通伯教授曾多次在我院讲座，其中以"开放性骨折的治疗"为题，对骨折的手术治疗提出了反思。2000年，尚天裕、顾云伍、朱通伯、王亦璁等骨科著名专家应邀来我院为"骨伤科疑难病会诊中心"揭幕。王亦璁教授做了关于骨折治疗原则的大会演讲，把触诊作为手法复位的第一要领，以触摸辨认寻找骨折移位的"台阶感"；用逆创伤机制，施行"回旋"手法，纠正骨折的背靠背移位；以骨折远折段向近折段对位对线的手法，即"子寻母"法，克服肌肉对骨折端的旋转牵拉；用"矫枉过正"的方法对青枝骨折和陈旧性骨折进行复位。可见，中西医在骨折手法复位理论和方法上有很多共同之处。王亦璁教授充分肯定了中西医"动静结合"的骨折治疗原则，认为夹板固定下合理的关节活动和肌肉舒缩不仅不会加重骨折移位，反而更有利于维持骨折的复位，保障正常骨愈合过程的进行，为关节活动的恢复创造条件。王亦璁教授指出：现代临床医生往往认为手法较简单，而手术更有效，但其实手法不见得简单，作为创伤骨科医生，必须首先掌握手法治疗，然后才是手术治疗。

（杨海韵　陈逊文）

第二节　正骨十四法的内涵

一、理论与实践、传统与现代的医学结合

正骨手法是通过手的一定技巧动作使骨折错位及关节脱位重新恢复正常解剖位置的措施，是诊断与治疗各种骨折脱位损伤的重要手段，是中医骨伤科的核心技术。清代《医宗金鉴·正骨心法要旨》集前人之大成，指出"夫手法者，谓以两手安置所伤之筋骨，使仍复于旧也。但伤有重轻，而手法各有所宜。其痊可之迟速，及遗留残疾与否，皆关乎手法之所施得宜，或失其宜，或未尽其法也。盖一身之骨体，既非一致，而十二经筋之罗列序属，又各不同。故必素知其体相，识其部位，一旦临证，机触于外，巧生于内，手随心转，法从手出。""诚以手本血肉之体，其宛转运用之妙，可以一己之卷舒，高下疾徐，轻重开合，能达病者之血气凝滞、皮肉肿痛、筋骨挛折与情志之苦欲也。较之以器具从事于拘制者，相去甚远矣。是则手法者，诚正骨之首务哉。"并把手法归纳为摸、接、端、提、按、摩、推、拿八法。毫无例外，操作技术皆需经过实践和理论两个不可分割的阶段构成。经验阶段的认识主要解决现象和外部联系的问题，理论阶段的认识则是对感性材料进行思维加工，深入到事物内部，对现象做出理论说明。因此，在研究传统手法的基础上，引用西医学解剖、生物力学等理论，进一步研究正骨手法的基础理论，是临床中医正骨理论发展的需要。

人体骨骼是一个典型的生物力学体系，其解剖状态是固定的，但有一定的应变能力和独特的力学性质。人体力系能够通过一定的方式来适应各种外力的作用，即可以通过自身调节来保持其平衡状态。一旦外作用力超过人体力系的调节能力与骨骼所能承受的极限，外力作用部位的骨骼系统就会引起机械衰变而引起骨折或脱位。骨折或脱位发生后，由于外力、肌群收缩力、机体自重力等因素影响，可造成肢体明显畸形与不同程度的功能丧失。正骨手法的目的，在于术者运用技巧，通过力的作用（有时需借助部分器械），使骨折或脱位恢复正常的解剖位置，为损伤肢体的功能恢复创造一个最根本的条件，实现人体力系的平衡。

正骨十四法包括：摸触辨认、擒拿扶正、拔伸牵引、提按升降、内外推端、屈伸展收、扣挤分骨、抱迫靠拢、扩折反拔、接合碰撞、旋翻回绕、摇摆转动、对抗旋转、顶压折断。该法将整个骨折的复位人为划分为相对独立的十四个操作手法，每法都有其独特的功能，既可独立使用，也可组合使用，临床中常需按照骨折部位、类型等因素组合使用。该法概括了四肢骨折的整复手法要领，具有辨证施法和整体观的中医特色，把传统理论与西医学理论相结合，形成系统的手法理论，提高了传统手法的科学性、完整性，可操作性强，便于教学和传承。

正骨十四法对清代《医宗金鉴》和传统正骨八法进行完善和补充，提出了"摇摆转动、对抗旋转、顶压折断"三种手法作为陈旧性骨折（畸形愈合）折骨和复位的手法。通过手法推挤，

将增生及粘连组织推开、松解，通过对骨折端进行摇、摆、旋、转、折，把畸形愈合的纤维骨痂折断，把陈旧骨折变为新鲜骨折，然后按新鲜骨折方法进行骨折复位。

正骨十四法操作灵巧，用"旋翻回绕、屈伸展收"等方法，可整复一些难度较大的邻近关节骨折、关节内骨折，丰富了中医传统的正骨手法理论。陈渭良教授在国内较早采用该手法治疗肱骨外髁骨折Ⅲ度移位并获得成功。

经数十年治疗数百万例伤者的实践证明，正骨十四法具有安全简便、并发症少、后遗症少、功能恢复较好等优点。这套手法术式在全国已被同行们普遍采用，并取得了满意的疗效，是目前传承较完善的中医骨伤科正骨手法体系之一。

二、正骨十四法的特色

（一）体现了中医骨伤科学传统经验与现代科技的有机结合

本系列手法中，每法均包含了中医骨伤科学与现代解剖学、生物力学的内涵。它概括了对各种骨折、脱位的诊疗操作要领，临床上常多法联合运用，具有典型的辨证论治、辨型施法和整体观念的中医骨伤科特色。特别对一些整复难度较大的邻近关节骨折、关节内骨折和陈旧性骨折畸形愈合等，正骨十四法在手法理论与操作上有突破性的创新。

（二）明确了正骨手法各自的定义和作用

正骨十四法首次明确提出各手法的定义，详细介绍了各种手法的作用和操作方法，改变了正骨手法从古到今繁杂不一的局面。正骨手法定义长期存在不规范的现象，名称不同而功效相同，或功效类似而手法名称不同，严重阻碍了各流派间的手法交流与提高。正骨十四法根据各手法的特点，结合西医学理论，明确了各自的定义和作用，为手法向规范化、专业化发展做了初步的尝试。

（三）探讨了手法与生物力学的关系

骨折在力的作用下发生，在力的作用下发展，在其发生、发展的过程中，"力"是主导因素。治疗时应根据这个特点，根据"以力对力"的原则采取相应措施。骨折后由于各种因素的影响使骨折产生移位，纠正移位的过程就是复位，是用力学的方法恢复骨骼解剖位置的治疗措施。正骨手法就是这种力的体现。术者运用技巧，通过力的作用（有时需借助部分器械），使骨折或脱位恢复正常的解剖位置，为损伤肢体的功能恢复创造一个最根本的条件，实现人体力系的平衡。因此，正骨手法是生物力学原理的体现，两者有着不可分割的密切关系。

（四）提出"擒拿扶正"在正骨手法中的重要意义

"擒拿扶正"法是正骨手法中最基本的手法之一，根据伤员的不同伤情，必须准确灵活选择肢体的位置和姿势，不然就难以达到稳定伤肢、协助术者的目的。在骨折复位后的治疗阶段，仍要注意该法的正确使用。因为，在换药过程中如果擒拿扶正运用不当，造成力系失衡，骨折端会再发生移位，这也是骨折复位后引起骨折端再移位的原因之一。因此，"擒拿扶正"在正骨手法中有着重要的意义。

（五）提出"屈伸展收"手法用于关节内或邻近关节骨折的复位

关节内或邻近关节骨折，骨折块多为肌肉、肌腱附着点，由于其结构特点常造成骨折块翻转移位。本法特别适用于关节内的骨折或邻近关节骨折的复位。在行"拔伸牵引"等手法的同时，配合此法做远侧关节的"屈伸展收""旋翻回绕"，利用肌肉和肌腱韧带的松弛和牵引力，通过其起止点对骨折端的作用力使骨折复位，同时使骨折端相互紧密接触。

（六）提出用于陈旧性骨折畸形愈合闭合折骨的手法

骨折端畸形愈合后，由于它需要先行折骨的特殊性，一般的正骨手法不能完成折骨和整复骨折，既往也没有专门系统的手法技巧。"摇摆转动、对抗旋转、顶压折断"，即是针对陈旧性骨折畸形愈合需要折骨和重新复位而设计的三种手法。

（七）提出"陈旧性骨折畸形愈合手法折骨时应以骨折端骨痂强度为主要参考标准"的新观点

骨折愈合一般分为急性炎症期、原始骨痂期、骨痂改造期。本折骨手法适用于原始骨痂期中的纤维骨痂形成阶段，此期两骨折端及其周围均被编织骨、软骨和纤维组织填充而形成骨痂，内外骨痂合并而成骨。但骨折愈合过程一般会存在骨痂薄弱环节，若骨折端对位不良、骨痂密度不高，整段骨杆的应力就分布不均，断面形成应力集中现象。这种应力集中使骨骼强度减弱，在扭转载荷时特别显著，"摇摆转动"正是利用了这一原理，把骨痂旋断。"顶压折断"则是直接寻找骨痂稀少节点，用三点加压的原理，把畸形骨干折断。根据骨愈合中的骨痂强度，四周内骨痂具有低扭矩这一生物力学测定，用"对抗旋转"把骨痂拧断。

（八）提供了直观手法教学的新形式

由于多种因素的影响，正骨手法只能靠"言传身教，手摸心会"的方法，文字、图谱又不能准确地反映手法的实质，正骨手法的准确性、可靠性和重复性不能很好地体现。正骨十四法录像带目前已把十四种手法分段录像并结合生物力学原理，用动画形式表现出来，为直观教学提供了新的形式。

（傅强）

三、正骨十四法治疗开放性骨折

20 世纪 50 年代，骨科界普遍认为中医正骨手法只适用于单纯闭合损伤，开放性骨折则不能用中医正骨手法闭合治疗。李广海是当时蜚声粤海的骨伤科名家，尤其以善治枪炮伤、开放伤闻名。陈渭良师承李广海先生，把中医正骨手法运用到开放性骨折的治疗，扩大了佛山正骨十四法的适用范围，取得了较好的临床效果，具体内容包括：开放损伤程度较轻的骨折行清创缝合后，进行无菌操作下的闭合手法复位外固定；开放损伤时间较长甚至组织感染，行清创消毒后，进行闭合手法复位外固定、牵引或支架外固定；开放损伤程度较重、骨折移位较大或复杂的骨折，进行手法复位后有限的内固定；对不稳定性骨折脱位或合并软组织损伤者，采用闭合手法复位闭合穿针内固定等。正骨十四法在开放损伤治疗中的应用，使中医骨伤科在治疗开放伤、多发伤、复杂骨折等领域提高到新的台阶。

四、正骨十四法与 BO 新概念

BO 的核心概念：骨折的治疗必须着重寻求骨折稳固和软组织完整之间的一种平衡。过分追求骨折解剖学的重建，其结果往往是既不能获得足以传导载荷的固定，而且使原已经损伤组织的血运遭到进一步的破坏。陈渭良教授在长期的实践中运用佛山正骨十四法治疗闭合性骨折，手法复位要求基本达到骨折的功能对位，小夹板外固定能有效地维持，注重骨折解剖和功能的统一，对大多数四肢骨折进行无创治疗，并逐步建立了对开放损伤的减创、微创、微动、有限有效固定、内外固定结合等理念，这实际上早已与西医学的 BO 新概念接轨。中西医结合在治疗骨折的核心理念上形成了契合，体现在新的 AO 骨折治疗原则中：通过骨折复位及固定重建解剖关系；按照骨折的"个性"和损伤的需要，使用固定或夹板；运用细致的操作和轻柔的复位方法以保护软组织及骨的血运。正骨十四法的运用，符合现代骨科医学理论，在临床实践中发挥其重要的作用。

（江湧）

第三节　正骨十四法的意义

佛山正骨十四法是在正骨八法的基础上进行完善和补充，以"摇摆转动、顶压折断、对抗旋转"三种手法作为陈旧性骨折折骨和复位的手法，以"旋翻回绕、屈伸展收"对邻近关节骨折、关节内骨折进行复位。佛山正骨十四法对儿童、高龄老年人、孕妇等特殊人群及合并严重基础病的骨折患者具有较大的优势，为骨折治疗提供了更可靠和安全的选择，具有操作简便、可重复性强、复位成功率高、并发症少、功能恢复好、治疗周期短、患者痛苦少、经济负担小等优点，在民众中形成了良好的口碑，也吸引了许多骨科同道慕名前来佛山市中医院参观交流、进修学习。受广东省卫生厅委托，1980～1988 年，佛山市中医院举办了九期佛山正骨十四法学习班，为全国培养了大批中医骨科临床骨干。

佛山正骨十四法作为中医治疗骨折的核心技术，在临床上发挥了重要的作用，在治愈成千上万例骨折患者的同时，专科和医院建设也得到不断地发展壮大。20 世纪 80 年代，骨伤科病床由 76 张扩大至 300 余张，病床使用率超过 130%。1994 年，床位扩张至 600 余张，把原来的大骨科分成 13 个二级专科，其中包括闭合骨伤科，分上肢闭合区和下肢闭合区，对大多数骨折进行闭合治疗。1994 年，佛山市中医院被国家中医药管理局授予"全国中医骨伤科医疗中心"的称号。2004 年，佛山市中医院被评为"广东省创伤科研中心——中医骨伤基地"。近年来，佛山市中医院坚持把"佛山正骨十四法"作为医院的品牌，同时加强了现代骨科技术的引入和专科的发展，使骨伤科中心得到快速发展。目前医院共设骨伤科病床 1057 张，2018 年骨伤科出院人数达 3.9 万人次，年专科门诊量达 62.8 万人次。佛山市中医院骨伤科中心已成为国家卫生健康委员会临床重点专科、国家中医药管理局重点专科、华南区域中医诊疗中心（骨伤）建设单位、广东省临床重点专科（中医）、佛山市重点专科、中国中医医院最佳临床型专科、全国首批骨科机器人远程手术中心创建单位。2018 年，佛山市中医院的"中医正骨疗法（佛山伤科正骨）"正式获批成为广东省非物质文化遗产。

（关宏刚　陈逊文）

参考文献

[1] 钟广玲，陈志维.陈渭良骨伤科临证精要 [M].北京：北京科学技术出版社，2002

[2] 王亦璁，孟继懋，郭子恒.骨与关节损伤 [M].2 版.北京：人民卫生出版社，1999

[3] 佛山市中医院.骨折与脱位的治疗 [M].广州：广东科技出版社，1981

[4] 孟和，顾志华.骨伤科生物力学 [M].北京：人民卫生出版社，1991

[5] 王亦璁，姜保国.骨与关节损伤 [M].5 版.北京：人民卫生出版社，2012

[6] 钟广玲，等，陈渭良骨伤科学术思想及临床经验研究 [Z].广东省中医药局课题技术材料，2004

[7] 江湧，陈渭良，陈逊文.骨科康复与中医理念 [J].中国骨伤，2007（4）：266–267

第二章 佛山正骨传承与发展

第一节　佛山正骨的价值和效益

一、社会文化价值

文化是一个复杂的社会现象，很难给文化严密而精确的定义。文化不可触摸，难以概括，当我们去寻找文化时，似乎除了不在自己手中以外，它无处不在。尽管如此，文化学者们还是在文化的本质问题上达成了共识，认为"文化是自然的人化"，包括"以文为物"的物质文化和"以文化人"的精神文化。此书所介绍的佛山正骨，正是物质文化和精神文化相结合的产物：小夹板的创造包含了无数中医先贤的智慧，同时蕴藏着人文精神的物质文化；正骨技艺则是秉承中医整体思想、阴阳平衡思想的精神文化。

佛山伤科正骨已入选广东省非物质文化遗产名录和佛山市非物质文化遗产名录。文化是一个国家最重要的标签。很多国粹级的文化都被日韩抢先注册，转化为他们自己的文化，由此获利。2005年前，韩国以"端午祭"为传统节日向世界非遗组织申请非遗成功；日本"汉方"中成药，在全球范围内大卖，并获得巨大经济效益。这些事件给我们敲醒了警钟，传递着一个信息：文化是需要保护的，文化是可以创造经济效益的。

中医正骨体现了中医文化的价值观念、思维方式和外在的行为规范、器物形象等文化因素。中国传统文化与中医药文化之间又存在母子关系，中医药文化从传统文化中脱胎而来，又对中国传统文化具有反哺作用。因此，研究中医正骨，即是研究中医文化；研究中医文化即是研究传统文化；研究传统文化，则是实现中华民族伟大复兴的壮举。今天中国国力增强，人民生活水平不断提高，中国人民已经可以挺起腰杆做自己的主人，有足够的自信来面对自己的历史文化。佛山伤科正骨历史悠久、学术成就突出、区域优势明显，不仅有其独特的医学价值，作为一种地域性医学，其又表现为一种传统医学文化资源，有较大的社会影响力。安全有效、立竿见影的中医伤科正骨，作为中医骨伤科的核心技术，是中医学的瑰宝，佛山伤科正骨的传承和发扬必将成为弘扬中医文化、弘扬中国文化的一面旗帜。

二、理论学术价值

中医药学的科学体系融汇了医学、天文、地理、人文、哲学，甚至艺术等知识，其理论原理和方法包括当今的医学在内的多个领域，具有巨大的研究价值。维普网上搜索中医，相关文章近40余万篇，正骨相关文章3483篇，相关期刊有200多本；中国知网可搜索中医相关文章36万余篇，正骨相关文章3985篇。这些数据表明当前仍有无数学者为中医事业在默默坚守和努力奋斗着。

佛山伤科正骨从《骨折与脱位的治疗》(1981年)到《陈渭良骨伤科精要》(2002年),继承之中有创新,经过几代人的努力,把原来传统的正骨八法发展为正骨十四法,针对许多手术都难以保证疗效的复杂骨折,制定出了手法整复方案,并在临床上获得显著疗效。对关节内骨折、邻近关节骨折、陈旧性骨折等,佛山伤科正骨在实践中证明了其疗效。过去正骨手法无法解决的复杂问题,经过现代的研究发展,有一部分迎刃而解,仍有一部分需要继续努力寻求答案。本书后面章节将会重点介绍各种骨折脱位治疗的临床案例,全方位展示佛山伤科正骨的临床研究成果和其中蕴含的学术理论价值。

三、临床使用价值

正骨技艺的核心价值在于临床,治病疗伤才是正骨技艺传承发扬的最终目的。相比近代医学的迅猛发展,中医伤科正骨发展虽然滞后,但其临床价值是无可取代的,也终将得到进一步的发展。大浪淘沙,许多手法流派在新时代的冲刷下消失了,具有确凿临床疗效的正骨手法得到传承。现代国内有名的正骨流派,如佛山正骨、洛阳正骨、文登正骨、京津正骨等,是中医正骨传承的中坚。

佛山市中医院骨科门、急诊在2015—2019年的5年间,四肢骨折脱位闭合手法整复总数为26891人次(不包括桡骨小头半脱位手法数量)。虽然闭合手法整复仅一次性收费几十元至一百多元(个别项目二百多元),但由于手法规模大,在创造社会效益的同时也带来了一定的经济效益,其附带的骨折夹板外固定,则获得更多低成本低耗材的经济效益。佛山正骨规模之大,全国屈指可数。当前,中医医疗已纳入城镇医疗保障体系,基本医疗保险已经将中医医疗服务纳入其中。全国各个地区基本也都有相对比较完善的中医医疗机构,在国家医疗卫生体制的改革中,中医医疗在农村卫生工作中将发挥着巨大的作用。相对于西医而言,中医中药的医疗成本低,安全有效,简单易行,易于推广。中医中药在农村有着较为深厚的群众基础。现今,中医中药在基层医院广泛应用,推广技术也取得了非常显著的成效。佛山市中医院在对口帮扶医院运用佛山正骨技术积极开展工作。因此,中医中药在实现人人享有卫生保健的卫生服务目标中发挥着巨大的作用。中医正骨以其简便廉验的优势,将会在基层医院发挥更加积极的作用。

佛山市中医院是岭南地区乃至全国范围为数不多的仍然坚持中医伤科正骨手法闭合治疗骨折的大型三级甲等医院。佛山正骨在珠三角地区闻名遐迩,有口皆碑,成了不少要求保守治疗的骨折患者最后一线希望。通过患者口口相传,就医者日益增多,不远千里来求医者众多。这充分证明了佛山正骨本身的疗效经得起考验。传承百年,佛山正骨逐渐形成了自己完整的理论体系;新老相接,老一辈手把手传承的佛山正骨,依旧保持着新鲜的活力。

(何利雷)

第二节 佛山正骨的传承与发扬

一、传承现状

全球经济一体化加速了经济的发展，西医学也随之迅猛发展。社会经济高速发展，使人们忽略了传统文化的延续。部分人盲目崇尚"科学"、过分倡导"现代化"，使优秀的传统文化受到冲击。在这种大环境下，作为传统文化之一的中医药文化更是首当其冲。现代骨科手术治疗技术的提高和内固定器材的快速发展，的确解决了部分传统技术解决不了的难题，致使人们误认为手术是解决疾病的最终和唯一手段而盲目崇拜，疗效确切的中医传统正骨技术被忽视甚至否定，佛山正骨的传承也正面临着严峻的考验。

中医学宏观理论体系不同于西医学微观理论，中医学以功能为治疗目的，西医学则强调解剖复位，而后者似乎更容易被人们所接受。中医药文化存在一定的局限性，其治疗手段不像西医学能做到完全"标准化""规范化"，故中医学的学习和推广有一定难度。中医正骨的传承主要以师带徒的模式，使大多数年轻医师缺乏师承机会。还有极少部分江湖正骨名流孤芳自赏，不愿意公开自己流派正骨技艺，没有积极传承和推广。目前能全面掌握伤科正骨技艺的医师年事逐年升高，部分传承人相继去世，坚持中医正骨的年轻医师寥寥无几，伤科正骨技艺的传承事业青黄不接，正骨手法应用越来越少，使得各骨伤流派采用传统治疗骨折的范围亦逐步缩小。可以说，现代中医伤科正骨技艺的传承正处于岌岌可危的时期。

二、影响因素

1.政策 新中国成立以来，国家坚持中医传统治疗，坚持中西并重的国策，并赋予法律的形式。在这个国策之下，中医骨伤科事业得到了蓬勃发展，中医伤科正骨得到了传承。特别是中西医结合治疗骨折——中国接骨学，对世界医学做出了贡献。但是，目前地方政策或局部政策，对中医正骨传承仍存在一些不利因素：

（1）医疗政策、国家资源、人才培养，更多的是向着西医学倾斜，相比之下，对传统医药传承的支持力度则是相形见绌。有限的资金未能保障中医核心技术得以发挥和传承。同样是市级甲等医院，中医院和西医院的发展未能一视同仁。

（2）三级甲等中医院考核指标完全西化，束缚了治疗周期较长的中医疗法。仅仅是住院天数一项考核指标（平均10天左右），使四肢骨折牵引治疗无法开展，只能手术治疗。

（3）医院绩效管理之下，急诊室一般只配备一个正骨医师值班，多数情况下，只能进行单人手法操作，使一些需要2人以上才能完成的复杂骨折复位无法进行。

（4）科研模式全盘西化，去中医理论化，使中医科学研究困难重重。

2. 法律　在法律上，由于中医闭合治疗的功能复位标准部分未达到专家共识，未能形成法律保护下的中医诊疗规范和疗效标准，骨折闭合治疗一旦出现骨折再移位或功能欠佳，则可能引起少数患者的不解和不满，或引发医疗纠纷。

3. 效益　当前社会的快速发展，经济效益似乎成为了全社会共同追求的首要目标。在经济上，骨科手术治疗创造的经济效益更大。在部分自负盈亏的医院，经济效益的考量远远大于社会效益。与之相反的是大部分质优价廉的传统治疗的核心技术，其社会效益被严重低估，价格体系和绩效分配的制定，未能体现中医正骨从业人员的技术和劳动价值。

4. 学术

（1）部分医者过度强调骨折形态学的解剖复位，忽视了骨折功能对位的成功经验，也忽视了手术可能带来的医源性损害和机体的创伤。

（2）频繁的骨科学术会议更多的是灌输现代手术的优越性。而中医创伤正骨的交流会议，由于学术缺乏创新，资金缺乏支撑，学术会议门可罗雀，创伤正骨论文日益减少。

（3）正骨手法和理筋手法概念混淆，分科不清，使中医创伤正骨手法的学术研究缺乏深入，以致中医骨伤科行业出现一些张冠李戴、鱼目混珠的现象。

5. 生活方式　随着社会经济的高速发展，人们生活节奏加快，对治疗期望值和生活质量要求提高，部分患者放弃安全简单、高效价廉但需要一定耐受性的传统疗法，宁愿承担较高的医疗费用和可能出现的手术风险而选择手术治疗。这种观念上的转变，有进步的合理的需求值得肯定，也有盲目跟风的潜在危害。

6. 传承　传统的正骨手法，一般要求主术者、助手 2～3 人完成。目前由于急诊室一般只配备一个正骨医师值班，多数情况下，只能进行单人手法操作。使建立在生物力学原理上的传统正骨手法不能充分发挥，使高效、简单、省力的传统手法，失去其特点和优势，取而代之的是各施各法的"独创"的手法术式，使"正宗"传统手法的传承受到冲击。当然，在新的工作模式下，单人手法在部分上肢骨折，特别是儿童骨折方面，在传统手法原理和方法引导下，多数都能取得预期的效果，甚至可以创造出一些更符合现代生物力学、更富有技巧性的复位方法，并可以推广应用。但单人复位对于需要以拔伸牵引为主和多种手法平衡复位的病例，显然是望尘莫及。对于常见、复杂、多发骨折，如何选择性采用单人、双人、三人复位法，是当前正骨研究和传承工作的重要内容。

三、如何传承

1. 疗效是根本　正骨手法的传承关键是正骨手法技术在临床上能否取得好的疗效。中医正骨手法经过千年的传承和发展，其疗效是毋庸置疑的。中医正骨治愈无数个体的大数据、大样本，以口碑相传和病案记录的形式，充分证明其确切的疗效。佛山市中医院保存了 20 世纪 90 年代 2000 多例严重移位骨折脱位的 X 线图片，证明手法复位基本达到功能复位，大部分接近解剖对位。本书近期收集整理了佛山正骨典型医案 278 例（其中两部位骨折 12 例）共 290 部位，有效随访 270 个诊断部位。按国际和国内通用的评分标准评定，优 255（94.4%），良 12（4.5%），可3（1.1%）。中医正骨的临床总结，从典型个案到临床统计，从专著到论文，从过去到现在，都印证了中医正骨技术的科学理论和临床疗效。当前，中医正骨疗效亟待挖掘整理和传承提高。当然，前提是中医正骨在临床上能有用武之地，才能显现其卓越的疗效。

2. 传承模式

（1）师徒传承：中医正骨是一门经验医学，由于历史原因和学科特性，中医正骨的传承主要以师带徒的模式，可以培养出正骨流派的传承骨干，代代相传。但学派相传有其局限性，需不断交流。

（2）学院培养：中医正骨是一门实践医学，教师队伍首先必须具有临床操作技能和临床实践经验，并结合西医学和现代科技，才能培养出有质量的现代中医正骨学生。中医学院应聘请中医正骨专家对学生进行素质和技能的培养。

（3）传承工作室：这是师承的高级形式。中医正骨经验和的挖掘整理，传承方法的改进，临床疗效的提高和科研方法的探索等，是中医正骨传承的重要组成。传承工作室与学院加强科研合作，强强联合，使中医正骨的传承更具现代化，并把科研成果转化为临床应用，提高临床疗效。

教学临床化、传承现代化、临床科研化、医院学院一体化、研究成果促转化，是中医伤科正骨传承和发展的方向。

3. 传承方法

（1）从传统的偷师、跟师、手把手教到临床操作DVD录制、3D影像运用、虚拟仿真手法数据收集整理研究应用等，把正骨手法的过程通过可视、可模、可量化的现代科技手段和工具，达到可学、速学、精学。

（2）建立正骨手法标准化。

（3）建立中医伤科正骨技术的培训制度、考核制度、分级制度、准入制度。

（4）建立正骨模型、正骨生物力学研究、夹板材料力学研究，使中医正骨现代化。

如何吸取西医学的优点，积极引进现代科学技术，通过信息化、数据化、可视化，对中医伤科正骨技艺进行挖掘、整理、提高，通过中医骨伤科多中心制定可行性的"规范化""标准化"模式，并建立中医伤科正骨技术的考核制度，是当前中医伤科正骨传承一系列必须且亟需解决的问题。

著名中医刘力红在《思考中医》一书中指出：中医的理论不但没有落后，在很多领域还大大地超前。中医理论的延展性和包容性是当今绝大多数人认识不到的，它是早熟的文化，是超前的思想。中医药文化绝非不科学，而是暂时未能被现代科学诠释。中医学曾经治愈了无数中华儿女，作为个体治疗，它是符合当今所说的循证医学的。中医存在于中华国度数千年，中医药治愈的患者数以亿计。传统正骨经过多年的实践检验，其疗效和特色优势是毋庸置疑的。一方面，中医正骨必须首先保护、继承和发扬；另一方面，中医正骨必须与时俱进，吸收现代科学的先进理论和技术，克服故步自封，不断完善，才能立于不败之地，为中华民族伟大复兴和人类健康做出应有的贡献。

（陈逊文　何利雷）

第三节　佛山正骨手法虚拟仿真技术的研究和应用

佛山正骨十四法具有操作简便、可重复性强、患者痛苦少、复位率高等优点，不仅对新鲜四肢骨折疗效好，还能适用于陈旧性骨折与某些关节内骨折。传统上，为培养中医骨伤科临床骨干，正骨手法在传承过程中通常是采取"师带徒"的模式。"师带徒"是帮助青年骨伤科医师快速成长的一种方式，这种"一对一"的模式，有利于学习者个人的进步，有利于老师对学生的个性化的指导和建议，有利于师徒双方的探讨与共同进步。但其教学过程也存在以下问题：①学习者在学习正骨手法的过程中受到了资源、时间、地点等条件限制，学生能够自主练习的机会较少；②学习者对正骨手法的理解和掌握程度取决于授课医生的实际经验；③学习者操作的正骨手法是否规范主要由授课医生根据临床经验知识来判断，缺乏统一、规范的操作依据和评价准则；④学习者直接在患者身上操作练习，可能会增加患者的痛苦。⑤"师徒模式"也给老师提出了更高的要求，老师要有足够的知识储备和教学经验，短缺的师资力量使得正骨手法的传承推广受到了极大的限制，难以满足当今医疗发展和国际化之需要。

为更好传承中医正骨手法、弘扬中医骨伤技术，为规范和标准化正骨手法的传承教学与研究以适应当今医疗发展和国际化之需要，我院基于正骨手法结合医学模拟技术，设计了一套岭南正骨虚拟训练系统，创建了佛山正骨手法虚拟仿真技术。该系统的主要目标是为正骨学习者提供虚拟的临床环境，指导教学，并对操作手法进行科学评判。利用数据手套、位置跟踪器等设备，学习者可以通过控制虚拟环境下的虚拟手来完成规定好的手法动作。同时，将自己操作的手法与正确的手法动作进行分析比较，找出错误之处，以提高自己的技术水平，更快掌握正骨手法的精髓。学习者可通过使用虚拟的患者和场景，代替真实患者进行正骨手法练习。该系统通过对岭南正骨手法治疗 Colles 骨折的经典操作进行计算机数字化建模，运用虚拟仿真技术建立正骨仿真环境，集成配套相应硬件与软件，对正骨手法的各项运动参数进行精准测量并客观量化分析，构建数学模型，对骨科医师反复理解优化各种正骨手法操作，领会正骨手法的技巧，降低培训成本，减少患者的治疗风险都将具有显著实际效果。

本系统分别由硬件部分和软件部分组成，系统的框架结构如图 2-3-1 所示。其中硬件部分由位置跟踪设备（trakSTAR）、数据手套（5DT Data Glove Ultra 14）、电脑主机等设备组成。由于只依赖于虚拟环境会造成体感落差，因此针对手臂骨折的案例，使用基于 3D 打印技术生成的骨折仿真手臂实物在本训练系统的现实场景搭建有助于提高真实感。在实际的临床正骨纠正过程中，需要助手固定患者，因此为了还原真实的临床环境，在系统的现实环境搭建中，仿真手臂固定在患者实际对应高度位置。系统的软件部分使用 unity3D 来实现。系统的软件结构按照功能模块化的思想，主要被划分为 6 个模块：教学模块、训练模块、评判模块、场景模块、设备管理模块、数据库模块。在虚拟训练环境下，设备管理模块与 5DT 数据手套与 trakSTAR 位置跟踪器建立连接，实时获取用户的手部动作信息，这些信息数据经过转变后传递给虚拟训练模块，然后虚拟训练模块完成手部动作的变化，并实现手部在虚拟场景的运动。在正骨的操作结束后，训练模块将手法动作轨迹截取并输出到评判模块中。评判模块完成正骨手法的评价后，将结果返回给系统的训练模块，并将评估结果输送到场景中。

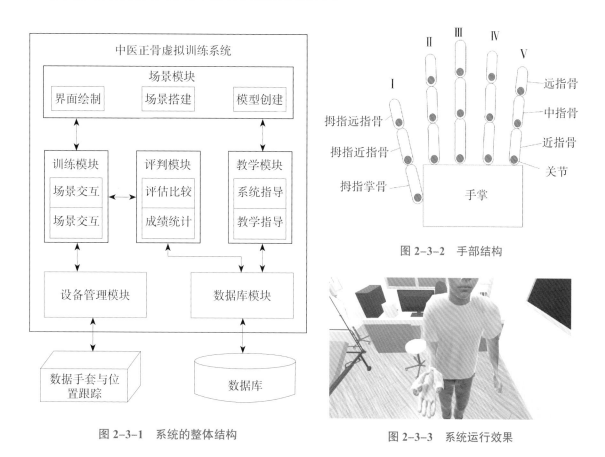

图 2-3-1 系统的整体结构

图 2-3-2 手部结构

图 2-3-3 系统运行效果

2014 年 6 月于我院骨伤科门诊，选取 1 例右侧 Colles 骨折志愿者，男，34 岁，告知并签署知情同意书后，运用 Philips Brillance 16 排螺旋 CT 对志愿者进行连续 CT 平扫。扫描平面从患肢手部至上臂中段，层厚 0.625 mm，所有图像以 Dicom 格式导出。使用 Mimics 14.11 三维重建软件（Materi — alise 公司，比利时），根据 CT 图像分割重建的患者前臂、手部三维数字化模型，重建的 Colles 骨折模型分为骨骼与软组织两个独立部分，分别以 STL 文件格式导出并保存。该骨折模型结构逼真清晰，可以进行骨折块的立体三维观察、测量、切割与组合装配。将此前臂骨折患肢模型导入 3ds Max 2009 软件（Au — todesk 公司，美国）中，建立操作虚拟正骨医疗场景中的患肢模型，并在 3ds Max 2009 软件的工作环境下，制作 2 名虚拟医生及我院正骨专家，运用岭南特色手法复位骨折的三维动画过程（该部分由华南理工大学软件学院协助完成）。

其中，虚拟手部的运动控制是虚拟训练系统的关键点之一。要实现虚拟手部的运动控制，需要得到以下数据：①手部在三维空间上的位置和方位信息；②手指各个关节的弯曲角度。前者用来确定虚拟手部在虚拟场景下的空间位置和朝向，后者则用来确定虚拟手部的姿势。虚拟手部的建模如图 2-3-2 所示。

在该系统中，正骨手法信息以三维运动轨迹的形态存储在数据库和内存中。三维运动轨迹是指移动对象在三维空间中移动所经过的路径，因此也可以把它看作是一组表示位置信息的坐标离散点。正骨手法的评判主要是指将某一手法与标准的手法进行比较，计算它们之间相似程度的过程。因此，整个评判过程等价于在两条运动轨迹之间寻找相似的运动模式。根据上述讨论的系统架构和功能设计，使用 Unity 3D 进行系统的开发，系统的运行效果如图 2-3-3 所示，图中显示的是以治疗桡骨骨折为例，操作者使用虚拟手抓住虚拟患者的手臂的场景。

佛山正骨虚拟仿真技术的研究意义：①对训练环境进行真实的模拟：为提高学习者的使用体验，系统提供使用完善的虚拟环境，包括临床医学场景、患者、虚拟手部以及虚拟环境下的物体碰撞效果，以提高学习者的浸入式效果。②建立良好的人机交互手段：人机交互是虚拟训练系统的核心组成部分。良好的人机交互体验是使用者能够通过数据手套、位置跟踪器显示器等输入输出设备与系统进行实时交互的保证，也是系统能够正常运作的保证。③建立数据库，管理多种信息：建立基准正骨手法的数据库，存储各种类型手法的基准数据，用以作为教学与评价模块。除此之外，还要建立学习者的数据，包括学习者个人信息、训练得分等信息。④建立科学的评价准则：建立客观、科学的评价准则对于各种虚拟培训系统都是至关重要的。这对于学习者检验自己的手法具有重要作用，通过与标准的正骨手法进行比较，查找出自己的不足，可以更好地提升自己的水平。与此同时，标准化和规范化的正骨操作标准有利于正骨手法的研究、推广。

本研究获得 2013 年广东省科学技术厅 – 广东省中医药科学院联合科研专项立项："岭南正骨手法虚拟仿真关键技术研究与实现"（编号：2013A032500006），已结题并通过验收。获得 2016 年佛山市科技局高校和医院科研基础平台项目立项"计算机辅助导航岭南正骨手法虚拟现实平台的建构"（编号：2016AG100291），已结题。2017、2019 年发表《岭南正骨手法三维运动追踪虚拟仿真模型的研究》《基于 trakSTAR 位置追踪岭南正骨手法虚拟训练系统设计与实现》2 篇科研论文于中国科技核心期刊《中医药导报》。2019 年撰写 EI 论文《Real–time semantics based plane object tracking for augmented reality》被美国 SPIE 杂志收录并出版。2016 年、2017 年、2019 年参加中华医学会骨科学术会议暨 COA 学术大会，投稿相关中医虚拟正骨研究论文被大会收录并做大会演讲。该研究取得发明专利 1 项：一种虚拟仿真正骨手法培训系统及其建立方法（201510208082.3），实用新型专利 1 项：一种新型数据采集手套（201520264413.0），计算机软件著作权 1 项：场景语义 SLAM 算法验证与仿真平台软件 [Semantic SLAM]V1.0（登记号：2020SR0272774）。

通过本项目的研究，实现了对中医正骨专家手法进行存储，方便再现展示，学生可以从多个维度观察手法的实施过程。交互式的正骨仿真系统能够让学生通过数据手套与虚拟现实眼镜，体验和学习正骨手法实施过程，并能与专家手法进行比较，用于正骨手法的教学培训与研究总结。下一步可在正骨病例临床大数据中进行归纳提高，进一步发展正骨手法的运用。

（关宏刚　黄若景）

第四节　机遇与挑战

随着西医学的发展，医疗过度市场化、医患关系日趋紧张以及社会诸多方面因素的影响，传统正骨技艺的传承受到了较大的冲击，全国多个骨伤科流派的正骨技艺可能将濒临失传。佛山伤科正骨技艺同样面临着严峻考验。目前，佛山伤科正骨技艺的大师年事已高，传承后继乏人，手法应用越来越少，医院采用传统治疗的骨折范围亦逐步缩小，年轻一代医师的传承工作非常急迫。社会经济的冲击和医疗体制的限制致使伤科正骨传承乏力，是佛山正骨面临的最大挑战。

随着现代解剖学、影像学、生物力学、机器人等多个学科的全面发展，也为佛山正骨的传承和发展提供了新的手段、方法和途径，这也是新时代赋予正骨技艺的新鲜血液和生命力。随着国家日益发展，国家加强对传统文化的保护。国家卫生健康委员会、国家中医药管理局等多部委鼎力支持，旨在世界范围内完成传播中医药文化的崇高使命。中医正骨是中医药文化的重要组成部分，必将受到国家和社会的高度重视；在健康中国的大背景下，佛山伤科正骨以其安全可靠和简便廉验的优势，势必成为普罗大众乐于接受的治疗手段。

（陈逊文　何利雷）

第五节　中医正骨与循证医学

循证医学是 20 世纪 90 年代初在国际临床医学实践中发展起来的一门新兴交叉临床医学基础学科。循证医学定义为"慎重、准确和明智地应用当前所能获得的最好的研究依据，同时结合医生的个人专业技能和多年临床经验，考虑患者的价值和愿望，将三者完美地结合，制定出患者的治疗措施"。

中医骨伤科学是中医学重要的组成部分，也是一门临床学科，经历代医家的临床实践，已形成了一套独具中医学特色的理论体系和治疗方法。早在公元前 476—公元 220 年，中医骨伤科基础理论已初步形成。《黄帝内经》奠定了中医理论体系。晋代葛洪《肘后救卒方》是世界上最早记载颞颌关节脱位手法整复方法和首先记载用竹片夹板固定骨折。唐代蔺道人著《仙授理伤续断秘方》，是现存最早的中医骨伤科专著，提出了正确复位、夹板固定、内外用药和功能锻炼四大骨折治疗原则，沿用至今，并总结了"揣摸""拔伸""捺正"等正骨五法。清代吴谦等著《医宗金鉴·正骨心法要旨》，进一步将正骨手法归纳为摸、接、端、提、推、拿、按、摩八法，并详细描述了各种手法的具体操作方法和应用，为现代中医骨伤手法奠定了基础。由此可见，中医骨伤科学历史悠久，其独特而系统的医学理论和方法，对中华民族的繁衍昌盛和世界医学的发展产生了深远的影响。

中医骨伤科学与现代骨科医学都是建立在科学基础理论和研究方法之上。中医正骨理论是基于人体解剖、生理病理、生物力学、机械力学、影像学等科学理论。现代中医骨折的疾病诊断已经和现代骨科医学接轨，对骨折的分型依据人体损伤机制和影像学，用直观的骨折移位类型，建立了指导骨折闭合复位的中医分型，同时也依据损伤规律，吸取了现代西医骨折分型。在骨折治疗上，中医采用其建立在解剖力学基础上的正骨技术，用逆损伤"原路返回"的复位机制，用"手随心转、法从手出"独特的空间思维方法，用"法之所施，不知其苦"的手法技巧，使骨折脱位复位。中西医结合治疗骨折疗效标准，注重复位标准和功能标准的统一，并建立在多病种、多中心、大数据的临床总结基础上。尚天裕、董福慧把生物力学原理运用于前臂骨折的分骨手法和分骨垫，解释了中医正骨治疗的科学原理，并用骨的功能适应性原理和弹性固定准则，从夹板的力学稳定性、骨折断端生理应力、功能替代、布带张力计等骨伤生物力学原理，证实了小夹板的科学性。佛山正骨十四法运用了力学平衡原理、作用力与反作用力原理、杠杆原理、应力 – 应变原理等等。正骨十四法操作规范，可重复性强。佛山市中医院从1990—2000年统计收治9类四肢常见骨折30482例，手法复位优良率为94.28%，治愈率达95%。佛山市中医院病案室查询1996—1999年上肢骨折闭合病区闭合治疗不稳定型桡骨远端骨折80例，通过二次入院比对和部分电话随访，未发现闭合治疗后仍有手术的病例。本书从两千多例佛山正骨经典X线照片选取了206例作为佛山正骨经典案例，骨折的手法复位基本达到功能复位标准以上。第五章的正骨典型医案278例，270个诊断部位经过平均4年的有效随访，其优良率达到98.9%。中医正骨有理论研究，有上千年长期临床实践的无数成功个案，有现代大量统计学数据的总结和现代科研成果，说明中医正骨符合循证医学原则，尤其是闭合手法为无创、微创治疗，较低的医疗费用和较高的安全性，"因人而治""留人治病""以人为本"的整体观，更符合患者的价值观和愿望。而中医正骨最大优势在于各正骨流派的传承人和正骨专业人才，在长期临床实践中积累了丰富的宝贵经验，这是循证医学的重要组成部分。

当然，由于人们对中医学的认识存在某些局限性，如证的复杂性，疗效评价缺乏量化指标，对循证医学理论认识的不足等，造成一些研究仍缺乏严谨性和科学性，其中某些不足正需要借助循证医学来不断完善。中医正骨是中医骨伤科学的核心技术，具有得天独厚的优势。我们把佛山市中医院的正骨医案与欧美国家的骨科专家进行交流，外国专家对中医正骨的疗效无不拍手称赞，认为中医正骨是一门奇妙的技艺。但我们缺乏大样本实验数据，缺乏大样本的临床随机对照研究资料。还有大量的治疗患者没有被有效地随访，缺乏中医正骨疗效的循证医学证据。这使得外国专家对中医正骨的了解只能停留在个案的和表面的认知。如何运用循证医学的方法来深入地研究和发展中医正骨是我们不断努力的方向。

其一，我们需将正骨手法规范化、系统化，使大多数正骨医生能采用同样的方法去治疗同类型的骨折损伤，使同类骨折的治疗方法一致化，使中医正骨的治疗方法具有更好的可比性。

其二，我们需要运用循证医学的方法去设计大样本的临床随机对照研究，并投入足够的人力、物力对每一个病例进行完整的跟踪随访。以中医正骨优势病种为突破口，逐步明确中医正骨的切实疗效和优势，并提供有力的循证医学证据。

其三，在研究中不断完善制定出科学、合理、有效的中医正骨疗效评价体系，为中医正骨的发展提供保障。

钟南山院士指出：中医发展应按循证医学的方法进行有效研究。中医走现代化道路有两个突破点，一个是中药，一个是中医正骨。中医正骨可借助现代的 X 线、CT 等检查手段，发挥中医接骨、正骨等无创的治疗经验（广州日报，2010-10-01，A11）。只要我们充分运用循证医学的方法向世界证明中医正骨的优势和疗效，相信中医正骨将迎来新的春天，走出国门，走向辉煌。以循证医学为潮流的 21 世纪，中医正骨必将产生由理论知识加个人经验医学模式向遵循科学证据医学模式的转变。

（江湧　何利雷）

参考文献

[1] 刘力红 . 思考中医 [M].5 版 . 桂林：广西师范大学出版社，2019

[2] 关宏刚，黄若景，刘礼初，等 . 岭南正骨手法三维运动追踪虚拟仿真模型的研究 [J]. 中医药导报，2017，23（14）：15-18

[3] 关宏刚，黄若景，刘礼初，等 . 基于 trakSTAR 位置追踪岭南正骨手法虚拟训练系统设计与实现 [J]. 中医药导报，2017，25（21）：126-130，141

[4] Shaowu Peng，Ju Chen，Honggang Guan，Ruojing Huang，etc.Real-time semantics based plane object tracking for augmented reality，Proc. SPIE 11430，MIPPR 2019：Pattern Recognition and Computer Vision，114301B；doi：10.1117/12.2539327

[5] 余丹丹，王和鸣 . 中医骨伤科与循证医学 [J]. 中国中医骨伤科杂志，2006（3）：67-71

[6] 王和鸣，黄桂成 . 中医骨伤科学 [M].3 版 . 北京：中国中医药出版社，2012

[7] 丁继华，单文钵 . 中医骨伤科荟萃 [M]. 北京：中医古籍出版社，1986

[8] 尚天裕 . 中国接骨学 [M]. 天津：天津科学技术出版社，1995

第三章

佛山创伤正骨技术和疗法

第一节　正骨十四法内容、操作及复位原理

清代吴谦等所著《医宗金鉴·正骨心法要旨》，系统地总结了清代以前的骨伤科经验，集历代伤科之大全，对人体各部位的骨度、正骨理筋手法、外固定器具、伤科内外用药都做了最为详细的记述。该书提出了"摸、接、端、提、按、摩、推、拿"八种手法。新中国成立后，中医正骨手法不断地得到发扬光大。中西医结合骨伤界奠基人尚天裕先生融合中国传统医学和西医学之精华为一体，提出中西医结合治疗骨折的原则，即动静结合、筋骨并重、内外兼治、医患配合的新疗法，并结合自己临床实践经验和西医学手法，总结出正骨十法，倍受推崇。现代临床常用的正骨八法：手摸心会、拔伸牵引、旋转屈伸、提按端挤、摇摆触碰、夹挤分骨、折顶回旋、按摩推拿。

陈渭良教授在继承岭南骨伤名家李广海伤科传统技法精华的基础上，结合西医学、生物力学、影像学理论加以探索，并经过多年的临床实践，把正骨八法发展为正骨十四法。该法把传统理论与西医学理论相结合，形成系统的手法理论和方法，提高了传统手法的科学性、完整性。正骨十四法由十四个操作手法组成：摸触辨认、擒拿扶正、拔伸牵引、提按升降、内外推端、屈伸展收、扣挤分骨、抱迫靠拢、扩折反拨、接合碰撞、旋翻回绕、摇摆转动、顶压折断、对抗旋转。每个手法都有其独特的功能，既可独立使用，也可组合使用。临床中常需按照骨折部位、类型等因素组合使用。

正骨十四法对《医宗金鉴》和现代正骨八法进行了完善和补充，提出了"摇摆转动、对抗旋转、顶压折断"三种手法作为陈旧性骨折畸形愈合的折骨和复位的手法。通过对骨折端进行摇、摆、旋、转、折，把陈旧骨折变为新鲜骨折，然后按新鲜骨折进行复位。"擒拿扶正"是正骨过程必不可少的基本手法，贯穿骨折手法复位的全过程。"抱迫靠拢"用于粉碎性骨折、关节内骨折的复位，拓展了闭合手法对难复性骨折复位的适应范畴。正骨十四法操作灵巧，用"旋翻回绕、屈伸展收"等方法，整复一些难度较大的关节内骨折、邻近关节骨折，丰富了中医传统的正骨手法理论和方法。

一、摸触辨认法（touching，feeling and differentiating）

1. 定义　医生根据人体各部位骨骼的解剖特点，用手在患处仔细检查的方法。

2. 作用　寻找损伤部位与正常解剖异常之处，使术者在头脑中形成连续性的多维的空间概念，提供手法复位组合方案，在复位过程中了解骨折动态变化和复位效果，辨别骨折断续、错位方向，移动程度和复位走势，做到"机触于外，巧生于内。手随心转，法从手出"。

3. 方法　用单手或双手拇指、示指、中指紧贴皮肤，沿肢体表面缓慢移动，反复对比。触到正常骨骼感觉平整光滑，摸到患处时，就会产生压痛、肿胀、骨性隆突、凹凸、错落、缝隙、

异常活动、骨擦感等异样感觉。触摸手法应由轻至重、由浅至深、由远至近、反复上下触摸，准确了解骨折的位置和变化。（图 3-1-1）

4. 力学原理 手指接触软组织后，在接触面间产生了相互作用力。这是由于术者手指触及肢体皮肤时，两物体间发生变形，对手指产生反作用力，感觉出压力。沿着接触面的法线方向，当局部因外伤造成组织内生理状况变化（如血肿）、发生了空间移位（骨折、脱位等），导致压力感改变。这种压力信息由术者手指接收后就会感知到骨骼空间移位特点，在头脑里形成鲜明的立体形象，判断出骨折的移位程度和方向。

《医宗金鉴》把"摸"法列为第一法。"摸者，用手细细摸其所伤之处，或骨断、骨碎、骨歪、骨整、骨软、骨硬"。正骨八法把摸法提升为"手摸心会"。摸触辨认法是正骨十四法的基础，检查时它为术者找寻异常点，治疗时为术者提供操作依据，每一种手法的实施都要通过触摸来检验。因此，它贯穿于各类骨折、脱位诊断与治疗的全过程。

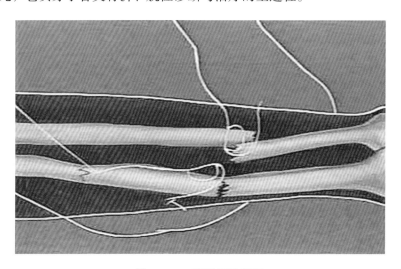

图 3-1-1 摸触辨认示意

二、擒拿扶正法（catching，grasping and rectifying）

1. 定义 助手根据各部位骨折的不同类型，扶持肢体在适当位置来稳定伤肢的方法。

2. 作用 使伤肢保持在一个相对稳定的位置上，为术者对骨折损伤部位进行检查、复位、缚扎固定等操作提供基本条件。

3. 方法 分别由助手握住骨折肢体的上、下段，在骨折复位时，根据术者作用力的大小、方向的改变，灵活选用扶持的形式和部位，配合术者对骨折的整复；在骨折复位后，使伤肢骨折端保持在稳定的位置上，为下一步缚扎固定或牵引提供必要的条件。此法贯穿于检查、复位、缚扎固定的全过程。

4. 力学原理 要使肢体保持在相对稳定静止状态，也就是要保持力系的平衡，必须使其中各力的合力为零（空间力系平衡的必要条件）。正常肢体处于一平衡力系状态，当发生骨折时，正常的平衡力系发生改变，形成异常的平衡力系，当骨折所处位置不同，平衡力系的改变也不同。这时，通过手的特殊姿势施加外力，使骨折复位后能恢复原来的平衡力系，满足稳定伤肢的基本条件。

擒拿扶正法从《医宗金鉴》"拿"法发展而来，通过双手擒拿，达到扶正的目的。根据受伤部位的不同解剖特征，必须准确、灵活选择扶持的位置和姿势，以达到稳定伤肢的目的。在骨折复位后的阶段，仍要注意该法的正确使用。如果在换药过程中擒拿扶正法运用不当，造成平衡力系异常，骨折端会再发生移位。

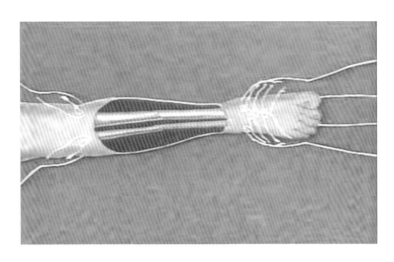

图 3-1-2　擒拿扶正示意

三、拔伸牵引法（pulling，extending and tracting）

1.定义　用手在肢体上沿其纵轴方向进行对抗牵拉的方法。

2.作用　把重叠、嵌插的骨端分开，使肢体恢复原来的长度和轴线，纠正骨折的短缩移位，并配合其他手法的复位。在骨折的换药检查和缚扎固定的过程中，适当的牵引能配合擒拿扶正维持骨折复位的稳定。

3.方法　分别由助手稳握骨折近、远端肢体；以握持远端肢体的助手为主导进行对抗牵引。拔伸牵引的方向，先顺势沿远端肢体纵轴线方向用力，然后再按照骨折整复要求，灵活调整拔伸牵引的方向。按照"欲合先离，离而复合"的原则，根据骨折移位程度和患者年龄、性别、体型等具体情况，决定使用牵引力的大小和时间，做到用力恰当，轻重适宜。牵引时应缓缓进行，持续牵引，达到复位后，也要缓缓减轻牵引力。术者和助手要配合默契，术者引导远端助手拔伸力的大小和方向，近端助手应根据远端助手拔伸力大小的改变而改变。拔伸作用力一般不超过近骨折的关节，"拔伸当相近本骨损处，不可别去一骨节上"。

4.力学原理　沿肢体的纵轴，用牵引力来克服肌肉的收缩力及肢体的重力，为骨骼复位提供移动空间。牵引力方向相反、大小相等，直至骨折短缩移位纠正并通过其他手法操作找到支撑点。若骨折牵引复位外固定后仍达不到内在平衡，仍有短缩移位的趋势，则需保持适度的外力牵引，如骨骼牵引。拔伸牵引时，每只手用力的作用线不一定与骨轴线平行，但共同作用的结果，相当于一个沿骨轴线方向的合力，符合平行四边形法则。

拔伸牵引是骨折复位最基本的手法，以纠正骨折的重叠、成角和旋转移位。但对于已经分离或有分离倾向的骨折应慎用。《医宗金鉴》的八法中虽然未明确提出拔伸牵引，但在手法总论中提出"捘之离而复合"。捘者拉也，即牵拉之意。"捘"是正骨手法的大法。

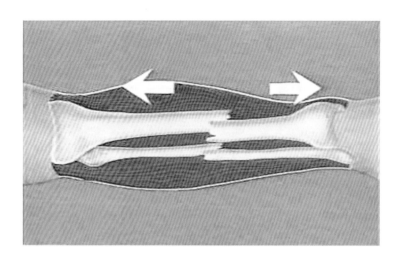

图 3-1-3　拔伸牵引示意

四、提按升降法（lifting and pressing）

1.定义　用手在肢体上沿其横轴把前后移位的骨折远、近端做相对提、按的复位方法。

2.作用　矫正骨折端的前后移位或成角移位。

3.方法　由助手分别固定骨折近、远端肢体；术者利用手指、手掌或前臂，对向用力，把后移的骨折向前升提，前移的骨折端同时按压后沉，或根据骨折成角方向，采用上提或下按的方法，以达到"突者复平，陷者复起"的目的。按骨折部位不同，常用的操作有三种方式：

（1）术者双拇指向后按压向前移位的骨折端（支点），双四指握持向后移位的骨折端向前提升（力点），使骨折复位。如桡骨远端骨折、胫腓骨干骨折的复位。

（2）术者双前臂或双掌或双拇指分别置于骨折的远、近端，同时对向按压和提升使骨折复位。常用于成人股骨干骨折的复位。

（3）术者一手拇指、示指、中指握紧并向下按压上移的骨折端，另一手同样三指握紧并上提向下移位的骨折端使骨折复位。常用于锁骨骨折的复位。

（4）术者在助手拔伸牵引下，根据骨折成角的方向，向后成角者，用示、中、环指在骨折成角端向上提升；向前成角者，用拇指在骨折成角端向下按压。

4.力学原理　肢体以自身的关节为活动支点，以骨骼为支架，通过骨骼肌的收缩活动产生肢体运动。骨折后一体的骨骼分为两段，骨骼失去原来的连接，骨折远段肢体在重力和两侧肌肉收缩力共同作用下形成前后（上下）的移位。当术者施以提、按手法，作用力大于或等于重力和两侧肌肉收缩力的合力，使骨折端相互移动到正常位置，达到复位目的。

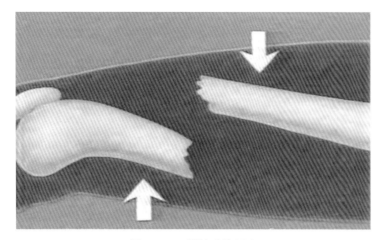

图 3-1-4　提按升降示意

五、内外推端法（lateral pushing and pulling）

1. 定义　用手在肢体上沿其横轴，把骨折端左右摇摆、推拉的方法。

2. 作用　纠正骨折端的内、外侧方移位或成角移位。

3. 方法　由助手分别固定骨折近、远端肢体；术者利用手掌或手指，分别置于骨折近、远两端侧向移位或成角的隆突处，对向用力推拉，把侧方移位或成角移位的骨折复位。其操作形式与提按升降法基本相同，但方位不同。其要点在于摸触辨认骨折端的移位方位，掌握好复位时的支点（固定为主）和力点（着力为主），在拔伸牵引纠正重叠移位时，骨折远、近二端同时对向发力，一气呵成。

4. 力学原理　骨折后原有的杠杆平衡消失，两侧肌力对骨折两端产生力矩，造成骨折两端沿其横轴产生内外移位。当术者施以推、拉手法，作用力大于或等于两侧肌肉的收缩力，使骨折两端相互移动到正常位置，达到复位目的。

提按升降、内外推端法是从《医宗金鉴》八法中的端、提、按法，即正骨八法的（上下）提按和（左右）端挤发展而来，是骨折复位的最常用方法，用于纠正骨折常见的侧方移位和成角移位。

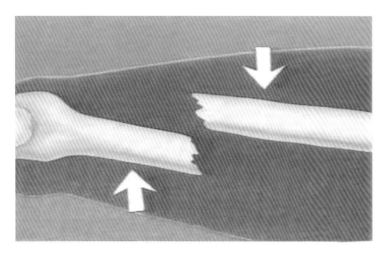

图 3-1-5　内外推端示意

六、屈伸展收法（flexing，extending，abducting and adducting）

1. 定义　将肢体关节绕着额状轴和矢状轴屈曲伸直、内收外展，引导骨折片移动、复位的方法。

2. 作用　促使关节内骨折片或关节附近骨折块多轴向移位的整复。屈伸展收法主要适用于关节部位的骨折。常用于肱骨外髁骨折、肱骨内髁骨折、肱骨髁上骨折、肱骨外科颈骨折、踝部骨折脱位等关节部位的骨折，还可以用于复位不全的关节内或关节附近骨折，通过屈伸关节纠正残余的侧方移位。

3. 方法　由两助手分别固定骨折关节远、近端肢体，或由术者一手握持骨折关节远端肢体，把骨折部位邻近的关节进行有节律地屈曲、伸直或做内收、外展，同时使用提按推端、旋翻回绕等手法，将骨折端（片）复位。

4. 力学原理　关节内或邻近关节骨折，骨折块多为肌肉、肌腱附着点，由于其结构特点常常造成骨折块翻转移位。当术者做关节屈伸展收时，周围骨骼肌不断在强弱刺激变化中运动。关节屈曲时刺激小、肌张力弱、应力小，可以为移位的骨折块选好复位的角度或为翻转的骨折块选好支点；关节伸开时刺激大、肌张力强、应力大，形成作用于骨折块的力矩可以用来牵拉移位骨折块直接复位，或将翻转的骨折块重新翻转过来使之复位。当术者做展收动作时，关节间隙呈现增宽、缩小变化。骨折块需要翻转复位时，选用关节间隙增宽的位置；骨折块已复位但需要进一步啮合时，选用关节间隙缩小的位置，利用关节面碰顶骨折块使其吻合。

屈伸展收法是从正骨八法中的"旋转屈伸"中细分而来，解决关节部位额状轴和矢状轴的移位。屈伸展收法主要针对关节部位的骨折，复位时要求手摸心会，以筋带骨，以远带近，相互配合，动作连贯。手法难度较高，操作难度较大，是手法复位的较高形式。

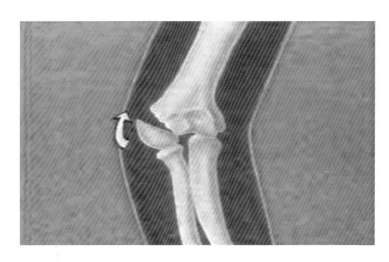

图 3-1-6　屈伸展收示意

七、扣挤分骨法（pinching squeezing and separating）

1. 定义　在肢体并列两骨的部位，用手沿两骨间中轴线施加挤扣，将相互靠拢的双骨横向分离，使并列两骨（或两骨以上）的间隙增宽的方法。

2.作用 纠正由于骨间膜或骨间肌挛缩使两骨（或两骨以上）并列部位骨折造成各骨折端相互靠拢的成角、移位。适用于两骨（或两骨以上）相互并列部位发生的骨折，当两骨相互靠拢时，都可用扣挤分骨法进行复位，如尺桡双骨、胫腓双骨、掌骨、跖骨骨折等的复位。临床上常与内外推端法同时使用，提高复位效率。

3.方法 术者两手分别置于患肢的内外侧，用拇指和示指、中指、环指，分别在骨折两骨之间的掌、背侧，沿肢体横轴离心用力挤扣，使骨折段分开，以矫正骨折端的成角和侧方移位，恢复正常的骨间距。

4.力学原理 在两骨并列（或两骨以上）的部位发生骨折，由于骨间膜或骨间肌的收缩，致使两根断骨互相靠拢。术者用力操作时，根据平行四边形法则，在施力点同时形成两个向两侧方向的合力，当这两个力大于或等于骨间膜或骨间肌的收缩力时骨折端移动复位，使并列靠拢的两根断骨分开，骨折端恢复正常位置，达到新的平衡。

《医宗金鉴》的八法中虽然未明确提及分骨法，但提出"拽之离而复合"是手法的大法。拽者拉也，横向牵拉即是分骨。比较正骨八法中"夹挤分骨"，扣挤分骨法除了纵向的挤捏分骨，还包含着横向的扣拉分骨。

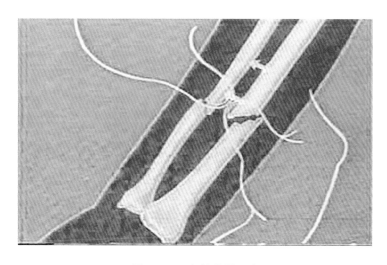

图 3-1-7　扣挤分骨示意

八、抱迫靠拢法（banding and assembling）

1.定义 用双手合抱骨折端，相对用力，将分离骨片相互靠拢，恢复骨的原状的方法。

2.作用 使骨折断端分离的碎片相互靠拢，更加吻合，或使压缩的骨碎片重新排列，使骨折部位恢复原状。临床上常用于关节部位粉碎性骨折，或骨干骨折碎片移位较大者，或压缩性骨折。如桡骨远端粉碎性骨折、跟骨粉碎性骨折、踝关节骨折脱位、肱骨、股骨等长骨干粉碎性骨折、肱骨、股骨髁间骨折等等。

3.方法 在助手的拔伸牵引下，术者两手掌相对抱迫骨折部，采用对向用力的反复施力，使分离的骨折面向中心紧密靠拢。随着抱迫的推力及拔伸牵引的配合，使散开的碎片相互靠拢复位。在抱迫合拢的同时，常要用拔伸牵引、屈伸展收配合才能较好地完成整个复位过程。

4.力学原理 当双手合抱骨折端相对用力时，围绕骨折端四周各个接触点向中心各产生一个压力，改变了骨折局部压力分布，使分离的碎片慢慢向中心靠拢复位，这时双手对抱压部位的作用力等于使骨折碎片移位的张力。抱迫挤压提供了一个约束力或约束条件，在拔伸牵引、屈伸展收等手法配合下，使分离的骨折碎片逐渐复位。

把跟骨当作一个封闭的胶性容器，由于垂直压缩的外力，骨折后呈粉碎性、塌陷性改变，使跟骨横径增宽，关节面塌陷。通过跟骨内外施以反复多次横向挤压抱迫，把粉碎的骨折碎片纵向推挤向上靠拢，加上组织受压变形后存在恢复原形的内在驱动力，使骨碎片重新排列，关节面恢复平整。

桡骨远端粉碎性骨折关节面由于有关节囊和腕关节韧带的牵拉，在反复横向抱迫挤压下，使关节面塌陷的骨折块纵向一挤一拉，使骨折块重新排列靠拢，关节面恢复平整。

抱迫靠拢法丰富了《医宗金鉴》的八法和正骨八法，使关节粉碎性、塌陷性骨折的闭合手法复位成为可能，扩大了闭合手法复位的适应范畴。

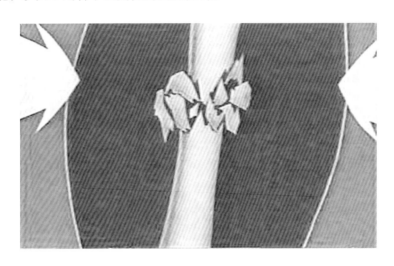

图 3-1-8　抱迫靠拢示意

九、扩折反拔法（unfolding and reverse drawing）

1. 定义　利用将骨折端加大成角同时牵引的方式，纠正骨折端重叠的方法。

2. 作用　纠正横断型（或短斜面）骨折重叠移位。此法用于骨折重叠移位较大、患肢肌力较大、用拔伸牵引法不能解决重叠移位的横断型骨折或短斜面型骨折背靠背移位。有省力、复位操作时间较短的特点。由于前臂、大腿等肌肉较为丰满，当骨折重叠移位较大时，单用拔伸牵引法来克服肌肉强大的张力强行复位则比较困难，或短斜面型骨折背靠背移位往往需要过牵才能复位，使骨折复位有时难以成功，这时可以运用扩折反拔法来完成。

3. 方法　两助手分别固定骨折肢体近、远段，术者先纠正骨折端的侧方移位，在单纯的前后移位下，加大骨折端成角并加大牵引，使骨折远端与近端的同侧骨皮质接触，此时，双拇指推按住成角后已接触骨皮质的远端、其余手指顶住并向前提拉骨折近端，同时固定远段肢体的助手迅速把远段肢体向原成角方向反拔；经摸触辨认检查骨折端相互接触并稳固，表明骨折端已复位。

手法时必须扩大骨折端的成角，同时用较小的力量拔伸牵引，使重叠较大的骨折端在软组织阻抗力较小的成角凹侧滑动。但要注意操作时力度与动作的连贯性，当感觉到重叠已纠正时，不要再加大成角方向，勿损伤重要的神经血管。

4. 力学原理 人体的运动器官由骨骼肌和骨、腱连接共同组成，骨的功能主要是承受压缩和弯曲，骨骼肌的功能是通过主动收缩使自身出现拉应力，而后将此力通过腱传到骨骼上形成肢体的运动。骨骼肌的特点是刺激频率越高产生的反作用应力越大，而松弛时反作用应力较小。扩折反拔法根据这个原理，当人为将骨折端成角时，一侧由于肌肉长度变短，肌肉产生的应力变小。同时，成角侧由于肌纤维处在成角拉伸状态肌力较大，根据力矩转动效应，其合力的方向亦在对侧，与术者施加的指向对侧的力叠加。术者可以用较小的力量完成对骨折的复位。

《医宗金鉴》中的"斜端"，指有角度的牵引复位，正骨八法中的"折顶"指按压骨折端扩大成角，然后反折。"扩折反拔"指扩大骨折成角，先顺势牵引，再反向拔伸，比较明确手法动作的先后顺序和整个步骤过程。

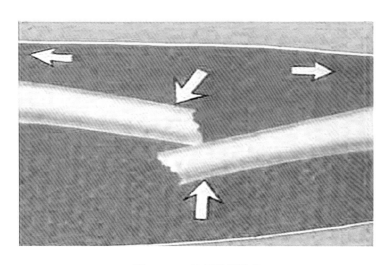

图 3-1-9 扩折反拔示意

十、接合碰撞法（beating and connecting）

1. 定义 沿肢体纵轴将骨折端相互接触、吻合的方法。

2. 作用 使骨折面紧密吻合和矫正骨折端分离移位，常用于骨折端分离、松质骨骨折等需要骨折面吻合紧密部位的治疗，或检查骨干横形骨折复位后骨折端对位情况。如肱骨干骨折（分离移位）、股骨干骨折（复位检查）。

3. 方法 两助手分别擒拿扶正骨折的远近段，使伤肢保持正常的轴线，术者用手固定嘱助手沿伤肢纵轴做碰撞冲击，使骨端面能紧密吻合。手法时，一定要使伤肢保持正常轴线，擒拿扶正骨折两段；然后，助手沿轴线做短促、阵发、反复的碰撞，促使骨折端相互靠拢，最后对接吻合。若用于骨干骨折复位后的检查，应按复位的方式擒拿骨折端，沿骨干纵轴线方向用轻柔缓慢的冲力。当骨折复位满意，术者可以感觉到骨端相互接触，无骨擦感。骨折端对位越多或完全对位时，对冲感觉越稳定，骨折端坚实而不摇晃；相反，骨折端对位不多，对冲时有摇晃不稳定的感觉；骨折端完全未对位，对冲时有空虚感，同时，肢体长度明显变短。

4. 力学原理 根据骨重建理论，骨折后其骨修复过程与骨折断面所受生理应力有关，尤其是初期的法向压应力和啮合力。骨折整复后由于肌群等因素产生的法向压应力使骨折端间互啮合，有稳定骨折端和促进骨重建的作用。接合碰撞则是通过人为的方法使骨折端接触、啮合，在骨折端形成法向压应力，对骨重建过程起着积极的作用。接合碰撞用于骨干骨折复位后的检查：当骨折两端完全对合时，由于骨折两端接触面最大，摩擦力也最大，对冲时骨折端最稳定；当骨折两端未完全对合时，由于骨折两端接触面较小，摩擦力较小，对冲时骨折端不稳定。

《医宗金鉴》八法中的"推""接"法即是纵向冲击使骨折端接合的方法。正骨八法中的"摇摆触碰"和本法"接合碰撞"均源于此。"接合碰撞"作为骨干骨折复位后的检查，更充分地发挥了手法在治疗中的作用。

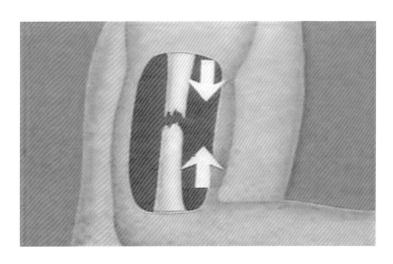

图 3-1-10 接合碰撞示意

十一、旋翻回绕法（turning and twisting）

1. 定义 把骨折端面沿其横轴或纵轴翻绕复位的方法。

2. 作用 用于纠正骨干斜形骨折斜面背靠背移位或关节内骨折片翻转移位的复位，达到旋正骨折段和回翻骨片的目的。如前臂骨折、股骨干骨折的背靠背移位和肱骨外髁翻转移位。

3. 方法 首先分析受伤机制和 X 线片上骨折移位的路径特点，进行复位。

（1）用于骨干背靠背移位时，令两助手分别固定患肢远、近段，在轻轻牵引下，术者感觉骨折远段活动的方向，即是骨折远端绕回原位的方向。术者一手握住骨折的近端，另一手握在骨折远端，在松弛状态下，使骨折沿绕回原位的方向继续还原回绕，使骨折端由"背靠背"转为"面对面"，进而采用拔伸牵引、提按推端等其他手法复位。

（2）用于关节内骨折片翻转移位的复位时，术者用拇指压迫骨折片的一侧，使它与近段的骨折面接触作为支点，通过肌腱迅速牵拉骨折片，把骨折片的对侧翻过来，使骨折端恢复为面对面的位置，常配合屈伸展收等手法使用。

4. 力学原理 生理状态时在旋转肌力作用下，肢体长骨都可以不同程度地绕其固有轴或某一轴线旋转。当骨折后，抵止于骨折远端旋转肌的收缩力造成骨折旋转（只是旋转肌力的切向分量对长骨轴线的力矩作用，才引起骨折远端相对近端的旋转移位）。复位时，术者缓缓施以足够的力量推动骨折远段，并使其与旋转肌力的切向分量大小相等、方向相反时，骨折远端就绕轴向转动达到对位，骨折端恢复正常平衡状态。关节内骨折时，骨折片由于其附着点肌腱的切向分力牵拉而旋转移位。只要选择适当的支点，在骨折片上施以与肌腱切向分力大小相等、方向相反的作用力，则可将骨折片复位。

旋翻回绕法即是正骨八法中的"回旋"法。"旋"包含骨折远端在横轴的"自旋"和骨折远端绕近端的"周旋"。通过旋翻反转的骨折片或回绕背靠背的骨折端，使骨折复位。复位时需配合摸触辨认、屈伸展收、拔伸牵引、提按升降等多种手法联合使用。手法难度较高，操作难度较大，是闭合复位的最高形式。

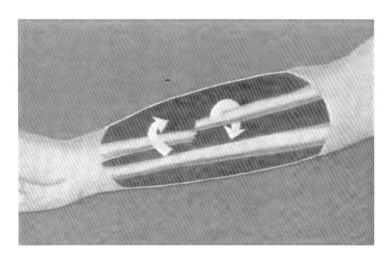

图 3-1-11　旋翻回绕示意

十二、摇摆转动法（shaking and rotating）

1.定义　把骨折远段沿其纵轴进行连续性摇摆、转动以折断骨痂的方法。

2.作用　松解软组织挛缩、粘连，折断陈旧性骨折骨痂，为重新复位做准备；纠正骨折端嵌插或残余移位。

3.方法　一助手固定骨折近端肢体，术者或另一助手在擒拿骨折远端的同时，把骨折远端进行连续性摇摆、转动。用于陈旧性骨折手法时，双手必须牢固把握伤肢的远近骨折段，使外力集中作用在骨折端，不要在皮肤上滑动，减少软组织损伤。力量由轻到重，幅度由小到大，直至骨折端完全松动为止。用于骨折端嵌插，则在牵引力下进行柔和的转动和轻微的摇摆，以及纠正骨折端残余移位。

4.力学原理　根据应力—应变的力学原理，物体之所以发生变形，是由于在外力的作用下，组成物体的各部分之间相对位置发生了变化。变化的大小不仅与作用在物体上的外力有关，而且也与物体的几何尺寸以及材料的物理性质有关。骨折愈合一般分为急性炎症期、原始骨痂期、骨痂改造期。本手法适合用于原始骨痂期中的纤维骨痂形成阶段。此期骨折端及其周围均被编织骨、软骨和纤维组织填充形成骨痂，内外骨痂合并而成骨；若骨折端对位不良、骨痂密度不高、整段骨干的应力就分布不均，断面形成应力集中现象。这种应力集中使骨骼强度减弱，在扭转载荷时特别显著。只要施力适当，则比较容易在骨折端将骨痂折断。

临床使用时应注意严格掌握适应证。不能单纯以损伤后时间为界线，只要骨折端仍处在纤维骨痂形成阶段，表现为用力按压疼痛、骨干力不坚、X线片仍见骨折线，未形成密度均匀的中等量梭形骨痂，可以考虑使用此类手法进行折骨。

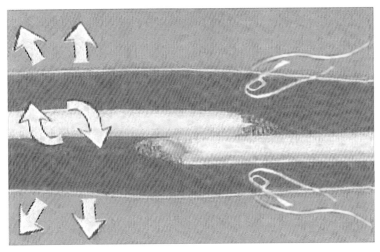

图 3-1-12　摇摆转动示意

十三、对抗旋转法（counteracting and rotating）

1.定义　在骨折远、近段沿骨干纵轴为圆心以对抗的形式做方向相反的旋转，从而折断骨痂的方法。

2.作用　用于单根管状骨陈旧性骨折畸形愈合需要折骨和复位者。用于原始骨痂期中的纤维骨痂形成阶段。

3.方法　术者与助手分别紧握骨折肢体的远、近段，以对抗的形式，重复做内旋、外旋，使骨痂在不断扭转中断裂。操作施力时要注意保持沿肢体纵轴线为圆心，作用力不超过骨折段的上下关节。施行此法时切勿粗暴，要逐渐加力，避免骨折端以外的部分发生医源性骨折，同时注意软组织的保护。

4.力学原理　运用生物力学中应力—应变原理，将原骨折的远、近端进行对抗的短轴旋转操作，造成断面应力集中，使骨痂从原骨折远、近端骨折面的两侧裂开，达到折骨的目的。

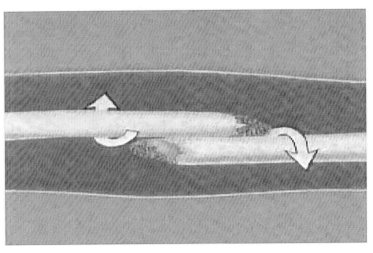

图 3-1-13　对抗旋转示意

十四、顶压折断法（pressing and breaking）

1. 定义 利用三点加压的形式把骨折端骨痂折断的方法。

2. 作用 针对陈旧性骨折畸形愈合，达到折断骨痂的目的。适用于陈旧性骨干骨折畸形愈合，需要折断重新复位者。

3. 方法 两助手分别擒拿骨折肢体的近、远段，术者用两拇指或手掌部顶压骨折端，运用阵发强劲而稳准的手法，使骨痂折断。也可以使用三角木顶住骨折处，术者两手分别置于两助手擒拿肢体的部位，与助手一起用力将骨痂折断。

4. 力学原理 顶压运用三点加压的杠杆力学作用原理。肢体节段相当于骨杠杆，助手扶持固定近段部位相当于阻力点，远段相当于动力点，术者用手或用三角木顶压的部位相当于支点。由于支点部位的骨折端对位不良、骨痂密度不高，断面形成应力集中现象。动力点加压时，支点处断面形成剪切应力，当断面应力增加至一定值时，骨痂就会发生断裂，达到折断骨痂的目的。支点常选在成角的顶部钝角面，或两骨折端重叠的侧面，或选择骨痂稀薄处。

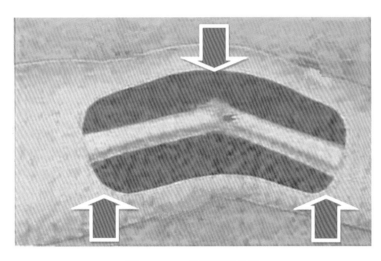

图 3-1-14 顶压折断示意

第十二、十三、十四这三种手法主要针对骨折畸形愈合，影响肢体功能，需要进行治疗的部位。此期两骨折端及其周围均被编织骨、软骨和纤维组织填充形成骨痂，内外骨痂合并而成骨。若骨折端对位不良、骨痂密度不高、整段骨杆的应力就分布不均，断面形成应力集中现象。这种应力集中使骨骼强度减弱，在扭转、顶压等载荷时特别显著。折骨手法正是根据这一原理。一般是先用摇摆转动和对抗旋转将骨痂摇松拧断，然后选择骨痂稀薄处，用顶压折断，达到复位。

《医宗金鉴》的八法和正骨八法中尚未形成针对陈旧性骨折进行折骨的方法，正骨十四法对此进行了完善和补充。

（傅强 江涌）

第二节　骨折闭合整复的适应证和禁忌证及麻醉

骨折的治疗措施，首先是将移位的骨折给予正确的整复，然后要持续地、稳妥地固定在良好的位置上，直至骨折愈合。在固定期间，要指导和鼓励患者积极主动地进行功能锻炼。对一些重叠移位严重者，或不稳定性骨折，可予持续牵引治疗或闭合穿针、髓内钉、钢板等内固定或外固定支架。此外，在骨折治疗的整个过程中，还应根据具体的情况，按照骨折三期辨证施治的原则，给予遣方用药。

一、骨折闭合手法整复的适应证

外伤引起的四肢骨折可以分成两类。一类是骨折端与外界相通的开放性骨折，另一类是闭合性骨折。前者必须急诊先行清创手术，清除创口内的可能感染源，再使骨折端复位，做到骨折对位稳定，防止感染、促进创口迅速愈合。一般地说，闭合骨折如四肢骨干骨折、部分关节内骨折、部分躯干骨折，或开放损伤创口较小，伤肢无高度肿胀，没有合并明显的血管神经损伤，无明确局部和全身禁忌证者，均可以采用闭合手法整复移位的骨折。对无移位的骨折、关节外轻度移位骨折、部分儿童骨折如锁骨骨折、部分单纯嵌插骨折如肱骨外科颈骨折，可用外固定，无须手法复位。

二、骨折闭合手法整复的要求

当骨折发生了移位，首先要进行手法复位，把移位的骨折段重新对正，结合适当的内、外固定方式，使其恢复支架的作用。骨折的对位越好，支架的作用就越牢固，愈合就越快，为肢体功能的恢复提供基本条件。骨折整复应争取达到解剖或接近解剖对位。对部分骨折，不能达到解剖对位时，也要做到功能复位。所谓功能复位，是根据不同的骨折部位和类型，首先要求达到骨折段的轴线正常，然后在允许的范围内稍有重叠、旋转和成角畸形，但以骨折愈合后不影响工作和生活为度。根据大量的临床经验，可概括为：①短缩：下肢短缩在 1～2cm，上肢可略多。②成角：具有生理弧度的骨干，可允许与其弧度一致的10°以内的成角，儿童不宜超过15°。③侧方移位：长骨干骨折，对位至少应达1/3以上，干骺端骨折，对位至少应达3/4左右。④旋转：上肢骨干允许10°～15°的旋转，下肢骨折的旋转移位必须完全纠正。⑤儿童骨折，上述差距可以更宽。因小儿正处在生长发育的过程中，有很大的再生能力和塑造能力，大部分儿童关节外骨折，不必强求达到解剖复位。⑥涉及关节骨折和关节附近骨折应达到或接近解剖复位。

三、骨折闭合手法整复的时机

骨折手法整复越早越好。骨折发生后的1～4小时，局部组织尚未发生严重水肿，同时肌张力不大，在这段时间内进行整复，比较容易获得较好的对位。根据不同的情况，选择不同的整复时机。如有休克、昏迷或合并内脏及颅脑损伤的患者，须等待全身的情况稳定后才能整复；就诊较晚者，如果肢体肿胀不严重，仍可当即整复；肢体肿胀严重、伴有张力性水疱者，应先敷上凉血祛瘀、消肿止痛的药物，并适当固定和抬高伤肢，待肿胀消减后再行手法复位；对开放性骨折，如伤口较小，可在清创缝合后按闭合性骨折处理，如伤口较大，可在清创缝合时，根据具体情况给予复位并做适当内外固定，或先处理软组织，初步矫正严重畸形的骨折，然后给予维持牵引和基本外固定，待日后再行骨折整复；对于开放损伤感染骨折，可手法复位后行外固定支架固定。

四、骨折闭合手法整复的禁忌证

（一）绝对禁忌证

1.患者生命垂危，如休克、多系统衰竭状态，机体大出血；重要脏器损伤功能已存在或高度可能出现衰竭或破坏，生命体征不稳定，需即刻接受高级生命支持治疗者。

2.心功能不全、心衰未纠正者；心梗 ≤ 6 个月；严重心律失常，二度 Ⅱ 型，三度房室传导阻滞，病窦综合征，频发室性早搏，室早多源性、多型性，"R on T"现象。

3.心肺复苏术后生命体征未稳定。

4.严重肺部感染、哮喘持续状态未纠正，呼衰未纠正。

5.糖尿病酮症酸中毒，肝性脑病，肝昏迷。

6.开放骨折脱位、Gustilo Ⅲ、肢体离断伤、多处开放伤、特异性感染等。

7.骨折合并深静脉血栓、脂肪栓塞、肺栓塞等危及生命者。

8.骨折合并明确的血管损伤。

9.骨折合并骨间膜室综合征、挤压综合征。

10.脊柱骨折并截瘫。

11.精神状态异常：精神病发作、醉酒及其他可能引起自残或可能伤害医务人员的状态。存在严重精神障碍、严重的认知功能障碍。

（二）相对禁忌证

1.骨折合并神经损伤症状，或手法操作存在高度神经损害风险者。

2.骨折部位已存在骨质病变，骨肿瘤、骨结核等。

3.极度衰弱患者和基础病复杂，手法整复有可能加重基础病者；如重度贫血、重度全身性感染、严重血压、血糖不稳定状态、严重凝血功能障碍。

4.疼痛阈值太低或精神异常患者无法耐受手法整复治疗。

5.损伤部位有炎症，或存在皮肤病变、骨质和局部软组织病变者，肢体坏疽等不宜手法整复者。

6. 脊柱骨折存在椎管内压迫但未出现神经损害症状者。

7. 麻醉禁忌证情况下，如急性上呼吸道感染、饱胃等，不适宜麻醉下整复骨折。

（三）手法注意事项

1. 伤肢高度肿胀者，应注意和排除血管损伤。外伤后患肢软组织肿胀严重，可能造成神经、血管压迫，需要结合受伤时间、肿胀程度预判手法整复后是有利于肿胀消退抑或加重肿胀程度。处理此类损伤需要手法后密切观察肿胀程度变化及指动血运情况，必要时及时行切开减压术。

2. 病理骨折，特别对于原发性恶性肿瘤患者，由于骨折端易刺破肿瘤组织导致肿瘤加速生长，进而导致肿瘤扩散或沿肌间隙蔓延，手法必须慎用。非肿瘤性及良性肿瘤病理性骨折，手法宜轻柔，并针对病因进行系统、规范化治疗，去除妨碍骨折愈合因素。另外病理性骨折外固定时间相对较长，需要定期拍片，及时调整固定装置及观察骨折愈合状态。对于病理导致骨缺损较大者，或肿瘤病灶较大，需手术治疗。

3. 内固定术后再折，必须视内固定物状态，判断骨折整复可行性以及复位后能否通过外固定有效维持，并结合影像学检查，判断骨折闭合治疗能否愈合。

4. 严重骨质疏松症并发骨折患者，手法需要轻柔，切忌暴力整复引起周围二次骨折。

5. 骨折端骨锋锐利，折端附近伴行重要血管、神经，如肱骨髁上骨折 Gartland Ⅲ 型，骨折近端容易损伤肱动脉，必须仔细判断是否有血管、神经损伤，手法整复必须轻巧得法，避免损伤重要血管神经。

6. 骨折分离移位或有分离倾向如肱骨干横行骨折，慎用拔伸牵引手法，防止骨折端分离造成骨不连。

7. 严重粉碎性骨折失去支点，不用扩折反拔。

8. 运用顶压折断、对抗旋转、摇摆转动等手法整复陈旧骨折时，需要注意局部软组织保护，尤其顶压折断，压侧面需要避开重要神经血管。

9. 下肢骨折尤其注意静脉血栓，需要完善超声检查，如有血栓需评估血栓脱落风险，及时进行溶栓、置入滤网，或进行骨牵（稳定骨折端、纠正骨折重叠移位，改善骨折对位对线），或待血栓稳定后再行手法整复，手法应轻巧。

五、骨折闭合整复的麻醉

骨折闭合整复可选择必要的麻醉以减轻患者的痛苦。是否需要麻醉可根据骨折的部位、伤后时间、整复的难易度、患者对疼痛的敏感综合考虑。一般新鲜骨折和关节脱位，容易手法复位的，如掌指骨折、桡骨远端骨折、儿童尺桡骨骨折、儿童肱骨髁上骨折、肱骨干骨折、肱骨外科颈骨折等，可不用麻醉。如为复位较困难、需要时间较长的骨折脱位，如肱骨外科颈骨折合并肩关节脱位、关节脱位初次手法复位失败、伤后错过急诊复位肿胀消退时间较长、陈旧性骨折畸形愈合等则需要麻醉配合进行手法复位。不稳定性骨折如成人前臂双骨折、儿童肱骨髁上骨折内侧柱不稳，可麻醉下手法复位闭合内固定。患者对疼痛的敏感、儿童无法配合、紧张和疼痛可能使高龄或伴有心脑血管疾病患者面临着一定的风险，尽可能麻醉下复位。

骨折闭合复位的麻醉既要遵循医学理论，更要强调医疗安全，应根据患者的伤情和个体需求、医师手法技术、医院的麻醉条件等综合考虑。随着非住院手术麻醉技术的提高，门急诊患者骨折闭合整复的麻醉将得到更广泛而合理的运用。

（杨海韵　林晓光）

第三节　骨折闭合整复与 X 线检查

X 线检查是骨折治疗过程中最常用的检查，骨折闭合手法复位的效果最终是通过 X 线片来验证。但是，X 线所带来的辐射对于人体有一定程度的损害。所以，在骨折闭合复位的过程中，应合理使用 X 线摄片和 X 线透视检查，以减少或避免不必要的伤害。

骨折闭合复位尽量一次性复位成功。手法复位外固定后，立即进行 X 线拍片检查。如果骨折复位后仍达不到要求，根据骨折具体情况，对部分关节外骨折或较稳定性骨折，有经验的医师可进行第二次复位，再行 X 线拍片检查。不主张多次闭合复位及 X 线拍片。如果需要了解伤肢的某个体位对骨折的位置和稳定度的影响，需亲临放射科协助共同完成。

闭合复位存在一定的不确定性，对正骨医师的触摸辨认能力和影像立体思维要求颇高，而且会受到伤肢肿胀、骨折不稳、患者配合等因素影响。在复位的过程中，如果复位效果感觉不佳，特别是对部分复位标准要求较高的骨折（如关节内骨折），在十分必要的情况下，可进行手提式微量 X 线透视机快速检查，基本确定骨折复位的效果，尽可能达到一次性复位成功，减少患者的痛苦和 X 线拍片的次数，从职业的角度，值得提倡和称道。

X 线透视机检查是个双刃剑。由于放射性的损害，尽管微量 X 线透视比普通 X 线拍片已经大大减少，仍不主张手法复位后进行不必要的 X 线透视。如上所述，如果的确需要 X 线透视，也尽量少用，并切实做好防护。透视前选定好投照的标准正侧位或特殊位，尽量减少使用次数和曝光的时间，透视时做到准确快捷，有条件的话，选择低剂量轻便式手提机。

掌握创伤正骨技术，是减少放射性检查的基础和前提。佛山市中医院在 20 世纪 90 年代初，还没有便携式 X 线透视仪，正骨医师需要进行反复训练和临床经验积累。由于手法技术精湛，大多数骨折复位获得了满意的效果，在本书的正骨经典部分得到证明。到了 20 世纪 90 年代后期，由于医患双方对骨折对位的要求进一步提高，骨折解剖复位成了正骨医师追求的目标，手提式微量 X 线透视机开始在闭合手法复位过程中使用，在取得更高疗效的同时，也获得更多闭合手法复位的经验。时至今日，手提式微量 X 线透视机已经成为辅助的工具，闭合手法复位仅在一些特定的情况下才使用，如肱骨髁上骨折旋转的判断、关节内骨折的对位、闭合手法复位经皮穿针内固定以及寻找伤肢固定的最佳体位等等。本书佛山正骨典型医案中，主诊医师由于较好地掌握了正骨十四法，基本上没有使用微量 X 线透视机。应该说，这是中医正骨技术的进步。我们期待现代高科技的发展带来更先进更安全的微量 X 线透视仪问世，助力中医正骨技术的传承和提高。

（江湧）

第四节　骨折夹板压垫的制作和使用

一、小夹板固定的作用和原理

小夹板固定是指用小夹板、压垫（棉花压垫或纸压垫）、绷带等进行局部外固定，是目前中医骨伤科治疗骨折的重要方法。

陈渭良认为中医治骨与西方医学有明显不同，西方医学强调解剖对位，中医正骨注重功能康复，提出了"骨虽正而功能废无异于不治"。他认为骨折复位后应有效固定，维持骨折在良好的位置上，必须维持合理而有效的固定直到骨折愈合。同时，又要循序渐进地进行功能锻炼，体现了动中有静、静中有动的动静结合原则。小夹板固定是骨折闭合治疗中贯彻动静结合的基础。

骨折整复后应维持在良好的对位对线，必须要有理想的局部外固定。固定就是限制肢体的活动，为骨折的修复提供一个相对静息的环境，但过分的固定会影响肢体日后功能的恢复。所以固定的同时，又要保持肢体的功能活动，从而利于局部血液循环，增强物质代谢，促进骨折愈合。但活动也会影响骨折位置的稳定，可能会导致骨折重新移位，两者之间存在矛盾。小夹板外固定后，不妨碍伤肢肌肉纵向收缩活动，使骨折端产生纵向挤压力，加强骨折端紧密接触，增加稳定性，将肢体固定的不利因素转变为伤肢功能活动的有利因素。有规律且主动地进行活动，可将因肢体重力和肌肉牵拉力造成骨折再移位的消极因素转化为维持固定和矫正残余移位的积极作用。小夹板固定的运用蕴含了矛盾对立统一和相互转化的哲学原理。

小夹板固定是以绷带、夹板、压垫等外固定装置的外部作用力来对抗骨折端发生再移位的肌肉收缩力和重力，即应用方向相反、数值相等的外力来对抗骨折移位的内力。绷带、夹板、压垫形成的三点和四点加压，运用了杠杆原理，可防止骨折发生侧方、成角移位。肢体肌肉收缩和舒张时产生的肢体内部压力的变化发挥它的持续慢性复位的作用。收缩时，夹板吸收压力发生变形；舒张时，夹板弹性回位，配合压垫集中放大压力，作用于骨折断端产生正向压力。肌肉收缩时体积膨胀，对压垫和夹板产生一定的挤压作用力，同时，骨折端也承受了压垫和夹板产生的大小相等的反作用力，可以矫正骨折端的残余移位。小夹板固定的运用符合生物力学和材料力学原理。

夹板的制作应与形体相似，因人制宜，选择适合的器材。局部外固定装置的固定力不能超出肢体正常的生理承受能力。

二、杉树皮小夹板的应用

南方民间习惯用竹壳、厚纸板、竹片、金属铝板、塑料板、桑树皮及杉树皮作为固定骨折的夹板材料。佛山市中医院经过实践，反复比对，选择了杉树皮制作小夹板，并在 1973 年 11 月到 1976 年 3 月，对应用杉树皮小夹板固定治疗四肢骨折 1312 例（其中肱骨外科颈骨折 17 例，肱骨干骨折 170 例，肱骨髁上骨折 133 例，肱骨外髁骨折 42 例，尺桡骨骨折 319 例，掌指骨骨折 140 例，股骨干骨折 174 例，胫腓骨骨折 203 例，跖趾骨 114 例）做了总结，未出现因杉树皮小夹板变形而造成闭合复位后再移位的情况。

三、杉树皮小夹板的特性

1. 可塑性　杉树皮利于随意剪裁，可依据肢体各部位的生理形态塑形，以适应肢体生理弧度的要求，避免压迫骨性标志。

2. 坚韧性　有足够的支持力，能起到外固定的支架作用，不致弯曲劈裂或折断，厚度适宜，若支持力不够，尚可两片树皮相叠使用。

3. 弹性能　适应肢体肌肉收缩和舒张时产生的肢体内部压力的变化，发挥其持续固定和复位作用。

4. 通透性　有良好的吸汗和散热作用，有利于肢体在固定期间皮肤呼吸代谢的正常进行，增加皮肤对外固定的耐受力。

5. 实用性　质轻，不加重肢体的重量，减少骨折端的剪力。不妨碍 X 线的通透，这点是石膏固定所无法比拟的，有利于定期观察骨对位和愈合情况，及时调整夹板或压垫的效用，或调整骨折对位对线，或解除外固定等。

四、杉树皮小夹板的制作

对杉树皮的选择，一般要求有足够的厚度（以削后有 0.3 ～ 0.6cm 厚度为好），同时第二层皮要平整正直，纹理要粗厚而结实。制作小夹板时，先将杉树皮的第一层粗皮削去，以见纤维纹理较致密的第二层皮为度。再按夹板的宽窄度修齐两边，两边缘修成弧形，同时两端剪成小弧形，既美观又以不割伤皮肤。为了减少小夹板的两端压损皮肤，将两端压软约 1cm。

五、小夹板固定的宽度和长度

按不同类型的骨折及固定形式而定，分不超关节固定和超关节固定两种，前者适用于骨干骨折，以不妨碍关节活动为度；超关节固定适用于关节内或近关节处骨折，其夹板长度通常超出关节 2 ～ 3cm，以能捆住绷带为度。一般四肢长管骨折所用的小夹板宽度应窄于伤肢的周径（约为伤肢同一平面的周径的 3/5 ～ 4/5，随着肿胀的消减，逐渐修整宽度），使每块小夹板之间有 1.5 ～ 2cm 的空隙。

六、小夹板固定的形式

1. 不超关节小夹板外固定　适用于一般骨干骨折，如肱骨干骨折、尺桡骨干骨折、胫腓骨干骨折。

2. 超关节小夹板外固定　小夹板外固定的范围，原则上不超过骨折部的上、下关节。但对发生在关节内或邻近关节部位的骨折，为了控制关节的活动，需要做超关节外固定。这种固定方法适用于关节内骨折或邻近关节的干骺端骨折，如肱骨外科颈骨折、肱骨髁上骨折、肱骨内外髁骨折、踝关节骨折脱位等。

3. 小夹板固定加持续牵引（皮肤牵引或骨骼牵引）　适用于股骨颈或粗隆部骨折、股骨干骨折、不稳定的胫腓骨折、股骨髁间骨折和踝关节骨折脱位等。

4. 半环抱膝垫加小夹板固定　适用于髌骨骨折。

5. 小竹片或木板、铝片固定　适用于掌指骨及趾骨骨折。此外，对于骨盆骨折，可用帆布兜悬吊固定

七、小夹板固定的注意事项

1. 抬高伤肢，以利消肿，如为上肢骨折，用布带悬吊于胸前或用活动支架抬高，下肢骨折可用枕头垫高或置于牵引架上。

2. 密切观察伤肢血液循环的情况，特别在整复后的 1～3 天，更应注意伤肢的肿胀、疼痛变化情况，远端动脉搏动的强弱（上肢骨折触摸桡动脉，下肢骨折触摸足背动脉），皮肤的温度、颜色、感觉变化和肢体活动功能等。如伤肢的肿胀、疼痛加重，皮肤变冷，颜色变紫，感觉麻木或消失，动脉搏动减弱甚至触摸不到，肢体远端活动功能障碍等，提示血液循环有障碍，必须松解小夹板，及时进行对症处理，以免发生肢体缺血性坏死等并发症。

3. 经常检查绷带的松紧度。根据临床实践和我们对杉树皮小夹板的力学原理测定，证实包扎好后小夹板的两端能在左右或前后方移动 0.5～1cm 为最合适。若捆扎过松，压垫和小夹板就会逐渐移位，起不到固定的作用；若捆扎过紧，轻者引起肢体肿胀，或在放置压垫处发生压迫性溃疡，重者阻碍血液循环，造成肢体坏死。因此，小夹板的松紧度十分重要。

4. 捆扎绷带时的操作不宜粗暴，夹板分布适当，绷带用力均匀，夹板两端握持稳固，避免小夹板外固定装置移位，而影响骨折端的固定。

5. 每周必须解开夹板，触摸辨认检查骨折对位对线、皮肤外观情况及棉花垫或纸压垫放置是否适当。

6. 定期进行 X 线片复查，了解骨折是否再发生移位及骨折生长愈合情况，特别是在 2 周内要定期复查，如有移位应及时处理。

7. 适时指导患者进行合理的功能锻炼，并将固定后的注意事项及功能锻炼方法向患者及其家属详细交代，取得患者合作，方能取得满意疗效。

八、棉花垫的制作、应用及原理

棉花垫需选用质地柔软、制作后能维持一定的形状并可耐压，同时能吸水、散热，对皮肤无刺激性的棉花制成。根据骨折治疗的需要，棉花垫可以预制成各种不同的形状以备临床应用。棉花垫的大小、厚薄要根据骨折部位来制作。否则，制作得太小、太厚，所产生的压力过大，容易引起压迫性溃疡；反之，太大、太薄，所产生的压力不足，就不能达到应有的效应力。棉

花垫按形状可分为平垫、塔形垫、梯形垫、横垫、抱骨垫等数种。平垫适用于肢体的平坦部位，多用于骨干部位；塔形垫适用于关节凹陷处，多用于肘关节和踝关节；梯形垫适用于肢体斜坡处，多用于肘关节后方、踝关节等部位；横垫多用于桡尺骨骨折、桡骨远端骨折；抱骨垫多用于粉碎性骨折、骨折合并关节脱位。

棉花垫的临床使用，通常采用的方式有两点加压、三点加压和四点加压。（图 3-4-1）

两点加压法适用于骨折端有侧方的移位，即骨折整复后，将两个棉花平垫分别置于骨折端侧向移位的两侧，使棉花垫的效应力直接作用于骨折端，以矫正和防止骨折的侧方移位。

三点加压法适用于有成角畸形的骨折，即在骨折成角的顶部放一个平垫，在成角对侧的两端关节部位各放一个平垫，使之形成三点挤压的杠杆力，以矫正和防止骨折的成角移位。

四点加压法适用于有成角畸形和侧方移位的骨折，即在应用两点加压法矫正侧方移位时（其中有一垫靠近成角），在成角对侧的两端各放一个平垫。为了加强棉花垫的效应力，在骨折远端关节部位放置较厚棉花垫，利用三点加压杠杆力臂较长的作用原理，使成角畸形得到更有效的纠正。

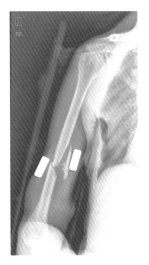 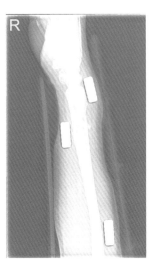 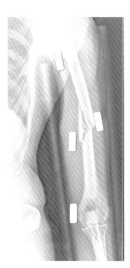

a. 两点加压　　　　　　　　b. 三点加压　　　　　　　　c. 四点加压

图 3-4-1　压垫放置示意

由于肢体本身的重量和肌肉牵拉的关系，在骨折的愈合前，仍存在着再移位的倾向。根据杠杆作用的原理，运用棉花垫来加强某一个方向的压力，而减轻另一方向的压力的作用，使棉花垫的效应力直接作用于骨折端，能最大限度地抵消骨折再移位的倾向力，使骨折端维持在整复后的位置上。要达到这一目的，放置棉花垫的部位必须准确，才能抵消骨折端再移位的倾向力，从而达到稳妥固定和矫正残余移位的目的。如果放错了位置，不但不能收到预期的效果，反而会导致骨折按原来移位方向重新移位。因此，在临床上必须检查棉花垫的大小、厚薄及放置的位置是否合适，对不合适的应及时纠正。

纸压垫运用于骨折移位较大时，需要用较大的效应力来固定骨折端。

陈渭良认为：分骨垫在临床上作用不大，因为它会造成骨间肌膜的紧张和失衡，反而会造成双骨折相互靠拢，使骨折不易复位。分骨垫往往是需要较大厚度，且效应力大，对皮肤的生理代谢产生影响，容易出现压迫性溃疡甚至局部坏死。

九、小夹板固定的方法

骨折经过整复后，由两助手擒拿扶正伤肢的远近端，使骨折端能稳定在整复后的位置上，以保持肢体的正常轴线。一般来说，除了分离移位或有分离倾向的骨折类型外，在小夹板固定的过程中，应适当保持适度的牵引力，以克服伤肢肌肉的收缩力和肢体的重力。在包扎前，术者根据骨折各个不同时期的需要，使用适当的外敷药（外敷药要厚薄均匀），并将之用绷带包裹在骨折部位，然后将准备好的棉花垫放置在适当的部位上（或用胶布粘贴在小夹板相应的位置上），依次放好小夹板（小夹板由助手扶正固定），进行缚扎。

小夹板固定的缚扎，一般采用以下三种方法：

1. 叠瓦式绷带缚扎法　先用绷带缚扎骨折的中段，继而缚扎骨折的上段和下段，每段分别上下各缠绕肢体两圈，然后打结。

2. 超关节"8"字交叉缚扎法　在超出关节部的夹板端，用绷带作交叉的"8"字形缚扎，然后绕小夹板末端一周，继续包扎，使小夹板末端形成一个牢靠的个体稳固的整体，最后在前侧或外侧打结。若用于超肩关节部缚扎时，应先用绷带绕过健侧腋窝、胁部，并捆扎一周，然后再作"8"字形交叉，围绕小夹板末端作缚扎。

3. 橡胶约束带缚扎法（裤带式缚扎法）　上好小夹板后分四道带缚扎。一般先用约束带围绕肢体1周，像缚扎裤带那样，先扎骨折中段，继而缚扎上段和下段。

（钟广玲　林晓光）

十、各部位骨折小夹板外固定包扎外观示意图

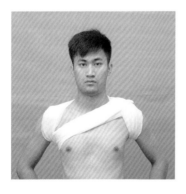 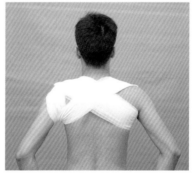 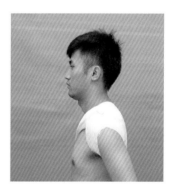

图 3-4-2　锁骨代（单）夹固定

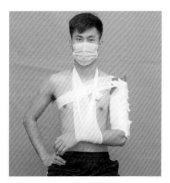 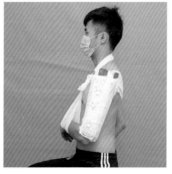 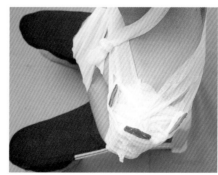

图 3-4-3　上臂四夹超肩固定

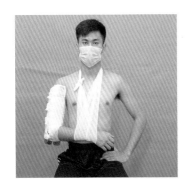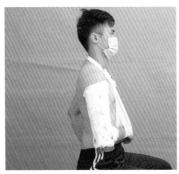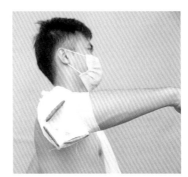

图 3-4-4 上臂四夹超肘固定

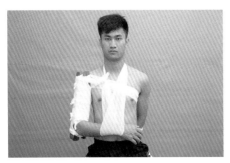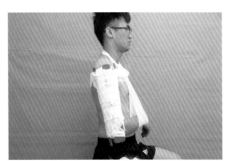

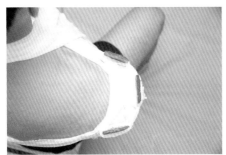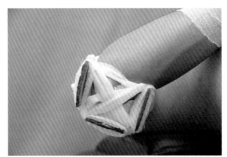

图 3-4-5 上臂四夹超肩、肘固定

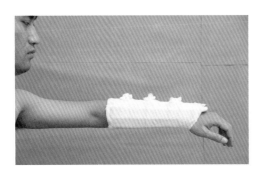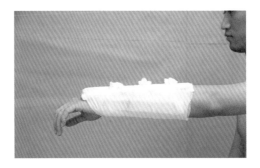

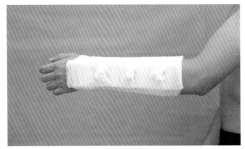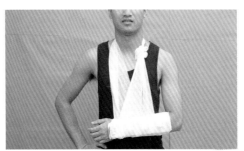

图 3-4-6 前臂四夹超腕固定

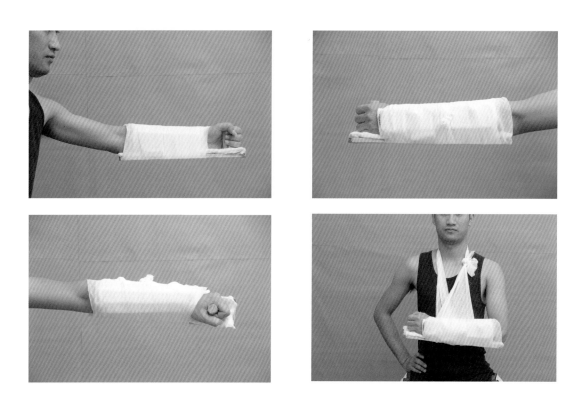

图 3-4-7　前臂四夹 + 中立板固定

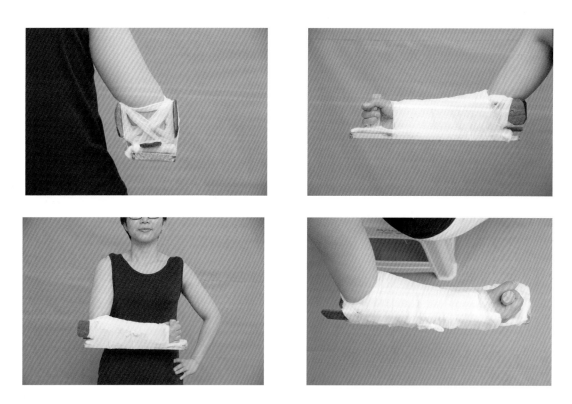

图 3-4-8　前臂四夹超肘 + 中立板固定

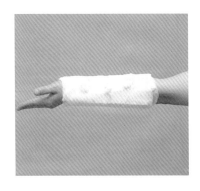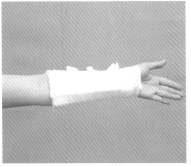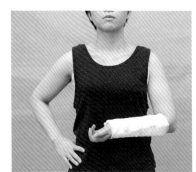

图 3-4-9　前臂四夹旋后固定

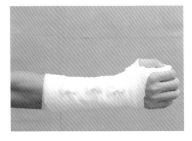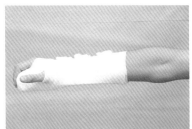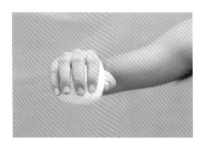

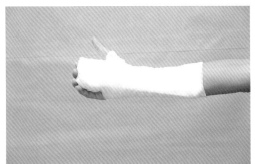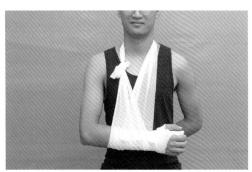

图 3-4-10　前臂蘑菇头固定

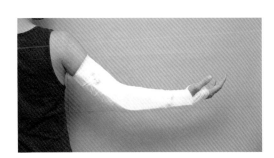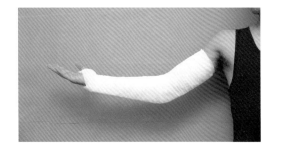

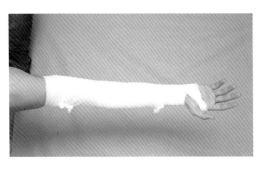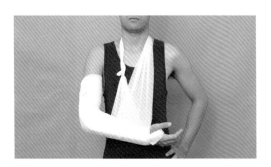

图 3-4-11　尺骨鹰嘴骨折代夹固定

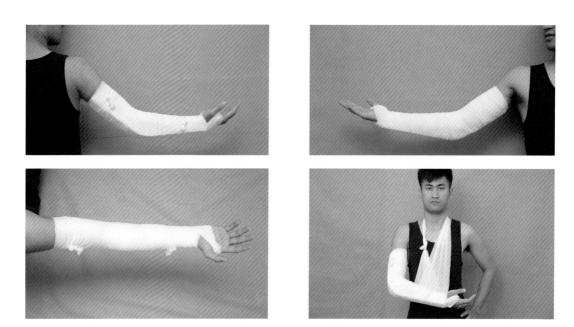

图 3-4-12　掌骨代夹、二夹固定

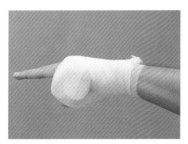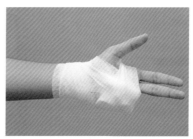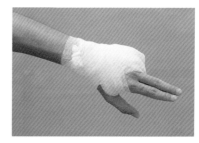

图 3-4-13　绷带屈指固定

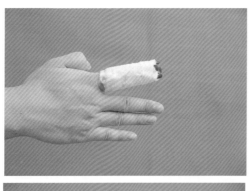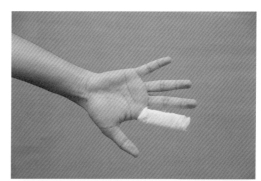

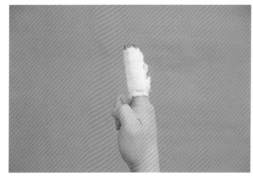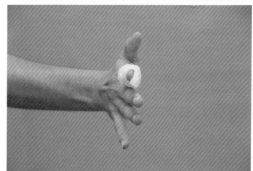

图 3-4-14　指骨四夹固定

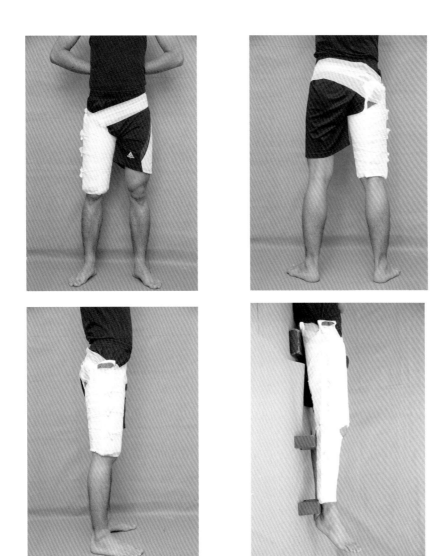

图 3-4-15　股骨四夹固定

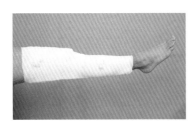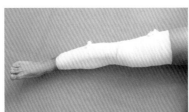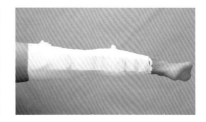

图 3-4-16　髌骨代夹固定

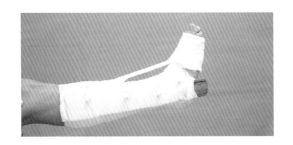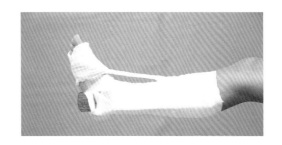

图 3-4-17　小腿二夹超踝固定

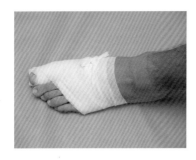 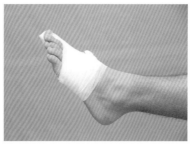 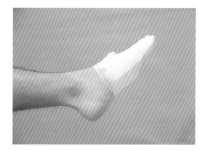

图 3-4-18 跖骨代夹固定

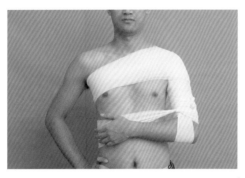 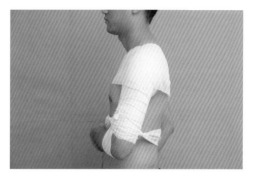

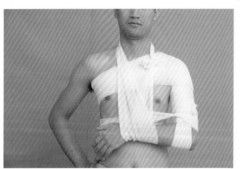 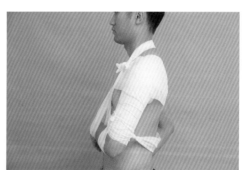

图 3-4-19 肩关节脱位绷带固定

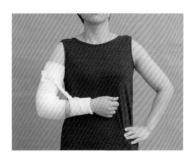 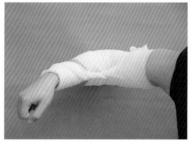 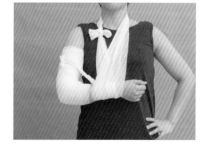

图 3-4-20 肘关节脱位绷带固定

第五节　骨折的康复和功能锻炼

骨折康复方式主要分主动活动和被动活动。主动活动为主，被动活动为辅。功能锻炼是骨折康复的基础。

主动活动是指患者在医生指导下自主进行的功能锻炼，即按照功能模式的需要进行专项的主动训练。主动运动根据功能评价，训练时必须按照年龄、身体状况，骨折稳定程度，严格掌握训练时间、范围、强度、方式等进行。进行功能锻炼时，运动的幅度应由小到大，运动的时间从短至长，运动的频率从慢至快，持之以恒，才能达到预期的效果。

被动活动是指不能或者不适宜关节主动活动，由医疗专业人员执行的康复方法。这种训练方式必须在对损伤部位严格的康复评定指导下，根据患者的损伤程度、部位、时间，徒手或辅以康复器械对关节肌肉强制进行关节活动。被动运动主要用于骨折内固定早期，不适合肌肉大力收缩或合并神经损伤无法运动的患者。以不出现持续性的疼痛、不发生局部损伤和不影响骨折愈合为原则。被动运动训练作用主要有：①关节僵硬者，通过系统的持续的被动运动逐渐增加关节的活动范围，使其恢复正常的关节运动，是关节僵硬康复重要的治疗手段。②神经损伤者，对于失神经支配的肌肉，被动运动有助预防关节僵硬、肌肉萎缩、骨质疏松症等。③骨折术后者，被动运动能够预防血栓形成，减少并发症的发生，促进骨折愈合，改善骨折愈合质量。④对于运动功能不足者，被动运动有助于维持与提高本体感觉。

功能锻炼是骨折闭合治疗的重要措施。骨折复位固定后，应尽早、合理、有序地进行功能锻炼。功能锻炼在骨折闭合治疗中所起的作用为：①促进伤肢活动功能恢复及身心康复。关节活动是评定骨折治疗效果的一个主要标准。②收缩和舒张时所产生的内在动力、小夹板外固定的约束力和纸压垫的效应力，对骨折端起正向的压应力，从而使骨折端的残余移位得到逐渐纠正。③肌肉收缩对骨折端产生纵向挤压力，促进骨折的愈合。早期适当负重，在骨折端之间产生周期性应力刺激，有利于骨形成及新骨的力线调整。④功能锻炼可以发挥肌肉对血液循环的"水泵"及肌源性调节作用，促进肢体软组织和骨内血液循环，促进肿胀消退，新生骨迅速形成，避免血栓形成。⑤防止肌肉萎缩，避免骨质疏松。

一、骨折闭合治疗功能锻炼的基本原则

1.功能锻炼必须以保持骨折对位、促进骨折愈合为前提。根据骨折的具体情况，对有利于骨折愈合的活动（如使骨折断端紧密相接，互相嵌插）应加以鼓励；对骨折愈合不利的活动（如使骨折断端旋转、成角、分离）须严加控制。

2.功能锻炼必须以恢复和增强肢体的固有生理功能为中心。下肢骨折的功能锻炼以恢复肢体负重能力为目的；上肢练功时紧握拳头，目的就是恢复其握拳拿物的生理功能。

3. 功能锻炼应从整复固定后开始，贯穿全部治疗过程。要求循序渐进，由简到繁，逐步发展，顺势增强，直至功能恢复。

4. 功能锻炼要在医务人员指导下进行，要充分发挥患者的主观能动性。医患密切配合，使患者掌握正确的练功术式，使骨折愈合与功能恢复同时并进。

动静结合是骨折治疗的基本原则。闭合骨折的功能锻炼，遵循"四动"原则，即按照骨折不同时期，做到"早动""渐动""会动""多动"。

（1）早动：骨折复位和固定后，即可以进行功能训练，而不是完全固定。固定的方式尽可能选择应力遮挡少的固定方式，选择有利于骨折生物力学稳定的固定方式。早期在远离但相关的关节进行适当的运动，骨折端产生正向应力，可以纠正骨折端的残余移位，逐渐维持骨折稳定，并促进组织的血液循环，以利消肿。

（2）渐动：骨折的生长修复与骨折端的生物力学作用关系密切，过早不合理的运动或负重会造成骨折的迟缓愈合，过度的固定则会导致继发性骨质疏松。根据骨折的渐进修复过程设计运动模式，早期行肌肉舒缩的"易筋功"，中期行关节活动的"活节功"，后期行肢体纵向冲击的"壮骨功"，是合理的锻炼方法。

（3）会动：功能训练模式对骨折愈合非常重要，运动的时间、方式、次数、角度、节奏和强度等都会对骨折端生长产生有利或不良的影响，如骨折运动过早，可能加剧了骨折的损伤。股骨颈骨折过早抬腿可能会造成骨折端分离。胫腓骨折的旋转活动，可能在骨折未完全愈合的情况下造成二次骨折。内收型骨折不宜内收活动，外展型骨折不宜外展活动，短斜形骨折不宜过早进行轴向冲击活动或负重等等。功能训练必须对骨折损伤程度、固定方式、骨折愈合强度以及患者的心理状态等多方面综合评估，设计与骨折愈合状态相适应的训练方法。

（4）多动：在临床中，不可能等待骨折骨性愈合才进行运动，运动训练时间过迟，往往是导致继发性关节僵硬的重要因素。骨折进入中后期，骨折基本修复，骨折端相对稳定，X线片可见骨痂生长，功能活动的形式应随之增加，次数应随之增多、节奏应随之加快，强度应随之提高。使骨折尽早达到骨性愈合和完全修复，提高骨质量，降低骨折愈合后再骨折和关节僵硬的发生率。

总之，功能锻炼要分清有利的和不利的活动，凡是不影响骨折的对位对线和不增加或减弱骨折端应力活动的锻炼都是有利的，反之都是不利的。要利用肢体的重力作用，消除不利作用。骨折早期可利用肢体的重力带动锻炼，即顺重力运动。如将上臂平置桌上的屈伸锻炼；中期为了增强肌力，用逆重力运动；后期为了增强肌力收缩，可做抗阻力运动。主动活动要在活动的关节近端建立支撑点，才能是把作用力传导至关节，成为有效的活动。

二、骨折闭合复位后的四期功能锻炼

一期（外伤性炎症反应期）：伤后或复位后1～2周，如果无移位的稳定骨折，应该从受伤时开始，如果是有移位，应该从骨折复位后开始，同时也与骨骼损伤部位、骨骼的血供、年龄等因素相关，老年人时间需要更长一些。

损伤早期，局部疼痛肢端肿胀，骨折断端不稳定，破裂的软组织损伤需要修复。练功的主要目的促进肿胀消退，防止肌肉萎缩，预防关节粘连。肌肉收缩通过夹板压垫系统，对骨折端形成间断的正向作用力，可以纠正骨折残余移位。练功的主要形式是肌肉收缩锻炼。早期功能训练的原则：维持骨折区域固定强度，确保骨折不发生二次损伤，即"不惊动骨损处"为度；训练强度以患者不产生疼痛为度；不进行抗阻训练。

二期（骨痂形成期）：骨折伤后或复位后 3 ～ 4 周，此时伤肢肿胀消退，一般性软组织已修复，骨折端已有纤维组织连接和原始骨痂，并日趋稳定，对于儿童、稳定骨折或血运丰富的区域，有些骨折已达临床愈合，伤肢可以承受较强的功能锻炼。除继续进行更有力的肌肉收缩锻炼外，上肢骨折患者可做一些自主性关节伸屈活动，由单一关节开始，然后发展到多关节协同锻炼。下肢骨折患者在踝关节背伸或患肢抬高活动时足不发颤的情况下，可开始扶拐步行。床上牵引的患者可通过全身自主活动带动患肢的关节活动。这个阶段是骨关节康复的关键节点。通过功能锻炼，进一步激活骨生物细胞活性，促进骨折愈合并向生物轴线生长，确保获得正常的骨骼形态。同时恢复或维持关节活动度，使患者获得最大的关节活动范围，避免肌肉的萎缩。

三期（骨痂成熟期）：伤后 5 ～ 7 周。局部软组织已恢复正常，肌肉坚强有力，骨痂接近成熟，骨折断端已相当稳定。在夹板保护下增加练功次数及范围不致发生骨折移位。除不利于骨折愈合的某一方向关节活动仍须限制外，在患者力所能及的情况下，其他方向的关节活动次数及范围都可增加和扩大。如为上肢骨折，应扩大骨折部位邻近关节的活动范围。如为下肢骨折，可下床站立，在小夹板的保护下扶拐做逐渐负重步行，直至骨折完全愈合。这个阶段骨折端骨痂明显或临床愈合，通常会存留骨折密度下降，肌肉萎缩，感觉活动度不足，运动能力下降，跌倒风险增高，心理状态不稳定等。关注患者的日常生活能力的提升，有助于患者积极参与康复训练。这一阶段的康复训练目的是强化骨折愈合质量，确保骨骼生物力学强度能够适应社会活动能力。

四期（临床愈合期）：伤后 7 ～ 10 周骨折已达临床愈合标准，除少数特殊情况外，外固定都已解除。在固定期间所控制的某一方向不利于骨折愈合的关节活动，也应开始锻炼以恢复其功能。功能活动恢复后，即可做一些力所能及的工作，使各部位功能得到全面锻炼。这个阶段训练其运动能力相关的项目，如关节活动度、肌肉机电反应能力、平衡能力、肌肉维度等等，确保患者能够重新回归社会或原有的工作。

三、常见骨折的功能锻炼

1.锁骨骨折早期可进行握拳、屈腕、屈肘、挺胸活动，如屈肘挎篮、抓空增力；中期可进行耸肩、磨肩、被动上举上肢等活动，如壁虎爬墙；后期可进行肩上举等主动肩关节活动，如轮转辘轳、风车摆动。骨折完全愈合之前，避免垂肩提拉重物。

2.肱骨外科颈骨折早期可进行握拳、屈腕、屈肘、挺胸活动，如指关节的抓空增力、腕关节的鲤鱼摆尾；中期可进行耸肩、磨肩、被动上举上肢等活动，如白猿献果、举火烧天等。可进行与骨折成角方向一致的主动活动，避免与骨折成角方向相反的主动活动，如骨折向前成角，肩关节宜前屈不宜后伸；骨折向外成角，肩关节宜外展不宜内收。后期可进行肩关节主动活动，如风车摆动。

3. 肱骨干骨折早期可进行握拳、腕关节屈伸、挺胸活动，如拧拳反掌。避免上臂旋转活动；中期可进行托肘耸肩磨肩、屈伸肘关节等活动，如玉柱搅海等；后期可在健肢扶持下进行上举肩关节等主、被动肩关节活动，如举臂摸肩、体后拉肩等。骨折向外成角未完全愈合前不宜外展上肢。骨折分离或迟缓愈合，在夹板固定下做纵向扣击、托肘按肩等，训练时避免纵向牵拉。

4. 肱骨髁上骨折早期可进行握拳、屈腕、挺胸活动，避免引起骨折旋转的前臂旋转活动；中期可进行耸肩、磨肩，由于肢体重力作用，避免外展肩关节引起骨折向外成角（肘内翻）等活动；伸直型骨折避免过早做伸直活动，屈曲型骨折避免过早做屈曲活动，后期进行肘关节主动活动如伸肘冲拳、屈肘触肩、托肘伸肘等。儿童骨折练功以主动练功为主，应规范练功时间、次数和强度，并在家长的督促下进行。避免强力被动推拉按摩，以免发生骨化性肌炎。

5. 尺骨鹰嘴骨折早期可进行握拳、屈伸腕关节、耸肩、磨肩等活动；中期可在健肢扶持下进行肩关节上举等主动肩关节活动；后期可进行屈伸肘关节等活动。

6. 前臂骨折早期可进行握拳伸指、耸肩活动，避免引起骨折旋转的前臂旋转活动；中期可进行屈腕、磨肩等活动；后期进行肘关节主动活动和前臂旋转活动，如"矿泉水运动"、哑铃旋转，前臂旋转练蛙泳、乒乓球等运动。

7. 桡骨远端骨折早期可进行握拳伸指、耸肩活动，但对于粉碎性关节内骨折者，早期握拳时由于前臂肌群收缩，可能会引起骨折纵向塌陷短缩。避免肩关节上举活动，由于腕关节的重力作用也会使骨折纵向压缩；中期可进行屈伸腕关节、耸肩磨肩等活动；后期进行腕关节主动屈伸活动和前臂旋转活动。

8. 掌、指骨骨折早期可进行肩、肘关节活动，掌骨颈骨折向背侧成角则避免过早握拳。去外固定后，逐步加强掌指关节屈伸活动。指骨关节内骨折三周后，即应尽早活动。指骨应分节段一节一节地活动，主动活动和被动松动相结合。

9. 股骨干骨折早期可进行踝关节屈伸活动和股四头肌收缩活动，避免引起骨折旋转的踝关节旋转活动；中后期可进行膝、髋关节等活动；后期在夹板保护下逐渐站立、步行直到负重。

10. 髌骨骨折早期可进行踝、髋关节屈伸活动，避免股四头肌收缩活动造成骨折分离移位；中后期可进行股四头肌收缩活动和膝关节屈伸活动，可进行抓髌屈膝训练（五指上下左右抓髌下屈膝），避免过早下蹲。后期在夹板保护下逐渐站立、步行直到负重，加强弓步训练。

11. 胫腓骨骨折早期可进行踝、髋关节屈伸活动和股四头肌收缩活动，避免引起骨折旋转的踝关节旋转活动；中后期可进行膝关节活动；后期在夹板保护下逐渐站立、步行直到负重。

12. 踝部骨折早期可进行趾、髋关节屈伸和股四头肌收缩活动，避免引起骨折旋转的踝关节旋转活动；早中期可进行踝关节屈伸活动，有利于踝关节研磨平整，尤其要加强踝关节背伸活动，并佩戴踝关节背伸支具，避免跟腱挛缩；后期在夹板保护下逐渐站立、步行直到负重，尤其要进行弓步、箭步和踝关节内、外翻训练。

13. 跟骨骨折早期可进行趾、髋关节屈伸活动和股四头肌收缩活动，保持踝关节跖屈位，避免踝关节背伸活动使跟腱牵拉跟骨造成移位；中期可进行踝关节屈伸旋转活动，后期在夹板保护下逐渐站立、步行直到负重，尤其要进行弓步、箭步和踝关节内、外翻训练，并佩戴踝关节背伸支具，避免跟腱挛缩。

14.腰椎骨折早期可进行三点式头肘撑起挺胸；中期五点式头肘足撑起挺腹（拱桥训练）；后期可进行掌足四点式"拱桥训练"和"飞燕点水"。

（谢韶东　江涌）

第六节　骨折三期分治和辨证论治

内治法是骨折治疗的重要内容。在"损伤之证，专从血论"和"瘀去、新生、骨合"理论的指导下，骨伤科的药物治疗基本上形成了"三期分治"体系，即早期攻瘀、中期和营、后期补血。然而，正如《伤科补要》所指出"更察其所伤上下轻重浅深之异，经络气血多少之殊，先逐其瘀，而后和营止痛"。陈渭良提出：攻瘀必须早期足量，否则，病重药轻，如隔靴搔痒，无济于事；逐瘀又必须彻底，否则，如闭门留寇，后患无穷。逐瘀应根据损伤时间和轻重，体质虚实和临床瘀血表现，只要有瘀，就要攻伐。时间是相对的，临床是绝对的。

陈渭良认为，骨折的中药治疗应辨病和辨证相结合。骨折病理机制为"瘀血"，其病为瘀，因此骨折的治疗始终贯穿攻、和、补的"三期分治"。三期分治是疾病治疗全过程在时间上的基本规律，但对于疾病过程中的阶段表现和个体病证，仍然需要辨证施治，不能机械地套用。早期瘀证有虚实之分、寒热之变、表里之异、夹杂之兼。

人体一旦遭受损伤则经脉受损，血不循经，溢于脉外，滞于肌肤腠理之中，血瘀气滞，不通则痛。根据损伤的发生发展过程，临床分三期辨治。损伤初期，瘀血内留，气机失调，治宜攻法、消法、下法；损伤中期，筋骨未续，瘀血未尽，治宜和法、续法；损伤后期，气血亏虚，肝肾不足，治则宜补法。临证中还需根据损伤性质和病理变化，结合患者体质等因素而辨证施治。

1.初期治法　伤后1～2周，此时血不活瘀不去，瘀不去则骨不能续。常用的治法有行气消瘀法、攻下逐瘀法、清热凉血法、散寒活血化瘀法、祛湿活血化瘀法、益气固脱法及开窍活血法。

（1）行气消瘀法：是损伤初期最常用的一种治法。具有消瘀肿、止疼痛的作用，适用于损伤后气滞血瘀、局部肿痛者。代表方有桃红四物汤等。以行气为主用柴胡疏肝汤，以活血为主用血府逐瘀汤、膈下逐瘀汤等。临证可根据损伤的部位、肿胀、疼痛和程度分别选用。气为血帅，血随气行，活血祛瘀药往往与理气药同用，以发挥协同作用。但行气药物一般多辛燥，容易耗气伤阴，对平素气虚阴虚者应当慎用或配益气养阴药同用。行气消瘀法药性多辛香走窜，对月经过多或孕妇慎用或忌用。如体质壮实气滞瘀积明显，见伤肢肿实或疼痛较剧，可用三棱和伤汤加减。若病情虚中夹实，应虚实并调，标本兼治，可用补阳还五汤加减。

（2）攻下逐瘀法：由祛瘀和通下的药物组成，用于损伤蓄瘀、二便不畅的里实证，如胸、腰、腹损伤初期因恶血内留导致阳明腑实，症见大便不通，胸胁郁闷，腹胀拒按，舌红苔黄，脉弦或滑者。代表方有桃仁承气汤。攻下逐瘀法属下法，药力峻猛，容易耗伤正气，体质虚弱者使用应当谨慎。对老年体弱、气血虚衰、失血过多、内伤重症、阳气衰微以及经期妇女、孕妇幼儿应当禁用。对老年腰椎压缩性骨折便秘者以润肠通便或行气通下为主，用麻子仁汤、小承气汤。

（3）清热凉血法：即清热解毒、凉血止血之法，用于伤后瘀血化热，热扰营血，迫血妄行，或伤后感染，邪毒侵入见局部红、肿、热、痛，口渴欲饮，舌红苔黄或皮下有瘀斑者。代表方剂有龙胆泻肝汤、黄连解毒汤、仙方活命饮等。清热解毒药，药性寒凉，容易败胃伤脾，或使气血凝滞运行不畅。故对饮食素少或脾胃虚弱之人，要佐以健脾开胃之药，以护正气，固脾胃为先。若脏腑虚寒或虚热者均慎用。

（4）温经化瘀法：用温热的药物配合活血化瘀药物，以温经通络、散寒化瘀。寒为阴邪，收引经脉，凝滞气血而导致气血瘀滞。温经通阳活血化瘀运用于寒邪客于脉络之血瘀证，主要表现除有血瘀表现外，还见局部苍白、发凉、疼痛得温则缓，舌淡或紫，苔白润，脉沉细或沉紧。寒凝包括两个方面，一是寒邪客络，阳气受困，用温经通阳温脉活血，代表方有当归四逆汤、阳和汤、麻桂温经汤；一是脾肾阳虚，阴寒内生，用补阳益火活血化瘀之法，代表方为右归饮合桃红四物汤。

（5）祛湿活血法：用燥湿或渗湿的药物配合活血化瘀药物，以祛除湿邪，促使活血化瘀。湿为阴邪，其性黏滞，易阻遏气机而致脉络瘀阻，形成瘀血。湿邪有外侵或内生之分，病理过程中又有寒化和热化之别；且与脾之运化，肾之温煦有密切的关系。具体应用祛湿活血化瘀时，又分清热利湿活血，健脾温肾利湿化瘀。清热利湿活血化瘀法适用于湿热瘀证，主要表现为除有血瘀征象外，见患肢皮肤红肿灼热，舌红，苔黄腻，脉滑数等，代表方为四妙散。健脾利湿活血化瘀适用于脾虚湿瘀证，主要表现为伤肢肿胀，全身倦怠，脘腹胀满，大便溏稀，舌苔白腻，脉濡缓，代表方有五苓散、苓桂术甘汤。温肾利湿活血化瘀适用于肾虚湿瘀证。主要表现为伤肢肿胀，肤冷，畏寒，舌淡，苔白润或白腻，脉沉弱，代表方为真武汤、附桂理中汤。

（6）开窍活血法：由通窍活血、化痰降逆的药物组成，治疗跌打损伤后气血逆乱，血瘀闭窍，肝风夹痰，扰乱神明，见神昏不清、抽搐、呕吐等症状，方有羚角钩藤汤。

2. 中期治法 损伤诸症经过初期治疗，肿胀消退，疼痛减轻，但瘀肿虽消而未尽，断骨虽连而未坚，故损伤中期宜和营生新、接骨续损。治疗以和法为基础，即活血化瘀的基础上加补益气血药物，如当归、熟地黄、黄芪等，或加强筋壮骨药物，如补骨脂、骨碎补、杜仲、枸杞子等。代表方为和营止痛汤、补血生髓汤、补阳还五汤等。

3. 后期治法 损伤日久，正气必虚。此外，由于损伤日久，瘀血凝结，筋络粘连，肌肉挛缩，或复感风寒湿邪，关节酸痛、屈伸不利，故后期治疗除补养气血肝肾，还需舒筋活络祛风。

（1）补气养血法：本法是使用补养气血药物，使气血旺盛以濡养筋骨的治疗方法。补气养血法是以气血互根为原则，临床应用本法时需区别气虚、血虚或气血两虚，从而采用补气为主、补血为主或气血双补。损伤气虚为主，用四君子汤；损伤血虚为主，用四物汤；气血双补用八珍汤或十全大补汤。

（2）补益肝肾法：损伤后期，年老体虚，筋骨痿弱、肢体关节屈伸不利、骨折迟缓愈合、骨质疏松等肝肾亏虚者，用补益肝肾法加速骨折愈合，增强机体抗病能力，以利损伤的修复。

方有六味地黄丸、健步虎潜丸等。

（3）补养脾胃法：损伤后期，耗伤正气，气血亏损，脏腑功能失调，或长期卧床缺少活动，导致脾胃气虚，运化失职，饮食不消，四肢乏力，肌肉萎缩。常用方剂有补中益气汤、参苓白术散、异功散等。

（4）补益心脾法：损伤后期，气血亏虚，心脾两虚，宜调补气血，补益心脾，代表方为归脾汤。

（5）舒筋活络法：损伤后期，气血运行不畅，瘀血未尽，腠理空虚，复感外邪，以致风寒湿邪入络，遇气候变化则局部症状加重。宜活血祛风通络，以宣通气血，祛风除湿，舒筋通络。代表方为独活寄生汤、蠲痹汤、当归四逆汤等。

（江涌　邓蕴源）

第七节　骨折用药（本院制剂）

一、中成药

1. 去伤片

主要成分：重楼、九节茶等。

功能主治：活血祛瘀，消肿止痛。用于跌打损伤、骨折早期瘀血肿痛等症。

2. 三七化瘀丸 / 口服液

主要成分：三七、醋延胡索。

功能主治：活血化瘀，消肿止痛。用于跌打损伤、骨折早期瘀血、肿痛、出血等症。

3. 新伤祛瘀颗粒

主要成分：三七、丹参、红花、木香等。

功能主治：活血化瘀，消肿止痛。治跌打损伤，瘀肿疼痛。用于骨折、脱位及软组织扭挫伤早期。

4. 胸伤颗粒

主要成分：桃仁、三七、醋延胡索、木香等。

功能主治：益气祛瘀，行气止痛。治跌打损伤，胸胁部瘀肿疼痛。用于胸部挫伤、背部扭挫伤、肋骨骨折、肺挫伤等早期瘀血阻滞者。

5. 九节茶颗粒

主要成分：九节茶。

功能主治：清热解毒，祛风活血，消肿散结。用于创伤、病理骨折，风湿痹痛等。

6. 腰腿和伤颗粒

主要成分：牛膝、独活、木香、三七等。

功能主治：活血化瘀，行气止痛。用于腰腿部及下肢创伤早期局部瘀肿、疼痛，如腰椎压缩骨折、下肢闭合骨折、急性腰扭伤等。

7. 生骨片

主要成分：三七、地龙、龙骨等。

功能主治：活血和营，续筋接骨。用于骨折、筋伤中后期。

8. 骨宝丸 / 骨宝口服液

主要成分：熟地黄、山茱萸、仙茅（酒制）等。

功能主治：补益精髓。用于骨折愈合缓慢，骨质疏松，软骨炎及肝肾亏虚等症。

9. 解毒祛瘀片

主要成分：三七、黄连、栀子、人工牛黄等。

功能主治：清热解毒，活血化瘀。用于开放骨折、软组织创伤感染等热毒瘀证。

10. 新肌片

主要成分：北芪、三七、白芷、天花粉等。

功能主治：益气生肌，祛瘀敛疮。用于开放骨折、软组织缺损、慢性感染等气虚毒证。

二、协定处方

1. 骨一方

组成：桃仁、红花、怀牛膝、五灵脂、当归尾、丹参、独活、木香（后下）、三七、赤芍。

功效：活血祛瘀，行气止痛。

主治：用于腰部及下肢损伤、骨折早期瘀肿疼痛之气滞血瘀证。

2. 骨二方

组成：蒲黄、五灵脂、香附、川楝子、延胡索、川郁金、三七、泽兰、苏木。

功效：用于胸腹挫伤、肋骨骨折等引起胸腹瘀肿疼痛之血瘀、血溢证。

主治：活血止血，行气止痛。

3. 骨三方

组成：桃仁、红花、赤芍、枳壳、延胡索、桔梗、柴胡、当归尾、三七、木香（后下）。

功效：行气止痛，活血祛瘀。

主治：用于胸部挫伤、肋骨骨折引起的瘀肿疼痛，气急咳嗽等气滞血瘀证。

4. 骨五方

组成：柴胡、枳壳、桔梗、赤芍、瓜蒌仁、紫菀、五灵脂、蒲黄。

功效：行气活血，止咳化痰。

主治：胸部损伤、肋骨骨折之血瘀、气滞、痰凝证。

5. 骨六方

组成：当归、桂枝、桑寄生、制首乌、黄芪、黄精、续断、熟地黄、党参、骨碎补。

功效：益气补血，强筋壮骨。

主治：用于上肢骨折脱位后期骨折尚未愈合，关节活动不利之虚证。

6. 骨八方

组成：生地黄、栀子、赤芍、桃仁、木通、荆芥、红花、防风、延胡索、丹参、三七。

功效：清热祛风，凉血活血。

主治：用于骨折初期局部红肿热痛之瘀热证。

7. 骨九方

组成：当归、独活、怀牛膝、续断、补骨脂、骨碎补、制首乌、杜仲、狗脊。

功效：强筋壮骨，养血温经，祛风除痹。

主治：用于腰、下肢骨折脱位后期骨折尚未愈合，关节活动不利之虚证；虚痹证。

三、外用药

1. 伤科黄水

组成：黄连等。

功效：清热解毒，活血化瘀。

主治：用于闭合、开放骨折、软组织挫伤感染等热毒瘀证。

2. 陈渭良伤科油

组成：大黄、栀子等。

功效：清热解毒，活血化瘀，消肿止痛，祛风止痒。

主治：用于骨折、软组织挫伤皮损、皮肤过敏等风热毒瘀证。

3. 生骨膏

组成：大黄、没药、煅自然铜等。

功效：活血化瘀，接骨续筋。

主治：用于闭合骨折中、后期，促进骨折愈合。

4. 舒筋洗药

组成：苏木、宽根藤、田基黄等。

功效：舒筋活络。

主治：用于闭合骨折后期关节活动不利。

5. 白药膏

组成：煅石膏等。

功效：活血消肿，清热止痛。

主治：用于软组织闭合损伤关节活动不利、红肿热痛。

第八节　骨折外用药——伤科黄水

伤科黄水由陈渭良于20世纪70年代开始研制，经过不断改进，现已广泛应用在骨伤科各类疾病，尤其使用在骨折的闭合和开放损伤，功效显著而独特（图3-8-1）。

1.伤科黄水具有凉血活血、消肿止痛的功效。伤科黄水纱在骨折治疗的应用上，具有如下特点。

（1）吸收快：伤科黄水纱直接外敷骨折部位皮肤，药纱分布范围宽广，透皮吸收迅速。

（2）对外固定干扰少：伤科黄水纱外敷一般为2～4层薄纱，分布均匀，对夹板、压垫基本上无干扰。

（3）药物可持续：从小夹板固定表面纱布对应骨折部位，每日渗浸伤科黄水适量，维持药性。

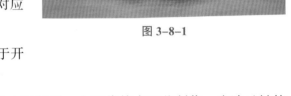

图3-8-1

（4）抗菌消炎：无菌瓶装伤科黄水，可用于开放伤口、开放骨折、感染伤口，愈合较快。

（5）副作用少：伤科黄水以黄连为主，为纯中医制剂，由现代技术工艺制作，皮肤过敏等副作用少，对皮肤无明显刺激。

2.伤科黄水经过长期的临床观察和药理实验，具有以下作用：

（1）抗感染作用：对金黄色葡萄球菌所致小鼠皮肤化脓性感染有治疗作用，可明显减少病变表皮、真皮、皮下组织的充血、水肿、变性和坏死。

（2）抗炎作用：对组胺所致小鼠皮肤血管通透性增高有抑制作用；并能抑制二甲苯所致的小鼠耳肿胀；100%的伤科黄水对甲醛及蛋清所致的足肿胀有抑制作用。

（3）抑菌、促进愈合：能抑制金黄色葡萄球菌生长，促进纤维组织增生；促进成骨母细胞生长，促进骨折愈合。

（4）镇痛作用：100%的伤科黄水能减少因注射甲醛所致的小鼠咬或舔足累积时间；热板法证明有使小鼠的痛阈提高的趋势。

（5）改善微循环作用：对肾上腺素所致兔眼球结膜毛细血管内血液的流速减慢及流量的减少均有明显的改善作用，并能增加毛细血管网的开放。

（6）体外抗菌作用：对常见伤科感染病原菌和条件致病菌均有不同程度的抗菌作用，其中对金黄色葡萄球菌、表皮葡萄球菌和乙型溶血性链球菌作用较强。

伤科黄水分500mL和200mL两种规格，2019年用量为94120500mL，合188241瓶（500mL规格）

（黎土明）

【文献摘要】

伤科黄水对尺桡骨干双骨折手法复位后肿胀消除的作用研究

宋苏闽，等　佛山市中医院

目的： 探讨伤科黄水在消除尺桡骨干双骨折手法复位后肿胀中的应用效果。

方法： 将门诊尺桡骨干双骨折手法复位后肢体肿胀的 80 例患者随机分为伤科黄水组和常规组各 40 例。比较两组的肢体肿胀疼痛、疼痛情况及并发症。

结果： 观察组的起效时间短于对照组，在第 3、6、9、12 天肿胀程度轻于对照组，总有效率高于对照组，有统计学意义（$P < 0.05$）。观察组第 3、6、9、12 天疼痛评分低于对照组，有统计学意义（$P < 0.05$）。观察组的并发症少于对照组，但无统计学意义（$P > 0.05$）。两组均未见皮肤不良反应。结论：伤科黄水对尺桡骨干双骨折手法复位后肿胀的消除效果好，起效快，能显著缓解患者疼痛。

［资料来源：现代诊断与治疗，2015，26（13）：2897-2899］

伤科黄水治疗急性软组织损伤的药效学研究

徐海燕，李子鸿，雷凯君，等　佛山市中医院

目的： 研究伤科黄水对急性软组织损伤的治疗作用。

方法： 将小鼠随机分为空白对照组，扶他林 1.00g/kg 组，伤科黄水 69.00g/kg 剂量组、34.50g/kg 剂量组、17.25g/kg 剂量组，每组 15 只，采用小鼠二甲苯耳肿胀模型和毛细血管通透性模型，考察伤科黄水的抗炎作用；采用小鼠热刺激致痛模型、小鼠醋酸扭体模型及小鼠甲醛致痛模型，考察伤科黄水的镇痛作用；采用重物高空击打法制备大鼠急性软组织损伤模型，将符合实验要求的大鼠随机分为空白对照组模型对照组扶他林 0.50g/kg 组，以及伤科黄水 34.50g/kg 剂量组、17.25g/kg 剂量组、8.63g/kg 剂量组，每组 15 只，连续外用给药 5 天，观察组织损伤程度和病理学差异，测定血液流变学参数及炎性介质的变化。

结果： 伤科黄水 69.00g/kg 剂量组、34.50g/kg 剂量组、17.25g/kg 剂量组可以明显减轻二甲苯对小鼠耳郭所致的肿胀，伤科黄水 69.00g/kg 剂量组对醋酸引起的毛细血管通透性增加也有明显的抑制作用。伤科黄水各剂量对热刺激所致疼痛无显著镇痛作用，伤科黄水 69.00g/kg 剂量组、34.50g/kg 剂量组对醋酸和甲醛致刺激性疼痛有明显镇痛作用，与空白对照组相比有显著性差异。本研究成功建立了大鼠急性软组织损伤模型，与模型对照组大鼠相比，伤科黄水 34.50g/kg 剂量组、17.25g/kg 剂量组大鼠在软组织损伤程度病理形态变化及血液流变学方面有显著性的差异；伤科黄水 8.63g/kg 剂量组、17.25g/kg 剂量组、34.50g/kg 剂量组大鼠局部损伤组织的前列腺素 E2（PGE2）白细胞介素 –1（IL–1）的含量明显下降。

结论：伤科黄水具有抗炎镇痛的药理作用，对炎性渗出肿胀有显著抑制作用。

［资料来源：中药药理与临床，2017，33（6）：124-130］

注：本研究基金项目为广东省中医药局 2015 年度中医药强省专项资金医院中药制剂开发项目；广东省中医药局面上项目（NO.20171260）。

参考文献

[1] 钟广玲，陈志维 . 陈渭良骨伤科临证精要 [M]. 北京：北京科学技术出版社，2002

[2] 佛山市中医院 . 骨折与脱位的治疗 [M]. 广州：广东科学技术出版社，1981

[3] 钟广玲，等 . 陈渭良骨伤科学术思想及临床经验研究 [Z]. 广东省中医药局课题技术材料，2004

[4] 孟和，顾志华 . 骨伤科生物力学 [M]. 北京：人民卫生出版社，1991

[5] 王和鸣，黄桂成 . 中医骨伤科学 [M].3 版 . 北京：中国中医药出版社，2012

[6] 王亦璁，姜保国 . 骨与关节损伤 [M].5 版 . 北京：人民卫生出版社，2014

[7] 王和鸣 . 中医骨伤科学基础 [M]. 上海：上海科学技术出版社，1996

[8] 尚天裕 . 中国接骨学 [M]. 天津：天津科学技术出版社，1995

第四章

佛山正骨经典医案

「与流行的观念相反，骨折的手术治疗
要比非手术治疗简单得多」

——约翰·查理

第一节 锁骨骨折

资料1 陈某，女，33岁，X线片号：181851（图4-1-1，图4-1-2）

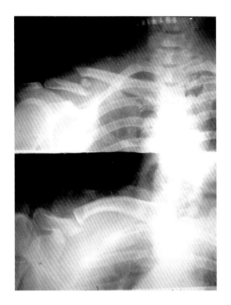

图4-1-1 整复前

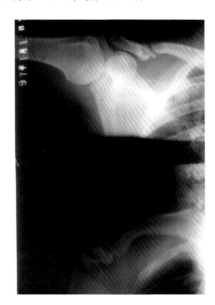

图4-1-2 整复后

治法与效果： 锁骨中外1/3段粉碎性骨折，完全移位。经闭合复位，上肢皮牵外展牵引，夹板固定，骨折对位对线好。

资料2 雷某，男，44岁，X线片号：221757（图4-1-3，图4-1-4）

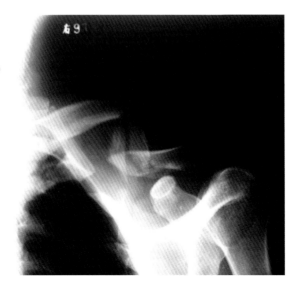

图4-1-3 整复前

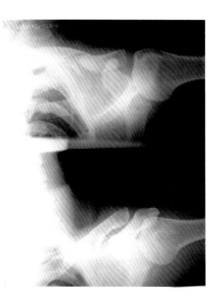

图4-1-4 整复后

治法与效果：锁骨中外 1/3 粉碎性骨折，完全移位，骨碎片 90°翻转。经闭合复位，上肢皮牵外展牵引 3～4 周，夹板固定，骨折对位对线好。上肢皮牵外展牵引有效地克服骨折的重叠移位，卧床时的锁骨前夹板和床板的共同作用，有助于克服骨折的前后移位。但卧床牵引早期可能会出现一过性腹胀等不适，伤肢持续牵引可能会出现轻度张力性皮损，长时间牵引对患者的耐受力和意志力都是一种考验。年老骨折患者更应加强护理，避免出现卧床合并症。

资料 3 李某，女，23 岁，X 线片号：164636（图 4-1-5，图 4-1-6）

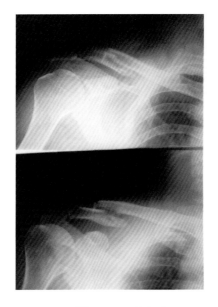 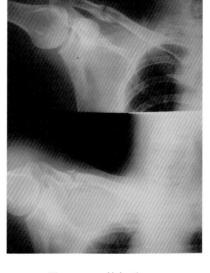

图 4-1-5 整复前　　　　　　　　　图 4-1-6 整复后

治法与效果：锁骨中外 1/3 斜形骨折，短缩移位。经闭合复位，上肢皮牵外展牵引，夹板固定，骨折对位对线好。

资料 4 李某，女，2 岁，X 线片号：145463（图 4-1-7，图 4-1-8）

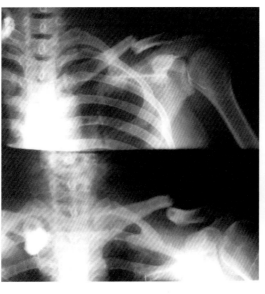 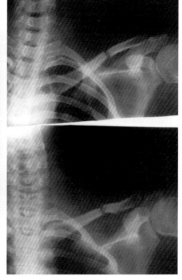

图 4-1-7 整复前　　　　　　　　　图 4-1-8 整复后

治法与效果：锁骨中外 1/3 骨折，短缩、背靠背移位。经闭合复位，上肢外展皮肤牵引，夹板固定，骨折对位对线好。

资料 5 刘某，男，37 岁，X 线片号：309259（图 4-1-9，图 4-1-10）

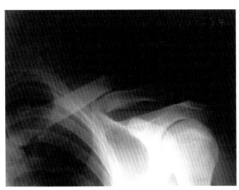

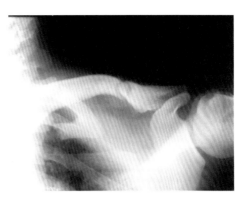

图 4-1-9　整复前　　　　　　　　　　图 4-1-10　整复后

治法与效果：锁骨中外 1/3 骨折，短缩、背靠背移位。经闭合复位，上肢皮牵外展牵引，夹板固定，骨折对位对线好。锁骨骨折背靠背移位，用旋翻回绕、子母相寻之手法复位，是正骨手法"原路返回"逆创伤机制的典型。

资料 6 罗某，男，43 岁，X 线片号：164661（图 4-1-11，图 4-1-12）

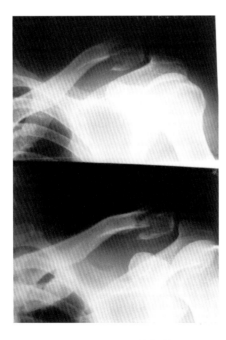

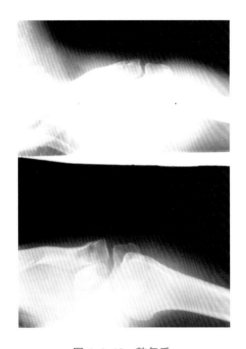

图 4-1-11　整复前　　　　　　　　　　图 4-1-12　整复后

治法与效果：锁骨外端骨折，短斜形移位。经闭合复位，上肢皮牵外展牵引，夹板固定，骨折对位对线好。锁骨外端骨折由于上肢肩胛带的重力（骨折端的剪力）和外固定不稳定的因素，容易造成迟缓愈合甚至不愈合。上肢皮牵外展牵引夹板固定，不仅可以维持手法复位的效果，也有效地克服这些骨折愈合的不利因素。

第二节　肱骨外科颈骨折合并肩关节脱位

资料 7　胡某，女，70 岁，X 线片号：331534（图 4-2-1，图 4-2-2）

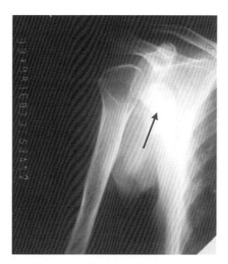 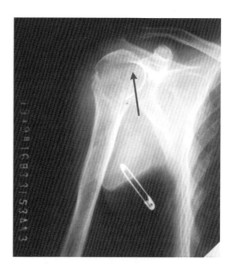

图 4-2-1　整复前　　　　　　　　　　　　图 4-2-2　整复后

治法与效果： 肱骨头骨折合并肩关节脱位，部分肱骨头下脱至关节盂下（箭头所示，下同）。经闭合复位，上臂四夹超肩固定，脱位纠正，骨折对位对线好。

资料 8　江某，女，74 岁，X 线片号：142739（图 4-2-3，图 4-2-4）

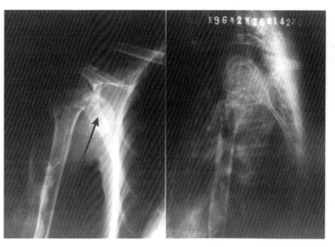 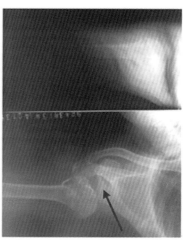

图 4-2-3　整复前　　　　　　　　　　　　图 4-2-4　整复后

治法与效果： 肱骨外科颈骨折合并肩关节脱位。经闭合复位，上臂四夹超肩固定，上肢外展皮肤牵引，脱位纠正，骨折对位对线好。肱骨外科颈骨折合并肩关节脱位的手法是骨折闭合复位操作要求较高的类型。整复步骤：患者取仰卧位，伤肢处于外展90°～100°位，助手先将伤肢做极度外展上臂过头适度牵引，使破裂的肩关节囊张开，术者用双拇指将肱骨头推入关节盂内以整复脱位，然后再整复肱骨外科颈骨折。适度拔伸牵引，牵引力量过大使肌肉紧张，关节囊破损裂开口收紧，脱位的肱骨头反而难以复位。

资料9　卢某，女，60岁，X线片号：305987（图4-2-5，图4-2-6）

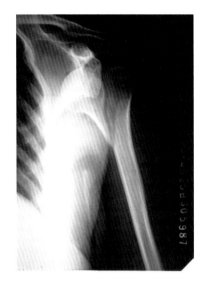

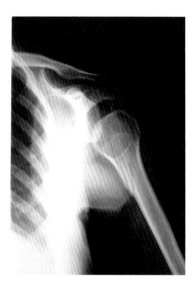

图4-2-5　整复前　　　　　　　　　　图4-2-6　整复后

治法与效果：肱骨外科颈骨折合并肩关节脱位。经闭合复位，四夹固定，骨关节对位对线好。

资料10　黄某，女，40岁，X线片号：710459（图4-2-7，图4-2-8）

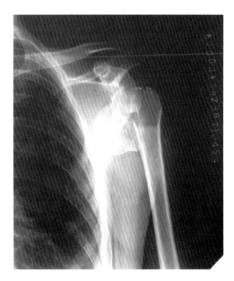
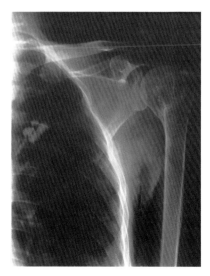

图4-2-7　整复前　　　　　　　　　　图4-2-8　整复后

治法与效果：肱骨头骨折合并肩关节脱位。经闭合复位，上臂四夹超肩固定，肩关节脱位纠正，骨折对位对线好。骨折愈合。

资料 11　赖某，女，16 岁，X 线片号：173958（图 4-2-9，图 4-2-10）

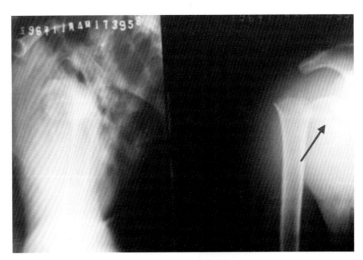

图 4-2-9　整复前

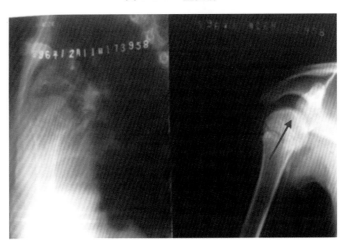

图 4-2-10　整复后

治法与效果： 肱骨外科颈骨折合并肩关节脱位，肱骨头向下脱位，肱骨颈上移。经闭合复位，上臂四夹超肩固定，脱位纠正，骨折对位对线好，少许骨痂生长。

资料 12　李某，女，13 岁，X 线片号：168144（图 4-2-11，图 4-2-12）

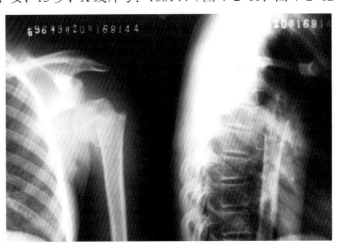

图 4-2-11　整复前

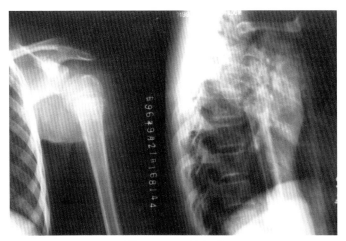

图 4-2-12　整复后

治法与效果：肱骨外科颈骨折合并肩关节脱位。经闭合复位，上臂四夹超肩固定，肩关节脱位纠正，骨折对位对线好。

资料 13　冯某，男，17 岁，X 线片号：166848（图 4-2-13，图 4-2-14）

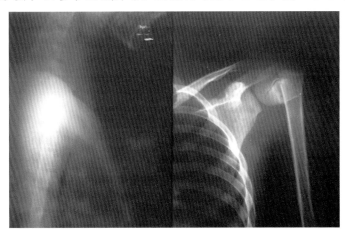

图 4-2-13　整复前

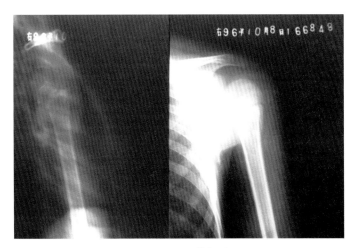

图 4-2-14　整复后

治法与效果：肱骨外科颈骨折，内收型。经闭合复位，上臂四夹超肩外展固定，骨折对位对线好，骨痂生长。

资料 14　林某，女，60岁，X线片号：162288（图4-2-15，图4-2-16）

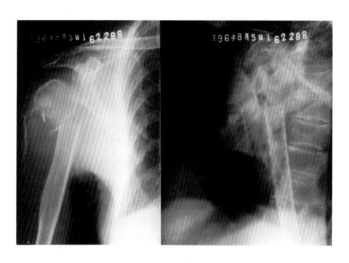

图 4-2-15　整复前

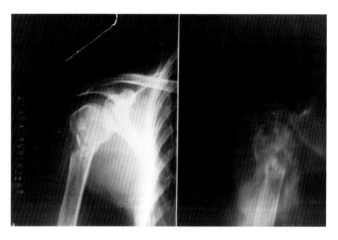

图 4-2-16　整复后

治法与效果：肱骨外科颈骨折，外展型。经闭合复位，上臂四夹超肩内收固定，骨折对位对线好。

资料 15　梁某，男，45岁，X线片号：181971（图4-2-17，图4-2-18）

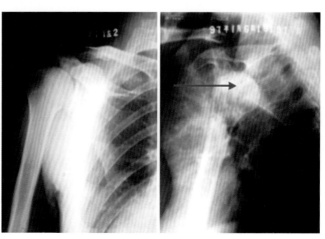

图 4-2-17　整复前

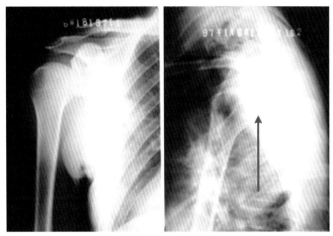

图 4-2-18　整复后

　　治法与效果：肩关节后脱位，手法纠正。整复前 X 线片正位相：肱骨头旋后，肱骨大结节影像消失，小结节影像突向内侧，肩关节间隙变窄；侧位相：肱骨头后移，与肩胛盂重叠。

　　资料 16　岳某，男，33 岁，X 线片号：829227，CT 片号：104071（图 4-2-19，图 4-2-20，图 4-2-21，图 4-2-22）

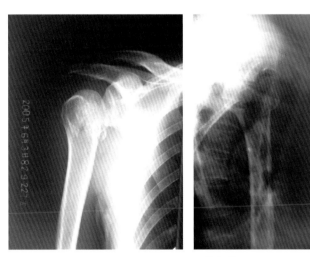

图 4-2-19　整复前

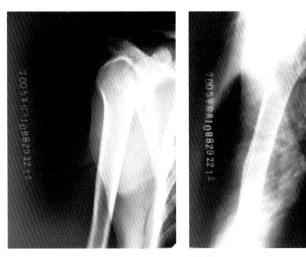

图 4-2-20　整复后

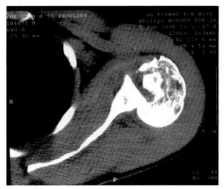
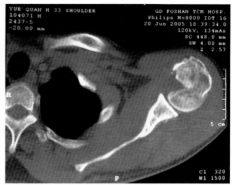

图 4-2-21　整复前 CT　　　　　　　图 4-2-22　整复后 CT

　　治法与效果：肩关节后脱位合并肱骨大结节骨折。经闭合复位，夹板固定，脱位纠正。肩关节后脱位 X 线片极容易漏诊，应加拍肩关节穿胸位片或 CT。临床检查应注重肩后侧触诊，行"触摸辨认"，并双侧对比，肩关节后脱位在肩后侧可扪及突出的肱骨头。本案的损伤机制、诊断及鉴别诊断、手法复位等详见第五章脱位篇。

　　资料 17　陈某，女，60 岁，X 线片号：295856（图 4-2-23，图 4-2-24）

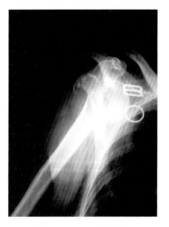
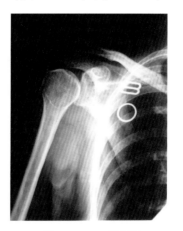

图 4-2-23　整复前　　　　　　　　图 4-2-24　整复后

　　治法与效果：肩关节喙突下前脱位合并肱骨大结节骨折。经闭合复位，夹板固定，脱位纠正，骨折对位对线好。

　　资料 18　黄某，女，48 岁，X 线片号：297644（图 4-2-25，图 4-2-26）

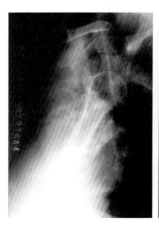
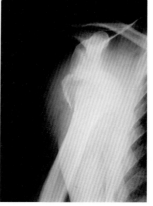

图 4-2-25　整复前

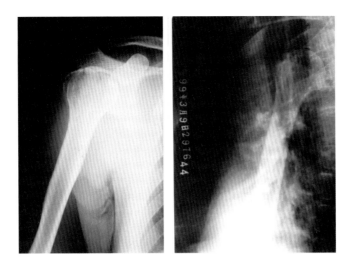

图 4-2-26　整复后

治法与效果：肩关节脱位合并肱骨大结节骨折。经闭合复位，肩"8"字固定，脱位纠正。骨折对位好。

第三节　肱骨干骨折

资料 19　周某，女，38 岁，X 线片号：167603（图 4-3-1，图 4-3-2）

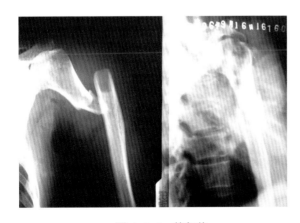

图 4-3-1　整复前

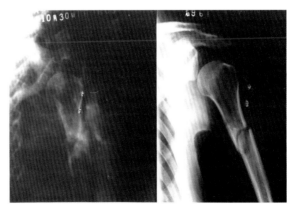

图 4-3-2　整复后

治法与效果：肱骨中上 1/3 粉碎骨折。经闭合复位，四夹超肩固定，骨折对位对线好。

资料 20　马某，女，74 岁，X 线片号：242033（图 4-3-3，图 4-3-4）

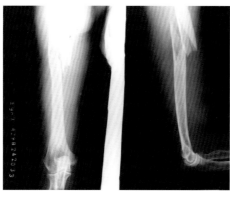
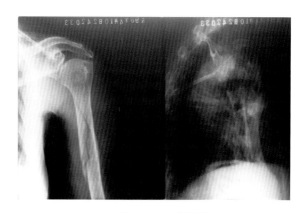

图 4-3-3 整复前   图 4-3-4 整复后

治法与效果：肱骨中上 1/3 斜形骨折。经闭合复位，四夹超肩固定，骨折对位对线好。

资料 21 陆某，男，60 岁，X 线片号：199391（图 4-3-5，图 4-3-6）

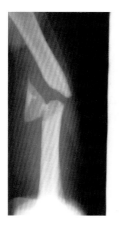
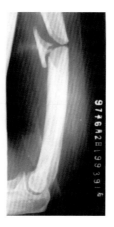
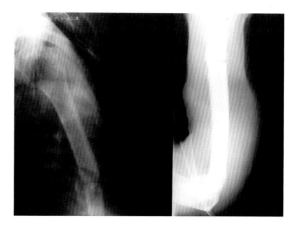

图 4-3-5 整复前   图 4-3-6 整复后

治法与效果：肱骨中 1/3 骨折，短斜形，骨折及蝶形碎片分离移位。经闭合复位，上臂四夹超肩肘关节固定。骨折对位对线好，有少许骨痂生长。

资料 22 韦某，男，22 岁，X 线片号：160982（图 4-3-7，图 4-3-8）

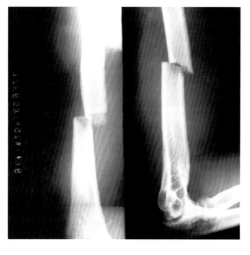
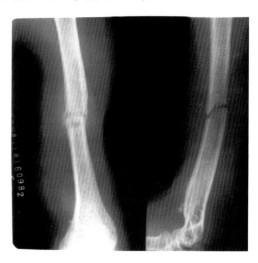

图 4-3-7 整复前   图 4-3-8 整复后

治法与效果：肱骨中 1/3 短斜骨折。经闭合治疗，骨折对位对线好，已有骨痂生长。

资料 23　梁某，男，60 岁，X 线片号：230991（图 4-3-9，图 4-3-10）

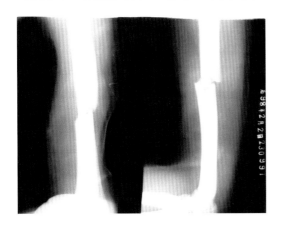
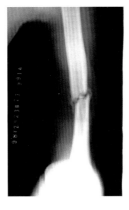
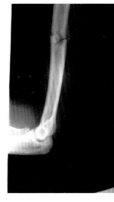

图 4-3-9　整复前　　　　　　　　　　　　　图 4-3-10　整复后

治法与效果：肱骨中 1/3 骨折，齿状面。经闭合治疗，骨折对位对线好，有骨痂生长。

资料 24　潘某，女，27 岁，X 线片号：215598（图 4-3-11，图 4-3-12）

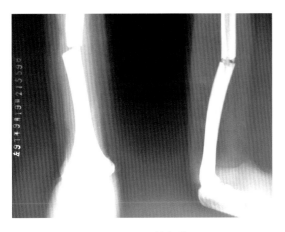
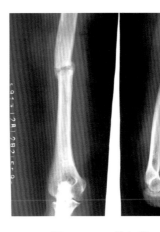

图 4-3-11　整复前　　　　　　　　　　　　图 4-3-12　整复后

治法与效果：肱骨中 1/3 骨折，旋转移位。经闭合治疗，骨折对位对线好，有骨痂生长。

资料 25　潘某，女，30 岁，X 线片号：389868（图 4-3-13，图 4-3-14）

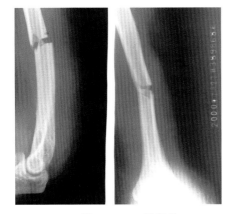
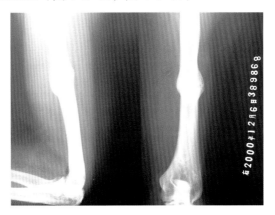

图 4-3-13　整复前　　　　　　　　　　　　图 4-3-14　整复后

治法与效果：肱骨中 1/3 骨折，分离移位。外展支具固定，骨折对位对线好，骨折愈合。

资料 26　黄某，女，28 岁，X 线片号：181637（图 4-3-15，图 4-3-16）

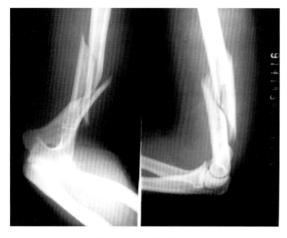 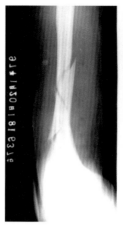 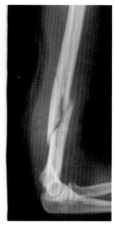

图 4-3-15　整复前　　　　　　　　　　　　图 4-3-16　整复后

治法与效果：肱骨下 1/3 骨折，蝶形粉碎。经闭合治疗，骨折对位对线好，有骨痂生长。

资料 27　吴某，男，23 岁，X 线片号：185547（图 4-3-17，图 4-3-18）

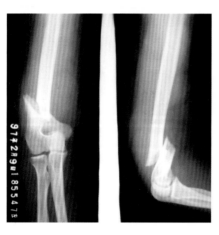 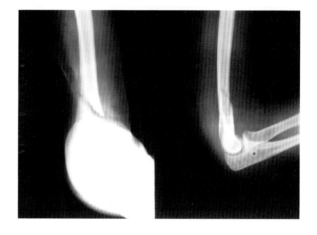

图 4-3-17　整复前　　　　　　　　　　　　图 4-3-18　整复后

治法与效果：肱骨下 1/3 骨折，背靠背移位。经闭合复位，尺骨鹰嘴牵引，骨折对位对线好。肱骨干骨折一次复位或不稳定残余移位，通过多次手法和压垫动态复位。

第四节　肱骨髁上骨折

资料 28　郭某，男，11 岁，X 线片号：124854（图 4-4-1，图 4-4-2）

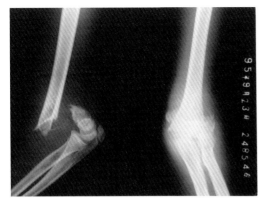
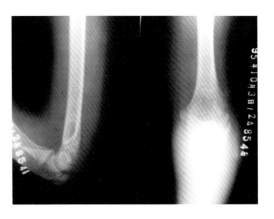

图 4-4-1　整复前　　　　　　　　　　　　　图 4-4-2　整复后

治法与效果：肱骨髁上骨折，伸直型。经闭合复位，四夹固定，骨折对位对线好。

资料 29　何某，男，12 岁，X 线片号：152199（图 4-4-3，图 4-4-4）

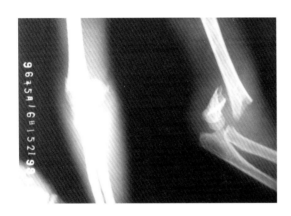
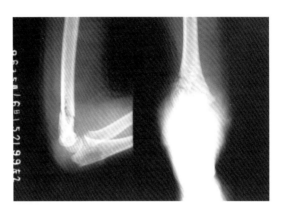

图 4-4-3　整复前　　　　　　　　　　　　　图 4-4-4　整复后

治法与效果：肱骨髁上骨折，尺偏旋转伸直型，向前成角，重叠移位。经闭合复位，上臂四夹超肘关节固定，骨折对位对线好。

资料 30　李某，男，12 岁，X 线片号：144390（图 4-4-5，图 4-4-6）

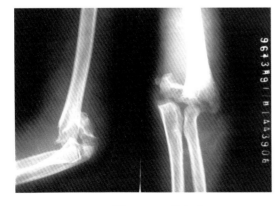
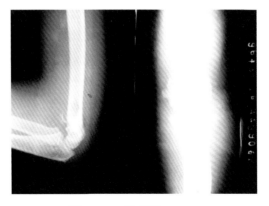

图 4-4-5　整复前　　　　　　　　　　　　　图 4-4-6　整复后

治法与效果：肱骨髁上骨折，尺偏伸直型。经闭合复位，四夹固定，骨折对位对线好。

资料 31　梁某，男，7 岁，X 线片号：8200（外院）、169004（图 4-4-7，图 4-4-8）

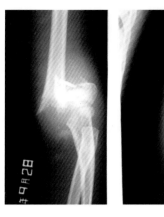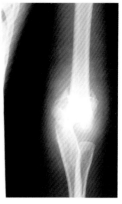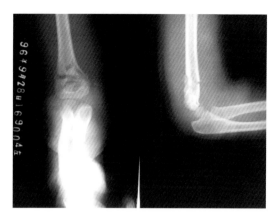

| 图 4-4-7　整复前 | 图 4-4-8　整复后 |

治法与效果： 肱骨髁上骨折，尺偏旋转型。经闭合复位，上臂四夹超肘关节固定，骨折对位对线好。

资料 32　丁某，男，19 岁，X 线片号：311604（图 4-4-9，图 4-4-10）

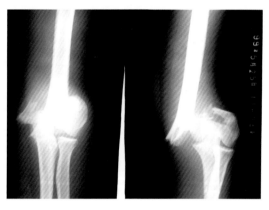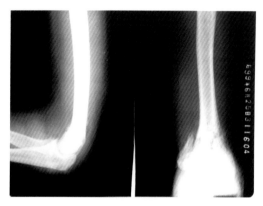

| 图 4-4-9　整复前 | 图 4-4-10　整复后 |

治法与效果： 肱骨髁上粉碎性骨折，纵向劈裂分离移位，远端向外侧完全移位。经闭合复位，上臂四夹板超肘关节固定，骨折对位对线尚好，已有骨痂生长。

资料 33　吴某，男，6 岁，X 线片号：124559（图 4-4-11，图 4-4-12）

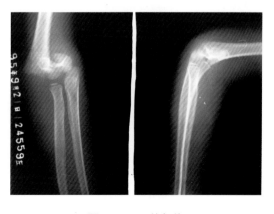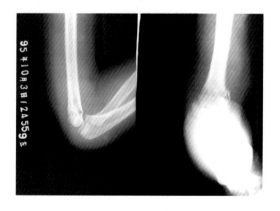

| 图 4-4-11　整复前 | 图 4-4-12　整复后 |

治法与效果： 肱骨髁上骨折，尺偏型。经闭合复位，上臂四夹超肘关节固定，骨折对位对

线好，已有骨痂生长。

资料34 招某，男，4岁，X线片号：103093（图4-4-13，图4-4-14）

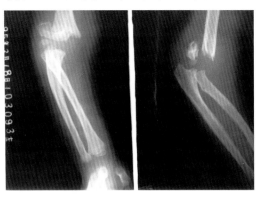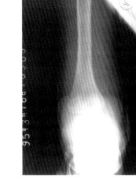

图 4-4-13 整复前   图 4-4-14 整复后

治法与效果：肱骨髁上骨折，桡偏旋转伸直型，远端后移。经闭合复位，上臂四夹超肘关节固定，骨折对位对线好。由于拍片时伤肢处于保护体位，X线片往往拍摄不到标准相位，整复前的触摸辨认手法检查非常重要。

资料35 黄某，女，3岁，X线片号：98679（图4-4-15，图4-4-16）

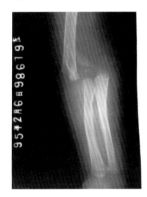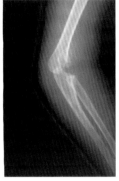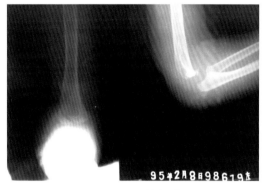

图 4-4-15 整复前   图 4-4-16 整复后

治法与效果：肱骨低位髁上骨折，尺偏型，骨骺完全分离。经闭合复位，上臂四夹超肘关节固定，骨折对位对线好。该型肘内翻发生率较高。

资料36 杨某，男，5岁，X线片号：308293（图4-4-17，图4-4-18）

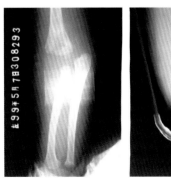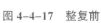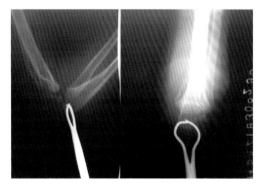

图 4-4-17 整复前   图 4-4-18 整复后

治法与效果： 小儿肱骨髁上全骺分离，远折端向内侧移位。经闭合复位，上臂四夹超肘固定，巾钳牵引，骨折对位对线好，骨痂生长。小儿肱骨髁上全骺分离，极容易误诊为肘关节脱位。

资料 37 江某，男，9 岁，X 线片号：280920（图 4-4-19，图 4-4-20）

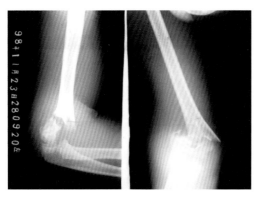
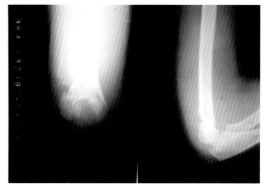

图 4-4-19　整复前　　　　　　　　　　　图 4-4-20　整复后

治法与效果： 肱骨髁上骨折，桡偏旋转伸直型。经闭合复位，四夹固定，骨折对位对线好。

资料 38 曹某，男，14 岁，X 线片号：2285064（图 4-4-21，图 4-4-22）

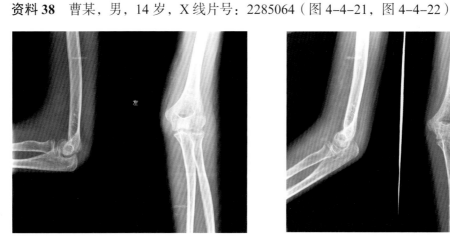
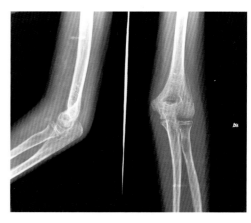

图 4-4-21　整复前　　　　　　　　　　　图 4-4-22　整复后

治法与效果： 肱骨髁上骨折，屈曲型。经闭合复位，四夹伸肘固定，骨折对位对线好，骨痂生长。该类型骨折，远端前移，向后成角，容易漏诊。

资料 39 劳某，女，10 岁，X 线片号：2278412（图 4-4-23，图 4-4-24）

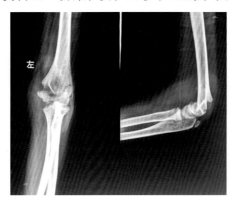
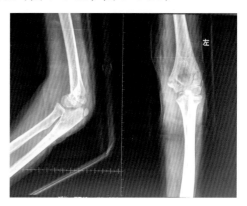

图 4-4-23　整复前　　　　　　　　　　　图 4-4-24　整复后

治法与效果：肱骨髁上骨折，屈曲型。经闭合复位，四夹伸肘固定，骨折对位对线好。

第五节　肱骨外髁骨折（翻转移位）

资料 40　李某，男，4 岁，X 线片号：240637（图 4-5-1，图 4-5-2）

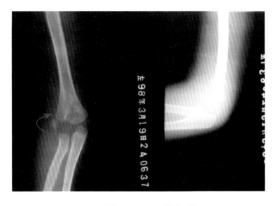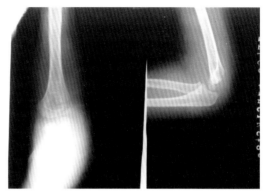

图 4-5-1　整复前　　　　　　　　　　　　图 4-5-2　整复后

治法与效果：肱骨外髁骨折Ⅳ型翻转移位。经闭合复位，二夹固定，骨折对位对线好。

资料 41　黄某，男，5 岁，X 线片号：117745（图 4-5-3，图 4-5-4）

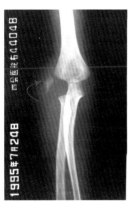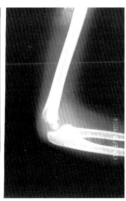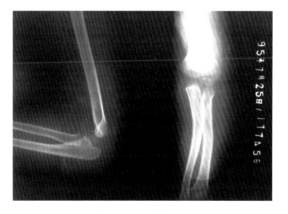

图 4-5-3　整复前　　　　　　　　　　　　图 4-5-4　整复后

治法与效果：肱骨外髁骨折Ⅳ型翻转移位。经闭合复位，二夹固定，骨折对位对线好。

资料 42　梁某，男，4 岁，X 线片号：50159（图 4-5-5，图 4-5-6）

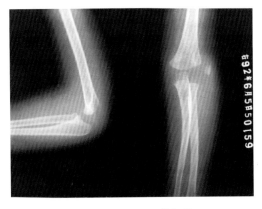
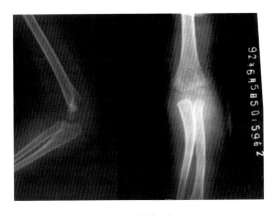

图 4-5-5　整复前　　　　　　　　　图 4-5-6　整复后

治法与效果：肱骨外髁骨折Ⅳ型翻转移位。经闭合复位，二夹固定，骨折对位对线好。

资料 43　伍某，女，6岁，X线片号：220079（图 4-5-7，图 4-5-8）

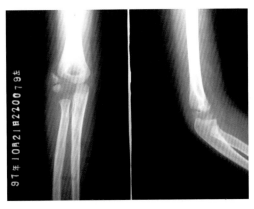
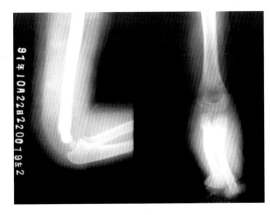

图 4-5-7　整复前　　　　　　　　　图 4-5-8　整复后

治法与效果：肱骨外髁骨折Ⅳ型翻转移位。经闭合复位，二夹固定，骨折对位对线好。

资料 44　张某，男，8岁，X线片号：305757（图 4-5-9，图 4-5-10）

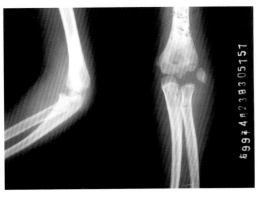
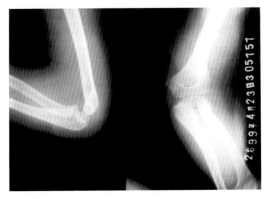

图 4-5-9　整复前　　　　　　　　　图 4-5-10　整复后

治法与效果：肱骨外髁骨折Ⅳ型翻转移位。经闭合复位，二夹固定，骨折对位对线好。

资料 45　廖某，男，8岁，X线片号：122660、74734（图 4-5-11，图 4-5-12）

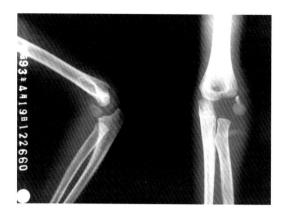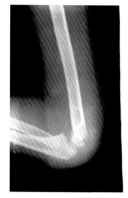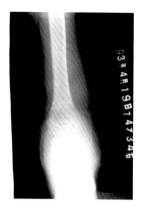

图 4-5-11　整复前　　　　　　　　　　图 4-5-12　整复后

治法与效果：肱骨外髁骨折Ⅳ型前移翻转。经闭合复位，二夹板超肘固定，骨折对位对线好。

资料 46　马某，男，4 岁，X 线片号：331036（图 4-5-13，图 4-5-14）

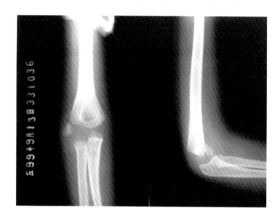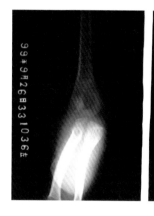

图 4-5-13　整复前　　　　　　　　　　图 4-5-14　整复后

治法与效果：肱骨外髁骨折Ⅳ型前移翻转。经闭合复位，二夹超肘固定，骨折对位对线好。

资料 47　邱某，男，5 岁，X 线片号：30668（图 4-5-15，图 4-5-16）

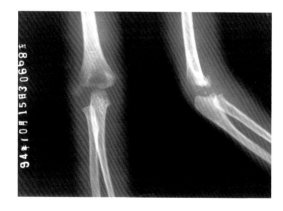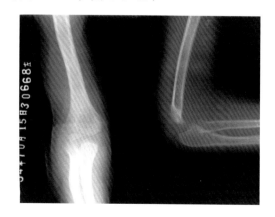

图 4-5-15　整复前　　　　　　　　　　图 4-5-16　整复后

治法与效果：肱骨外髁骨折Ⅳ型前移翻转。经闭合复位，二夹超肘固定，骨折对位对线好。

资料 48　谢某，男，4 岁，X 线片号：300980（图 4-5-17，图 4-5-18）

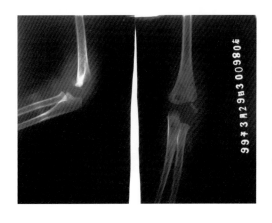 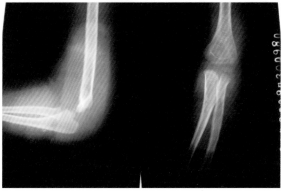

图 4-5-17　整复前　　　　　　　　　　图 4-5-18　整复后

治法与效果：肱骨外髁骨折Ⅳ型前移翻转。经闭合复位，二夹超肘固定，骨折对位对线好。

资料 49　杨某，男，6 岁，X 线片号：26467（图 4-5-19，图 4-5-20）

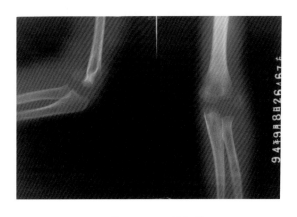 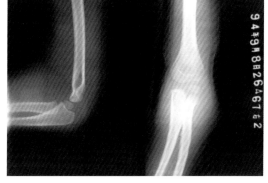

图 4-5-19　整复前　　　　　　　　　　图 4-5-20　整复后

治法与效果：肱骨外髁骨折Ⅳ型前移翻转。经闭合复位，二夹固定，骨折对位对线好。

资料 50　陈某，男，7 岁，X 线片号：52135（图 4-5-21，图 4-5-22）

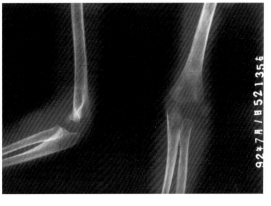 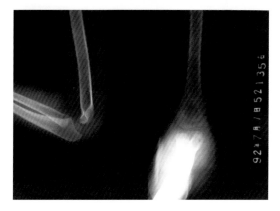

图 4-5-21　整复前　　　　　　　　　　图 4-5-22　整复后

治法与效果：肱骨外髁骨折Ⅳ型前移翻转。经闭合复位，二夹固定，骨折对位对线好。

资料51　林某，男，5岁，X线片号：846342（图4-5-23，图4-5-24）

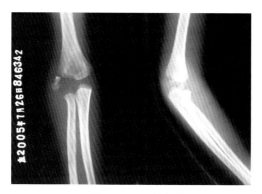

图4-5-23　整复前

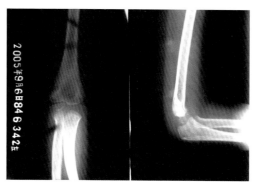

图4-5-24　整复后

治法与效果：肱骨外髁骨折Ⅳ型前移翻转。经闭合复位，二夹固定，骨折对位对线好。

该类型骨折是闭合复位之中较难操作的类型之一。步骤：①摸清骨折片，并推向后方。②前臂内收，扩大肱桡关节间隙。③迅速将前臂旋前、外展、屈腕、屈肘，同时将骨折片向前上内翻转推送。④屈伸展收纠正残余移位。前移翻转移位者，将骨折片向后推送，使之变成后移翻转型骨折，再行整复。

第六节　肱骨内上髁骨折（合并肘关节脱位）

资料52　林某，男，10岁，X线片号：52069（图4-6-1，图4-6-2）

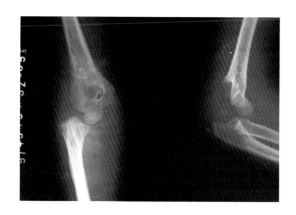

图4-6-1　整复前

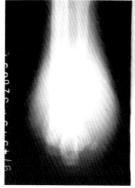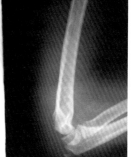

图4-6-2　整复后

治法与效果：肱骨内上髁骨折Ⅳ°，肘关节外、后侧脱位，肱骨内上髁撕脱移至关节腔。经闭合复位，脱位纠正，骨折对位尚可。行上臂内外二夹超肘固定。

资料53　杨某，女，52岁，X线片号：289804（图4-6-3，图4-6-4）

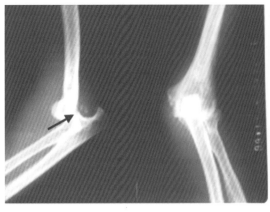 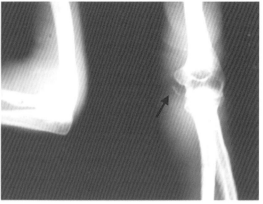

图 4-6-3　整复前　　　　　　　　　　　　　　图 4-6-4　整复后

治法与效果：肱骨内上髁骨折Ⅳ°。经闭合复位，脱位纠正，骨折对位尚可，轻度分离。

资料 54　邓某，男，34 岁，X 线片号：195868（图 4-6-5，图 4-6-6）

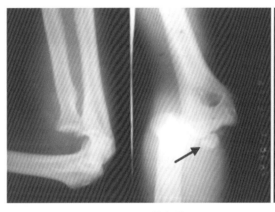 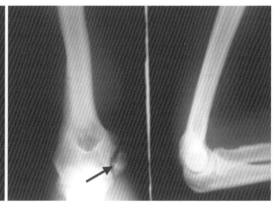

图 4-6-5　整复前　　　　　　　　　　　　　　图 4-6-6　整复后

治法与效果：肱骨内上髁骨折Ⅳ°，肘关节外、前侧脱位。经闭合复位，脱位纠正，骨折对位尚可，轻度分离，有不愈合可能。行上臂内外二夹超肘固定。

资料 55　刘某，男，14 岁，X 线片号：989279（图 4-6-7，图 4-6-8）

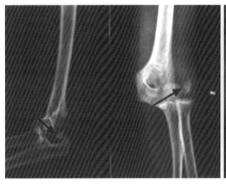 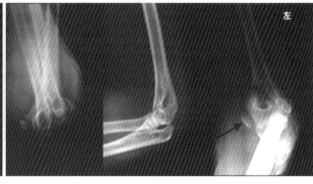

图 4-6-7　整复前　　　　　　　　　　　　　　图 4-6-8　整复后

治法与效果：肱骨内上髁骨折Ⅳ°，肘关节外、后侧脱位。经闭合复位，脱位纠正，骨折对位尚可，行上臂内外二夹超肘固定。

资料56 林某，男，14岁，X线片号：44210（图4-6-9，图4-6-10）

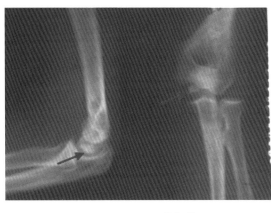

图4-6-9 整复前

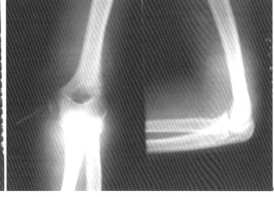

图4-6-10 整复后

治法与效果：肱骨内上髁骨Ⅲ°。肱骨内上髁碎片夹在肘关节腔内。需重新造成肘关节后脱位，再按Ⅳ度移位进行复位，是骨折闭合复位中最难操作的类型之一。手法的术式较多，如"三合复位法""刮挤复位法"（详见张安桢主编的《中医骨伤科学》及钟广玲主编的《陈渭良骨伤科精要》）。

资料57 陈某，男，11岁，X线片号：8299（图4-6-11，图4-6-12）

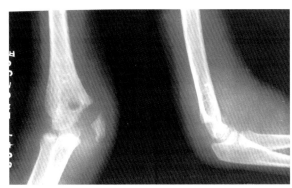

图4-6-11 整复前

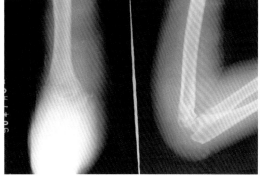

图4-6-12 整复后

治法与效果：肱骨内上髁骨折Ⅱ°。经闭合复位，骨折对位对线好。

肱骨内上髁骨折撕脱、翻转移位、合并肘关节脱位，是骨折闭合复位之中较难操作的类型之一。

第七节　肱骨小头骨折

资料 58　朱某，女，20 岁，X 线片号：174396（图 4-7-1，图 4-7-2）

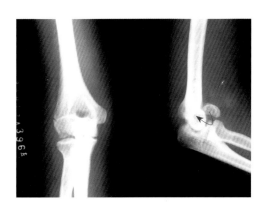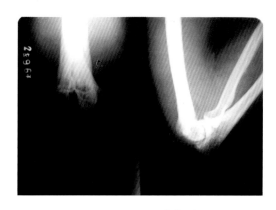

图 4-7-1　整复前　　　　　　　　　　　　　　　图 4-7-2　整复后

治法与效果： 肱骨小头前移翻转。经伸肘推按、屈肘等闭合复位，深屈肘二夹超肘固定，骨折对位对线好。此关节内骨折，是闭合复位之中较难操作的类型之一。

第八节　肱骨髁间骨折

资料 59　陈某，男，21 岁，X 线片号：159267（图 4-8-1，图 4-8-2）

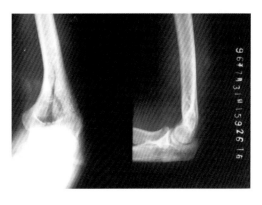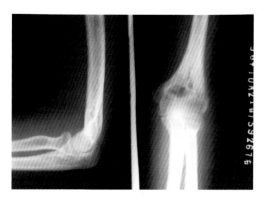

图 4-8-1　整复前　　　　　　　　　　　　　　　图 4-8-2　整复后

治法与效果： 肱骨髁间骨折。经抱迫靠拢、屈伸展收等闭合复位，夹板固定，骨折对位好，关节面平整，骨折愈合。

第九节 尺骨鹰嘴骨折

资料 60 陈某，男，26 岁，X 线片号：165641（图 4-9-1，图 4-9-2）

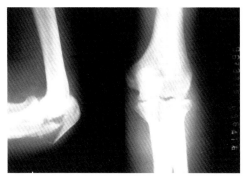

图 4-9-1 整复前   图 4-9-2 整复后

治法与效果： 尺骨鹰嘴骨折。经闭合整复，肘后单夹板伸肘固定，骨折对位对线好。

资料 61 霍某，男，25 岁，X 线片号：1138（外院），187198（图 4-9-3，图 4-9-4）

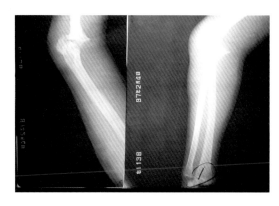 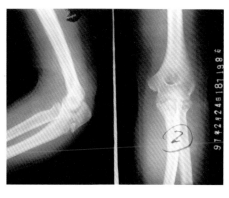

图 4-9-3 整复前   图 4-9-4 整复后

治法与效果： 尺骨鹰嘴骨折，桡骨小头前脱位。经提按升降闭合复位，骨折对位对线好。

资料 62 朱某，男，18 岁，X 线片号：48344（图 4-9-5，图 4-9-6）

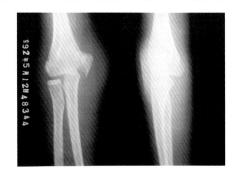 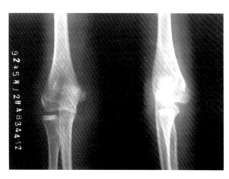

图 4-9-5 整复前   图 4-9-6 整复后

治法与效果：尺骨鹰嘴骨折。经内外推端、屈伸展收闭合整复，单夹板伸肘固定，骨折对位对线好。

资料 63 李某，女，80岁，X线片号：143209（图4-9-7，图4-9-8）

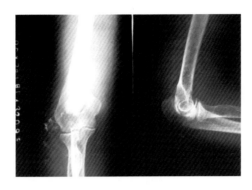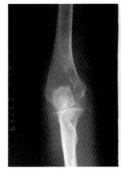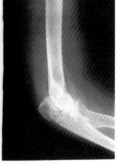

图 4-9-7 整复前　　　　　　　　　　　图 4-9-8 整复后

治法与效果：尺骨鹰嘴骨折。经伸肘关节、接合碰撞闭合整复，单夹板伸肘固定，骨折对位对线好。

资料 64 罗某，男，35岁，X线片号：133011（图4-9-9，图4-9-10）

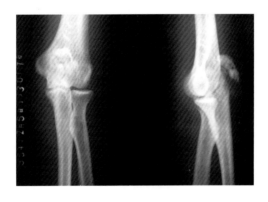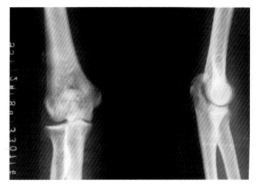

图 4-9-9 整复前　　　　　　　　　　　图 4-9-10 整复后

治法与效果：尺骨鹰嘴骨折。经伸肘关节、接合碰撞闭合整复，单夹板伸肘固定，骨折对位对线好。

第十节　肘部骨折脱位

资料 65 梁某，女，60岁，X线片号：89407（图4-10-1，图4-10-2）

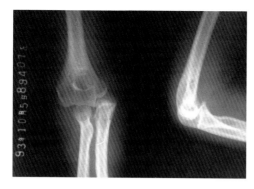
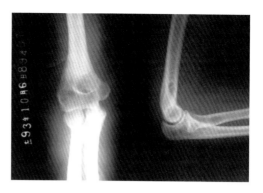

<table>
<tr><td>图 4-10-1 整复前</td><td>图 4-10-2 整复后</td></tr>
</table>

图 4-10-1　整复前　　　　　　　　　　图 4-10-2　整复后

治法与效果： 肘关节内侧脱位。经闭合复位，屈肘位"8"字固定，肘关节脱位纠正。

资料 66　黄某，男，26 岁，X 线片号：90949（图 4-10-3，图 4-10-4）

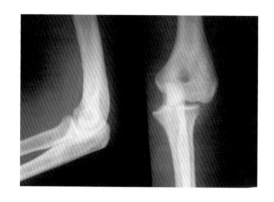
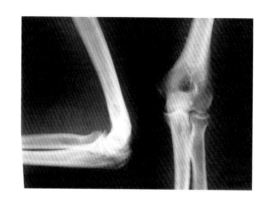

图 4-10-3　整复前　　　　　　　　　　图 4-10-4　整复后

治法与效果： 肘关节内侧脱位（旋转型）。经肘后推端，前臂旋后闭合复位，肘关节脱位纠正，屈肘位旋后夹板固定。

资料 67　桂某，男，8 岁，X 线片号：56228（图 4-10-5，图 4-10-6）

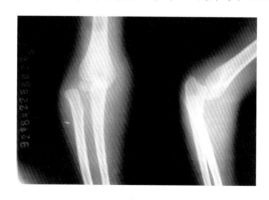
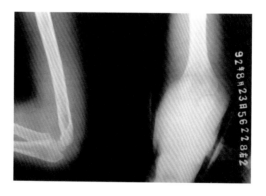

图 4-10-5　整复前　　　　　　　　　　图 4-10-6　整复后

治法与效果： 肘关节后脱位、上尺桡关节脱位（爆裂型）。经"拔伸牵引、抱迫靠拢"闭合复位，前臂四夹超肘关节屈肘位"8"字绷带固定，肱尺、上尺桡关节脱位纠正。

资料 68　黄某，男，15 岁，X 线片号：22334（外院），151763（图 4-10-7，图 4-10-8）

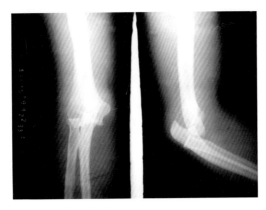
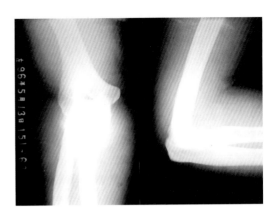

图 4-10-7　整复前　　　　　　　　　　　　　　　图 4-10-8　整复后

治法与效果：肘关节后脱位。经闭合复位，屈肘位"8"字固定，肘关节脱位纠正。

资料 69　熊某，男，39 岁，X 线片号：251763（图 4-10-9，图 4-10-10）

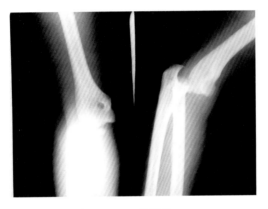
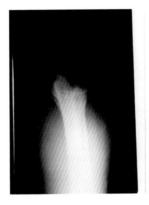

图 4-10-9　整复前　　　　　　　　　　　　　　　图 4-10-10　整复后

治法与效果：肘关节后外脱位。经闭合复位，肘关节脱位纠正，屈肘位"8"字固定。

资料 70　杨某，女，45 岁，X 线片号：298403（图 4-10-11，图 4-10-12）

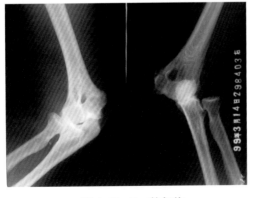
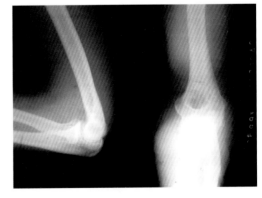

图 4-10-11　整复前　　　　　　　　　　　　　　　图 4-10-12　整复后

治法与效果：肘关节后外脱位。经闭合复位，肘关节脱位纠正，屈肘位"8"字固定。肘关节脱位后，由于伤后体位变动、弹性固定及拍片时的强迫体位，X 线片的显像有时比较难以确定脱位的方向。伤肢畸形的望诊和手法的触摸辨认，可以弥补 X 线的不足。

资料 71　周某，男，24 岁，X 线片号：297222、297070（图 4-10-13，图 4-10-14）

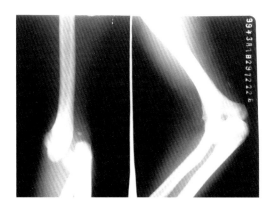
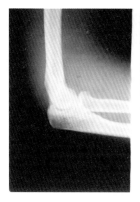
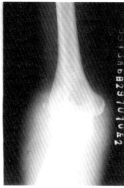

图 4-10-13　整复前　　　　　　　　　　　图 4-10-14　整复后

治法与效果：肘关节后外脱位合并外髁骨折。经闭合复位，屈肘"8"字绷带固定。

资料 72　张某，女，35 岁，X 线片号：83131（图 4-10-15，图 4-10-16）

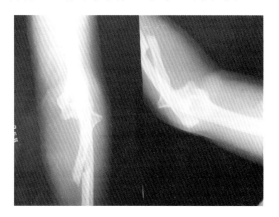
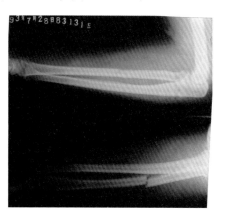

图 4-10-15　整复前　　　　　　　　　　　图 4-10-16　整复后

　　治法与效果：肱尺关节、肱桡关节脱位合并桡骨上段横形骨折，背靠背移位。先整复肱尺关节脱位，再整复肱桡关节脱位，最后整复桡骨上段骨折。经闭合复位，前臂四夹超肘关节深屈肘旋后位固定，脱位纠正，骨折对位对线良好。

资料 73　冯某，女，51 岁，X 线片号：310565（图 4-10-17，图 4-10-18）

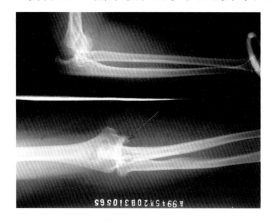
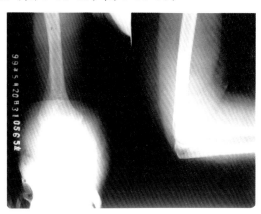

图 4-10-17　整复前　　　　　　　　　　　图 4-10-18　整复后

治法与效果： 肘关节后外方脱位合并桡骨小头、尺骨冠状突骨折（肘三联征）。经闭合复位，前臂二夹超肘关节屈肘位"8"绷带字固定，脱位纠正，骨折对位对线好。

第十一节　桡骨颈骨折

资料 74　肖某，男，10 岁，X 线片号：99764（图 4-11-1，图 4-11-2）

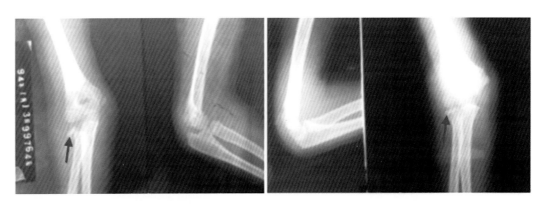

图 4-11-1　整复前　　　　　　　　　图 4-11-2　整复后

治法与效果： 桡骨颈骨折，"歪戴帽"45°。经闭合复位，二夹固定，骨折对位对线好。

资料 75　蔡某，女，9 岁，X 线片号：183148（图 4-11-3，图 4-11-4）

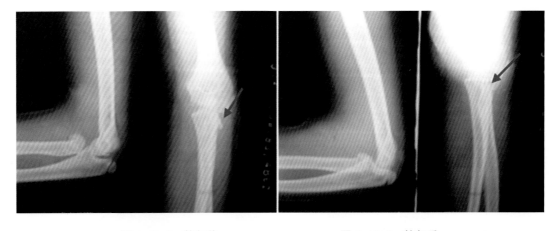

图 4-11-3　整复前　　　　　　　　　图 4-11-4　整复后

治法与效果： 桡骨颈骨折，"歪戴帽"60°。经闭合复位，二夹固定，骨折对位对线好。

资料 76　陈某，女，10 岁，X 线片号：310811（图 4-11-5，图 4-11-6）

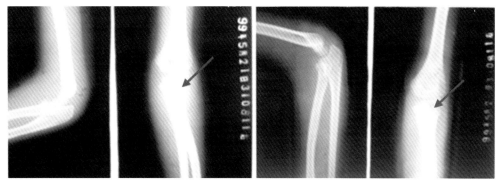

图 4-11-5　整复前　　　　　　　　图 4-11-6　整复后

治法与效果：桡骨颈"歪戴帽"合并尺骨鹰嘴骨折。经闭合复位，骨折对位对线好。

资料 77　黎某，男，12 岁，X 线片号：65814（图 4-11-7，图 4-11-8）

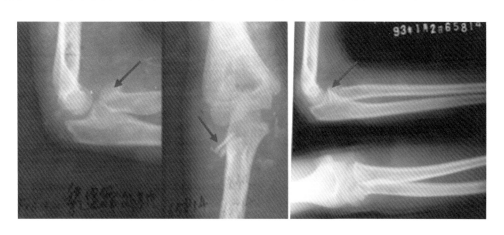

图 4-11-7　整复前　　　　　　　　图 4-11-8　整复后

治法与效果：桡骨颈"歪戴帽"合并尺骨鹰嘴骨折。经闭合复位，四夹超肘固定，骨折对位对线好。

资料 78　任某，女，16 岁，X 线片号：196044（图 4-11-9，图 4-11-10）

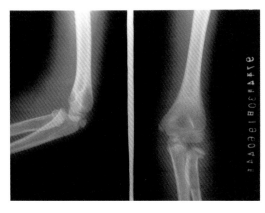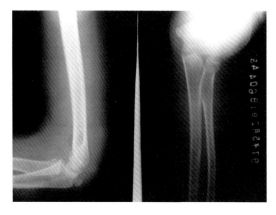

图 4-11-9　整复前　　　　　　　　图 4-11-10　整复后

治法与效果：桡骨颈"歪戴帽"合并尺骨鹰嘴骨折。经闭合复位，四夹超肘固定，骨折对位对线好。

资料 79　招某，男，6 岁，X 线片号：96908（图 4-11-11，图 4-11-12）

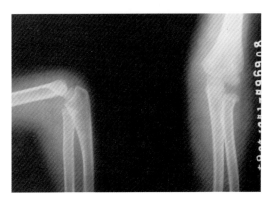
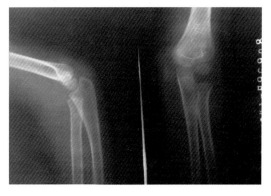

图 4-11-11　整复前　　　　　　图 4-11-12　整复后

治法与效果： 桡骨颈骨折，嵌顿短缩。经闭合复位，四夹超肘固定，骨折对位对线好。桡骨头、颈骨折，是骨折闭合复位之中较难操作的类型之一。

第十二节　尺骨上 1/3 骨折合并桡骨头脱位

资料 80　范某，男，10 岁，X 线片号：6095（外院），32229（图 4-12-1，图 4-12-2）

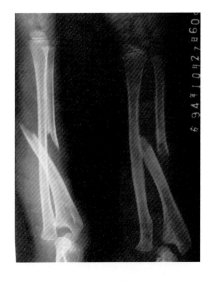
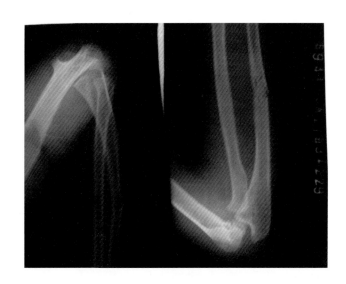

图 4-12-1　整复前　　　　　　图 4-12-2　整复后

治法与效果： 尺骨中段骨折合并桡骨小头向前侧脱位（伸直型）。经闭合复位，前臂四夹超肘关节深屈肘中立位固定，脱位纠正，骨折对位对线好。

资料 81　贺某，男，25 岁，X 线片号（顺德某医院）：1338（图 4-12-3，图 4-12-4）

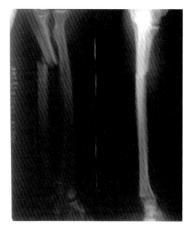
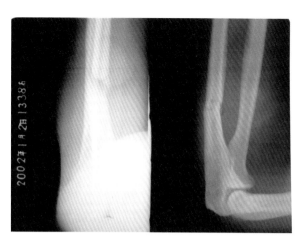

图 4-12-3 整复前　　　　　　　　　　　图 4-12-4 整复后

治法与效果： 尺骨上段骨折合并桡骨小头前脱位（伸直型）。经闭合复位，前臂四夹超肘关节深屈肘固定，桡头脱位纠正，骨折对位对线好，骨痂生长。孟氏骨折复位原则为先整复桡骨小头脱位，再整复尺骨骨折。

资料 82 钟某，女，14 岁，X 线片号：24396（图 4-12-5，图 4-12-6）

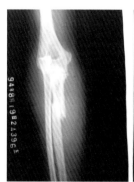
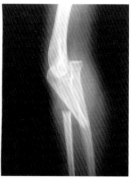
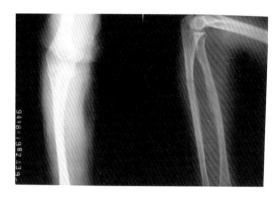

图 4-12-5 整复前　　　　　　　　　　　图 4-12-6 整复后

治法与效果： 孟氏骨折（伸直型）。经闭合复位，深屈肘，脱位纠正，骨折对位对线好。

资料 83 植某，女，29 岁，X 线片号：281674（图 4-12-7，图 4-12-8）

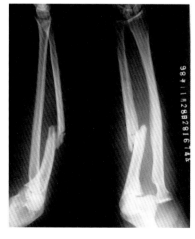
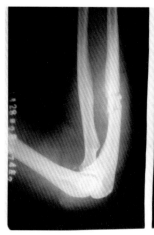

图 4-12-7 整复前　　　　　　　　　　　图 4-12-8 整复后

治法与效果：孟氏骨折（伸直型）。经闭合复位，深屈肘，脱位纠正，骨折对位对线好。

资料 84 刘某，女，9 岁，X 线片号：32213（图 4-12-9，图 4-12-10）

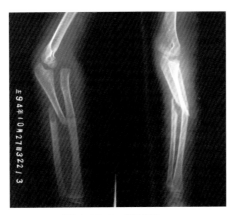

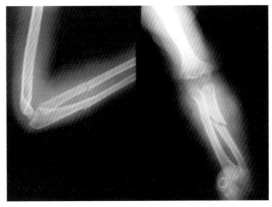

图 4-12-9 整复前 　　　　　　　　　　　　图 4-12-10 整复后

治法与效果：尺桡骨中上 1/3 骨折合并桡骨小头向前脱位（伸直特殊型）。经闭合复位，前臂四夹超肘关节深屈肘中立位固定，桡头脱位纠正，骨折对位对线好。

资料 85 叶某，男，7 岁，X 线片号：17881（图 4-12-11，图 4-12-12）

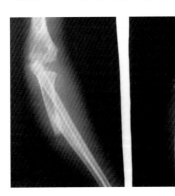

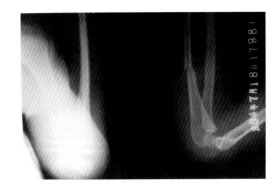

图 4-12-11 整复前 　　　　　　　　　　　图 4-12-12 整复后

治法与效果：尺骨上段骨折合并肱桡关节脱位（屈曲型）。尺骨短缩，远端向掌、内侧移位，近端向背、外侧移位，向背侧成角。该 X 线片侧位非标准投照，从尺骨移位方向判断，桡头向后、外脱位。经闭合复位，四夹超肘固定，桡头脱位纠正，骨折对位对线好。

资料 86 罗某，男 5 岁，X 线片号：265122（图 4-12-13，图 4-12-14）

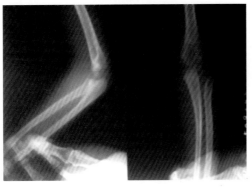

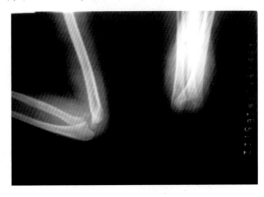

图 4-12-13 整复前 　　　　　　　　　　　图 4-12-14 整复后

治法与效果：尺骨上段骨折合并肱桡关节脱位（内收型），尺骨向外侧成角，桡骨小头向外脱位。经闭合复位，四夹超肘旋后固定，桡头脱位纠正，骨折对位对线好。

资料 87 招某，女，9岁，X线片号：46566（图4-12-15，图4-12-16）

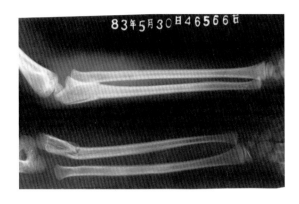 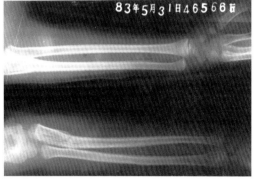

图4-12-15 整复前　　　　　　　　图4-12-16 整复后

治法与效果：尺骨上段骨折合并肱桡关节脱位（内收型），尺骨向外成角，桡骨小头向外脱位。经闭合复位，四夹超肘关节旋后固定，桡头脱位纠正，骨折对位对线好。

第十三节　桡骨小头骨折脱位合并桡骨远端骨折

资料 88 张某，男，10岁，X线片号：23997（图4-13-1，图4-13-2）

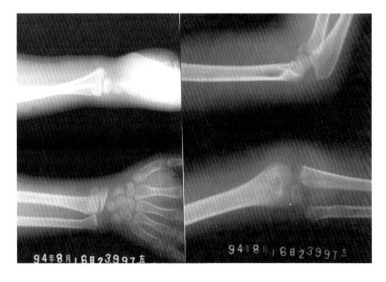

图4-13-1 整复前

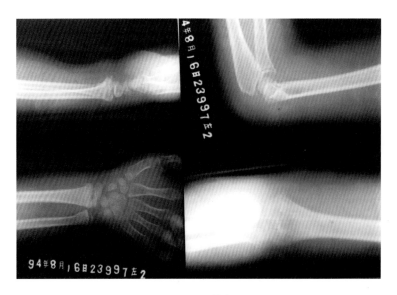

图 4-13-2　整复后

治法与效果：桡骨小头骨折脱位合并桡骨远端骨折。先整复简单的稳定的桡骨远端骨折，再整复复杂的不稳定的桡骨小头骨折脱位。经闭合复位，脱位纠正，桡骨远端骨折对位对线好。

第十四节　桡尺骨干双骨折

资料 89　冯某，男，17 岁，X 线片号：165705（图 4-14-1，图 4-14-2）

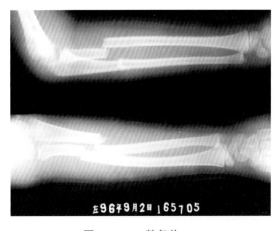

图 4-14-1　整复前

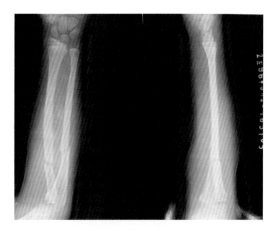

图 4-14-2　整复后

治法与效果：尺桡骨上段骨折，尺骨斜形骨折，桡骨短斜形背靠背移位。先整复桡骨稳定性骨折，旋翻回绕把桡骨远端从前、外旋绕到背侧，再提按升降整复桡骨前后移位，最后整复尺骨不稳定性骨折。经闭合复位，前臂四夹超肘关节中立板固定，骨折对位对线好。

资料 90 卢某，男，10 岁，X 线片号：91310（图 4-14-3，图 4-14-4）

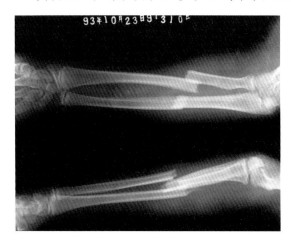
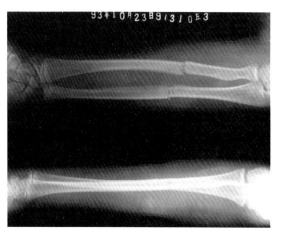

图 4-14-3 整复前　　　　　　　　　　　图 4-14-4 整复后

治法与效果：尺桡双骨上段骨折，桡骨横断形骨折，尺骨短斜形骨折，双骨分别向不同侧移位（鸳鸯移位）。先旋翻回绕把桡骨远端从内、前侧向外侧旋绕到背侧，变成同向的前后移位，再提按升降整复桡骨稳定性骨折，把桡骨作为支撑点，最后整复尺骨不稳定性骨折。经闭合复位，前臂四夹超肘关节中立板固定，骨折对位对线好。尺桡双骨骨折是骨折闭合复位最复杂的骨折类型，常常需要拔伸牵引、旋翻回绕、扣挤分骨、扩折反拔、内外推端、提按升降、接合碰撞等手法联合运用。尺桡双骨骨折也是骨折复位对位要求较高的骨折类型。

资料 91 冼某，男，8 岁，X 线片号：164442（图 4-14-5，图 4-14-6）

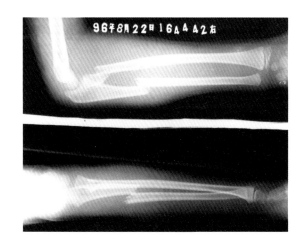
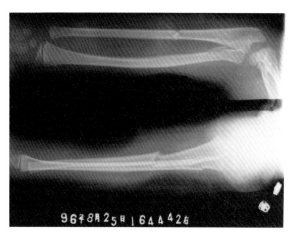

图 4-14-5 整复前　　　　　　　　　　　图 4-14-6 整复后

治法与效果：尺桡骨上段短斜形骨折，以整复移位较大的尺骨为主。经闭合复位，前臂四夹超肘关节中立板固定，骨折对位对线好。

资料 92 陈某，男，10 岁，X 线片号：298956（图 4-14-7，图 4-14-8，图 4-14-9，图 4-14-10）

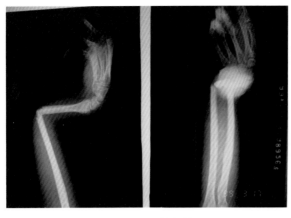
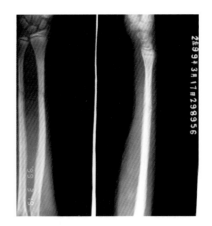

图 4-14-7　整复前　　　　　　　　　　　图 4-14-8　整复后

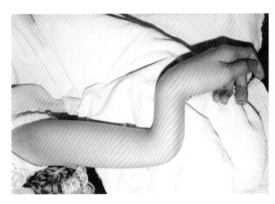
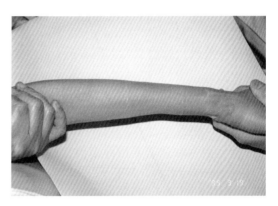

图 4-14-9　整复前外形　　　　　　　　图 4-14-10　整复后外形

治法与效果： 前臂双骨中段骨折，掌侧成角 90°，手法牵引应顺势 90° 牵引，由轻度牵引逐渐加大过渡到水平牵引。顺势牵引可以避免骨折端的软组织嵌顿。经闭合复位，前臂四夹中立板固定，骨折对位对线好。

资料 93　何某，男，67 岁，X 线片号：169432（图 4-14-11，图 4-14-12）

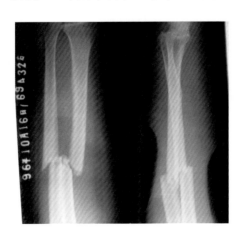
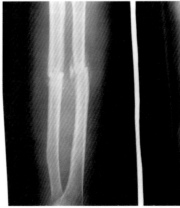
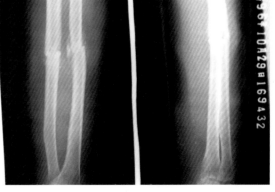

图 4-14-11　整复前　　　　　　　　　　图 4-14-12　整复后

治法与效果： 尺桡双骨中段短斜形骨折，双骨分别向不同侧移位（正侧双向鸳鸯移位）。用旋翻回绕把骨折远端绕到背侧，同时在骨折近端扣挤分骨，把侧方移位转化为同向的前后移位，再行提按升降整复双骨前后移位。经闭合复位，前臂四夹超肘关节中立板固定，骨折对位对线好。复位 2 周后，有明显骨痂生长。

资料 94　阮某，男，22 岁，X 线片号：233535（图 4-14-13，图 4-14-14）

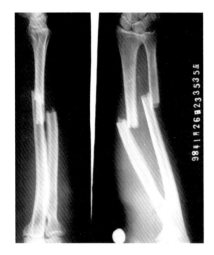
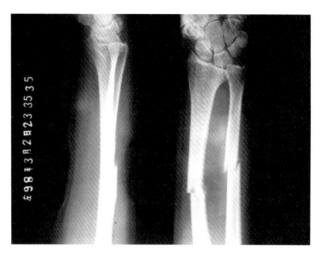

图 4-14-13　整复前　　　　　　　　　　图 4-14-14　整复后

治法与效果：尺桡双骨中段横断形骨折，双骨向前后不同方向移位。先予子寻母法用旋翻回绕把桡骨远端从掌侧绕到背侧，内外推端纠正尺骨尺侧移位，把"鸳鸯移位"变成同向的前后移位，然后行拔伸牵引纠正重叠移位，提按升降纠正前后移位，扣挤分骨纠正内外移位，最后行接合碰撞检查骨折对位的稳定度。经闭合复位，前臂四夹超肘关节中立板固定，骨折对位对线好。复位 1 个月后，有明显骨痂生长。同法，也可以把尺骨远段绕到掌侧进行复位，此时由于前后短斜背靠背，应加大拔伸牵引的力度。

资料 95　银某，男，22 岁，X 线片号：141963（图 4-14-15，图 4-14-16）

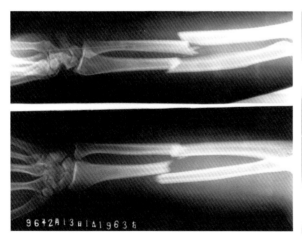
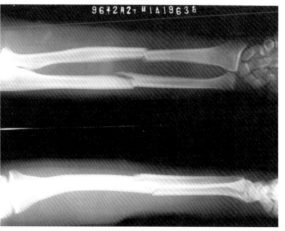

图 4-14-15　整复前　　　　　　　　　　图 4-14-16　整复后

治法与效果：前臂双骨中段骨折。经闭合复位，前臂四夹中立板固定，骨折对位对线好。

资料 96　覃某，男，23 岁，X 线片号（顺德某医院）：3510（图 4-14-17，图 4-14-18）

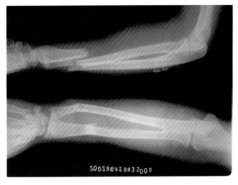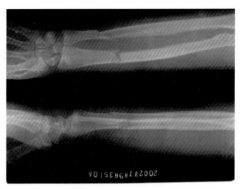

图 4-14-17　整复前　　　　　　　　　　　　　图 4-14-18　整复后

治法与效果：前臂双骨下段骨折，经闭合复位，前臂四夹中立板固定，骨折对位对线好。

资料 97　王某，男，25 岁，X 线片号：90991（图 4-14-19，图 4-14-20）

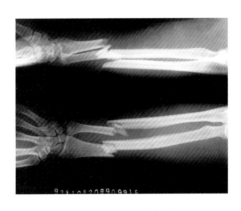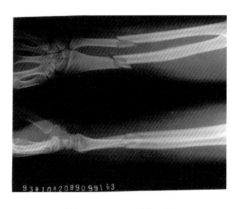

图 4-14-19　整复前　　　　　　　　　　　　　图 4-14-20　整复后

治法与效果：前臂双骨下段粉碎性骨折，骨折远端向掌侧、桡侧移位，同时整复尺桡骨：先内外推端纠正尺桡外侧移位，再提按升降整复尺桡骨前后移位，最后进行扣挤分骨恢复骨间膜宽度。经闭合复位，前臂四夹中立板固定，骨折对位对线好。

资料 98　刘某，男，37 岁，X 线片号：74042（图 4-14-21，图 4-14-22）

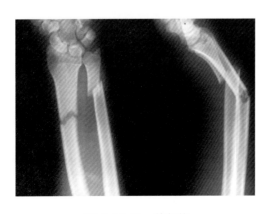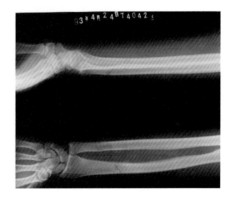

图 4-14-21　整复前　　　　　　　　　　　　　图 4-14-22　整复后

治法与效果：前臂双骨下段骨折，经闭合复位，前臂四夹中立板固定，骨折对位对线好。

资料 99　罗某，男，22，X 线片号：98114（图 4-14-23，图 4-14-24）

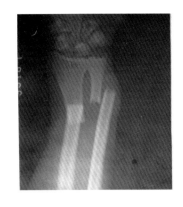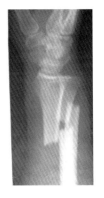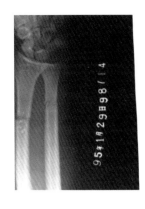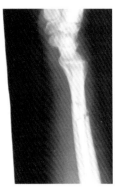

图 4-14-23　整复前　　　　　　　　　　　　图 4-14-24　整复后

治法与效果：尺桡双骨下段横断形骨折。先内外推端把尺骨近端推到背侧，再扩折反拔纠正重叠移位，最后提按升降纠正前后移位。经闭合复位，骨折对位对线好。

资料 100　罗某，女，37 岁，X 线片号：348876（图 4-14-25，图 4-14-26）

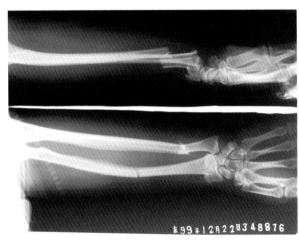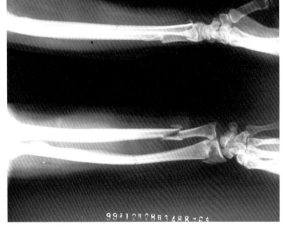

图 4-14-25　整复前　　　　　　　　　　　　图 4-14-26　整复后

治法与效果：桡骨多段骨折，尺骨粉碎骨折，经闭合复位，夹板固定，骨折对位对线好。手法复位等治疗过程详见第五章前臂骨折。

第十五节　桡骨下 1/3 骨折合并下尺桡关节脱位

资料 101　姚某，女，28 岁，X 线片号：278180（图 4-15-1，图 4-15-2）

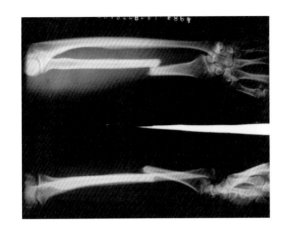

图 4-15-1　整复前　　　　　　　　　　　图 4-15-2　整复后

治法与效果：盖氏骨折。经闭合复位，前臂四夹板固定，脱位纠正，骨折对位对线好。

资料102　鲍某，男，30岁，X线片号（顺德某医院）：2239（图4-15-3，图4-15-4）

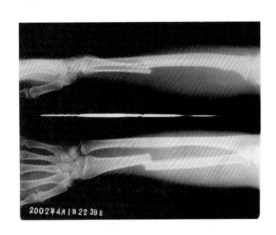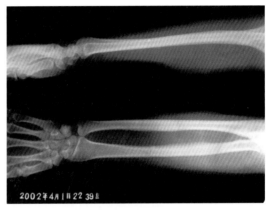

图 4-15-3　整复前　　　　　　　　　　　图 4-15-4　整复后

治法与效果：盖氏骨折。经闭合复位，前臂四夹板固定，脱位纠正，骨折对位对线好。

资料103　陈某，男，25岁，X线片号：34196（外院），00051（图4-15-5，图4-15-6）

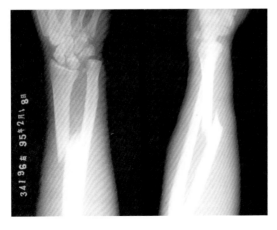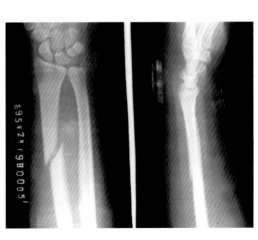

图 4-15-5　整复前　　　　　　　　　　　图 4-15-6　整复后

治法与效果：桡骨下段长斜形骨折，背靠背移位，下尺桡关节脱位。经旋翻回绕，前臂四夹腕关节抱骨垫固定，脱位纠正，骨折对位对线好。

资料 104 伍某，女，46 岁，X 线片号：725648（图 4-15-7，图 4-15-8）

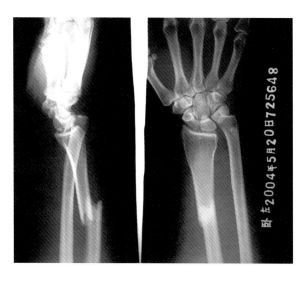
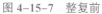
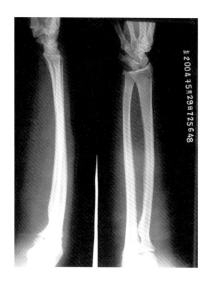

图 4-15-7 整复前 　　　　　　　　　图 4-15-8 整复后

治法与效果：桡骨下段短斜形骨折，背靠背移位，下尺桡关节脱位。经旋翻回绕手法复位、腕关节抱骨垫、前臂四夹固定，脱位纠正，骨折对位对线好。

资料 105 谢某，男，16 岁，X 线片号：335596（图 4-15-9，图 4-15-10）

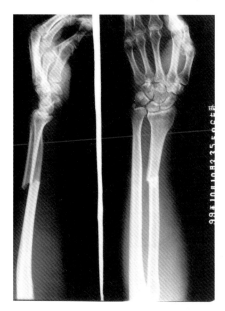
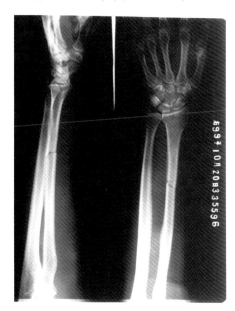

图 4-15-9 整复前 　　　　　　　　　图 4-15-10 整复后

治法与效果：桡骨中下段横断形骨折，下尺桡关节脱位。经提按升降，前臂四夹板固定，脱位纠正，骨折对位对线好。

资料 106 　黄某，男，39 岁，X 线片号：58344（外院）、157292（图 4-15-11，图 4-15-12）

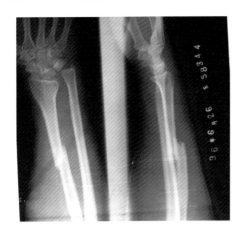
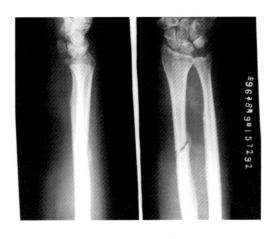

图 4-15-11　整复前　　　　　　　　　　图 4-15-12　整复后

治法与效果： 盖氏骨折背靠背移位，下尺桡关节脱位。经旋翻回绕、四夹固定，脱位纠正，骨折对位对线好，骨痂生长。

资料 107 　周某，男，14 岁，X 线片号：112097（图 4-15-13，图 4-15-14）

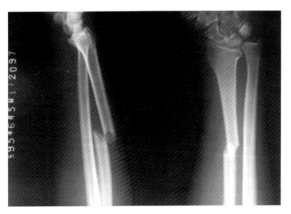
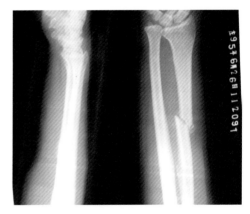

图 4-15-13　整复前　　　　　　　　　　图 4-15-14　整复后

治法与效果： 盖氏骨折。经提按升降、夹板固定，骨折对位尚可，脱位纠正，骨痂生长。

资料 108 　李某，男，14 岁，X 线片号：299847（图 4-15-15，图 4-15-16）

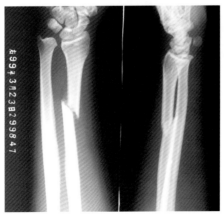
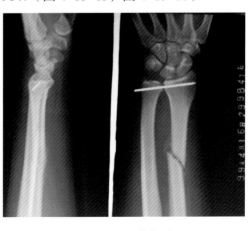

图 4-15-15　整复前　　　　　　　　　　图 4-15-16　整复后

治法与效果： 桡骨中段短斜形骨折，下尺桡关节脱位。经闭合复位，经皮穿钉，前臂四夹板固定，脱位基本纠正，骨折对线好对位尚可，有骨痂生长。

资料109 刘某，女，36岁，X线片号：079738（图4-15-17，图4-15-18，图4-15-19）

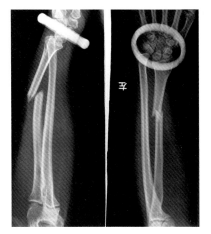 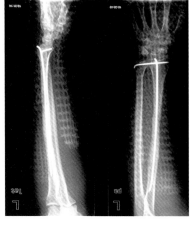 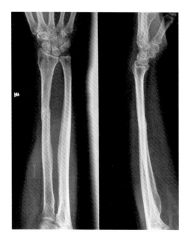

图4-15-17 治疗前　　　　　　图4-15-18 闭合穿钉　　　　　　图4-15-19 骨折愈合

治法与效果： 桡骨中下段短斜形骨折，下尺桡关节脱位，不稳定性骨折。经闭合复位克氏钉固定，脱位纠正，骨折对位对线好，骨折愈合后取出内固定。

资料110 梁某，男，14岁，X线片号（顺德某医院）：2941（图4-15-20，图4-15-21）

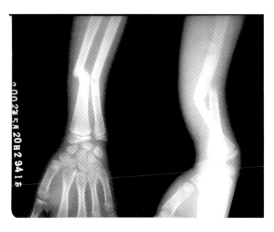 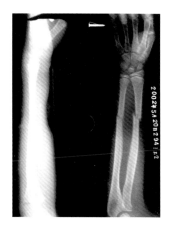

图4-15-20 整复前　　　　　　　　　图4-15-21 整复后

治法与效果： 尺桡下1/3骨折，下尺桡关节前后脱位（盖氏Ⅲ型）。经闭合复位，前臂四夹板固定，脱位纠正，骨折对位对线好。

盖氏骨折的桡骨骨折多为斜形，加上小尺桡关节脱位和前臂骨间膜损伤，属于不稳定性骨折类型，骨折对位要求较高，否则容易再移位。复位后，下尺桡关节加半环形抱骨垫，前臂四夹超腕固定。桡骨骨折背靠背移位时，需用旋翻回绕手法复位。特殊型尺桡双骨折，需扣挤分骨手法复位。复位后骨折对位欠佳或再移位者，可以进行闭合穿钉内固定。内固定后，仍需夹板外固定以控制前臂旋转，达到骨折愈合。

第十六节　桡（尺）骨远端骨折

资料 111　何某，女，14 岁，X 线片号：168340（图 4-16-1，图 4-16-2）

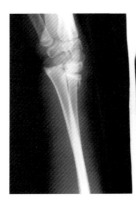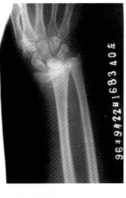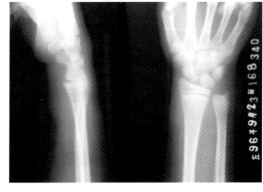

图 4-16-1　整复前　　　　　　　　　　　图 4-16-2　整复后

治法与效果：桡骨远端骨骺骨折（伸直桡偏型），桡骨远端骨骺向桡侧、背侧移位。经闭合复位，前臂四夹板屈腕固定，骨折对位对线好。

资料 112　赖某，男，14 岁，X 线片号：313341（图 4-16-3，图 4-16-4）

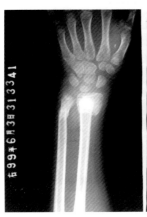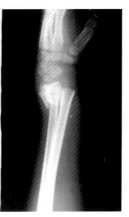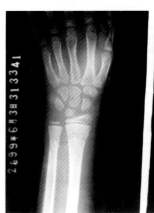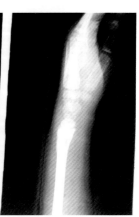

图 4-16-3　整复前　　　　　　　　　　　图 4-16-4　整复后

治法与效果：桡尺骨远端骨折（伸直桡偏型）。经闭合复位屈腕固定，骨折对位对线好。

资料 113　伍某，男，19 岁，X 线片号：191323（图 4-16-5，图 4-16-6）

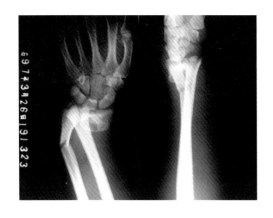 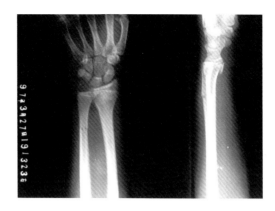

图 4-16-5　整复前　　　　　　　　　　　　图 4-16-6　整复后

治法与效果：桡尺骨远端骨折（伸直桡偏型），桡骨远端向桡侧、背侧移位，尺骨远段骨折，尺侧成角。经闭合复位，前臂四夹板固定，骨折对位对线好。

资料 114　罗某，女，53 岁，X 线片号：294070（图 4-16-7，图 4-16-8）

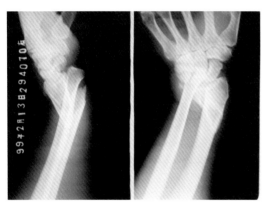 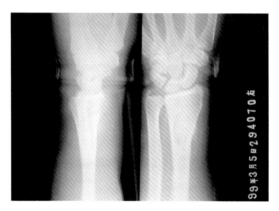

图 4-16-7　整复前　　　　　　　　　　　　图 4-16-8　整复后

治法与效果：桡骨远端骨折（关节脱位型），骨折长斜形，远端向尺侧、背侧移位。经闭合复位，前臂四夹抱骨垫桡偏固定，腕套牵引，骨折对位对线好。

资料 115　李某，男，40 岁，X 线片号：50142（图 4-16-9，图 4-16-10）

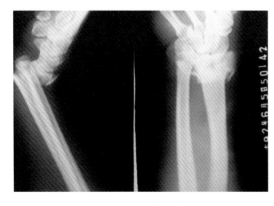 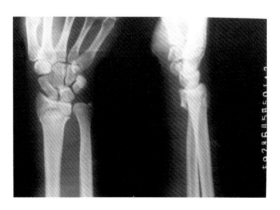

图 4-16-9　整复前　　　　　　　　　　　　图 4-16-10　整复后

治法与效果：桡骨远端粉碎性骨折（伸直型）。经闭合复位，前臂四夹屈腕固定，骨折对位对线好。

资料116　李某，女，37岁，X线片号：169669（图4-16-11，图4-16-12）

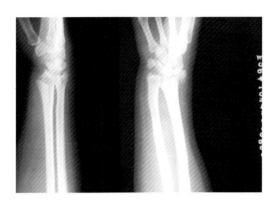 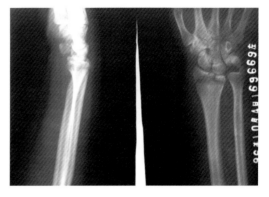

图4-16-11　整复前　　　　　　　　　　　图4-16-12　整复后

治法与效果：桡骨远端粉碎性骨折（伸直桡偏型）。经闭合复位，前臂四夹屈腕尺偏固定，骨折对位对线好。

资料117　吴某，男，40岁，X线片号：264473（图4-16-13，图4-16-14）

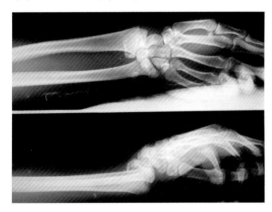 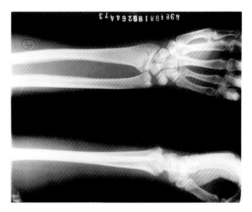

图4-16-13　整复前　　　　　　　　　　　图4-16-14　整复后

治法与效果：桡骨远端粉碎性骨折（伸直尺偏型）。经闭合复位，前臂四夹屈腕固定，骨折对位对线好。

资料118　黎某，女，6岁，X线片号：261002（图4-16-15，图4-16-16）

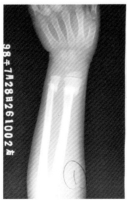 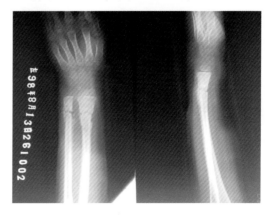

图4-16-15　整复前　　　　　　　　　　　图4-16-16　整复后

治法与效果：桡尺骨远端陈旧性骨折。经闭合复位，前臂四夹固定，骨折对位对线好。见骨痂生长。

资料 119 郭某，男，49 岁，X 线片号：359363（图 4-16-17，图 4-16-18）

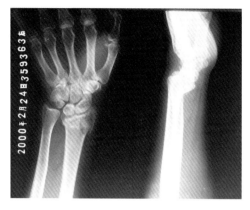
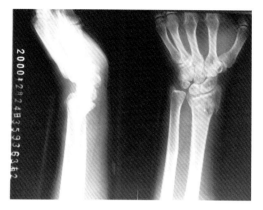

图 4-16-17　整复前　　　　　　　　　　图 4-16-18　整复后

治法与效果：桡骨远端骨折（屈曲型）。经闭合复位，腕背伸固定，骨折对位对线好。

资料 120 陈某，女，43 岁，X 线片号：416623（图 4-16-19，图 4-16-20）

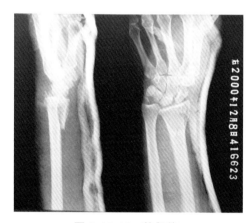
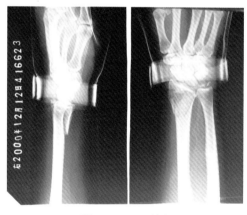

图 4-16-19　整复前　　　　　　　　　　图 4-16-20　整复后

治法与效果：桡骨远端骨折（屈曲型）。经腕套牵引，四夹固定，骨折对位对线好。

资料 121 冯某，女，62 岁，X 线片号：393385（图 4-16-21，图 4-16-22）

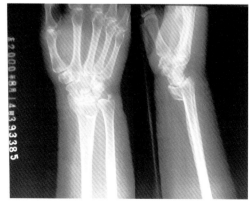
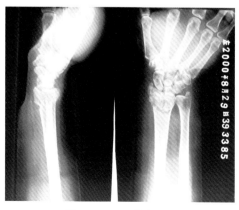

图 4-16-21　整复前　　　　　　　　　　图 4-16-22　整复后

治法与效果：桡骨远端骨折（屈曲型）。经闭合复位，腕背伸四夹固定，骨折对位对线好。

资料 122 彭某，男，22 岁，X 线片号：353958（图 4-16-23，图 4-16-24）

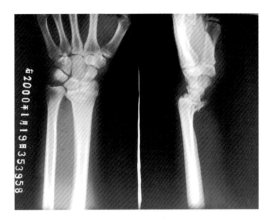

图 4-16-23 整复前

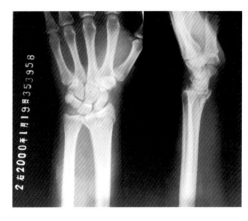

图 4-16-24 整复后

治法与效果：桡骨远端骨折半脱位（掌侧缘型）。腕背伸四夹固定，骨折对位对线好。

资料 123 布某，男，45 岁，X 线片号：195499（图 4-16-25，图 4-16-26）

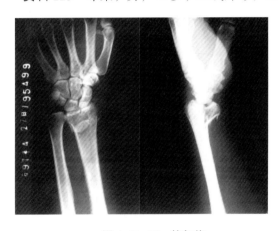

图 4-16-25 整复前

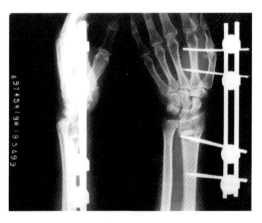

图 4-16-26 整复后

治法与效果：桡骨远端骨折半脱位（掌侧缘型）。闭合复位支架固定，骨折对位对线好。

资料 124 刘某，男，7 岁，X 线片号：329978（图 4-16-27，图 4-16-28）

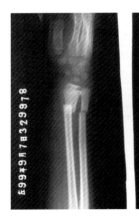

图 4-16-27 整复前

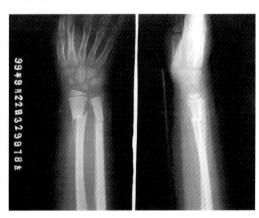

图 4-16-28 整复后

治法与效果： 儿童前臂远侧 1/3 骨折，经闭合复位，四夹固定，骨折对位对线尚好。

资料 125　梁某，男，9 岁，X 线片号：187720（图 4-16-29，图 4-16-30）

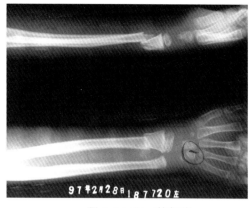
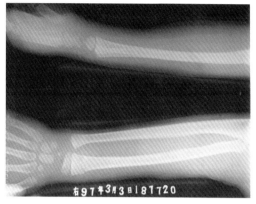

图 4-16-29　整复前　　　　　　　　　图 4-16-30　整复后

治法与效果： 儿童前臂远侧 1/3 骨折背靠背，经闭合复位，四夹固定，骨折对位对线好。

第十七节　腕部骨折脱位

资料 126　胡某，男，35 岁，X 线片号（顺德某医院）：2785（图 4-17-1，图 4-17-2）

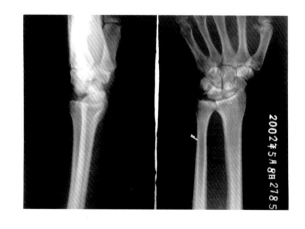
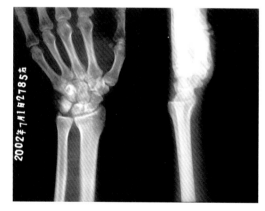

图 4-17-1　整复前　　　　　　　　　图 4-17-2　整复后

治法与效果： 经舟骨月骨周围脱位。经闭合复位，蘑菇头代夹固定。脱位纠正，2 个月后，舟骨骨折基本愈合。

资料 127　梁某，男，22 岁，X 线片号：598084（图 4-17-3，图 4-17-4）

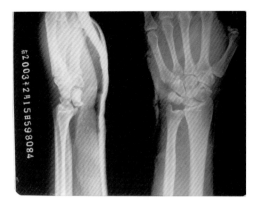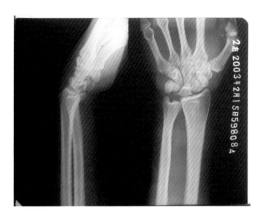

图 4-17-3 整复前   图 4-17-4 整复后

治法与效果： 舟骨骨折、月骨脱位。经闭合复位，蘑菇头代夹。脱位纠正，骨折对位好。

第十八节 掌、指部骨折脱位

资料 128 杨某，男，24 岁，X 线片号：122122（图 4-18-1，图 4-18-2）

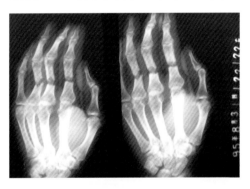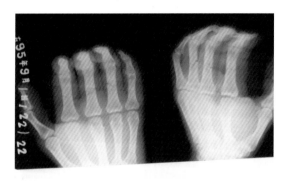

图 4-18-1 整复前   图 4-18-2 整复后

治法与效果： 多发指骨骨折。经闭合复位，屈指绷带固定，骨折对位对线好。

资料 129 李某，女，25 岁，X 线片号：637034（图 4-18-3，图 4-18-4）

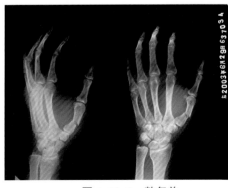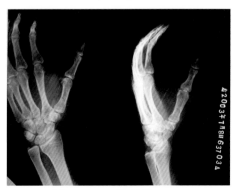

图 4-18-3 整复前   图 4-18-4 整复后

治法与效果： 第1掌骨中段骨折，横形，向外侧成角。经闭合复位，微型四夹板外展固定，骨折对位对线好。

资料 130 谭某，女，45岁，X线片号：859880（图4-18-5，图4-18-6）

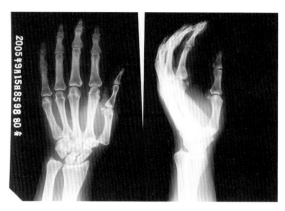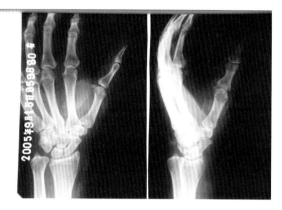

图 4-18-5　整复前　　　　　　　　　　　　图 4-18-6　整复后

治法与效果： 第1掌腕关节脱位。经闭合复位，脱位纠正，代夹外展固定。

资料 131 肖某，男，23岁，X线片号：1015656（图4-18-7，图4-18-8）

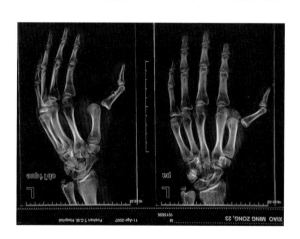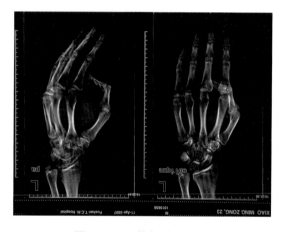

图 4-18-7　整复前　　　　　　　　　　　　图 4-18-8　整复后

治法与效果： 第1掌指关节脱位。经闭合复位，脱位纠正，屈指固定。

第十九节　股骨粗隆间骨折

资料 132 陈某，女，72岁，X线片号：279462（图4-19-1，图4-19-2，图4-19-3）

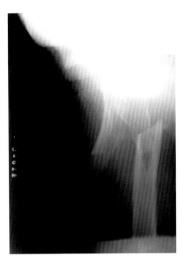
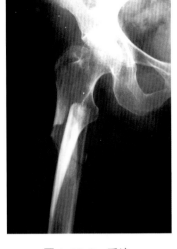
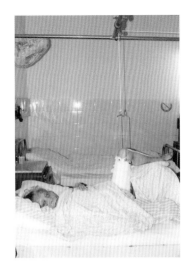

图 4-19-1 牵引   图 4-19-2 手法   图 4-19-3 牵引

治法与效果： 股骨粗隆下粉碎性骨折，行闭合手法复位，股骨髁上牵引。

资料 133 李某，女，70 岁，X 线片号（顺德某医院）：3099（图 4-19-4，图 4-19-5）

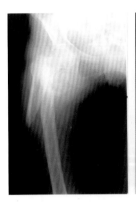
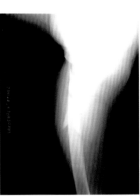
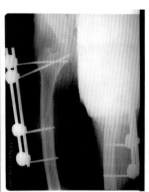
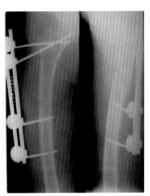

图 4-19-4 整复前   图 4-19-5 整复后

治法与效果： 股骨粗隆间骨折（反粗隆间型）。经闭合复位支架固定，骨折对位对线好。

资料 134 林某，男，17 岁，X 线片号：105362（图 4-19-6，图 4-19-7）

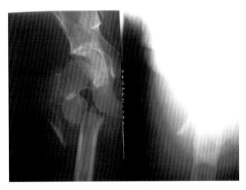
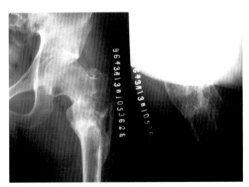

图 4-19-6 整复前   图 4-19-7 整复后

治法与效果： 股骨粗隆间粉碎性骨折（粗隆间粉碎型），远端向内移位。经闭合复位，下肢四夹固定，股骨髁上牵引，骨折对位对线好，有骨痂生长，骨折已愈合。

资料 135　黄某，女，69 岁，X 线片号：173118（图 4-19-8，图 4-19-9）

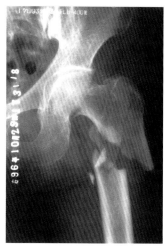

图 4-19-8　整复前

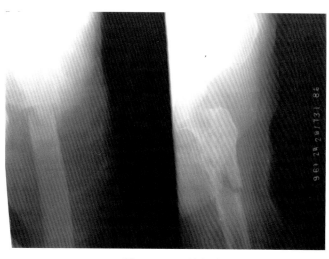

图 4-19-9　整复后

治法与效果：股骨粗隆间粉碎性骨折（反粗隆间型）。经闭合复位，骨骼牵引，对位对线好。

资料 136　余某，男，27 岁，X 线片号：133465（图 4-19-10，图 4-19-11）

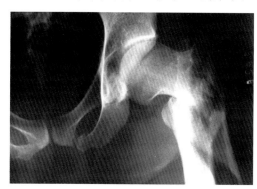

图 4-19-10　整复前

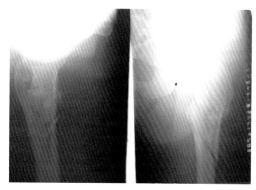

图 4-19-11　整复后

治法与效果：股骨粗隆间粉碎性骨折（反粗隆间型）。经闭合复位，骨骼牵引，对位对线好。

资料 137　张某，男，5 岁，X 线片号：137042（图 4-19-12，图 4-19-13）

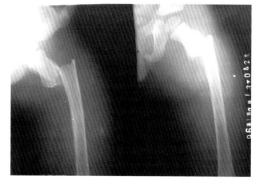

图 4-19-12　整复前

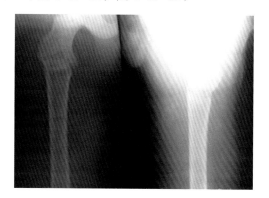

图 4-19-13　整复后

治法与效果：股骨粗隆间骨折（粗隆下型）。经闭合复位，皮肤牵引，骨折对位对线好。

第二十节　股骨干骨折

资料 138　淡某，男，12 岁，X 线片号：140525（图 4-20-1，图 4-20-2）

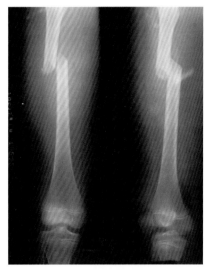
图 4-20-1　整复前

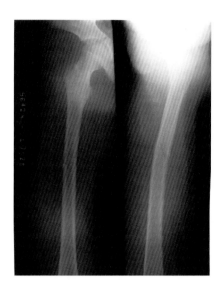
图 4-20-2　整复后

治法与效果：股骨干上 1/3 骨折，闭合复位，四夹固定，皮肤牵引，骨折对位对线好。

资料 139　孔某，男，25 岁，X 线片号：134063（图 4-20-3，图 4-20-4）

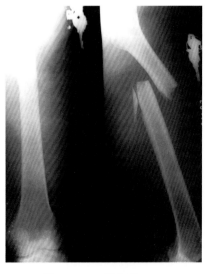
图 4-20-3　整复前

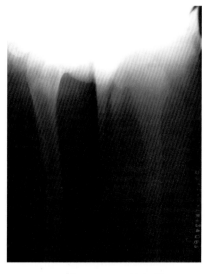
图 4-20-4　整复后

治法与效果：股骨干上 1/3 骨折，闭合复位，四夹固定，皮肤牵引，骨折对位对线好。

资料 140 邝某，男，17 岁，X 线片号：1924（图 4-20-5，图 4-20-6）

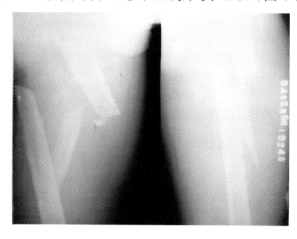
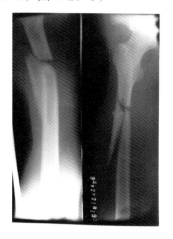

图 4-20-5 整复前　　　　　　　　　　　图 4-20-6 整复后

治法与效果： 股骨干 1/3 粉碎性骨折。经提按抱迫等手法复位，对位对线好。

资料 141 黄某，男，44 岁，X 线片号：213089（图 4-20-7，图 4-20-8）

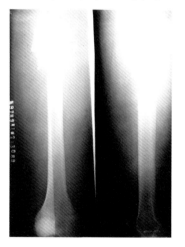
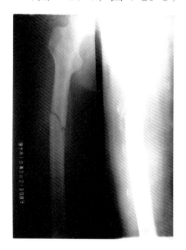

图 4-20-7 整复前　　　　　　　　　　　图 4-20-8 整复后

治法与效果： 股骨干上 1/3 骨折背靠背移位。用旋翻回绕手法复位，对位对线好。

资料 142 钟某，男，32 岁，X 线片号：142027（图 4-20-9，图 4-20-10）

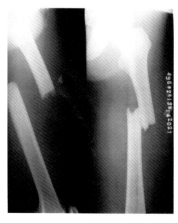
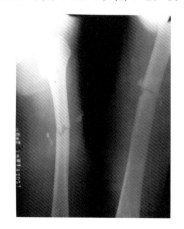

图 4-20-9 整复前　　　　　　　　　　　图 4-20-10 整复后

治法与效果：股骨干上 1/3 横断齿状面骨折，远端向后内方移位。经拔伸牵引、提按升降、内外推端、接合碰撞手法复位，四夹固定，皮肤牵引，骨折对位对线好。

资料 143 叶某，男，42 岁，X 线片号：278045（图 4-20-11，图 4-20-12）

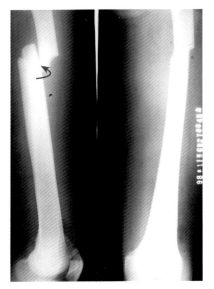
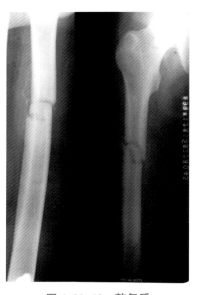

图 4-20-11 整复前　　　　　　　　　图 4-20-12 整复后

治法与效果：股骨干上 1/3 骨折合并髌骨骨折，横断型，背靠背短缩移位。经旋翻回绕手法复位，夹板固定牵引，骨折对位对线好，有骨痂生长。

资料 144 罗某，女，19 岁，X 线片号：136233（图 4-20-13，图 4-20-14）

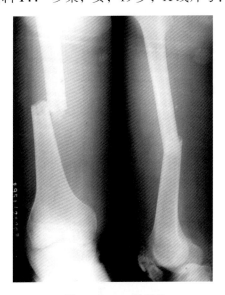
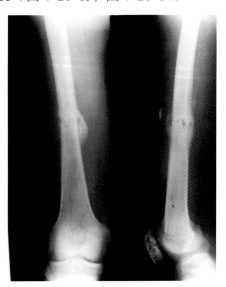

图 4-20-13 整复前　　　　　　　　　图 4-20-14 整复后

治法与效果：股骨干中 1/3 骨折合并髌骨骨折，横断型，背靠背短缩移位。经内外推端手法复位，夹板固定，股骨髁上牵引，骨折对位对线好，有中等骨痂生长。

资料 145 黄某，男，20 岁，X 线片号：172401（图 4-20-15，图 4-20-16）

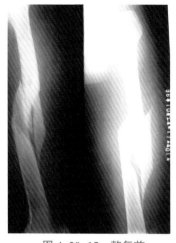
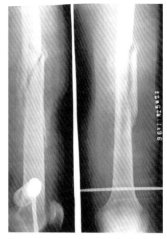

图 4-20-15 整复前　　　　　　　　图 4-20-16 整复后

治法与效果：股骨干中 1/3 粉碎性长斜形骨折。经抱迫靠拢等手法闭合复位，大腿四夹固定，股骨髁上牵引，骨折对位对线好，已有骨痂生长。

资料 146　陈某，男，19 岁，X 线片号：134026（图 4-20-17，图 4-20-18）

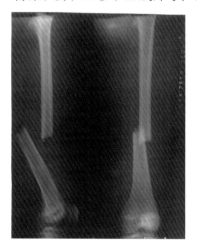
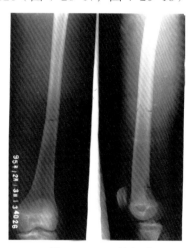

图 4-20-17 整复前　　　　　　　　图 4-20-18 整复后

治法与效果：股骨干中 1/3 横形骨折。经提按升降手法、夹板、牵引，骨折对位对线好。

资料 147　黄某，女，21 岁，X 线片号：556979（图 4-20-19，图 4-20-20）

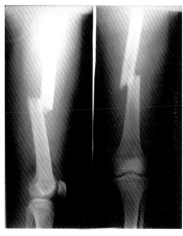
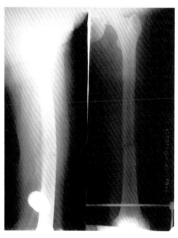

图 4-20-19 整复前　　　　　　　　图 4-20-20 整复后

治法与效果：股骨干中 1/3 斜形骨折。经闭合复位、牵引、夹板，骨折对位对线好。

资料 148 谭某，男，43 岁，X 线片号：157064（图 4-20-21，图 4-20-22）

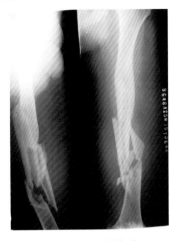 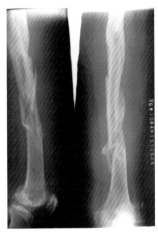

图 4-20-21 整复前　　　　　　　　图 4-20-22 整复后

治法与效果：股骨干中 1/3 粉碎性骨折，抱迫靠拢复位，四夹牵引，骨折对位对线好。

资料 149 陈某，女，20 岁，X 线片号：92373（图 4-20-23，图 4-20-24）

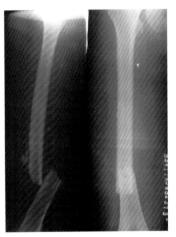 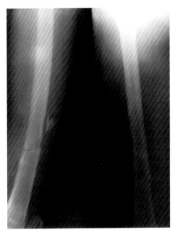

图 4-20-23 整复前　　　　　　　　图 4-20-24 整复后

治法与效果：股骨干下 1/3 斜形骨折，经提按升降手法、牵引夹板，骨折对位对线好。

资料 150 梁某，男，32 岁，X 线片号：120240（图 4-20-25，图 4-20-26）

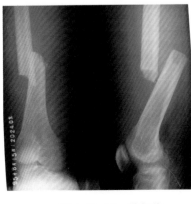 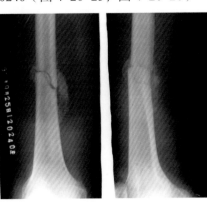

图 4-20-25 整复前　　　　　　　　图 4-20-26 整复后

治法与效果： 股骨干下 1/3 斜形骨折，经拔伸、推端、提按手法复位，牵引夹板，骨折对位对线好，骨痂生长。

资料 151 刘某，男，75 岁，X 线片号：7772（图 4-20-27，图 4-20-28）

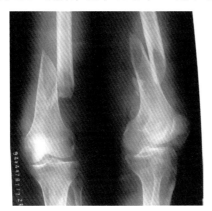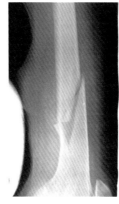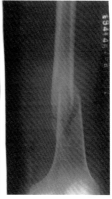

图 4-20-27　整复前　　　　　　　　　图 4-20-28　整复后

治法与效果： 股骨干下 1/3 长斜形骨折，远折端向后、内方移位。经内外推端、屈膝，提按升降闭合复位，四夹固定，下肢牵引，骨折对位对线好。

资料 152 尹某，男，29 岁，X 线片号：153998（图 4-20-29，图 4-20-30）

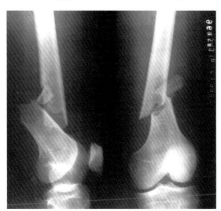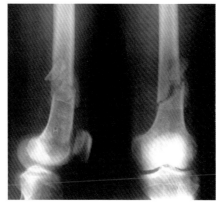

图 4-20-29　整复前　　　　　　　　　图 4-20-30　整复后

治法与效果： 股骨干下 1/3 粉碎性短斜形骨折，远折端向后外方移位。经内外推端、屈膝，提按升降闭合复位，大腿四夹固定，股骨髁上牵引，骨折对位对线好，见骨痂生长。

资料 153 周某，男，8 岁，X 线片号：130868（图 4-20-31，图 4-20-32）

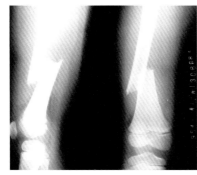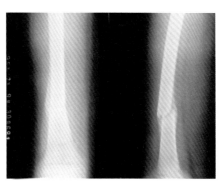

图 4-20-31　整复前　　　　　　　　　图 4-20-32　整复后

治法与效果：股骨干下 1/3 短斜形骨折，短缩背靠背移位。经闭合复位，下肢四夹固定，皮肤牵引，骨折对位对线好，见骨痂生长。

资料 154　温某，女，85 岁，X 线片号：269852（图 4-20-33，图 4-20-34）

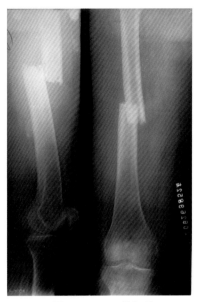 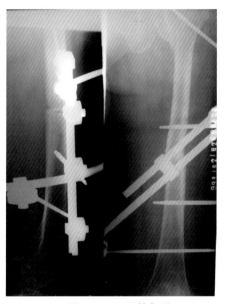

图 4-20-33　整复前　　　　　　　　　　　图 4-20-34　整复后

治法与效果：股骨干中 1/3 横形骨折。经闭合复位，支架固定，骨折对位对线好。

资料 155　冯某，男，25 岁，X 线片号：141730（图 4-20-35，图 4-20-36）

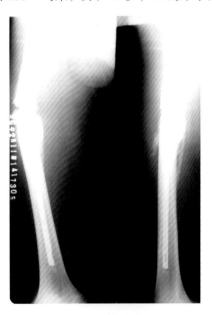 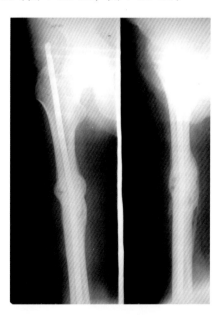

图 4-20-35　整复前　　　　　　　　　　　图 4-20-36　整复后

治法与效果：股骨骨折术后再折。经闭合复位，夹板固定，骨折对位对线好，骨痂生长。

第二十一节　股骨髁上骨折

资料156　区某，男，15岁，X线片号：98766（图4-21-1，图4-21-2）

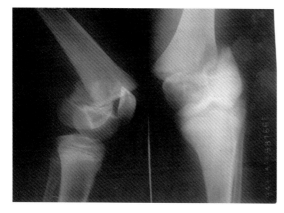

图4-21-1　整复前

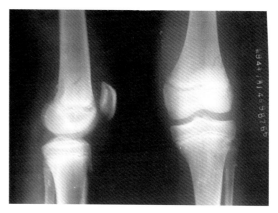

图4-21-2　整复后

治法与效果：股骨髁上骨折，骨骺分离，远端向后、外移，向前成角。经闭合复位，四夹固定，皮肤牵引，骨折对位对线好。骨骺骨折手法宜轻巧，先充分牵引，尽量达到解剖对位。

第二十二节　股骨髁上骨折合并胫骨平台骨折

资料157　谭某，男，23岁，X线片号：295091（图4-22-1，图4-22-2）

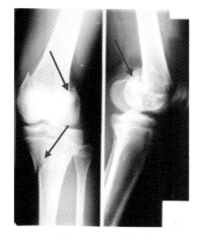

图4-22-1　整复前

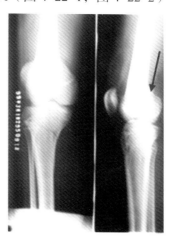

图4-22-2　整复后

治法与效果： 股骨髁上骨折合并胫骨平台骨折，股骨髁上骨折，远端后移、前角，嵌插移位，为屈曲内翻损伤。经闭合复位，下肢四夹板外翻固定固定，皮肤牵引，骨折对位对线好。牵引固定时间一般为 1 个月，早活动，迟负重，去除牵引和夹板固定后即行膝关节主动屈伸活动和股四头肌训练。此"浮膝损伤"是膝关节的一种严重创伤。

第二十三节 胫骨平台骨折

资料 158 曾某，男，21 岁，X 线片号：161339（图 4-23-1，图 4-23-2）

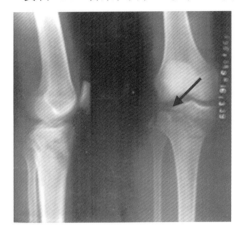
图 4-23-1 整复前

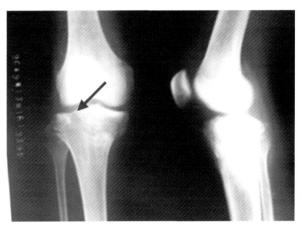
图 4-23-2 整复后

治法与效果： 胫骨平台短斜形骨折。经闭合复位，小腿五夹板超膝关节固定，皮肤牵引，骨折对位对线好。两周后行皮牵下膝关节主动屈伸活动，使关节面得以研磨模造。

资料 159 何某，男，35 岁，X 线片号：165628（图 4-23-3，图 4-23-4）

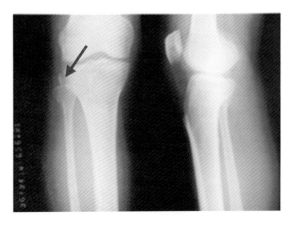
图 4-23-3 整复前

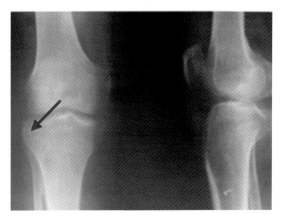
图 4-23-4 整复后

治法与效果： 胫骨平台合并腓骨小头骨折，内收推端复位，夹板固定，骨折对位对线好。

第二十四节　胫腓骨骨折

资料 160　刘某，男，27 岁，X 线片号：298318（图 4-24-1，图 4-24-2）

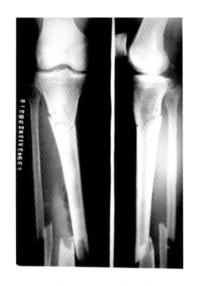

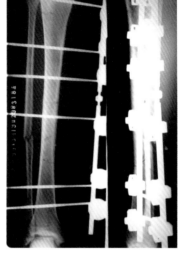

图 4-24-1　整复前　　　　　　　　图 4-24-2　整复后

治法与效果：胫骨多段骨折合并腓骨下段骨折，胫骨下段远端向外侧移位，腓骨远端向内侧移位。经闭合复位，支架外固定，骨折对位对线好。

资料 161　贺某，男，26 岁，X 线片号：172769（图 4-24-3，图 4-24-4）

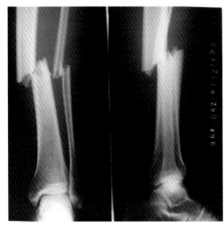

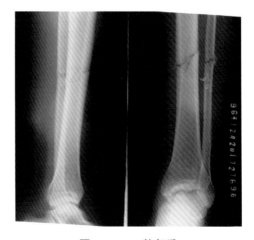

图 4-24-3　整复前　　　　　　　　图 4-24-4　整复后

治法与效果：胫腓骨中段骨折（齿状面），经闭合复位，五夹超踝固定，骨折对位对线好。

资料 162　何某，男，19 岁，X 线片号：95478（图 4-24-5，图 4-24-6）

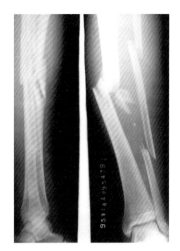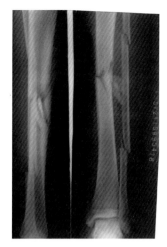

图 4-24-5　整复前　　　　　　图 4-24-6　整复后

治法与效果： 胫骨中段粉碎性骨折，远端向内侧移位，向内成角，碎块分离，腓骨多段骨折，重叠移位。经闭合复位，小腿五夹超踝固定，跟骨牵引，骨折对位对线好。

资料 163　翟某，女，37 岁，X 线片号：166821（图 4-24-7，图 4-24-8）

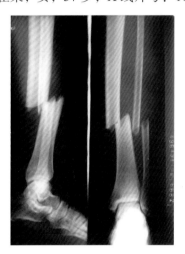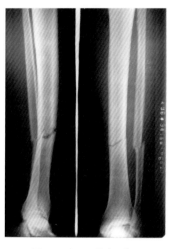

图 4-24-7　整复前　　　　　　图 4-24-8　整复后

治法与效果： 胫腓骨中段短斜形骨折。经闭合复位，五夹超踝固定，骨折对位对线好。

资料 164　陈某，男，24 岁，X 线片号：156232（图 4-24-9，图 4-24-10）

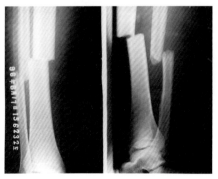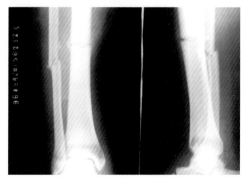

图 4-24-9　整复前　　　　　　图 4-24-10　整复后

治法与效果： 胫腓骨中段横断骨折。经闭合复位，小腿五夹超踝固定，骨折对位对线好。

资料 165 刘某，女，22 岁，X 线片号：33825（图 4-24-11，图 4-24-12）

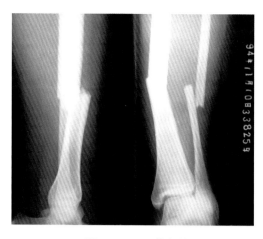 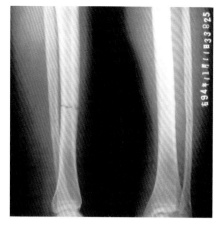

图 4-24-11 整复前　　　　　　　　　　　图 4-24-12 整复后

治法与效果：胫腓骨中段横断骨折。经闭合复位，小腿五夹超踝固定，骨折对位对线好。

资料 166 陈某，男，36 岁，X 线片号：142664（图 4-24-13，图 4-24-14，图 4-24-15）

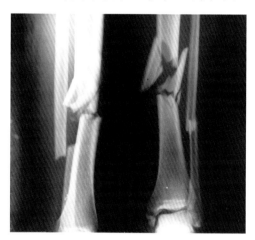 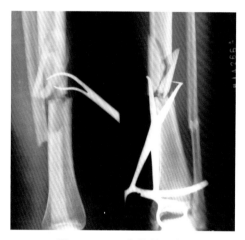

图 4-24-13 整复前　　　　　　　　　　　图 4-24-14 复位钳固定

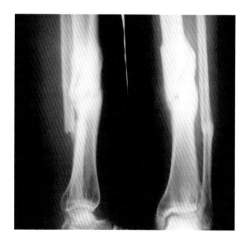

图 4-24-15 修复后

治法与效果：胫腓骨中段粉碎性骨折，经抱迫靠拢手法闭合整复，巾钳夹板外固定，骨折对位对线好，见骨痂生长，骨折愈合。治疗过程详见第五章胫腓骨骨折。

资料 167　黄某，男，22 岁，X 线片号：23583（图 4-24-16，图 4-24-17）

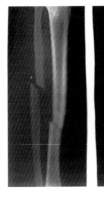
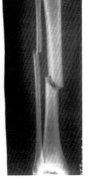

图 4-24-16　整复前　　　　　　图 4-24-17　整复后

治法与效果：胫腓骨中段斜形骨折，经内外推端手法复位，小腿五夹超踝固定，跟骨牵引，骨折对位对线尚好。

资料 168　何某，男，11 岁，X 线片号：761653（图 4-24-18，图 4-24-19）

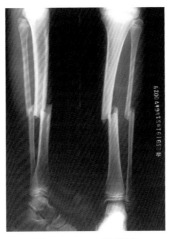
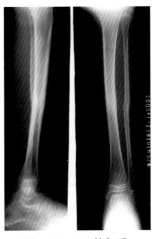

图 4-24-18　整复前　　　　　　图 4-24-19　整复后

治法与效果：胫腓骨中段短斜骨折。经闭合复位，小腿五夹超踝固定，跟骨牵引，骨折对位对线好，4 个月后骨折骨性愈合。

资料 169　陈某，女，25 岁，X 线片号：150447（图 4-24-20，图 4-24-21）

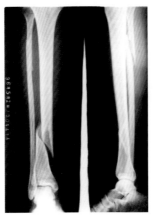
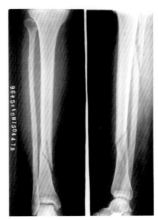

图 4-24-20　整复前　　　　　　图 4-24-21　整复后

治法与效果： 胫骨下段骨折，螺旋形，远端向外侧移位，腓骨上段长斜形骨折。经闭合复位，小腿五夹超踝固定，跟骨牵引，骨折对位对线好。

资料 170 周某，男，50 岁，X 线片号：133320（图 4-24-22，图 4-24-23）

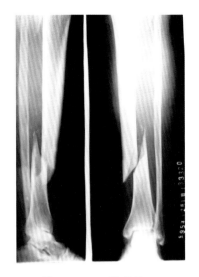 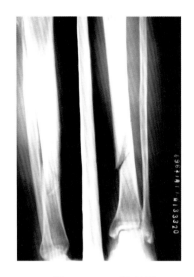

图 4-24-22 整复前 图 4-24-23 整复后

治法与效果： 胫骨下段螺旋形骨折，向外、后方移位、外旋；腓骨上段长斜形骨折。经拔伸牵引、内外推端、内旋复位，五夹超踝固定，跟骨牵引，骨折对位对线好。

资料 171 朱某，男，32 岁，X 线片号（顺德某医院）：2498（图 4-24-24，图 4-24-25）

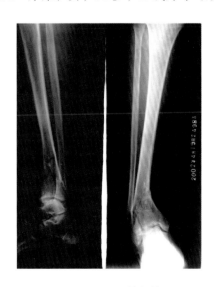 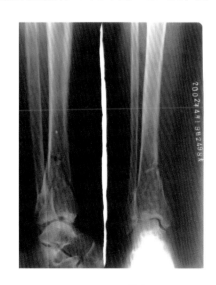

图 4-24-24 整复前 图 4-24-25 整复后

治法与效果： 胫腓骨下段骨折。经闭合复位，小腿五夹超踝固定，骨折对位对线好。

资料 172 刘某，男，40 岁，X 线片号：548537（图 4-24-26，图 4-24-27）

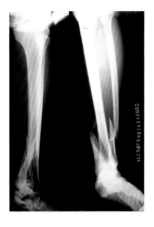
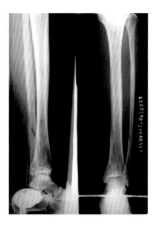

图 4-24-26　整复前　　　　　　　　图 4-24-27　整复后

治法与效果：胫腓下段粉碎性骨折。闭合复位，夹板固定，跟骨牵引，骨折对位对线好。

第二十五节　踝部骨折脱位

资料 173　邓某，女，51 岁，X 线片号：117229（图 4-25-1，图 4-25-2）

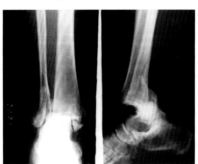
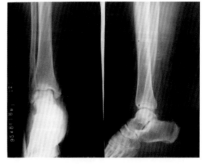

图 4-25-1　整复前　　　　　　　　图 4-25-2　整复后

治法与效果：三踝骨折合并踝关节脱位（外旋型）。经闭合复位，骨折和关节对位好。

资料 174　汪某，女，49 岁，X 线片号：618642（图 4-25-3，图 4-25-4）

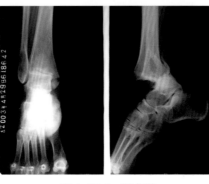
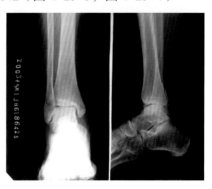

图 4-25-3　整复前　　　　　　　　图 4-25-4　整复后

治法与效果：三踝骨折合并踝关节脱位（外旋型）。经闭合复位，骨折和关节对位好。

资料 175 林某，女，50 岁，X 线片号：123407（图 4-25-5，图 4-25-6）

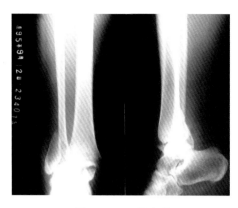 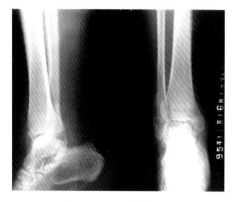

图 4-25-5 整复前   图 4-25-6 整复后

治法与效果：三踝骨折合并踝关节脱位（外旋型）。经闭合复位，骨折和关节对位好。

资料 176 董某，男，30 岁，X 线片号：195913（图 4-25-7，图 4-25-8）

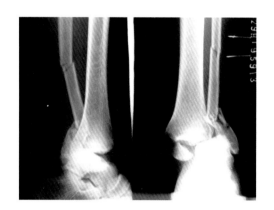 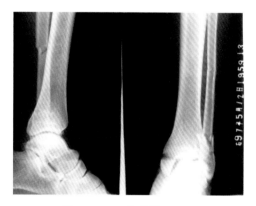

图 4-25-7 整复前   图 4-25-8 整复后

治法与效果：三踝骨折合并踝关节脱位（外翻型）。经闭合复位，小腿二夹超踝内翻固定，袜套牵引，脱位纠正，骨折对位对线好。

资料 177 梁某，女，42 岁，X 线片号：116742（图 4-25-9，图 4-25-10）

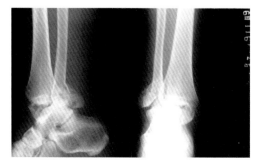 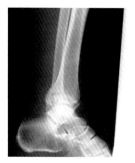 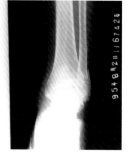

图 4-25-9 整复前   图 4-25-10 整复后

治法与效果：三踝骨折合并踝关节脱位（外翻型）。经闭合复位，小腿二夹超踝背伸内翻固定，袜套牵引，脱位纠正，骨折对位对线好。

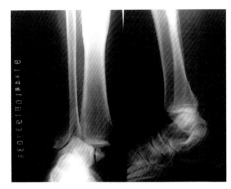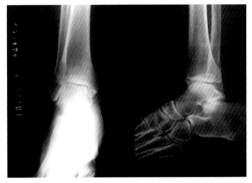

图 4-25-11　整复前　　　　　　　　　　图 4-25-12　整复后

治法与效果： 三踝骨折合并踝关节脱位（外翻型）。经闭合复位，骨折和关节对位好。

资料 179　冯某，女，45 岁，X 线片号：152311（图 4-25-13，图 4-25-14）

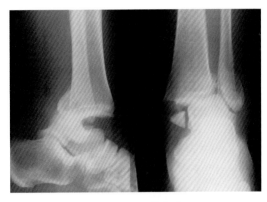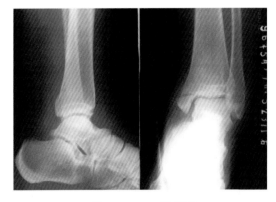

图 4-25-13　整复前　　　　　　　　　　图 4-25-14　整复后

治法与效果： 三踝骨折合并踝关节脱位（外旋型）。经闭合复位，骨折和关节对位好。

资料 180　潘某，男，38 岁，X 线片号：186015（图 4-25-15，图 4-25-16）

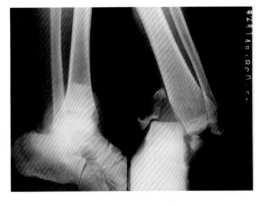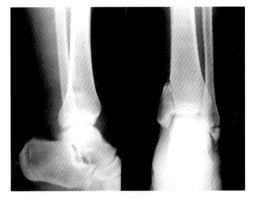

图 4-25-15　整复前　　　　　　　　　　图 4-25-16　整复后

治法与效果： 三踝骨折合并踝关节脱位（内翻型）。经闭合复位，小腿二夹超踝外翻固定，袜套牵引，脱位纠正，骨折对位对线好。

资料 181　陈某，男，20 岁，X 线片号：129083（图 4-25-17，图 4-25-18）

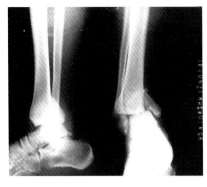
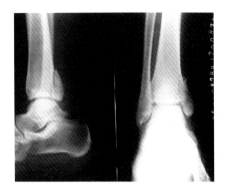

图 4-25-17　整复前　　　　　　图 4-25-18　整复后

治法与效果：三踝骨折合并踝关节脱位（内翻型）。经闭合复位，小腿二夹超踝背伸外翻固定，袜套牵引，脱位纠正，骨折对位对线好。

资料 182　李某，男，38 岁，X 线片号：279274（图 4-25-19，图 4-25-20）

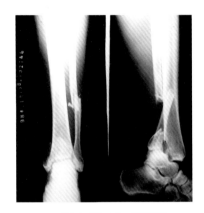
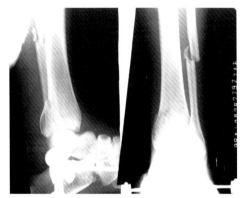

图 4-25-19　整复前　　　　　　图 4-25-20　　整复后

治法与效果：三踝骨折合并踝关节脱位（垂直压缩型）。经闭合复位，跟骨双弓牵引，脱位纠正，骨折对位对线尚好。

资料 183　潘某，男，38 岁，X 线片号：69591（图 4-25-21，图 4-25-22）

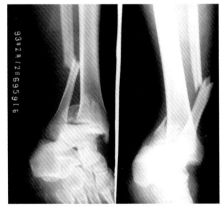
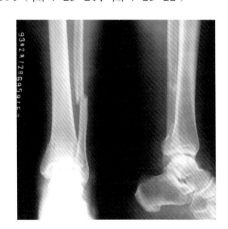

图 4-25-21　整复前　　　　　　图 4-25-22　整复后

治法与效果：三踝骨折合并踝关节脱位（垂直压缩型）。经闭合复位，脱位纠正，小腿二夹超踝背伸固定，袜套牵引，骨折对位对线尚好。

资料 184 孙某，男，30岁，X线片号：179168（图4-25-23，图4-25-24）

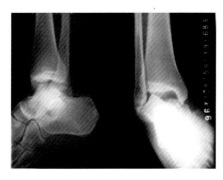 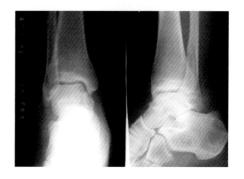

图4-25-23 整复前　　　　　　　　图4-25-24 整复后

治法与效果： 踝关节外侧脱位。经闭合复位，脱位纠正，小腿二夹超踝外翻固定。

资料 185 梁某，男，35岁，X线片号：147018（图4-25-25，图4-25-26）

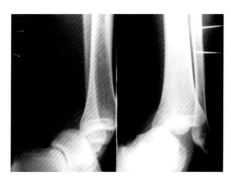 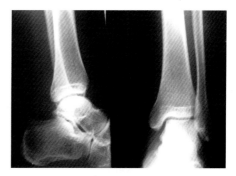

图4-25-25 整复前　　　　　　　　图4-25-26 整复后

治法与效果： 踝关节后内侧脱位。经闭合复位，脱位纠正，小腿二夹超踝背伸外翻固定。

资料 186 黄某，男，30岁，X线片号：301424（图4-25-27，图4-25-28）

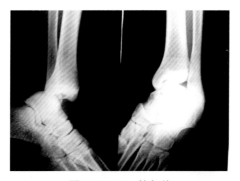 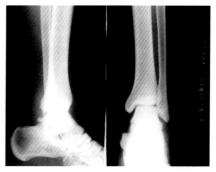

图4-25-27 整复前　　　　　　　　图4-25-28 整复后

治法与效果： 踝关节后侧脱位。经闭合复位，脱位纠正，小腿二夹超踝背伸固定。

资料 187 黄某，男，40岁，X线片号：56135（图4-25-29，图4-25-30）

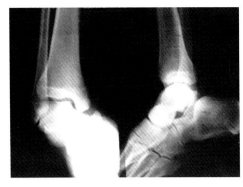
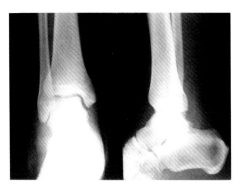

图 4-25-29 整复前   图 4-25-30 整复后

治法与效果： 跟距关节内脱位。经闭合复位，脱位纠正，小腿二夹超踝外翻固定。

资料 188 罗某，女，51 岁，X 线片号：23696（图 4-25-31，图 4-25-32）

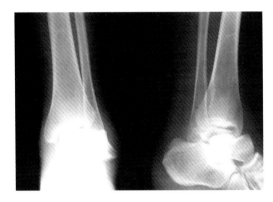
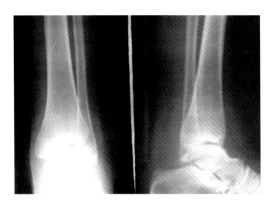

图 4-25-31 整复前   图 4-25-32 整复后

治法与效果： 距骨骨折合并距下关节脱位。经闭合复位，脱位纠正，骨折对位对线好。

资料 189 邓某，男，61 岁，X 线片号：32030（图 4-25-33，图 4-25-34）

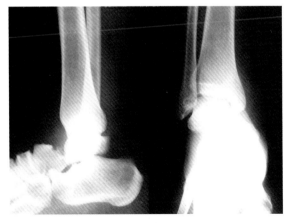
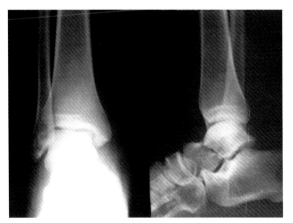

图 4-25-33 整复前   图 4-25-34 整复后

治法与效果： 距骨骨折合并距下关节脱位。经闭合复位，小腿二夹超踝背伸固定，脱位纠正，骨折对位对线好。距骨骨折由于血供较差，要求负重时间相对较迟，应定期拍片或 CT/MRI 检查，了解骨折愈合情况，注意观察距骨有无缺血坏死。

第二十六节 跟骨骨折

资料190 赖某，男，37岁，X线片号：130496（图4-26-1，图4-26-2）

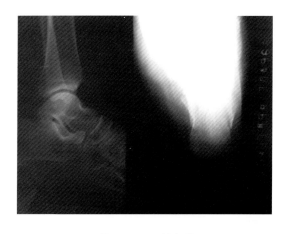 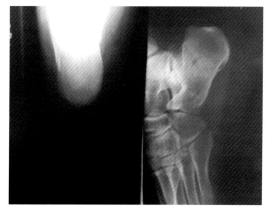

图4-26-1 整复前   图4-26-2 整复后

治法与效果： 跟骨骨折。经抱迫靠拢等手法复位，跟骨横径恢复，跟骨结节角基本正常。

第二十七节 髋部骨折脱位

资料191 聂某，男，10岁，X线片号：158284（图4-27-1，图4-27-2）

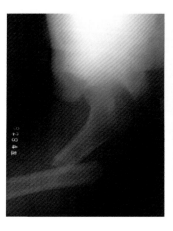 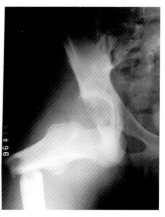 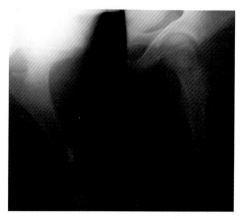

图4-27-1 整复前   图4-27-2 整复后

治法与效果： 股骨上段骨折合并髋关节脱位，骨折远端短缩移位，向外成角90°。经闭合复位，下肢四夹超髋关节固定，皮肤牵引，髋关节脱位纠正，骨折对位对线好。

资料192 潘某，男，45岁，X线片号：89730（图4-27-3，图4-27-4）

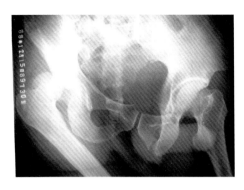 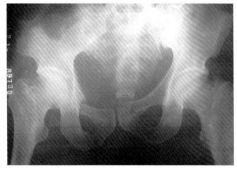

图4-27-3 整复前　　　　　　　　　　　　图4-27-4 整复后

治法与效果： 骨盆骨折合并髋关节脱位、骶髂关节脱位。经闭合复位，下肢牵引，髋关节、骶髂关节脱位纠正，骨盆骨折对位好。

资料193 徐某，男，25岁，X线片号：367698（图4-27-5，图4-27-6）

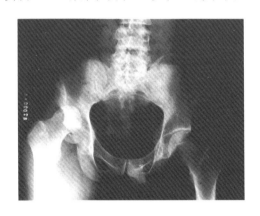 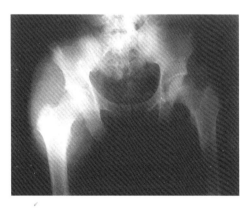

图4-27-5 整复前　　　　　　　　　　　　图4-27-6 整复后

治法与效果： 股骨头骨折合并髋关节脱位。经闭合复位，髋关节脱位纠正，股骨头骨折对位好，行下肢皮肤牵引。定期行CT或MRI检查，了解股骨头有无缺血坏死。

资料194 李某，男，48岁，X线片号：80836（图4-27-7，图4-27-8）

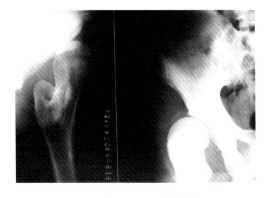 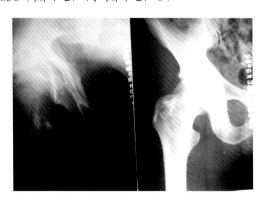

图4-27-7 整复前　　　　　　　　　　　　图4-27-8 整复后

治法与效果： 髋关节前脱位。经闭合复位，髋关节脱位纠正，行下肢外展皮肤牵引。

资料 195 梁某，男，3 岁，X 线片号：49788（图 4-27-9，图 4-27-10）

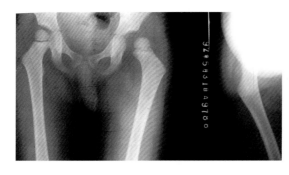 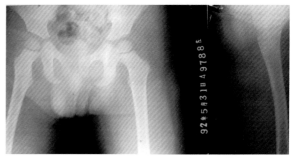

图 4-27-9　整复前　　　　　　　　　　图 4-27-10　整复后

治法与效果： 小儿髋关节后脱位（先天性）。经闭合复位，髋关节脱位纠正，行下肢皮肤外展牵引，蛙形石膏固定。

第二十八节　　跖趾部骨折脱位

资料 196 范某，男，35 岁，X 线片号：175581（图 4-28-1，图 4-28-2）

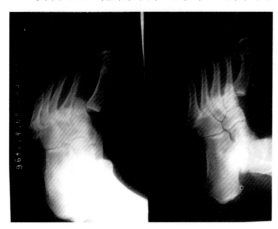 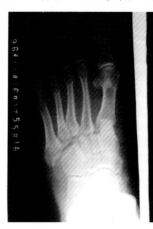

图 4-28-1　整复前　　　　　　　　　　图 4-28-2　整复后

治法与效果： 2～5 跖骨骨折并跖跗关节脱位。闭合复位，脱位纠正，骨折对位对线好。足部 lisfranc 损伤，由于骨折端之间相互限制作用，使骨折复位较为困难。复位后由于屈肌及骨间肌的牵拉作用，常导致骨折侧方移位及背侧成角。

资料 197 吴某，男，27 岁，X 线片号：166869（图 4-28-3，图 4-28-4）

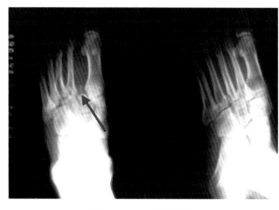 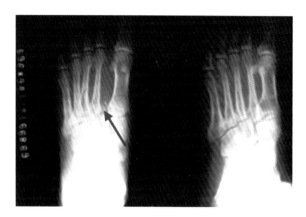

图 4-28-3 整复前　　　　　　　　　　　　　　图 4-28-4 整复后

治法与效果： 2～3 跖骨骨折并跖跗关节脱位。闭合复位，脱位改善，骨折对位改善。

资料 198 蔡某，男，36 岁，X 线片号：180962（图 4-28-5，图 4-28-6）

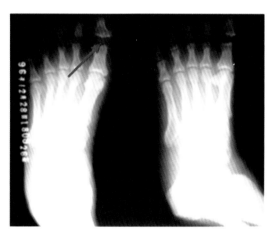

图 4-28-5 整复前　　　　　　　　　　　　　　图 4-28-6 整复后

治法与效果： 足第 1 趾间关节脱位。经闭合复位，脱位纠正，趾间关节代夹固定。

第二十九节 胸腰椎体压缩性骨折

资料 199 曹某，女，25 岁，X 线片号：208278（图 4-29-1，图 4-29-2）

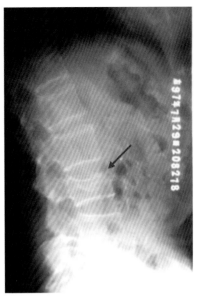
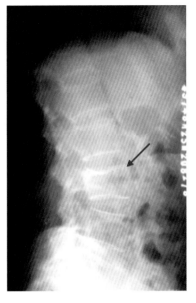

图 4-29-1　整复前　　　　　　　　图 4-29-2　整复后

治法与效果：腰 3 椎体压缩骨折。卧硬板床，练功，程控气枕垫腰复张，骨折基本复位。

资料 200　区某，男，66 岁，X 线片号：174971（图 4-29-3，图 4-29-4）

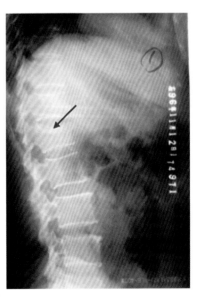
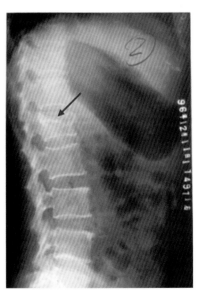

图 4-29-3　整复前　　　　　　　　图 4-29-4　整复后

治法与效果：腰 2 椎体压缩骨折。卧硬板床，练功，程控气枕垫腰复张，骨折基本复位。

资料 201　陈某，男，45 岁，X 线片号：8123（图 4-29-5，图 4-29-6）

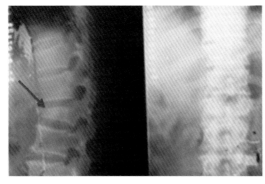
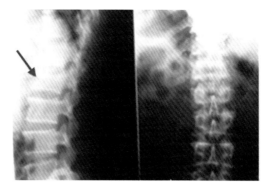

图 4-29-5　整复前　　　　　　　　　　图 4-29-6　整复后

治法与效果：腰 1 椎体压缩骨折 ≥ 1/2，脊柱后隆畸形。卧硬板床，练功复位，程控气枕垫腰复张，骨折基本复位，脊柱生理前屈弧度恢复。

资料 202　蓝某，女，28 岁，X 线片号：28675（图 4-29-7，图 4-29-8）

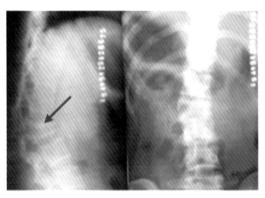
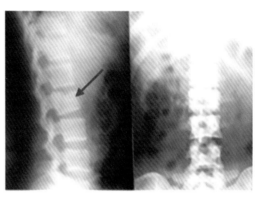

图 4-29-7　整复前　　　　　　　　　　图 4-29-8　整复后

治法与效果：腰 2 椎体压缩性骨折 ≥ 1/3（后、右侧压缩），脊柱后隆、侧弯畸形。经卧硬板床，练功复位，程控气枕垫腰复张，骨折基本复位，脊柱生理弧度恢复。治疗过程详见第五章胸腰椎体压缩性骨折。

资料 203　简某，女，75 岁，X 线片号：184722（图 4-29-9，图 4-29-10）

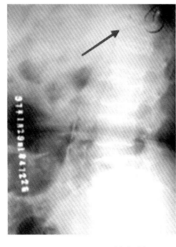
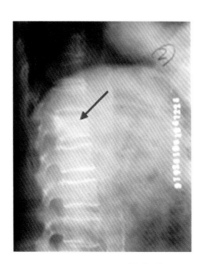

图 4-29-9　整复前　　　　　　　　　　图 4-29-10　整复后

治法与效果：胸 12 椎体压缩性骨折 ≥ 1/2，经卧硬板床，练功，程控气枕垫腰复位。

资料 204 劳某，女，46 岁，X 线片号：170371（图 4-29-11，图 4-29-12）

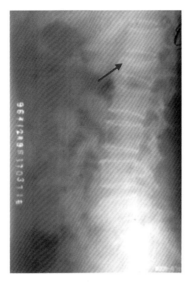

图 4-29-11　整复前　　　　　　图 4-29-12　整复后

治法与效果：腰 1 椎体压缩性骨折 ≥ 1/3。经卧硬板床，练功，程控气枕垫腰复位。

资料 205 林某，女，62 岁，X 线片号：283873（图 4-29-13，图 4-29-14）

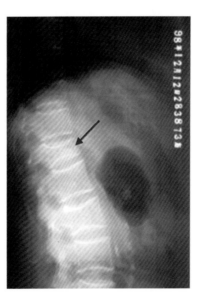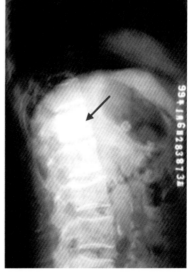

图 4-29-13　整复前　　　　　　图 4-29-14　整复后

治法与效果：腰 1 压缩性骨折 ≥ 1/2。经卧硬板床，练功，程控气枕垫腰，骨折复位。

资料 206 杨某，女，62 岁，X 线片号：169211（图 4-29-15，图 4-29-16）

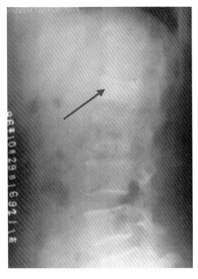 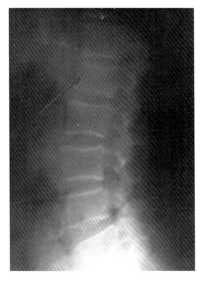

图 4-29-15 整复前　　　　　　图 4-29-16 整复后

治法与效果：腰 1 压缩性骨折。经卧硬板床，练功，程控气枕垫腰，骨折基本复张。

胸腰椎体压缩性骨折的闭合治疗主要为卧床垫腰和功能锻炼：患者绝对卧床，硬板床仰卧位休息。在骨折突起部位放置长方形硬布垫，或腰部放置程控气枕，动态牵引复位。1 周后拱桥锻炼，进而进行"五点式""三点式""两点式"腰背肌功能锻炼。在脊柱过伸锻炼过程中，由于前纵韧带间隙性紧张、牵拉，使被压缩的椎体复原。中药三期辨证施治：早期宜祛瘀通下，行气消胀用桃核承气汤加减；中期宜活血祛瘀，行气止痛用复元活血汤加减；后期宜补益肝肾，强筋壮骨用左归丸、右归丸。

第五章 佛山正骨典型医案

「骨折的手法治疗不仅不是一种粗糙的不可靠的技术，而且可以归结为一门科学」

——约翰·查理

第一节 锁骨骨折

（Clavicle Fractures）

锁骨骨折是常见的上肢骨折之一，多发生于儿童和青壮年。

（一）受伤机制

多因肩部外侧或手掌跌倒时先着地，外力经肩锁关节传至锁骨而发生，以短斜形骨折为多。骨折后，内侧段可因胸锁乳突肌的牵拉向后上方移位，外侧段则由于上肢的重力和胸大肌牵拉而向下方移位。

（二）诊断分型

1. 中医分型（参照《中医骨伤科病证诊断疗效标准》）

（1）青枝型骨折：多见于幼儿，骨折处形成向上弯曲的弓形。

（2）横断型骨折：多见于成年人，骨折端可具有典型的重叠，近端向上后方移位，远端向下前方移位。

（3）斜形骨折：多见于成年人，骨折端呈斜形，多重叠移位。

（4）粉碎型骨折：多为直接暴力引起，常于中 1/3 处有小骨片呈垂直移位。

2. 西医分型（Craig 分型）

Ⅰ型：锁骨中 1/3 骨折。

Ⅱ型：锁骨远端 1/3 骨折。

Ⅲ型：锁骨近端 1/3 骨折。

（三）治疗原则

主要应以非手术治疗为主。非手术治疗虽然难以达到解剖复位，但绝大部分骨折均可达到愈合，非手术治疗骨折不愈合率仅为 0.1% ～ 0.8%。而手术治疗骨折不愈合率可高达 3.7%。锁骨骨折其自然愈合率很高，尤其青少年，即使畸形愈合，对肩部活动的影响也不大。成人锁骨骨折非手术治疗易出现较高的畸形愈合率，从而导致骨折部位增粗、肩部畸形，少数由于肩峰撞击征、关节软骨损伤、胸廓出口综合征等，出现疼痛。

（四）手术治疗

随着内固定器材和手术技术的不断创新，为了迎合患者对骨折对位的要求，同时减轻患者治疗期间的痛苦，缩短疗程，切开复位内固定手术成了锁骨骨折治疗的主流技术，但手术不愈合率较高。由于钢板对 X 线的遮挡，影响对骨折愈合的判断；又由于钢板对骨折的应力遮挡，少数出现骨折愈合质量不高，在拔除钢板时可能发生骨折。钢板的植入切口较大，影响美观。

（五）闭合治疗

采用"背伸复位法"闭合治疗。对严重移位粉碎性不稳定骨折，采用手法复位夹板固定上肢皮牵法。上肢皮牵、外展牵引有效地克服骨折的重叠移位，卧床时的锁骨前夹板和床板的共同作用，有助于克服骨折的前后移位。

手法复位夹板固定上肢皮牵闭合治疗各类型锁骨骨折，曾是佛山中医院20世纪80年代至21世纪初的主要治疗方法，即使是严重粉碎性骨折，也获得较好的效果，1981—1997年对306例不稳定型锁骨骨折采用外展式胶布牵引治疗，总优良率达86%。其优点在于无瘢痕、无功能障碍、无内固定残留，愈合率较高。但4周左右的卧床牵引给患者带来不同程度的痛苦，少数患者牵引部位皮肤出现张力性水疱、一过性腹胀。老年人还可能会出现卧床合并症。

（六）微创治疗

小切口钢板内固定和闭合穿钉，是比较理想的方法，但手术操作有一定的难度。闭合穿钉存在损伤血管的风险，一般需要在X线透视下操作。

（七）手法特点

背伸复位法运用擒拿扶正、拔伸牵引、肩部背伸耸肩，使骨折得到充分的牵引，纠正骨折向前、向上成角，再用提按升降、内外推端分别纠正骨折上下和前后的侧方移位。骨折背靠背移位，则用旋翻回绕手法纠正。

锁骨远、近端多段骨折（斜形）手法夹板案

潘某，女，81岁，佛山市中医院三水医院门诊号：11270***。X线片号：466***。

主诉：跌伤致右肩部肿痛、活动障碍1小时。检查：右锁骨内、外部压痛，可扪及骨擦感。X线片示：锁骨多段骨折。**诊断**：右锁骨远、近端骨折。中医分型：斜形。Craig分型：Ⅱ型、Ⅲ型。**治疗**：手法复位，外敷伤科黄水纱，锁骨单夹固定。**随访**：3个月。按《骨科疾病疗效评价标准》–Gill临床上肢评分系统**评分**：优。图文演示治疗经过如下（图5-1-1）。

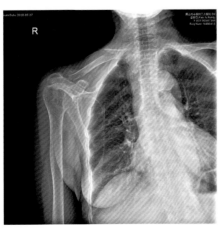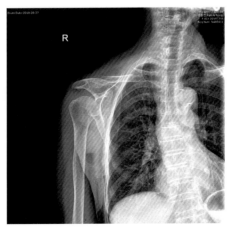

a. 2018-9-27整复前：锁骨远、近端两处骨折

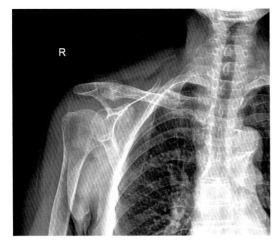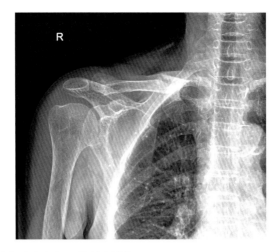

b. 2018-12-27 复查：骨折对位对线良好，骨折线模糊

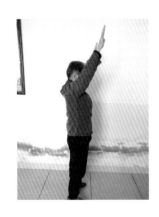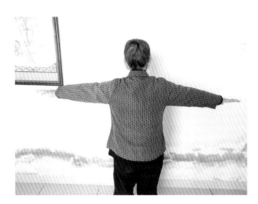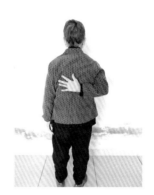

c. 2018-12-27 检查：功能正常

图 5-1-1　锁骨远、近端多段骨折（斜形）手法夹板案

【按】手法要点：锁骨远、近端两处骨折临床上少见。锁骨骨折中段下沉移位，予提按升降手法：术者一手把锁骨中段骨干往上提，一手把骨折远、近端往下按。同时，助手予拔伸牵引。手法后，患者叉腰挺胸耸肩，行手枪式夹板肩背"8"字绷带固定，伤肢三角巾悬吊。

（邓蕴源）

锁骨外 1/3 骨折（横形）手法夹板案

梁某，女，38 岁，佛山市中医院门诊病历号：3001914***。X 线片号：3515***。

主诉：跌倒致左肩疼痛，活动受限 2 小时。检查：左肩锁部肿胀，锁骨外端压痛，可扪及骨擦感。X 线片示：锁骨外端骨折。**诊断**：左锁骨外 1/3 骨折。中医分型：横形。Craig 分型：Ⅱ型。**治疗**：患者正坐，双手叉腰；维持双肩关节后伸，使挺胸扩展。外敷伤科黄水纱，锁骨单夹、肩背肘"8"字绷带固定，肩肘弹性固定带加压固定，患肢三角巾悬吊。2 个月后解除外固定，指导功能锻炼。治疗后骨折对位对线好，骨折愈合。**随访**：2 年 8 个月。按《骨科疾病疗效评价标准》-Gill 临床上肢评分系统**评分**：优。图文演示治疗经过如下（图 5-1-2）。

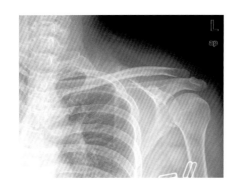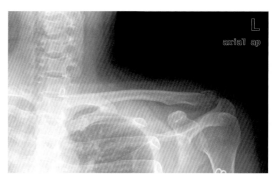

a. 2015-9-1 整复前：轻度移位

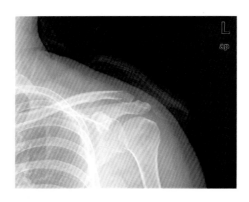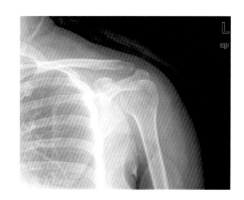

b. 2015-9-12 复查：轻度成角，加垫

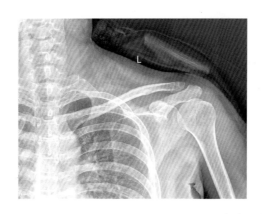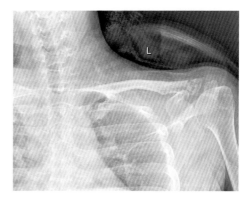

c. 2015-10-7 复查：骨折对位对线好

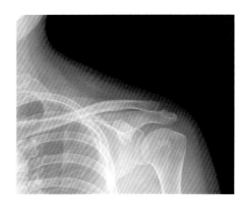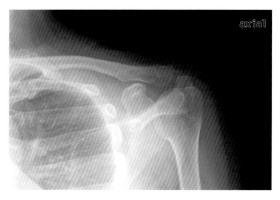

d. 2015-12-30 骨折愈合

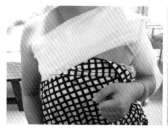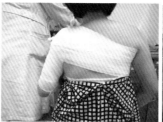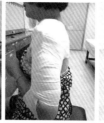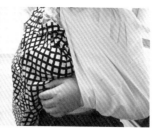

e. 肩肘"8"字绷带固定外观

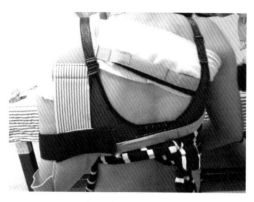

f. 肩肘关节弹性加压带

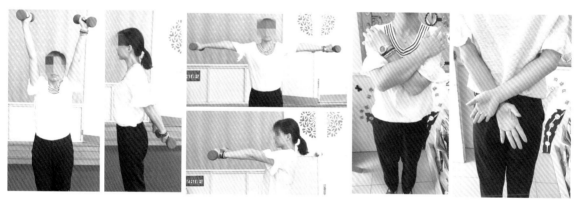

g. 2018-5-10随访：功能正常

图 5-1-2　锁骨外 1/3 骨折（横形）手法夹板案

【按】

1. 锁骨外 1/3（外端）骨折，由于小夹板单板对锁骨外端的固定力有限，骨折端受到上肢重力的垂直剪力和肩关节活动的直接影响，即使骨折无明显移位，也可能会产生骨折迟缓愈合甚至不愈合。因此，在夹板的基础上，于骨折近端放置压垫，行肩肘"8"字绷带固定，而非肩背"8字"固定（图 5-1-2e），并肩肘弹性固定带加压（图 5-1-2f），最后患肢三角巾悬吊（图 5-1-2e），克服上肢重力，使骨折端在相对稳定的状态下愈合。

2. 锁骨外端骨折愈合较慢，夹板固定维持至少 2 个月。

3. 早期不主张肩关节活动。中后期可行托肘耸肩，去除外固定后即行肩关节上举活动，先从被动活动到主动活动，循序渐进，避免肩关节外展时对骨折端形成剪切力。

（江湧）

锁骨外 1/3 骨折（锯齿形）手法夹板案

阎某，男，39 岁，湘潭市某中医院门诊病历号：00921***。X 线片号：24***。

主诉： 跌伤左肩部肿痛，活动障碍 2 小时。**检查：** 左肩部畸形，瘀斑，锁骨外侧压痛，可扪及骨擦感及异常活动。X 线片示：锁骨远端骨折。**诊断：** 左锁骨外 1/3 骨折。中医分型：锯齿形。Craig 分型：Ⅱ 型。**治疗：** 予"拔伸牵引、提按升降"等手法复位。外敷三黄肿痛散，肩关节塑形夹板"8"字绷带加"挑担式"夹板固定。8 周后解除夹板。**随访：** 9 个月。按《骨科疾病疗效评价标准》–Gill 临床上肢评分系统**评分：** 优。图文演示治疗经过如下（图 5-1-3）。

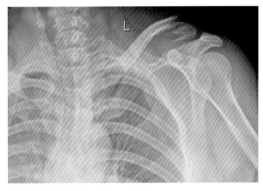
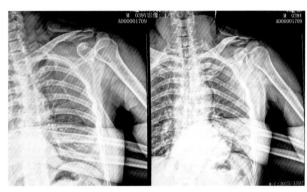

a. 2018-9-13 整复前：骨折呈锯齿形，完全移位　　　　b. 2018-9-13 整复后：骨折对位对线尚可

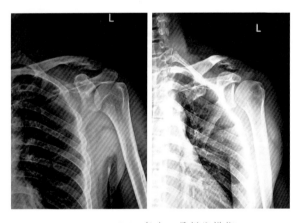
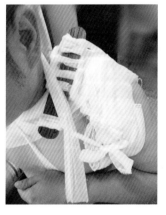

c. 2019-6-21 复查：骨折线模糊　　　　　　　d. "挑肩式"夹板外固定

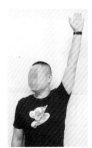
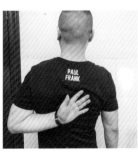
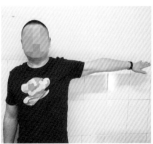
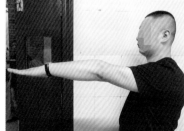

e. 2019-6-21 随访：功能正常

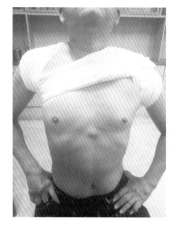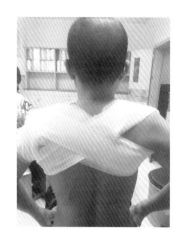

f. 锁骨夹板背"8"字固定示范

图 5-1-3　锁骨外 1/3 骨折（锯齿形）手法夹板案

【按】

1. 手法复位　患者坐位，双手叉腰，助手膝关节顶住患者胸背，使其两肩充分后伸；术者屈肘从患者腋下提肩，向上托举骨折远端，向外拔伸牵引，并按压骨折近端，"子母相寻"使两断端对合。

2. 夹板固定　锁骨骨折的难点是固定。本病例使用塑形夹板加压垫压住骨折近端，"8"字绷带包扎固定，并在上面加"挑担式"夹板，形成双重固定，保证了骨折复位后的稳定。

3. 功能锻炼　卧床 4 周后，可在床上行肩关节外展、前屈等活动。站立位时，上肢重力对骨折端形成剪切力，早期避免肩外展而造成骨折端分离，影响骨折愈合。

4. 骨折愈合　锁骨外 1/3 骨折愈合较慢，本案固定 3 个月只见少许骨痂。骨折后期可通过侧卧等纵向挤压，促进骨折愈合，但应避免提拉重物所产生的剪力，造成骨折迟缓愈合。9 个月 X 线片复查：骨折线模糊。

（汤智）

汤智：湘潭市中医院正骨中心主任，急诊骨伤专业组组长，佛山市中医院 2016 年度访问学者。

锁骨中 1/3 骨折（粉碎）手法夹板案

何某，男，38 岁，佛山市中医院门诊病历号：3002418***。X 线片号：3768***。

主诉： 跌倒致左锁部肿痛，活动受限 5 小时。**检查：** 左锁骨中段压痛，可扪及骨擦感。X 线片示：锁骨中段粉碎性骨折。**诊断：** 左锁骨中 1/3 粉碎性骨折。中医分型：粉碎。Craig 分型：Ⅰ 型。**治疗：** 予"锁骨背伸复位法"复位。4 周后解除外固定，指导功能锻炼。**随访：** 2 年 3 个月。按《骨科疾病疗效评价标准》-Gill 临床上肢评分系统**评分：** 优。图文演示治疗经过如下（图 5-1-4）。

第五章　佛山正骨典型医案

165

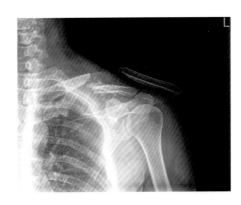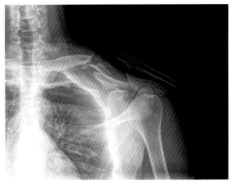

a. 2016-11-20 治疗前：骨折严重粉碎、移位

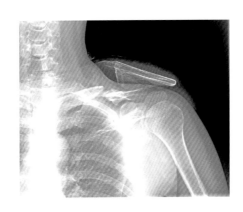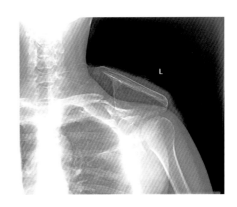

b. 2017-2-9 骨折对位对线尚可，少量骨痂

图 5-1-4　锁骨中 1/3 骨折（粉碎）手法夹板案

【随访】2018 年 2 月 23 日电话随访（13539523***）：外观轻畸形，无压痛，肩关节功能基本正常，经常游泳，举重物稍觉不适。患者做二胎前准备，不接受 X 线复查。2019 年 2 月 27 日电话随访：伤肢活动正常，骨折端表面稍隆突，无压痛，可提 20 多斤米，阴天无疼痛。嘱复查 X 线片，了解骨折愈合情况。

【按】"锁骨背伸复位法"：使胸部挺胸扩展背伸耸肩，把双肩向上向外牵引。

（黎土明）

<h2 align="center">锁骨中 1/3 骨折（横形）手法夹板案</h2>

高某，男，46 岁，佛山市中医院住院号：113***。X 线片号：196***/3992***。

主诉：车祸致伤右肩锁部肿痛、活动受限 3 小时。检查：右肩部锁骨畸形凸起，中段压痛，可扪及骨擦感。X 线片示：锁骨中 1/3 骨折。**诊断：**右锁骨中 1/3 骨折。中医分型：横形。Craig 分型：Ⅰ型。**治疗：**擒拿扶正使胸部挺胸扩展耸肩，拔伸牵引纠正重叠移位，提按推端纠正上下、前后移位，锁骨夹板及肩背"8"字绷带固定。随访：20 余年。按《骨科疾病疗效评价标准》–Gill 临床上肢评分系统**评分：**优。图文演示治疗经过如下（图 5-1-5）。

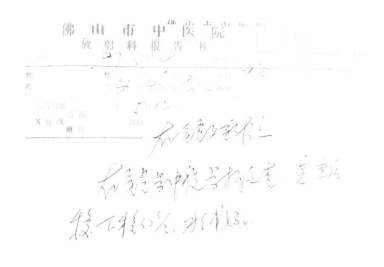

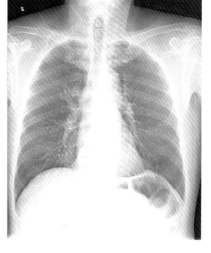

a. 1997-5-20 X 线片报告：骨折完全移位　　　　b. 2017-11-23 复查：骨性愈合

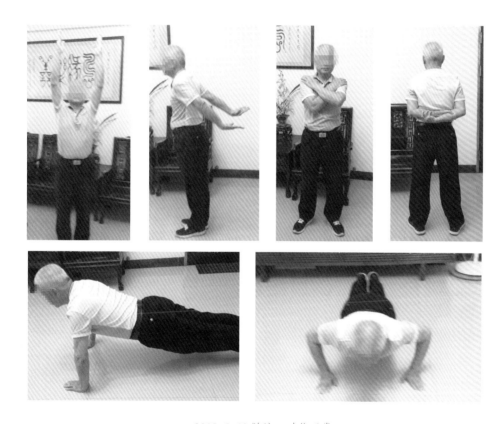

c. 2018-5-13 随访：功能正常

图 5-1-5　锁骨中 1/3 骨折（横形）手法夹板案

【按】提按升降手法复位：患者坐位，双手叉腰，助手膝关节顶住患者胸背，使患者两肩充分后伸；术者屈肘从患者腋下提肩，向上向外拔伸牵引，另一手拇指置骨折远端外下缘，余指扣骨折近端内上缘，把骨折远端向后上推，把骨折近端向前下按，使两断端对合。

（江湧）

锁骨中 1/3 骨折（斜形）皮牵夹板案

徐某，女，29 岁，佛山市中医院住院病历号：165***。X 线片号：406***。

主诉：车祸致左肩锁部、左胸部肿痛 3 小时。检查：左锁骨中段、左胸部压痛，可及骨擦感。X 线片示：①锁骨中段骨折，远折端向后下移位。②第 4 肋骨骨折。**诊断**：①左锁骨中段骨折。中医分型：斜形。Craig 分型：Ⅰ型。②左第 4 肋骨骨折。**治疗**：外敷伤科黄水纱，锁骨夹板单夹固定，左上肢皮牵 4 周。**随访**：16 年余。按《骨科疾病疗效评价标准》–Gill 临床上肢评分系统**评分**：优。图文演示治疗经过如下（图 5–1–6）。

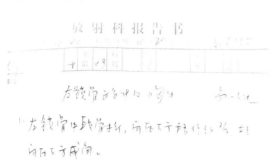
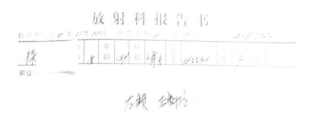

a. 2000–10–29 X 线片报告：骨折移位 2/3　　　　b. 2000–11–10 复查：骨折对位好

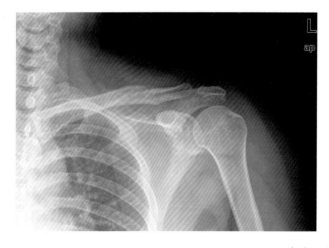
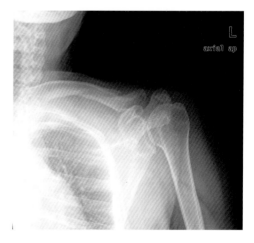

c. 2017–2–22 复查：骨性愈合

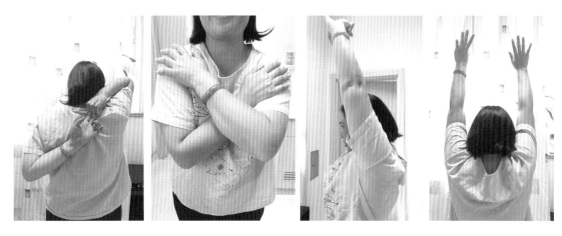

d. 2017–2–22 随访：功能正常

图 5-1-6 锁骨中 1/3 骨折（斜形）皮牵夹板案

【按】上肢皮牵复位：长斜形骨折不稳定，宜用牵引。患者卧床，上肢外展 90°左右，皮牵负重 3kg 左右，维持 4 周。牵引过程中应密切观察伤肢指动、血运、感觉及皮肤过敏等情况。牵引后患者即可活动指、掌、腕、肘关节。

（江湧）

儿童锁骨中 1/3 骨折（横形）手法夹板案

郭某，男，4 岁，佛山市中医院门诊病历号：3002381***。X 线片号：3667***。

主诉（代诉）：跌倒致左肩锁部肿痛 4 小时。检查：左肩锁骨畸形，可扪及骨擦感。X 线片示：锁骨中外 1/3 骨折。**诊断**：左锁骨中 1/3 骨折。中医分型：横形。Craig 分型：Ⅰ 型。**治疗**：患儿端坐，予擒拿扶正维持双肩后伸挺胸，拔伸牵引，纠正重叠移位，术者提按升降纠正骨折上下移位。外敷伤科黄水纱，锁骨夹板及肩背 "8" 字绷带固定，三角巾悬吊患肢。4 周后解除外固定，指导功能锻炼。治疗后骨折对位欠佳，对线尚可。**随访**：2 个月。按《骨科疾病疗效评价标准》–Gill 临床上肢评分系统**评分**：优。图文演示治疗经过如下（图 5-1-7）。

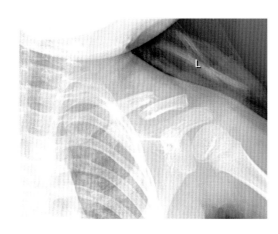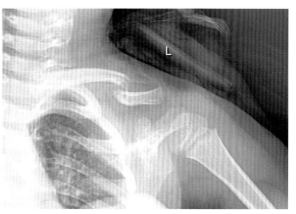

a. 2017–6–17 治疗前：远折端向下移位，重叠约 2cm

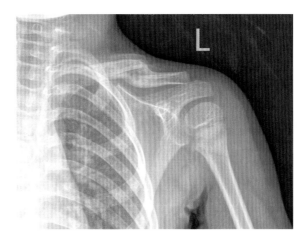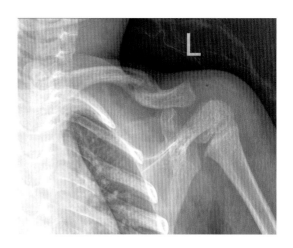

b. 2017-8-23 治疗后：骨痂中等量，骨折塑形

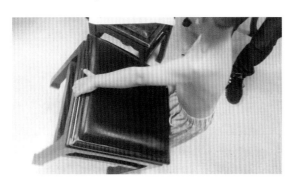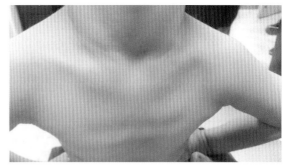

c. 2017-8-23 功能和外观

图 5-1-7　儿童锁骨中 1/3 骨折（横形）手法夹板案

【按】

1. 儿童锁骨完全骨折，因骨骼较小，手法整复较难，且小儿自控能力较弱，难以维持固定。

2. 儿童锁骨为非承重骨，骨痂塑形能力强，一般不会出现功能和外观的问题。

3. 儿童锁骨骨折多为青枝成角、横断重叠、短斜形背靠背等类型，分别用顶压折断、拔伸牵引、旋翻回绕等进行手法复位。其中，旋翻回绕手法整复锁骨骨折斜形面背靠背移位，是难度较高的手法之一。20 世纪 90 年代，由于有上肢皮肤牵引作为基础，我们对儿童锁骨骨折背靠背移位均采用旋翻回绕手法进行整复，使骨折对位对线得到明显的改善。但由于手法整复难度较大，卧床时间需要 2 ～ 3 周，小儿护理较难，而骨折对位要求不高，目前大多数病例仅采用单一的夹板外固定，同样可以获得骨痂塑形愈合，功能外观正常。手法复位对于此类小儿骨折治疗意义不大，而且增加小儿不必要的痛苦，但对于骨折移位较大、家长要求复位的合适病例，可试行手法复位，骨折移位可以有不同程度的改善。

4. 旋翻回绕手法对锁骨骨折背靠背移位闭合手法的案例，体现了中医正骨的确切功效（图 5-1-8）。

（林晓光）

（附）儿童锁骨中 1/3 骨折（背靠背）旋翻回绕案

罗某，男，4 岁，X 线片号：xxx190，诊断：锁骨中 1/3 骨折（背靠背）。

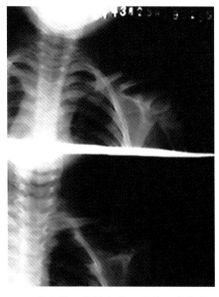 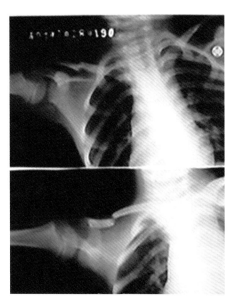

a. 手法前：骨折分离，重叠，背靠背　　　　b. 手法后：骨折对位 1/2

图 5-1-8　儿童锁骨中 1/3 骨折（背靠背）旋翻回绕案

锁骨骨折（斜形）闭合复位微创钢板内固定案

廖某，女，30 岁，佛山市中医院住院病历号：504***。X 线片号：2882***。

主诉：跌倒致伤左肩部疼痛，肿胀，活动受限 9 小时。检查：左肩部压痛，畸形，可扪及骨擦感。X 线片示：锁骨中外骨折。**诊断：**左锁骨中 1/3 骨折。中医分型：斜形。Craig 分型：Ⅰ型。**治疗：**手法复位有限切开钢板内固定术。18 个月后去除内固定。**随访：**2 年余。按《骨科疾病疗效评价标准》–Gill 临床上肢评分系统**评分：**优。图文演示治疗经过如下（图 5-1-9）。

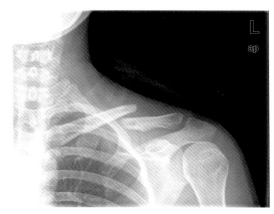

a. 2014-5-7 术前

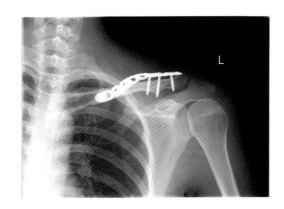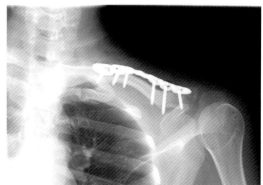

b. 2014-5-14 术后

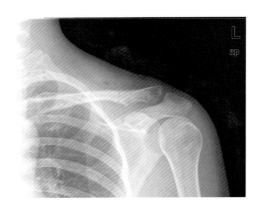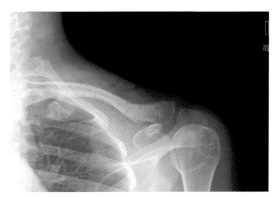

c. 2015-12-9 内固定物取出术后

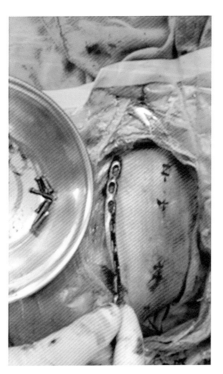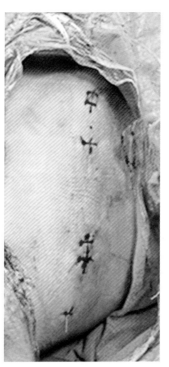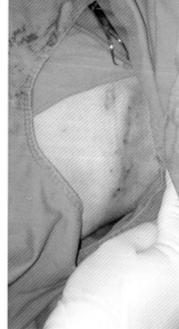

d. 2014-5-14 术中切口和外观

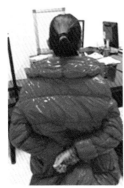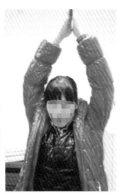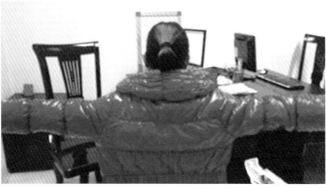

e. 2015-12-10 随访：功能正常

图 5-1-9　锁骨骨折（斜形）闭合复位微创钢板内固定案

【按】

1. 手术记录　臂丛麻醉，仰卧或沙滩椅体位。通过术前 X 线片测量及体表触摸辨认，选择长度适当的加压锁定接骨板（一般 7 ～ 9 孔）。于锁骨近端前上方切口 2cm，剥离子拓展骨膜外隧道，置入钢板至远端，远端 2cm 切口探寻钢板，并以套筒做把手固定钢板位置于锁骨上方。确认钢板长度合适后，近端置锁定螺钉一枚，予触摸辨认、擒拿扶正手法，借远端套筒将钢板向内推移，配合肩部后伸完成拔伸牵引，恢复锁骨长度。骨折侧方移位予提按升降、内外推端手法纠正（必要时可巾钳经皮协助复位）；短斜型"背靠背"移位，予旋翻回绕手法纠正。通过远端套筒放置钢板于骨干前后位居中后，取外侧靠近折端联合孔置入皮质螺钉行折端加压。再经皮依次置入远端、近端锁定螺钉各两枚。被动活动肩关节及骨折端，触诊确认骨折端无松动，透视确认骨折端对位对线满意后，关闭术口。术后上肢肩肘带固定 3 周。

2. 治疗评价　手法闭合复位钢板内固定术治疗锁骨骨折，是以闭合复位、微创切口、钢板内固定，集中西医治疗之长的治疗方法，切口小，外观瘢痕小；骨折端无剥离创伤，为骨折愈合创造了较好的条件，避免了骨折端直观切开复位内固定造成的大切口瘢痕，降低了骨折端剥离损伤造成骨折不愈合的风险。术中出血少，术后恢复快。

（林晓光）

锁骨骨折（横形）闭合复位弹性髓内钉内固定案

徐某，女，25 岁，佛山市中医院门诊病历号：3002206***。X 线片号：3667***。

主诉：跌伤致右肩肿痛，活动受限 13 天。检查：右肩部压痛，可扪及异常活动及骨擦感，指动、血运、感觉正常。X 线片示：锁骨中段骨折。**诊断：**右锁骨中段骨折。中医分型：横形。Craig 分型：Ⅰ型。**治疗：**右锁骨内侧端下缘向外约 2cm 开孔，推入 2.0mm 弹性髓内钉，予"拔伸牵引、旋翻回绕、内外推端"等手法复位，再将弹性髓内钉置入远端髓腔内。术口外敷酒精敷料，伤肢予三角巾悬吊固定，指导功能锻炼。**随访：**1 年余。按《骨科疾病疗效评价标准》–Gill 临床上肢评分系统**评分：**优。图文演示治疗经过如下（图 5-1-10）。

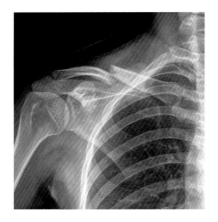
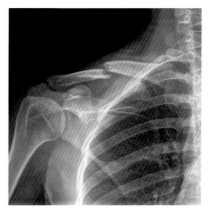

a. 2016-6-5 治疗前

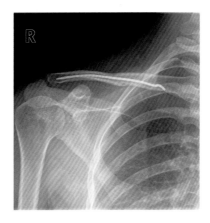
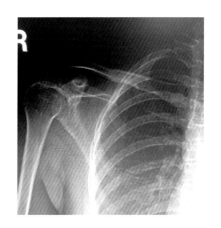

b. 2017-7-27 复查　　　　　　　　c. 2018-5-10 取出内固定后

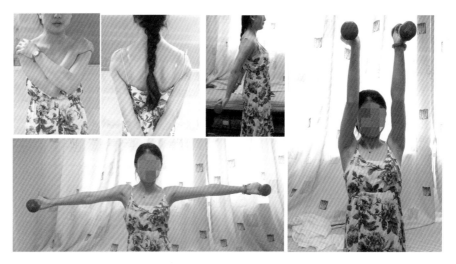

d. 2017-8-8 随访：功能正常

图 5-1-10　锁骨骨折（横形）闭合复位弹性髓内钉内固定案

【按】

1. 治疗优点　本例患者为年轻女性，尤其注重外观，又不能长时间住院卧床，故采用闭合手法复位，弹性髓内钉内固定。其优点为：①以闭合手法复位，创伤小，骨折对位对线好，骨折愈合较快。②进针点状切口，瘢痕细小。③骨折内固定后，避免了卧床，肩关节活动恢复较快。④功能弹性钉在髓腔内多点弯曲，接触点多，且钉头多有钩，退钉概率小，保证了治疗过程的顺利。⑤X线拍片，无钢板等内固定遮挡，可以更好地明确骨折愈合情况。

2. 方法变迁　①20世纪八九十年代，由于摩托车盛行，佛山中医院收治了非常多的锁骨骨折病例。据不完全统计，95%以上的锁骨骨折是采用闭合治疗，并取得很好的疗效。但这种以卧床为基础的方法，尤其是上肢皮肤牵引，使患者出现不同程度的不适感。随着患者对骨折对位的要求越来越高，现代社会生活节奏加快，尤其是西医学的理念和手术内固定的逐渐兴起，保守治疗渐渐被手术替代，成为主流的治疗方法。②21世纪初，手术采用小切口切开复位，克氏针内固定，但常常出现针尾松动，逸出皮肤，甚至骨折尚未稳定便松脱。③目前治疗成人锁骨骨折大多数是采用大切口切开复位，钢板内固定。术后机体和伤肢活动恢复快，但手术的创伤导致外观的显著瘢痕，个别骨折迟缓愈合甚至不愈合，个别钢板内固定影响X线片对骨折端愈合的观察，取内固定钢板造成骨折端重新断裂等一系列问题，应引起重视。④本案的闭合复位内固定，集闭合手法和内固定之优点，但不易操作，往往需借助X线透视才能完成，因此，不容易推广。⑤锁骨骨折本来是一种简单的预后较好的损伤，但由于其治疗方法差异性很大，各有利弊，使医师难以抉择。医师更多的是要根据患者的需求做出较好的选择。

（林晓光　江湧）

附1:《骨科疾病疗效评价标准》——Gill 临床上肢评分系统

[总分评价：优：≥ 80 分；良：66 ～ 79 分；可：45 ～ 65 分；差：≤ 45 分]

①肘关节疼痛：A：无 [20]；B：轻微 [15]；C：中度 [5]；D：严重 [0]。

②肩关节疼痛：A：无 [20]；B：轻微 [15]；C：中度 [5]；D：严重 [0]。

③运动：A：≥ 285° [20]；B：161°～ 284° [15]；C：≤ 160° [5]。

④功能（多选题）：A：能自己梳头 [10]；B：能自己吃饭 [10]；C：能自己清洗会阴部 [10]；D：能自己穿脱衣物 [10]。

附2：临床总结

不稳定型锁骨骨折外展式胶布牵引治疗法的临床应用与力学原理探讨（摘要）

傅强，陈渭良　佛山市中医院

1. 临床资料　佛山市中医院住院部自1981年1月至1997年6月治疗的患者306例，皆为受伤后1周内就诊，经手法复位骨折端不稳定者。其中男210例，女96例；年龄最小为3岁，最大为75岁，平均32岁。住院时间最短18天，最长45天，平均27天。

2. 疗效标准　优：骨折端解剖对位；良：骨折端对位1/2，对线好；中：骨折端对位1/3，对线好；差：骨折端未对位，成角畸形。

3. 结果 优良率达 86.0%；其中，优 89 例（占 29.1%）；良 174 例（占 56.9%）；中 43 例（占 14.0%）；差 0 例。

［资料来源：广州中医药大学学报，2000，17（3）：247–249］

闭合手法配合弹性髓内钉治疗锁骨中段骨折临床研究（摘要）

林晓光，潘国铨，等　佛山市中医院

1. 临床资料 2011 年 9 月～ 2012 年 4 月，笔者采取闭合手法复位弹性髓内钉内固定治疗锁骨中段骨折患者 34 例，并与 20 例锁骨中段骨折切开复位钢板内固定治疗患者进行对照研究。

2. 结果 2 型患者骨折均获临床及影像学愈合；术后当天两型 VAS 评分比较，差异无显著性意义（$P > 0.05$）。A 型手术时间、术中出血量、切口长度均明显少于对照型，差异有显著性或非常显著性意义（$P < 0.05$，$P < 0.01$）。术后 1 个月随访 Constant 评分 A 型低于 B 型，差异有显著性意义（$P < 0.05$）。治疗后两型骨折骨性愈合时间及术后 3 个月随访 Constant 评分均疗效相当，两型比较，差异无显著性意义（$P > 0.05$）。

3. 结论 本研究结果表明：相对于钢板固定而言，闭合手法复位弹性髓内钉内固定治疗锁骨骨折，具有创伤小、外观影响小、不影响肩关节功能等优点，适合在青少年患者尤其是女青年中推广应用。

［资料来源：新中医，2014（1）：99–100］

第二节　肱骨外科颈骨折

（Surgical Neck Humerus Fractures）

肱骨外科颈骨折是指位于解剖颈下方 2 ～ 3cm，肱骨大小结节下缘与肱骨干交界处发生的骨折，占全身骨折的 4% ～ 5%，多发于青少年和老年人。

（一）受伤机制

肱骨外科颈骨折多为间接暴力所致。跌倒时手掌或肘部着地，暴力经肱骨干向上传导，作用于肱骨外科颈而导致骨折。亦可因直接暴力所致。

（二）诊断分型

1. 中医分型 （参照《中医骨伤科病证诊断疗效标准》《何氏骨科学》）

（1）无移位型：多为裂缝骨折，或轻度嵌插骨折。

（2）外展型：断端外侧嵌插内侧分离，向内、前侧突起成角，或远端完全向内侧移位。

（3）内收型：断端内侧嵌插外侧分离，向外、前侧突起成角，或远端完全向外侧移位。

（4）后伸型：断端前侧突起成角，或伴向外、向内移位成角。该型发生率较高，容易漏诊。

（5）骨折合并脱位型：肱骨外科颈骨折合并肩关节前、下方脱位。该型发生率较低，复位较难。

2. 西医分型（Neer 分型）

一部分骨折：为无移位或轻度移位骨折（Ⅰ型）。

二部分骨折：某一主骨块和其他三部分存在明显的移位或者成角骨折（Ⅱ型）。

三部分骨折：两个骨折块彼此间以及另外两部分存在明显的移位（Ⅲ型）。

四部分骨折：肱骨上端四个主要的骨折块间均存在明显的移位（Ⅳ型）。

（三）治疗原则

骨折应早期解剖复位。闭合治疗骨折对位应在1/3以上，保留肱骨头血运，合理可靠固定，早期功能锻炼，减少关节僵硬和肱骨头坏死的发生。治疗方法的选择需考虑骨折类型、骨质量条件、患者的年龄、功能需求和医疗条件等等因素。

目前主流观点认为：对于Ⅰ、Ⅱ型骨折、肱骨外科颈骨折可采取保守治疗；肱骨大结节骨折移位超过 5mm，Ⅲ、Ⅳ型部分骨折，手法复位后仍未达到复位要求的，则考虑行手术治疗。

（四）闭合治疗和手术治疗比较

姜保国等采用非手术及手术治疗肱骨近端骨折，从满意率看，非手术与手术两种方法均得到了90%以上的满意率。

佛山市中医院采用手法整复闭合治疗145例，结果：解剖和接近解剖对位者114例，占78.6%；满意者31例，占21.4%。无一例对位差者。平均临床愈合时间3～4周。本组有31例复查，复查时间最长3年零1个月，最短6个月，平均为1年零9个月。按国内顾云伍肩关节功能标准评定，优者28例，占90.3%。

（五）闭合治疗的优势及短板

大多数肱骨外科颈骨折经闭合治疗，一般都能达到理想的疗效。避免开放手术造成的创伤，降低了继发肩关节僵硬及出现肱骨头缺血坏死的概率。但对于Ⅲ、Ⅳ型部分骨折及肱骨大结节骨折明显移位者，闭合治疗较难达到满意的复位。

（六）手法特点

主要运用正骨十四法中的"拔伸牵引、内外推端、提按升降、屈伸展收"，分别纠正骨折的短缩、侧方和成角移位。

肱骨外科颈骨折合并肩关节脱位手法夹板皮牵案

徐某，女，48岁，佛山市中医院住院病历号：225***。X线片号：693***。

主诉：跌伤致左肩部肿痛、活动障碍1天。**检查：**左上臂近端压痛，畸形，可扪及骨擦感。

X 线片示：肱骨外科颈粉碎性骨折并肩关节脱位。**诊断：**左肱骨外科颈粉碎性骨折合并肩关节脱位。中医分型：骨折合并脱位型。Neer 分型：Ⅳ型。**治疗：**闭合复位，四夹超肩固定，上肢皮肤外展平衡牵引。4 周后解除皮牵外固定，功能锻炼。**随访：**13 年。按《骨科疾病疗效评价标准》–Gill 临床上肢功能评分系统、《中西医结合治疗骨折临床经验集》– 骨折疗效标准**评级：**优。图文演示治疗经过如下（图 5-2-1）。

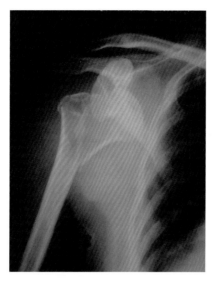
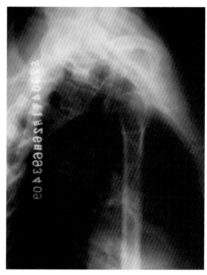

a. 2004-1-26 整复前：肱骨头脱出关节盂

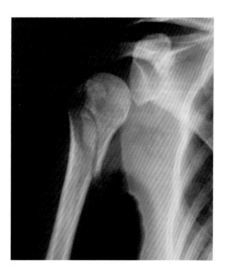
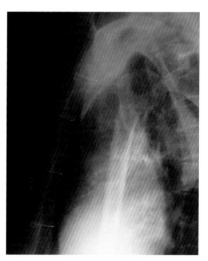

b. 2004-2-22 复查：骨折对位好，关节正常

图 5-2-1　肱骨外科颈骨折合并肩关节脱位手法夹板皮牵案

【随访】2017 年 8 月 14 日电话随访（0757-82278***）：与健侧对比，伤肢外形正常，功能活动基本正常，可进行日常劳动和生活。既往有先天性心脏病史。

【按】手法复位：手术室麻醉下，行肩关节外展 90° 进行拔伸牵引，术者推顶肱骨头使之回纳，然后外展肩关节行内外推端等手法对骨折进行复位。或肩关节外展，术者用双拇指顶住肩峰，余指自腋下把已对位的肱骨头、颈一起往外上方用力托起，使肱骨头纳入肩关节盂而复位。

（潘国铨）

高龄肱骨外科颈骨折合并肩关节脱位闭合复位内固定案

伦某，女，95岁，佛山市中医院住院病历号：321***。X线片号：2076***。

主诉：跌倒致左肩部肿痛，活动障碍4小时。**检查：**左上臂近端压痛，畸形，可扪及骨擦感。X线片示：肱骨外科颈骨折并肩关节脱位。**诊断：**左肱骨外科颈骨折合并肩关节脱位。中医分型：骨折合并脱位。Neer分型：Ⅳ型。**治疗：**予手法复位，透视下骨折对位对线满意，脱位纠正，闭合克氏针固定骨折端及关节盂。**随访：**拟4周后拆除关节盂内固定针。患者出院后未按时复查，1个月后无明显不适逝世，未能随访。图文演示治疗经过如下（图5-2-2）。

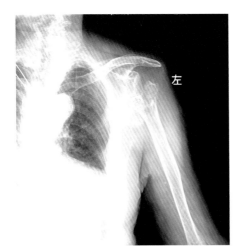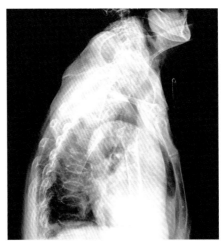

a. 2008-7-21 术前：肱骨外科颈骨折合并肩关节脱位

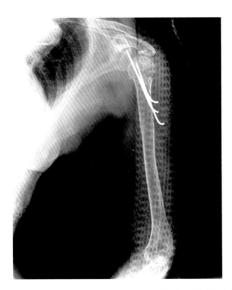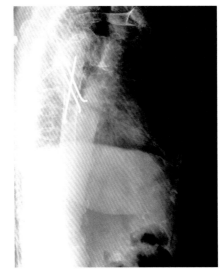

b. 2008-7-25 术后：骨折对位对线满意，肩关节脱位纠正

图5-2-2 高龄肱骨外科颈骨折合并肩关节脱位闭合复位内固定案

【按】手法复位：手术室麻醉下，肩关节外展90°～100°拔伸牵引，先纠正肱骨外科颈内外移位后，纵向接合碰撞，使骨折端嵌插，借助骨折远端的杠杆力，术者用双拇指顶住肩峰，余

指自腋下把已对位的肱骨头和肱骨颈一起往外上方用力托起，使肱骨头纳入肩关节盂而复位。或先整复肩关节脱位，再整复肱骨外科颈骨折：伤肢极度外展，拔伸牵引上臂过头，使肩前下方的肩关节囊张开，术者用双拇指推顶肱骨头使之回纳，然后施内外推端等手法对骨折进行复位。

（吴峰）

肱骨外科颈骨折（外展型）手法夹板案

区某，男，85岁，佛山市中医院门诊病历号：2010044***。X线片号：3449***。

主诉：跌伤致右肩疼痛、活动障碍6小时。检查：右上臂近端压痛，纵向扣击痛，畸形，可扪及骨擦感和异常活动。X线片示：肱骨外科颈及大结节粉碎性骨折。**诊断：**右肱骨外科颈粉碎性骨折。中医分型：外展型。Neer分型：三部分骨折。**治疗：**予内外推端、提按升降、屈伸展收等手法复位，外敷伤科黄水纱；四夹超肩固定。4周解除夹板，指导练功。**随访：**2年。按《骨科疾病疗效评价标准》-Gill临床上肢功能评分系统、《中西医结合治疗骨折临床经验集》-骨折疗效标准**评分：**优。图文演示治疗经过如下（图5-2-3）。

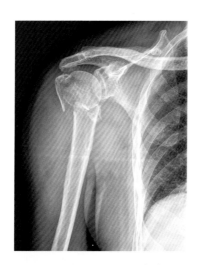
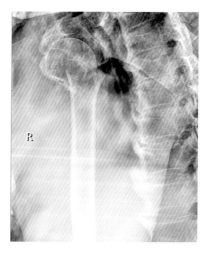

a. 2015-5-19整复前：骨折向内、后移位，向内成角

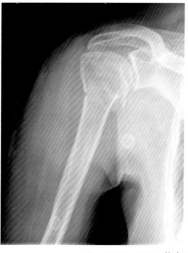
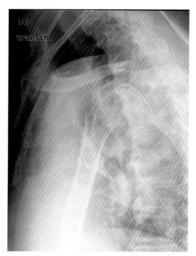

b. 2015-5-19整复后：骨折对位对线尚好

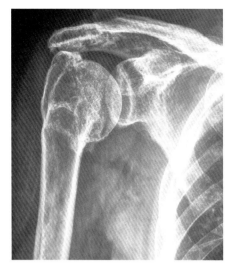
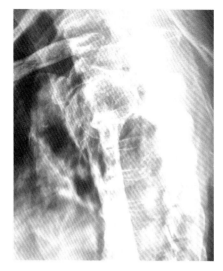

c. 2020-12-15复查：骨折对位对线尚好，骨折愈合，肱骨头密度均匀

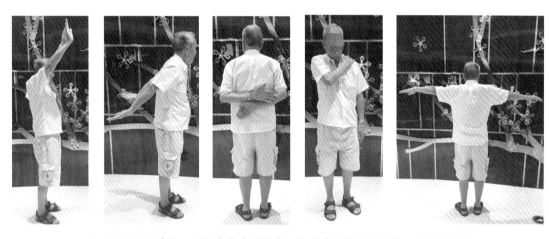

d. 2017-7-2随访：双侧肢体外形对称，肩关节活动基本正常，活动无疼痛

图 5-2-3　肱骨外科颈骨折（外展型）手法夹板案

【按】

1. 疗效评价　本例患者为肱骨外科颈并大结节骨折，骨折移位大于1cm，西医Neer分型为三部分骨折，属于严重损伤，有手术指征。但患者年事已高，有内科基础病，故采用手法闭合治疗，疗效满意。嘱拍片复查。

2. 手法复位　患者取仰卧位，助手擒拿扶正，术者触摸辨认，了解骨折移位情况。助手顺势拔伸牵引，纠正短缩移位，术者内外推端，同时助手拔伸内收，纠正内外移位。最后术者提按升降，同时助手牵引后伸肩关节，纠正前后移位。助手擒拿扶正保持肩内收，术者再行触摸辨认，检查整复后骨折对位情况。

3. 体位练功　本病例为外展粉碎型骨折，早期可采取耸肩、内收肩关节活动，避免外展活动。功能活动以"早动、会动、渐动、多动"为原则，指导训练与鼓励练功并重，主动活动与被动松动结合；强调个人生活自理，老人不要"照顾周到"。

4. 中药辨证　早期活血而不攻伐，予桃红四物汤加丹参、延胡索、荆芥、防风、三七。

（江涌）

肱骨外科颈骨折（外展型）手法夹板皮牵案

杜某，男，27岁，佛山顺德某骨伤科医院住院病历号42***。X线片号：1205**。

主诉：车祸致右肩肿痛、活动障碍4天。检查：右上臂近端压痛，畸形。X线片示：肱骨外科颈骨折。诊断：右肱骨外科颈骨折。中医分型：外展型。Neer分型：二部分骨折。**治疗**：手法复位，夹板固定，上肢皮牵。**随访**：16年余。按《骨科疾病疗效评价标准》–Gill临床上肢功能评分系统、《中西医结合治疗骨折临床经验集》–骨折疗效标准**评分**：优。图文演示治疗经过如下（图5-2-4）。

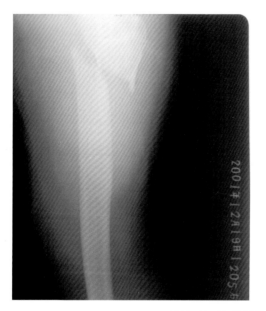
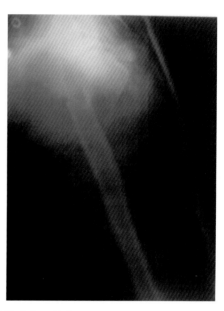

a. 2001–12–19整复前，骨折成角、侧移

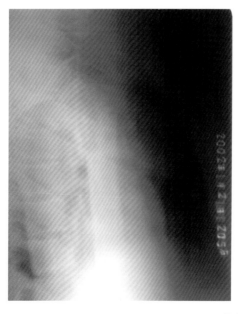
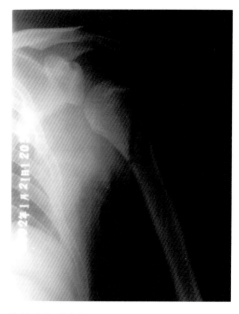

b. 2002–1–21整复后，骨折对位对线好

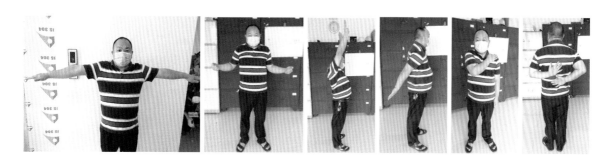

c. 2020-6-15 微信随访：活动基本正常，肩后伸内旋轻度受限，活动无疼痛

图 5-2-4　肱骨外科颈骨折（外展型）手法夹板皮牵案

【随访】2017 年 12 月 8 日电话随访（13702636***）：和健侧对比，伤肢活动正常，能胜任体力工作，劳累后偶觉轻微胀满不适。2020 年 6 月 15 日微信随访：肩关节活动基本正常，肩后伸内旋轻度受限。活动无疼痛。

（江湧）

儿童肱骨外科颈骨折（外展型）手法夹板案

曾某，女，10 岁，佛山市中医院门诊病历号：3001885***。X 线片号：3498***。

主诉：跌伤致右肩部疼痛、活动障碍 1 天。检查：右上臂近端压痛，畸形，可扪及骨擦感。X 线片示：肱骨外科颈骨折。**诊断：**右肱骨外科颈骨折。中医分型：外展型；Neer 分型：二部分骨折。**治疗：**闭合治疗。随访：4 年 9 个月。按《骨科疾病疗效评价标准》–Gill 临床上肢功能评分系统、《中西医结合治疗骨折临床经验集》–骨折疗效标准**评级：**优。图文演示治疗经过如下（图 5-2-5）。

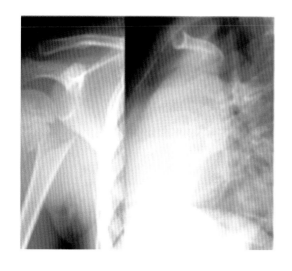

a. 2015-8-6 整复前：内移成角

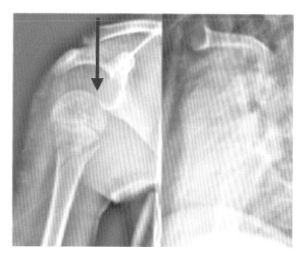

b. 2015-8-7 整复后：肱骨头轻度下移

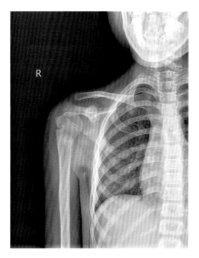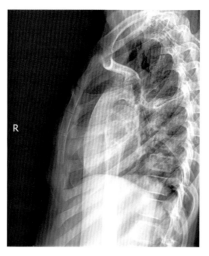

c. 2015-9-21 复查：骨折对位对线好，骨痂生长，肩关节正常

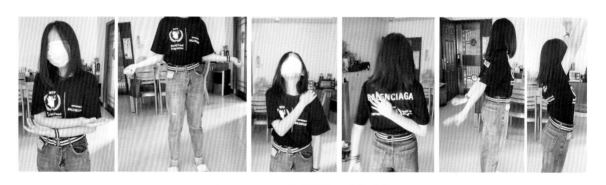

d. 2020-6-25 微信随访：功能正常

图 5-2-5　儿童肱骨外科颈骨折（外展型）手法夹板案

【随访】2017 年 9 月 7 日电话随访（13923197***）：功能活动完全正常，与健侧对比外形无异常，偶有一过性不适，可进行正常体育活动。2018 年 8 月 4 日电话随访：已无不适，活动完全正常，可做俯卧撑。

【按】关于肱骨头下移：肱骨外科颈骨折出现肱骨头下移，常见于老年人或骨折后期，由于关节囊和肌肉松弛，伤肢重力所导致，又称为肩关节半脱位、创伤性肱骨头下移症、不整齐肩。在 X 线片上，肱骨头顶部一般不超过关节盂的中线（1/2），肩关节随着托肘而饱满。予伤肢三角巾悬吊，中后期加强肩关节耸肩则可恢复，无须特别处理。为了避免与肩关节脱位相提并论，我们临床上不用肩关节半脱位的诊断。本案儿童骨折早期出现肱骨头下移，为骨折及软组织损伤，关节内瘀血肿胀所致。复位夹板固定后予三角巾悬吊，可自行纠正。

（陈衍尧）

幼儿肱骨外科颈骨折（内收型）手法夹板案

劳某，男，2 岁，佛山市中医院住院病历号：122***。X 线片号：233***。

主诉：跌伤致左肩部肿痛，活动障碍 1 天。检查：左上臂近端压痛，可触及骨擦感，指动、血运、感觉无异常。X线片示：肱骨外科颈骨折。**诊断**：左肱骨外科颈骨折。中医分型：内收型。Neer 分型：二部分骨折。**治疗**：闭合治疗。**随访**：19 年。按《骨科疾病疗效评价标准》–Gill 临床上肢功能评分系统、《中西医结合治疗骨折临床经验集》– 骨折疗效标准**评级**：优。图文演示治疗经过如下（图 5-2-6）。

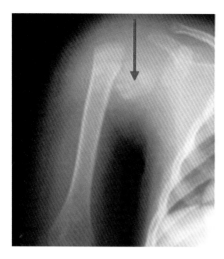

a. 1998-1-27 整复前：重叠移位约 4cm

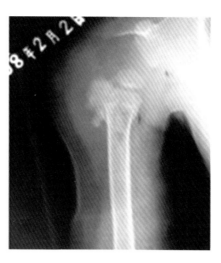

b. 1998-2-2 整复后：对位对线好

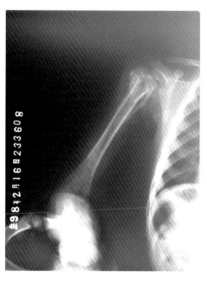

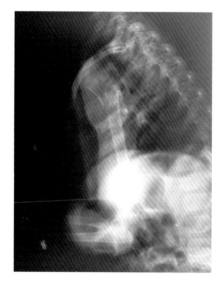

c. 1998-2-16 复查：骨折愈合

图 5-2-6　幼儿肱骨外科颈骨折（内收型）手法夹板案

【随访】2017 年 12 月 7 日电话随访（0757-86551***）：与健侧肢体对比，患肢外形正常，功能活动正常，可进行正常生活和工作。

（江湧）

儿童肱骨外科颈骨折（内收型）手法夹板案

陈某，男，14岁，佛山市中医院门诊病历号：2006369***。X线片号：3892***。

主诉： 跌倒致右肩肿痛，活动受限4小时。检查：右上臂近端压痛，畸形，可扪及骨擦感。外院X线片示：肱骨外科颈骨折。**诊断：** 右肱骨外科颈骨折。中医分型：内收型。Neer分型：二部分骨折/Salter-Harris损伤分型：Ⅱ型。**治疗：** 予内外推端、提按升降、屈伸展收等手法复位；外敷伤科黄水纱，四夹超肩固定；4周后解除夹板固定，指导功能活动。**随访：** 2年余。按《骨科疾病疗效评价标准》–Gill临床上肢功能评分系统、《中西医结合治疗骨折临床经验集》–骨折疗效标准**评级：** 优。图文演示治疗经过如下（图5-2-7）。

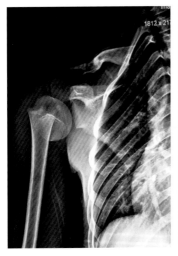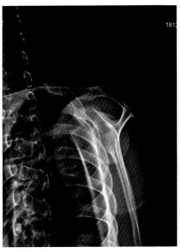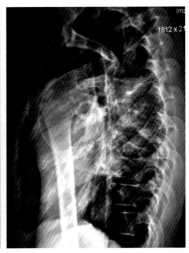

a. 2015-11-12外院X线片：骨折远端向外、上、前移，向前、外成角

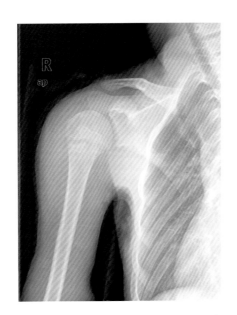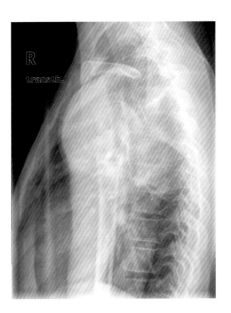

b. 2015-11-12复位后：骨折对位对线好

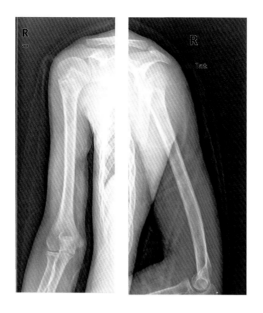

c. 2016-1-27 复查：骨折对位对线好，骨折线模糊

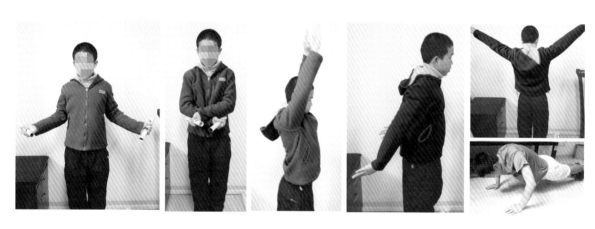

d. 2016-2-4 检查：功能正常　　2018-7-27 随访：俯卧撑

图 5-2-7　儿童肱骨外科颈骨折（内收型）手法夹板案

【随访】2018 年 7 月 15 日电话随访（18929023***）：伤肢功能完全恢复，外观无异常，可参加各种体育运动，可做俯卧撑。

【按】

1. 手法复位　患者取仰卧位，助手擒拿扶正，术者施行触摸辨认，了解骨折移位及软组织情况。助手顺势拔伸牵引，纠正短缩移位，术者施行内外推端，同时助手拔伸外展，纠正外侧移位和外角。然后术者施行提按升降，同时助手拔伸前屈肩关节，纠正前侧移位和前角。在助手擒拿扶正保持肩外展屈曲下，再行触摸辨认，检查整复后对位情况。

2. 关于体位　肱骨外科颈内收型不稳定骨折，可用外展支具固定或卧床外展皮牵。本案卧床时采用外展体位，避免骨折重新移位。

（符名赟）

儿童肱骨外科颈骨折（内收型）手法夹板皮牵案

黄某，女，10岁，佛山市中医院门诊病历号：3002933***。X线片号：4039***。

主诉：跌伤致左肩部疼痛、活动受限4小时。检查：左上臂部近端压痛，纵轴叩击痛。X线片示：肱骨外科颈粉碎性骨折。**诊断：**左肱骨外科颈粉碎性骨折。中医分型：内收型。Neer分型：三部分骨折/Salter–Harris损伤分型：Ⅱ型。**治疗：**予内外推端、提按升降、屈伸展收等手法复位，外敷伤科黄水纱；四夹超肩固定，上肢皮肤外展平衡牵引。4周后解除皮牵，功能锻炼。**随访：**1年10个月。按《骨科疾病疗效评价标准》–Gill临床上肢功能评分系统、《中西医结合治疗骨折临床经验集》– 骨折疗效标准**评级：**优。图文演示治疗经过如下（图5-2-8）。

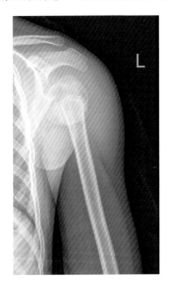 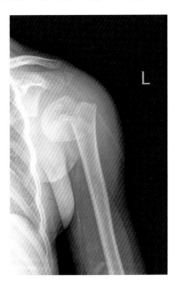

a. 2018–2–18整复前：骨折向前、外成角，干端上移

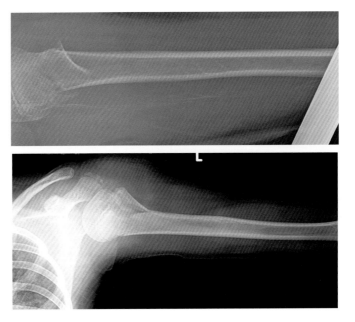

b. 2018–2–19手法复位、上肢外展皮牵

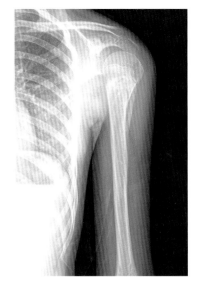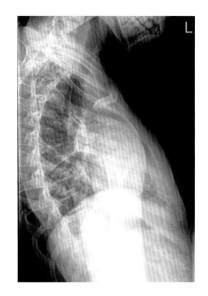

c. 2018-3-26复查：骨折对位对线尚好，骨痂生长明显

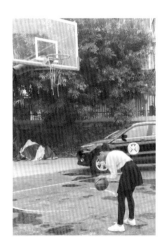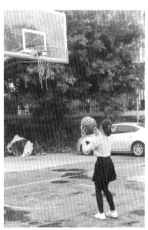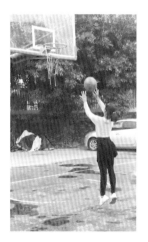

d. 2018-11-13 视频截图：功能正常，打篮球

图 5-2-8　儿童肱骨外科颈骨折（内收型）手法夹板皮牵案

【随访】2019-12-4电话随访（13544968***）：伤肢功能完全恢复，活动无疼痛，外观无异常，可参加各种体育运动，可拉单杠，经常打篮球。

【按】

1. 手法复位　本案骨折为肱骨外科颈粉碎性骨折、Salter-Harris Ⅱ型骨骺损伤，为不稳定性骨折。手法时肩关节外展 90°，助手擒拿扶正并四指紧扣腋窝，防止肱骨头脱位，然后予内外推端外展过肩、提按升降屈肩达 90°，并保持体位行夹板固定。

2. 夹板皮牵　此类骨骺损伤关键是手法彻底纠正骨折前角，整复后前后位置维持相对困难，予肩前方和肘后方加垫，上臂四夹超肩固定，上肢皮肤牵引，必要时肩前下方加压约 3kg 的沙袋或米袋，防止骨折重新前角移位。

3. X 线投照　标准的 X 线正侧位投照能更好地指导手法的操作，投照质量较好的穿胸位有助于骨折侧位的准确判断。

（谢韶东）

儿童肱骨外科颈骨折（后伸型）手法夹板案

蓝某，男，10岁，佛山市中医院门诊病历号：3001484***。X线片号：2934***。

主诉：跌伤致左肩部肿痛活动障碍1天。**检查：**左上臂近端压痛，可扪及骨擦感。X线片示：肱骨外科颈骨折。**诊断：**左肱骨外科颈骨折。中医分型：后伸型。Neer分型：三部分骨折。

治疗：予"内外推端、屈伸展收"等手法复位；外敷伤科黄水，四夹超肩固定。4周后解除夹板固定，功能锻炼。**随访：**3年余。按《骨科疾病疗效评价标准》–Gill临床上肢功能评分系统、《中西医结合治疗骨折临床经验集》–骨折疗效标准**评级：**优。图文演示治疗经过如下（图5-2-9）。

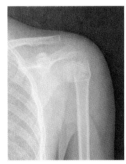
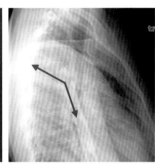

a. 2014-8-8整复前：骨折向前成角　　　　　b. 2014-8-8整复后：骨折向外轻度成角，前角纠正

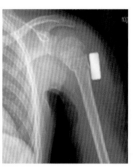
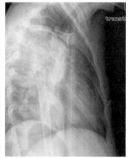

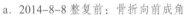

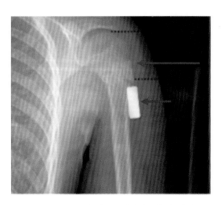
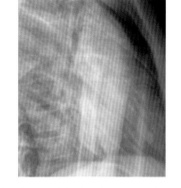

c. 2014-9-6复查：骨折轻度向外成角，骨痂生成。夹板和压垫向下松脱

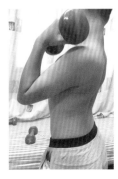
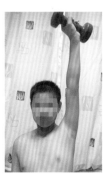
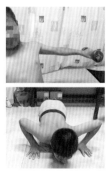
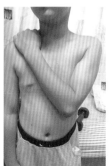
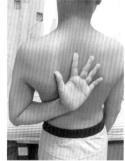

d. 2017-8-28检查：功能正常

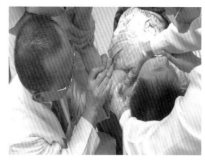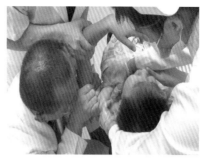

e.手法录像截图：提按升降屈肩达 90°，整复骨折向前成角

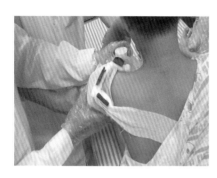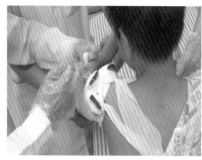

f.夹板录像截图：超肩关节四夹板固定

图 5-2-9　儿童肱骨外科颈骨折（后伸型）手法夹板案

【按】

1.诊断分型　后伸型为肢体后伸位损伤，骨折向前成角为主，多合并向内或外成角。

2.手法复位　患者取仰卧位，助手擒拿扶正，术者触摸辨认，行内外推端，同时助手拔伸外展，纠正外侧成角。然后术者行提按升降，同时助手拔伸屈曲肩关节，纠正向前成角。在助手擒拿扶正保持肩外展屈曲下，术者再行触摸辨认，检查整复后对位情况。后伸型复位见现场手法视频截图（图 5-2-9e）。

3.肩关节超肩四夹板固定　通过绷带对夹板前后锁、长方框、8 字锁、交叉封等固定，夹板通过压垫对骨折端直接产生压力，有效地纠正和防止骨折的成角和移位。由于夹板前后左右上下绷带相互缠紧，不容易松脱。该夹板固定为佛山正骨特色之一（图 5-2-9f）。本案患者由于不能按时复查，导致夹板松脱，压垫失效，骨折后遗轻度成角。儿童骨折塑形能力强，最终功能恢复正常。

（符名赟）

肱骨外科颈骨折（外展型）合并肱静脉血栓闭合治疗案

邓某，男，26 岁，佛山市中医院住院病历号：680***。X 线片号：4144***。B 超号：20180802***。

主诉：车祸致伤左上臂肿痛，活动受限 1 天余。检查：左上臂近端压痛，纵轴叩击痛，可扪及骨擦感。X 线片示：肱骨外科颈并大结节粉碎性骨折。彩色血管 B 超显示：左肱静脉中段血栓形成，接近闭塞。**诊断**：①左肱骨外科颈及大结节粉碎性骨折。中医分型：外展型。Neer 分型：三部分骨折。②左肱静脉中段血栓形成。**治疗**：闭合治疗。**随访**：1 年 2 个月。按《骨科疾病疗效评价标准》–Gill 临床上肢功能评分系统、《中西医结合治疗骨折临床经验集》– 骨折疗效标准**评级**：优。图文演示治疗经过如下（图 5-2-10）。

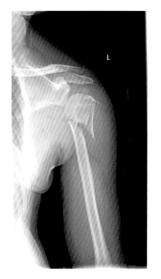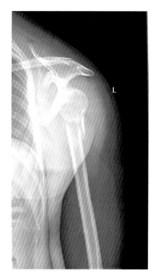

a. 2018-7-30 治疗前：骨折完全内移

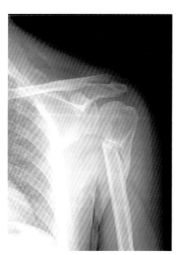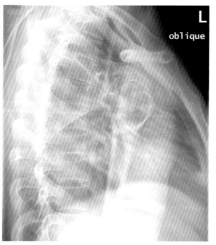

b. 2019-4-24 治疗后：骨折对位可，部分骨痂生长

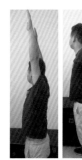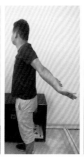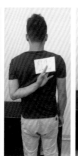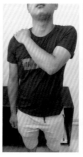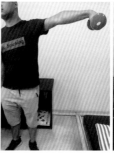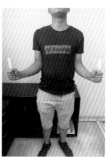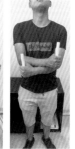

c. 2019-4-24 检查：肩功能基本正常，可持哑铃外展

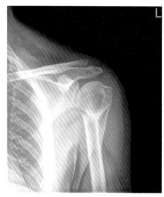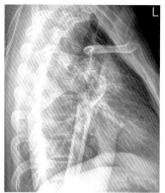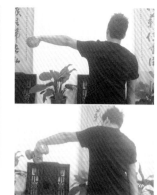

d. 2019-9-25 复查：骨折基本愈合；可持双哑铃外展

图 5-2-10　肱骨外科颈骨折（外展型）合并肱静脉血栓手法夹板案

【按】

1.治疗选择　患者会诊为左肱静脉中段血栓形成，接近闭塞，手术可能引发血栓脱落并发肺、脑、心等重要器官栓塞的极高风险，患者选择了保守治疗。2019-09-25 复查左上肢血管彩超示：锁骨下、腋、肱、桡、尺动脉未见异常。锁骨下、腋、肱、正中静脉血流通畅。

2.手法复位　予伤肢外展 30°适度拔伸牵引，外敷伤科黄水纱；四夹超肩固定。6 周后解除夹板，指导练功。本案如合并静脉栓塞，不宜内外推端等手法复位。

（劳永锵）

（附）肱骨大结节骨折手法夹板案

王某，女，41 岁，佛山市中医院门诊病历号：3003114***。X 线片号：4221***。

主诉：跌伤致右肩疼痛、活动障碍 4 天。**检查**：右肩压痛，可扪及骨擦感。**诊断**：右肱骨大结节骨折。Neer 分型：二部分骨折。**治疗**：手法复位，外敷伤科黄水纱；四夹超肩固定。**随访**：3 个月。按《骨科疾病疗效评价标准》-Gill 临床上肢功能评分系统**评分**：优。图文演示治疗经过如下（图 5-2-11）。

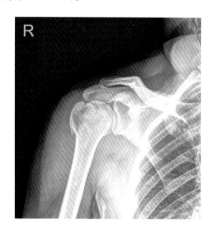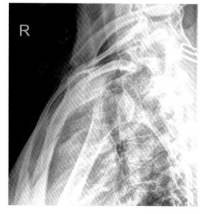

a. 2018-11-21 治疗前：大结节分离约 0.3cm

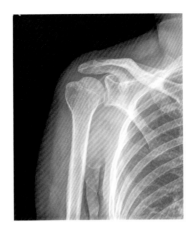
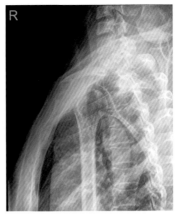

b. 2018-12-22 复查：骨折线模糊

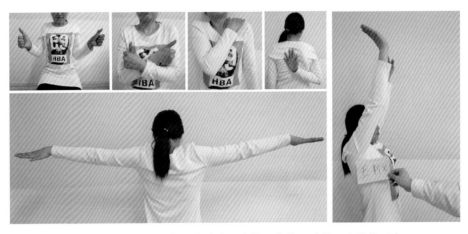

c. 2019-3-4 功能检查：肩外旋、外展、内收、后伸、上举均正常

图 5-2-11　肱骨大结节骨折手法夹板案

【按】

1. 手法复位　予伤肢适度拔伸牵引，拇指按压肱骨大结节，同时肩外展 60°～ 90°，行前后二夹超肩固定，伤肢维持外展位 30°。

2. 治疗预后　肱骨大结节骨折移位超过 5mm，应手术治疗。有条件可做 MRI 检查。一般治疗两个月后骨折愈合，关节功能基本恢复。若肩关节活动仍然疼痛，尤其是固定体位的疼痛，肩关节检查存在肩痛弧等阳性体征，则应进行 MRI 检查，明确是否合并软骨、肩袖、韧带等损伤，必要时行关节镜检查或手术。

（江湧）

附 1:《中西医结合治疗骨折临床经验集》——外科颈骨折疗效标准

优：局部不痛。患肩活动基本正常或后伸正常，仅前屈、外展、上举与内外旋转差 15°以内。X 线片显示解剖对位或近乎解剖对位者。

良：局部轻痛，患肩活动差 16°～ 30°，X 线片显示对位差 1/3 者。

可：局部轻痛，劳累后加剧，患肩活动差 31°～ 45°，X 线片显示对位差 1/3 ～ 1/2 者。

差：局部持续疼痛，其他指标不能达到上述要求者。

附2：临床总结

手法复位皮肤牵引治疗肱骨外科颈骨折并肩关节前脱位

潘国铨，等　佛山市中医院

1998～2004年，我们采用手法复位上肢外展位皮肤牵引、小夹板固定治疗肱骨外科颈骨折并肩关节前脱位37例，取得满意的疗效。

1.临床资料　本组37例，男16例，女21例；年龄43～78岁，平均62岁；交通事故伤8例，高处坠落伤29例；左侧22例，右侧15例；外展型骨折26例，内收型骨折11例，其中粉碎性骨折32例；喙突下脱位6例，盂下脱位31例。均为闭合性损伤，伤后来诊时间1小时至12天，平均3.4天。

2.治疗结果　本组37例，经6～25个月随访复查，骨折均达临床愈合，未出现肱骨头缺血性坏死现象。据美国MichaleReese医疗中心的评分标准，按疼痛和功能进行评分，优（75分以上）25例，良（74～60分）9例，可（60～45分）3例。

［资料来源：中医正骨，2006，18（6）：65］

外展上举法牵引治疗儿童肱骨近端骨骺分离

潘国铨，等　佛山市中医院

1999～2002年采用患肢外展上举位皮肤牵引治疗47例患儿，经10～24个月的随访，疗效满意。

1.临床资料　本组47例，男32例，女15例。年龄6～13岁，平均8岁。外展型31例，内收型16例。完全移位的34例，轻度移位、成角畸形不超20°者8例、超20°者5例。

2.治疗结果　本组47例，解剖或近解剖复位者35例，占74.5%；对位3/5，对线良好者12例，占25.5%。骨折临床愈合时间最短23天，最长42天，平均28天。肩关节活动功能正常，无骨骺发育异常，无神经损伤等并发症。

［资料来源：中国中西医结合外科杂志，2004，10（3）：178-179］

牵引结合手法复位治疗不稳定型肱骨外科颈骨折89例

谢学文，等　佛山市中医院

1.临床资料　1995年4月至2006年10月佛山市中医院住院病例，本组共89例，男56例，女33例；年龄13～78岁，平均47.3岁；左侧35例，右侧54例；内收型骨折53例，外展型骨折36例；伤后就诊时间：1小时至7天，平均3.5天。本组均行肩关节正位及穿胸位X线摄片检查，部分患者行CT检查，骨折均有明显移位，包括斜形或粉碎性骨折，但不伴有肩关节脱位，无合并神经血管损伤的新鲜闭合性骨折。

2. 治疗结果　本组患者经随访 6 ～ 28 个月，平均 13 个月。骨折均愈合良好，无迟缓愈合及不愈合，无肱骨头坏死病例。功能恢复情况采用 Constant-Mulrey 绝对值评分方法，结果优 67 例，良 15 例，可 6 例，差 0 例，失访 1 例。

［资料来源：新中医，2008，40（10）：68］

肱骨外科颈骨折临床总结

钟广玲，等　佛山市中医院

佛山市中医院 1995 ～ 2001 年间门诊及住院共治疗肱骨外科颈骨折 432 例。骨折移位较大者 152 例。其中男 76 例；女 76 例。左侧 74 例，右侧 78 例。年龄 20 岁以下者 61 例；21 ～ 50 岁者 63 例，51 岁以上者 28 例；新鲜骨折 143 例，陈旧骨折 9 例。外展型骨折 61 例，内收型骨折 69 例，粉碎性骨折 22 例。其中骨折而伴脱位者 47 例。152 例中除 5 例因全身情况不良未予复位，2 例手术治疗以外，其余 145 例均按骨折分型用正骨十四法进行闭合复位。有 3 例陈旧性骨折采用先短期牵引后复位。结果：解剖和接近解剖对位者 114 例，占 78.6%；满意者 31 例，占 21.4%。无一例对位差者，临床平均愈合时间 3.4 周。本组有 31 例复查，复查时间最长 3 年 1 个月，最短 6 个月，平均为 1 年 9 个月。按国内顾云伍氏肩关节功能标准评定，优者 28 例。良者 1 例。可者 2 例。

［资料来源：《陈渭良骨伤科临床精要》，2002：242］

第三节　肱骨干骨折

（Humeral Shaft Fractures）

肱骨干骨折一般系指肱骨外科颈以下 2cm 至肱骨髁上 2cm 之间的骨折，约占全身骨折总数的 1.31%。骨折移位严重，可造成桡神经损伤及肱动脉损伤。

（一）移位机制

当骨折位于三角肌止点以上时，近骨折端受胸大肌、背阔肌和大圆肌牵拉而内收，远骨折端受三角肌牵拉外展，但因同时受肱三头肌、肱二头肌和喙肱肌的牵拉而使两骨折端重叠。当骨折位于三角肌止点以下时，三角肌牵拉近骨折端外展，远端受肱三头肌和肱二头肌牵拉而向上移位。

（二）诊断分型

1. 中医分型 （参照《中医骨伤科病证诊断疗效标准》）

临床根据骨折部位分为：上 1/3 骨折，中 1/3 骨折，下 1/3 骨折。根据骨折线的方向和特点，又分为：横、斜、螺旋、多段、粉碎、分离等。

2. 西医分型 临床上常用 AO 分型（12A/B/C）。

（三）治疗原则

1. 闭合治疗适应证 ①移位不明显的简单骨折。②有移位的中下 1/3 骨折（AO 分类：A1、A2、A3 或 B1、B2），经手法整复可以达到功能复位标准。

2. 功能复位标准 肱骨轻度的畸形愈合可由肩胛骨代偿，其复位标准在四肢长骨中最低，其功能复位标准为：2cm 以内的短缩，1/3 以内的侧方移位，20°以内的向前、30°以内的向外成角以及 15°以内的旋转畸形。

3. 手术适应证

（1）绝对适应证：①保守治疗无法达到或维持功能复位的；②合并其他部位损伤如：同侧前臂骨折、肘关节骨折、肩关节骨折，伤肢需早期活动的；③多段骨折或粉碎性骨折（A0 分型：B3、C1、C2、C3）；④骨折不愈合；⑤合并有肱动脉、桡神经损伤需行探查手术的；⑥合并有其他系统特殊疾病无法坚持保守治疗的，如严重的帕金森病；⑦经过 2 ～ 3 个月保守治疗已出现骨折延迟愈合现象、开始有失用性骨质疏松的（如继续坚持保守治疗，严重的失用性骨质疏松可导致失去切开复位内固定治疗的机会）；⑧病理性骨折。

（2）相对适应证：①从事某些职业对肢体外形有特殊要求，不接受功能复位而需要解剖复位的；②不能坚持较长时间的石膏、夹板或支具牵引固定的。

（四）闭合治疗的优势和短板

非手术治疗和手术治疗，骨不愈合的发生率分别为 0 ～ 13% 和 15% ～ 30%。佛山市中医院 2005 ～ 2009 年用四边骨板植骨髓内钉治疗肱骨干骨折骨不连 74 例回顾：肱骨干骨折骨不连者，手术内固定为 43 例，支架外固定手术 21 例，闭合治疗仅为 10 例。闭合治疗不剥离肌肉、骨膜、神经等组织，保护骨折端血运，避免了髓内钉扩髓造成骨折端缺血而影响骨折愈合，且避免了桡神经损伤的风险。闭合治疗对于骨折合并内科基础疾病而无法耐受手术者更具优势；闭合治疗外固定相比手术内固定费用低。但闭合治疗在治疗过程中需要密切观察，根据骨折的变化能够做出及时、合理的调整。少部分骨折愈合较慢，固定时间较长，需适时进行关节活动，避免关节僵硬。个别骨折迟缓愈合，可能导致骨不连。

（五）手法复位特点

根据骨折类型、移位特点，采用拔伸牵引、内外推端、提按升降、抱迫靠拢、接合碰撞等手法。但要避免过度牵引造成骨折端分离。一旦出现骨折端分离，则用接合碰撞手法。如果出现骨折成角，首先克服骨折端分离，再纠正骨折成角。

肱骨干上 1/3 骨折（横形）手法夹板案

叶某，女，15 岁，佛山市中医院门诊病历号：01935***。X 线片号：2303***。

主诉：跌伤致右肩部肿痛、活动障碍 1 小时。**检查**：右上臂上段压痛，畸形，可扪及骨擦感，指动血运感觉正常。X 线片示：肱骨上段骨折。**诊断**：右肱骨干上 1/3 骨折。中医分型：横形。AO 分型：A3 型。**治疗**：予手法复位，四夹超肩固定；4 周后改二夹超肩固定；6 周后拆除固定，指导功能锻炼。**随访**：1 年。按《骨科疾病疗效评价标准》–Gill 临床上肢功能评分系统、《中西医结合治疗骨折临床经验集》– 骨折疗效标准**评分**：优。图文演示治疗经过如下（图 5-3-1）。

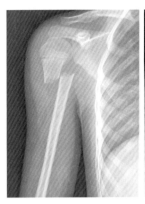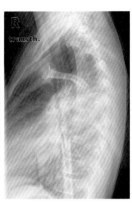

a. 2010-6-12 整复前：内侧移位

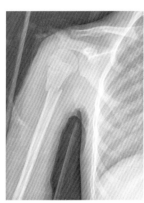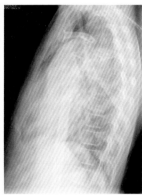

b. 2010-6-12 整复后：对位 3/4

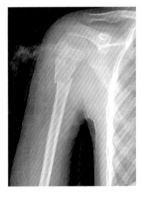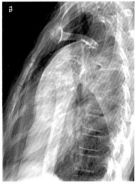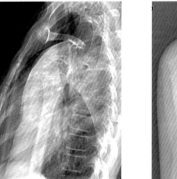

c. 2010-6-24 复查：骨折对位对线可

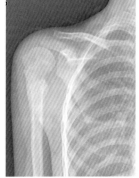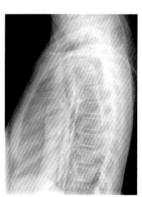

d. 2010-7-26 复查：骨折愈合

图 5-3-1　肱骨干上 1/3 骨折（横形）手法夹板案

【随访】2011 年 6 月 30 日电话随访（13923113***）：和健侧对比，伤肢无明显畸形。右肩活动无不适，功能基本恢复正常。可参加各项体育活动。

【按】

1. 诊断　本案骨折断端在肱骨外科颈下超过 3cm，诊断拟肱骨干中上段骨折为宜。

2. 手法复位　拔伸牵引纠正重叠移位；先行内外推端，同时行肩内收纠正内外移位，再提按升降纠正前后移位。

3. 夹板固定　四夹超肩固定，内外加垫，保持肩内收体位。

4.功能锻炼　2周进行耸肩、肘关节屈伸；3周肩关节进行小幅度屈伸活动；4周肩关节内外展收活动。6周后拆除固定后，加强上举、后伸、前屈、外展、旋转等训练。

（符名赟）

肱骨干上 1/3 骨折（斜形）手法夹板案

冼某，女，61岁，佛山市中医院门诊病历号：3002495***。X线片号：3811***。

主诉：跌伤致右肩部疼痛、活动障碍6小时。检查：右肩臂部肿胀，肱骨上端明显压痛，肩关节活动受限。X线片示：肱骨上段粉碎性骨折。**诊断：**右肱骨干上 1/3 粉碎性骨折。中医分型：斜形。AO 分型：C 型。**治疗：**予拔伸牵引、内外推端、抱迫靠拢等手法复位，6周后解除夹板练功。**随访：**1年8个月。按《骨科疾病疗效评价标准》–Gill 临床上肢功能评分系统、《中西医结合治疗骨折临床经验集》– 骨折疗效标准**评分：**优。图文演示治疗经过如下（图 5-3-2）。

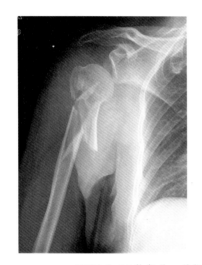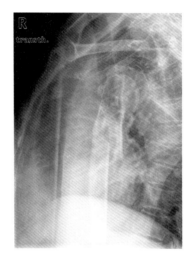

a. 2017-2-15 整复前：骨折远端向外移，向内、前成角

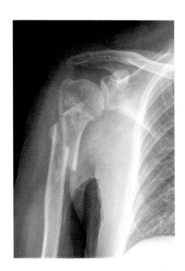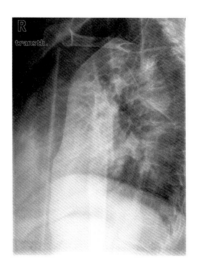

b. 2017-3-29 复查：骨折对位 2/3，对线可

图 5-3-2　肱骨干上 1/3 骨折（斜形）手法夹板案

【随访】2018年10月8日电话随访（13902893***）：双侧肩关节对比，各方向活动均正常，活动无疼痛。阴天无疼痛不适。

【按】手法特点：肩中立位，伤肢适度牵引；内外推端并内收，纠正骨折向内成角；提按升降并前屈，纠正骨折向前成角；抱迫靠拢，使骨碎片靠拢。

（劳永锵）

肱骨干上 1/3 陈旧性骨折（螺旋形）手法夹板案

朱某，女，76岁，佛山市中医院门诊病历号：3000657***。X线片号：3910***。

主诉： 跌伤致左肩臂疼痛、活动障碍2周。检查：左肩臂部肿胀，畸形，肱骨上端压痛，肩关节活动受限。X线片示：肱骨上段骨折、肱骨大结节骨折。**诊断：** ①左肱骨干上1/3陈旧性骨折。中医分型：螺旋形。AO分型：A1型。②左肱骨大结节骨折。**治疗：** 予拔伸、推端、旋转、抱迫等手法复位，外敷伤科黄水纱；四夹超肩固定。8周后拆除夹板固定。**随访：** 1年3个月。按《骨科疾病疗效评价标准》–Gill临床上肢功能评分系统、《中西医结合治疗骨折临床经验集》–骨折疗效标准**评分：** 优。图文演示治疗经过如下（图5-3-3）。

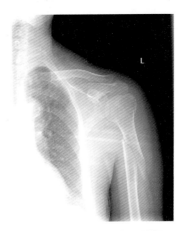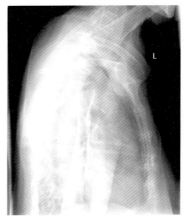

a. 2017-7-19整复前：骨折向外、前成角

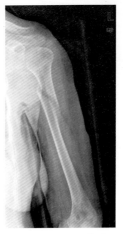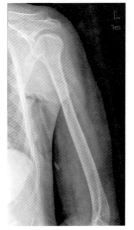

b. 2017-8-23复查：骨折对位对线可，骨折线模糊

图 5-3-3 肱骨干上 1/3 陈旧性骨折（螺旋形）手法夹板案

【随访】2018 年 12 月 1 日电话随访（13535669***）：肩关节活动尚可，生活基本可以自理，因年老体弱，可扶拐步行，但不敢完全用力。

【按】手法特点：伤肢适度牵拉，肩外旋至中立位，对抗旋转以纠正螺旋内旋移位；内外推端并外展，纠正骨折向外成角；提按升降并前屈，纠正骨折向前成角；复位后分别于骨折端前后、内外三点加垫，纠正和防止骨折成角，四夹超肩固定。

（吴峰）

肱骨干中 1/3 骨折（粉碎）手法夹板动态复位案

陈某，女，54 岁，佛山市中医院门诊病历号：3002063***。X 线片号：3592***。

主诉： 跌伤致右肘疼痛，活动障碍 12 小时。检查：右上臂肿胀，压痛，活动受限，指端血运活动正常，感觉稍麻木，无垂腕。X 线片示：肱骨中段粉碎性骨折。**诊断：** 右肱骨干中 1/3 骨折。中医分型：粉碎。AO 分型：B2.2 型。**治疗：** 予"内外推端、提按升降、抱迫靠拢、接合碰撞"等手法复位。外敷伤科黄水纱，四夹超肩肘关节固定。7 周后改短夹板固定，进行肩肘关节功能活动；8 周后解除夹板，加强功能锻炼，行"定骨舒筋"的关节被动松动。随访：2 年余。按《骨科疾病疗效评价标准》–Gill 临床上肢功能评分系统、《中西医结合治疗骨折临床经验集》–骨折疗效标准**评分：** 优。图文演示治疗经过如下（图 5-3-4）。

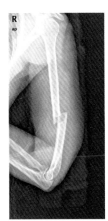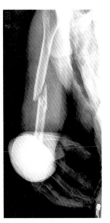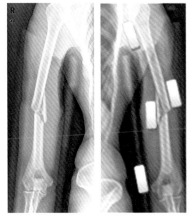

<table>
<tr><td>a. 2016-1-20 整复前：内、后移位</td><td>b. 2016-1-20 整复后：四点加垫</td></tr>
</table>

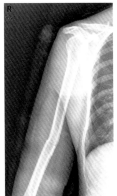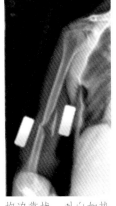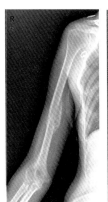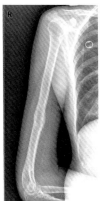

<table>
<tr><td>c. 2016-1-29 复查：抱迫靠拢、对向加垫</td><td>d. 2016-5-4 复查：骨折碎片愈合</td></tr>
</table>

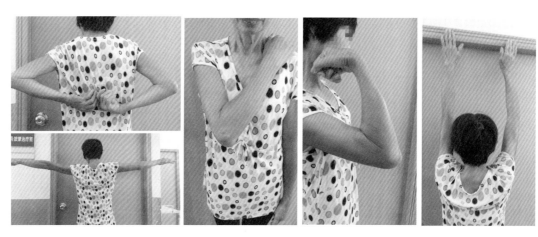

e. 2016-8-30 检查：功能基本正常

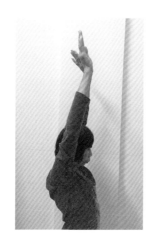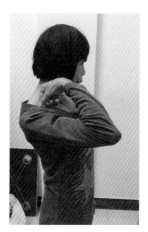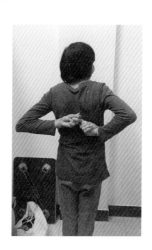

f. 2018-2-26 随访：功能正常

图 5-3-4　肱骨干中 1/3 骨折（粉碎）手法夹板动态复位案

【按】

1. 受伤机制　患者向前跌倒，前臂旋前，手掌撑地，传导暴力致伤。骨折线在三角肌止点以下，近折端受三角肌的牵拉向外、前移位，远折端因肱二头肌、肱三头肌牵拉而向近端移位，并骨折端喙肱肌附着蝶形碎片分离，前臂旋前位及肱肌紧张使远段旋前。

2. 手法复位　①挂臂式擒拿扶正：助手用双手握住肘部，伤肢前臂搭在助手的前臂上。②适度拔伸牵引：助手缓慢均匀用力顺势拔伸，避免过度牵引，影响骨折愈合。③内外推端：术者用两拇指压住骨折近段，余指抱住骨折远段，内外（前后）推端。④抱迫靠拢：术者用两掌在骨折端的内外对向抱挤并轻轻摆动，纠正残余侧方移位，并使骨碎块向心性合拢。⑤接合碰撞：术者擒拿骨折断端，一助手固定肩关节，另一助手纵向柔和对冲，检查骨折端对合情况和稳定程度，并促进骨折端密切接触，克服分离移位。

3. 动态复位　2 周内多次以轻微手法，纠正残余移位和成角；骨折端内外对向各置压垫，通过夹板、压垫、绷带的约束力和肌肉舒缩的内动力共同作用，使分离的骨碎片得以合拢。

4. 定骨舒筋　由于固定时间较长，去除夹板后，即行积极的主动功能锻炼和被动的定骨舒筋，固定骨折端，进行关节适度的被动活动。

（江涌）

肱骨干中 1/3 骨折（成角）手法夹板案

刘某，女，69 岁，佛山市中医院门诊病历号：3000927***。X 线片号：2834***。

主诉： 跌倒致左上臂肿痛、畸形，活动障碍 1 小时。左上臂中段压痛敏锐，可扪及骨擦感及异常活动。X 线片示：肱骨中段骨折。**诊断：** 左肱骨干中 1/3 骨折。中医分型：成角。AO 分型：A2 型。**治疗：** 手法复位，外敷伤科黄水纱，四夹超肩肘关节屈肘 90°固定。8 周后改四短夹板。3 个半月后解除夹板固定。**随访：** 3 年余。按《骨科疾病疗效评价标准》–Gill 临床上肢功能评分系统、《中西医结合治疗骨折临床经验集》– 骨折疗效标准**评分：** 优。图文演示治疗经过如下（图 5-3-5）。

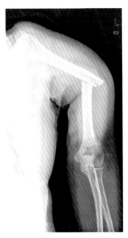 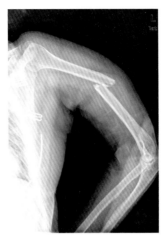 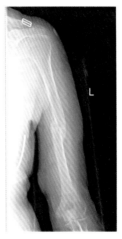 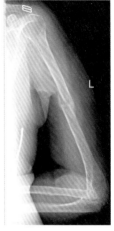

a. 2014-1-16 整复前：成角、重叠、侧移   b. 2014-5-5 复查：对位 1/2，愈合

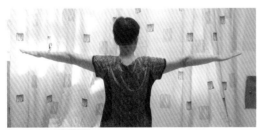

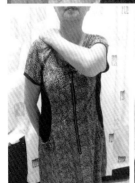 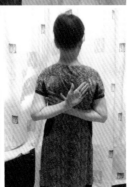 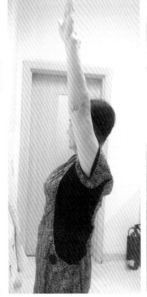 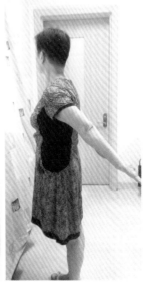

c. 2017-10-16 功能随访：活动正常，可吊单杠

图 5-3-5 肱骨干中 1/3 骨折（成角）手法夹板案

肱骨干中 1/3 骨折（螺旋形）（血友病）手法夹板案

陈某，男，27 岁，佛山市中医院门诊病历号：3001340***。X 线片号：2873***。

主诉：车祸致左上臂肿痛，活动障碍 4 天。**检查**：左上臂肿胀，畸形，肱骨干中段压痛，可扪及骨擦感和异常活动，肩肘关节活动受限，指动、血运、感觉正常。X 线片示：肱骨中段骨折。凝血功能：凝血因子Ⅷ活性（Ⅷ %）2.20%。**诊断**：①左肱骨干中 1/3 骨折。中医分型：螺旋形。AO 分型：A1.2 型。②血友病。**治疗**：予"内外推端、抱迫靠拢、摇摆转动"等手法复位，外敷伤科黄水纱，四夹超肩肘固定。中药辨证施治。**随访**：3 年。按《骨科疾病疗效评价标准》–Gill 临床上肢功能评分系统、《中西医结合治疗骨折临床经验集》– 骨折疗效标准**评分**：优。图文演示治疗经过如下（图 5-3-6）。

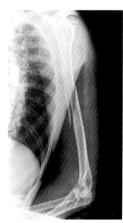
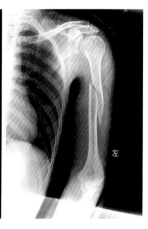

a. 2014-4-17 整复前：近端外旋

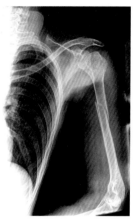
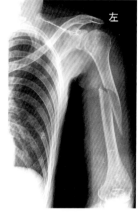

b. 2014-4-22 复查：侧移、旋转移位明显

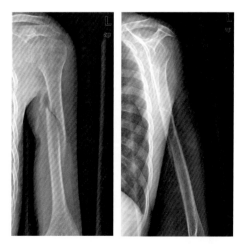

c. 2014-6-4 对抗旋转、内外推端后复查

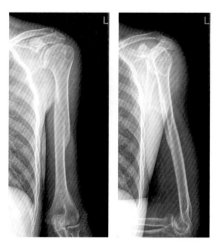

d. 2019-9-14 复查：骨折愈合

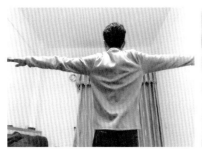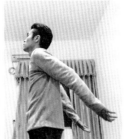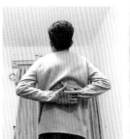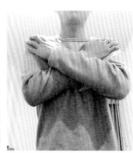

e. 2017-3-28 随访：功能正常

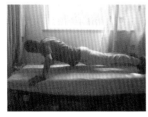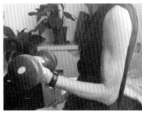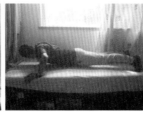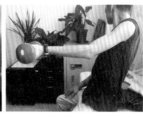

f. 2019-9-14 检查：功能正常，可做俯卧撑

图 5-3-6　肱骨干中 1/3 骨折（螺旋形）（血友病）手法夹板案

【按】

1. 正骨独特优势　本例骨折患者凝血功能结果：纤维蛋白（FbgC.）5.45g/L；凝血因子Ⅷ活性（Ⅷ%）2.20%；活化部分凝血活酶时间（APTT）121.7 秒；D- 二聚体（D-Dimer）6.20μg/mL；确诊为血友病。凝血功能障碍，手术风险高。运用手法复位，夹板固定闭合治疗，避免手术大出血风险，且疗效满意，体现了中医正骨手法对于不适合手术治疗的特殊人群具有独特的优势。

2. 中药辨证施治　早期活血化瘀、止血止痛为法，予本院协定处方骨八方（见第三章第七节）；后期补益肝肾、强筋壮骨为法，予本院制剂骨宝口服液等。早期外敷伤科黄水纱，后期外敷本院制剂驳骨纱。拆除夹板后予舒筋洗药熏洗伤肢。

3. 早期功能锻炼　合理的功能活动对骨折端产生微动，可以促进骨折愈合。小夹板、压垫，患者主动功能锻炼、早期适当负重，在骨折端之间产生周期性应力刺激，有利于骨痂形成及新骨的力线调整。

（江湧）

肱骨干中 1/3 骨折（分离）手法夹板案

郭某，男，29 岁，佛山市中医院门诊病历号：3001869***。X 线片号：34922***。

主诉： 跌伤致左上臂肿痛、活动障碍 2 小时。**检查：** 左上臂中段压痛，叩击痛（+），可扪及骨擦感和异常活动。X 线片示：肱骨中段粉碎性骨折。**诊断：** 左肱骨干中 1/3 骨折。中医分型：分离。AO 分型：B3 型。**治疗：** 予"接合碰撞、抱迫靠拢"等手法复位，外敷伤科黄水纱；四夹超肩肘固定。6 个月后解除夹板，指导练功。**随访：** 3 年 3 个月。按《骨科疾病疗效评价标准》-Gill 临床上肢功能评分系统、《中西医结合治疗骨折临床经验集》- 骨折疗效标准**评分：** 优。图文演示治疗经过如下（图 5-3-7）。

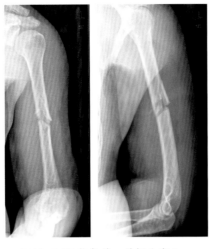 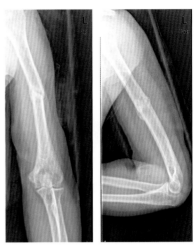

a. 2015-7-27 整复前：骨折分离 1cm   b. 2016-1-28 复查：骨折愈合

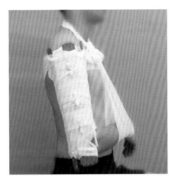 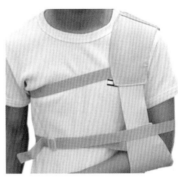 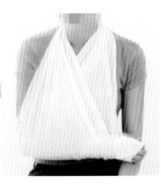

c. 示意图：超肩肘双关节四夹固定→肩肘弹性带加压固定→三角巾悬吊固定

图 5-3-7　肱骨干中 1/3 骨折（分离）手法夹板案

【随访】2018 年 11 月 18 日电话随访（15813635***）：肩关节活动正常，活动无疼痛，已恢复正常工作，每周打篮球。夹板时间虽然较长，但对疗效满意。

【按】肱骨干骨折治疗存在的首要问题，无论是闭合治疗还是手术内固定，都是骨折的愈合问题。肱骨干骨折端分离和骨碎片分离，是造成骨折迟缓愈合甚至不愈合的主要原因。闭合治疗予"接合碰撞"手法：沿骨干纵轴多次适度冲击。行三步固定法：超肩肘双关节四夹固定后，用肩肘弹性带加压，再用三角巾悬吊（图 5-3-7c）。

（李灿杨）

肱骨干中 1/3 陈旧性骨折（横形）手法夹板案

朱某，男，46 岁，佛山市中医院门诊病历号：3008371***。X 线片号：2659***。

主诉：跌伤致右上臂肿痛、活动障碍 2 周。检查：右上臂中段肿胀，压痛明显，纵向叩击痛（＋）。X 线片示：肱骨中段骨折。**诊断**：右肱骨干中 1/3 陈旧性骨折。中医分型：横形。AO 分型：A3.2 型。**治疗**：予"接合碰撞"等手法，四夹超肩肘关节，屈肘 90°固定，三角巾托肘悬吊。6 周后改四短夹板平肩肘关节固定。10 周后解除夹板外固定，指导功能锻炼。**随访**：4 年 6

个月余。按《骨科疾病疗效评价标准》–Gill 临床上肢功能评分系统、《中西医结合治疗骨折临床经验集》– 骨折疗效标准**评分**：优。图文演示治疗经过如下（图 5-3-8）。

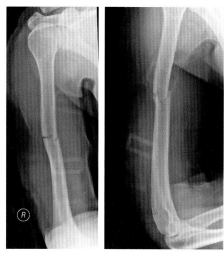

a. 2013-1-1 治疗前

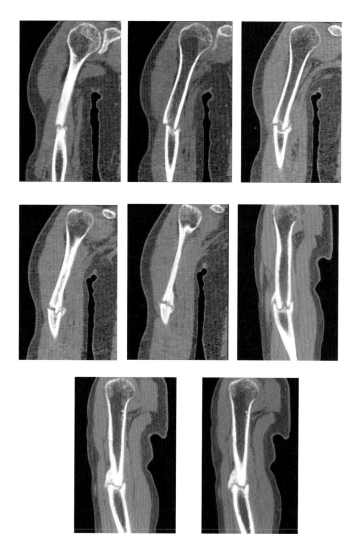

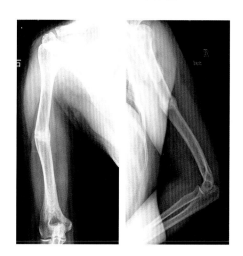

c. 2013-7-24 复查：骨折线模糊

b. 2013-3-18 CT：少许外骨痂

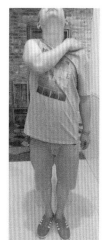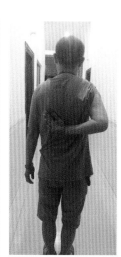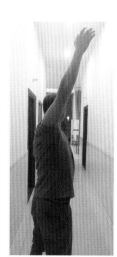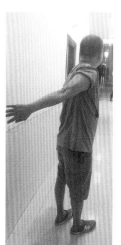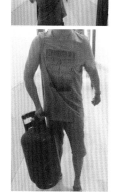

d. 2017-7-4 随访：提煤气实瓶

图 5-3-8　肱骨干中 1/3（横形）陈旧性骨折手法夹板案

第五章　佛山正骨典型医案

【按】

1. 接合碰撞手法 本例肱骨干骨折属于横断陈旧骨折，骨折端少许分离移位。以接合碰撞手法进行纵向冲击，使骨折端接合更加紧密，使其形成嵌插，骨折嵌插有助于维持骨折端稳定，保障骨折愈合。肱骨干骨折手法整复切忌过度牵引，造成断端分离，引起骨不连。

2. 骨折分离与成角 接合碰撞纵向冲击和纵向加压固定，克服骨折端分离移位，但同时会造成骨折端成角，在这种情况下，解决骨折分离仍然是第一位的，治疗矛盾的主要方面仍然是肱骨骨折的愈合。纠正分离移位后，及时调整压垫，或手法纠正骨折成角，通过动态复位，使骨折对位对线和骨折愈合达到完美统一。

3. 骨折临床愈合 肱骨干骨折，尤其是中下段骨折，由于骨折部位可能造成滋养动脉的损伤，造成骨折迟缓愈合甚至不愈合。教科书记载的临床愈合时间为4～8周，而临床实际固定的时间更长。骨折后期不超关节的夹板固定，实际上是为了伤肢在保护下进行合理的功能锻炼，从而促进骨折愈合。虽然难以界定骨折临床愈合时间，但最终也获得骨折的二期愈合。偶尔也有骨折迟缓愈合的个案。一般闭合治疗3～6个月，CT未见明显骨痂，则考虑手术植骨内固定治疗。本案在治疗3个月后CT显示，有少许外骨痂生长。经夹板和压垫横向加压防止骨折成角（一侧分离）和适度纵向冲击及弹性加压带的纵向加压，最终使骨折愈合。

4. 中药辨证施治 骨折早期以活血祛瘀、消肿止痛为法，祛瘀生新，用本院制剂骨八方加减：桃仁15g、红花10g、生地30g、赤芍15g、栀子10g、延胡索15g、荆芥10g、防风10g、三七10g、木通10g、丹参30g；外敷伤科黄水纱。3周后予接骨续筋、补益肝肾为法，用本院制剂骨六方加减：黄芪30g、党参30g、续断15g、土鳖虫10g、骨碎补20g、茯苓30g、当归5g、桑寄生30g、丹参30g等，外敷本院制剂驳骨纱。中药水煎服，每日1剂。

（江涌）

儿童肱骨干中1/3骨折（斜形）手法夹板案

班某，男，13岁，佛山市中医院门诊病历号：3001705***。X线片号：3740***。

主诉：跌伤致右上臂肿痛、活动障碍1小时。检查：右上臂中段压痛，畸形，可扪及骨擦感。X线片示：肱骨中段骨折。**诊断**：右肱骨干中1/3骨折。中医分型：斜形。AO分型：A3.2型。**治疗**：予"内外推端、接合碰撞"等手法复位；外敷伤科黄水纱，四夹超肩关节固定，2个月后解除夹板。**随访**：9个月余。按《骨科疾病疗效评价标准》–Gill临床上肢功能评分系统、《中西医结合治疗骨折临床经验集》–骨折疗效标准**评分**：优。图文演示治疗经过如下（图5-3-9）。

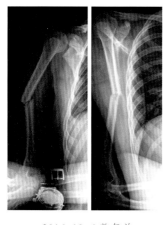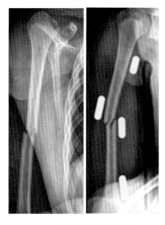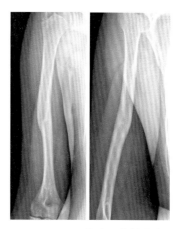

a. 2016-10-6 整复前　　　　　b. 整复后四点压垫　　　　　c. 2017-7-8 复查：骨折愈合

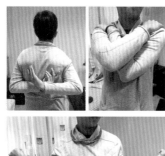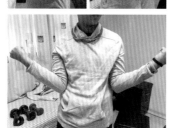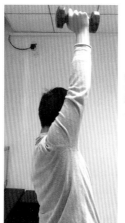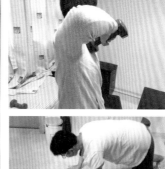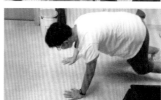

d. 2017-3-11 检查：功能正常，可做俯卧撑

图 5-3-9　儿童肱骨干中 1/3 骨折（斜形）手法夹板案

【按】

1. 小夹板四点加压　本例肱骨干骨折属于短斜形，骨折稳定性较差，由于三角肌牵拉，使骨折近端向外成角，骨折远端相对内移。治疗的关键在于手法后的夹板固定：①四夹超上下关节固定。②四垫加压纠正成角和侧方移位。③肩外展位约 30°固定（图 5-3-9b）。

2. 骨折愈合过程　2016 年 11 月 27 日复查 X 线片：中等量梭形骨痂，改上臂四短夹板固定。2016-12-17 复查 X 线片：骨痂增多，骨折线模糊。骨折端无压痛，无纵向叩击痛，解除夹板外固定，伤肢可平举 1kg，时间 1 分钟。2 个多月达临床愈合。临床实际上对骨痂量的判断有时比较模糊，出于安全的考虑，在不影响关节活动的前提下，固定时间可以适当延长。

（江湧）

肱骨干下 1/3 骨折（螺旋形）手法夹板案

舒某，男，26 岁，佛山市中医院门诊病历号：3001630***。X 线片号：3001***。

主诉：掰手腕致左臂肿痛，活动障碍 4 天。检查：左上臂下段压痛，纵向叩击痛，可扪及骨擦感和异常活动。X线片示：肱骨下段骨折。**诊断**：左肱骨干下 1/3 骨折。中医分型：螺旋形。AO 分型：A1.3 型。**治疗**：手法复位，四夹超肘关节固定。8 周后改四短夹板固定，13 周后解除夹板固定。**随访**：2 年余。按《骨科疾病疗效评价标准》-Gill 临床上肢功能评分系统、《中西医结合治疗骨折临床经验集》- 骨折疗效标准**评分**：优。图文演示治疗经过如下（图 5-3-10）。

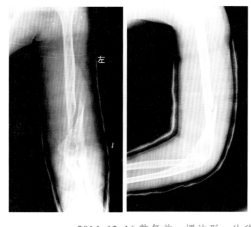
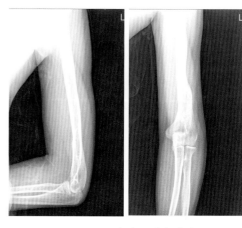

a. 2014-12-16 整复前：螺旋形、外移　　　　b. 2017-3-11 复查：骨折愈合

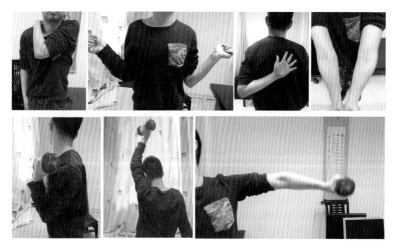
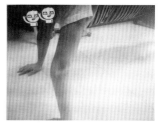
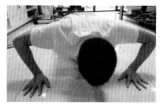

c. 2017-3-11 检查：功能正常　　　　d. 2017-6-25 做俯卧撑

图 5-3-10　肱骨干下 1/3 骨折（螺旋形）手法夹板案

【按】本案患者为留学生，因掰手腕致伤，为旋转暴力致骨折。此运动在学校不宜提倡。考虑到国外手术费昂贵，故回国求医，要求闭合治疗。手法后夹板固定不到 2 个月，去除小夹板固定，定制外固定塑料夹板保护支具。生活可自理，出国继续完成学业。2017 年 3 月 11 日复查，X 线片显示：骨折愈合。功能完全正常。

（江涌）

肱骨干下 1/3 骨折（粉碎）手法案

麦某，男，32 岁，佛山市中医院住院病历号：381***。X 线片号：2346***。

主诉：车祸致右上臂肿痛、活动障碍 1 天。检查：右上臂下段压痛，可扪及骨擦感和异常活动。X 线片示：肱骨中下段骨折。**诊断**：右肱骨干下 1/3 骨折。中医分型：粉碎。AO 分型：C1 型。**治疗**：手法复位，四夹固定。**随访**：9 年余。按《骨科疾病疗效评价标准》–Gill 临床上肢功能评分系统、《中西医结合治疗骨折临床经验集》–骨折疗效标准**评分**：优。图文演示治疗经过如下（图 5-3-11）。

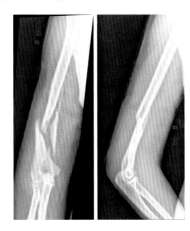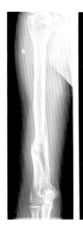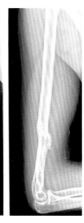

a. 2010-10-8 整复前：蝶形粉碎　　　　　b. 2011-3-15 骨折愈合

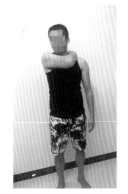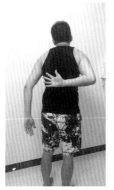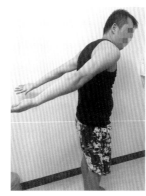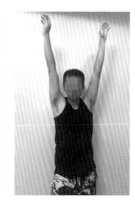

c. 2019-11-8 随访：功能正常

图 5-3-11　肱骨干下 1/3 骨折（粉碎）手法案

【随访】2019 年 9 月 11 日电话随访（13727279***）：双侧肩关节对比，各方向活动均正常，活动无疼痛。可提几十斤重物。阴天无疼痛不适，疗效满意。

【按】手法特点：伤肢适度牵拉，肩中立位，以掌根合抱骨折端内外和前后，行抱迫靠拢和轻微摇摆，触摸辨认后以四夹板超肘固定。

（谢韶东）

儿童肱骨干下 1/3 骨折（重叠）手法夹板案

孙某，男，11 岁，佛山市中医院门诊病历号：3003267***。X 线片号：4206***。

主诉：跌伤致右肘部肿胀、疼痛、活动障碍 4 小时。检查：右上臂下段压痛，纵向叩击痛，可扪及骨擦感和异常活动。X 线片示：肱骨下段粉碎性骨折。**诊断**：右肱骨干下 1/3 骨折。中医分型：重叠。AO 分型：B1.3 型。**治疗**：予"提按升降、内外推端"等手法复位，外敷伤科黄水纱，四夹超肘关节屈肘固定，后改深屈肘固定。5 周后改短夹行肘伸屈功能锻炼，7 周后解除夹板外固定。**随访**：3 个月。按《骨科疾病疗效评价标准》–Gill 临床上肢功能评分系统、《中西医结合治疗骨折临床经验集》– 骨折疗效标准**评分**：优。图文演示治疗经过如下（图 5-3-12）。

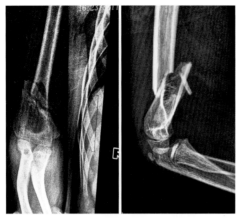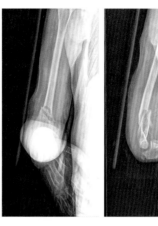

a. 2018-11-1 外院片：骨折向前成角移位　　　　　b. 2018-11-1 整复后

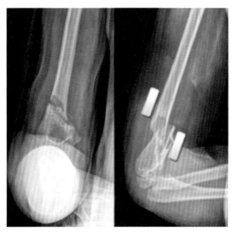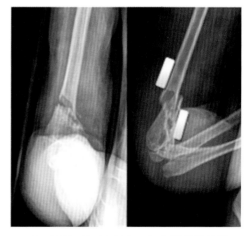

c. 2018-11-7 复查：远折端前移　　　　　d. 2018-11-10 复查：加垫下移深屈肘

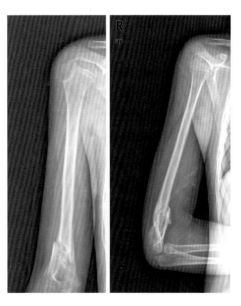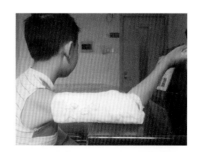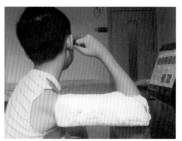

e. 2019-1-1 复查：骨折愈合　　　　　f. 短夹板固定，肘屈伸锻炼

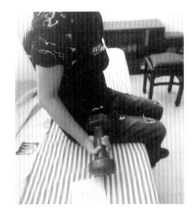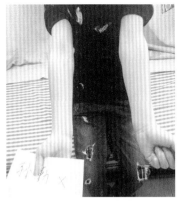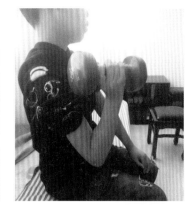

g. 2019-2-16 检查：功能正常

图 5-3-12　儿童肱骨干下 1/3 骨折（重叠）手法夹板案

【按】

1. 夹板压垫　本案为斜形骨折，受肱二头肌、肱三头肌的牵拉，骨折断端十分不稳定，整复后骨折重新移位（图 5-3-12c）。在治疗中压垫和夹板起着重要的作用：①两垫法：上臂前侧与后侧压垫形成对向挤压，肘前放置棉花压垫需宽且厚，置于骨折远端，注意预防神经、血管、皮肤软组织等损伤。②深屈肘：上臂 4 夹超肘、深屈肘并肘 8 字绷带固定。深屈肘利用前臂紧压上臂前侧夹板，通过夹板和前侧压垫，对骨折远端形成持续的压力，促进骨折端前后靠拢（图 5-3-12d）。

2. 功能锻炼　①夹板固定下练功：4 ～ 5 周，骨折端有纤维骨痂，改短夹行肘关节锻炼。上臂水平置于桌面，基本固定了肩、肘两个关节，肘关节只在一个水平面进行有效的屈伸活动，可提高功能训练的效率（图 5-3-12f）。②负重下的功能训练：骨折基本愈合后去除外固定，不能仅仅满足关节功能的恢复，还要通过负重锻炼，使骨折完全愈合，直至能够胜任劳动等负荷运动。

（江湧）

孕妇肱骨干骨折（斜形粉碎）手法夹板案

刘某，女，34 岁，佛山市中医院住院病历号：733***。外院 X 线片号：532***。

主诉：跌伤致左上臂肿痛，活动障碍 8 小时。检查：左上臂压痛，指端血运感觉活动正常。外院 X 线片示：肱骨中段粉碎性骨折。**诊断：**①左肱骨干中 1/3 骨折。②妊娠（30 周）。中医分型：斜形粉碎。AO 分型：B2.2 型。**治疗：**予"触摸辨认、内外推端、提按升降、抱迫靠拢"等手法复位。外敷伤科黄水纱，四夹超肩肘固定。患者因怀孕未予拍片复查，6 周后改短夹板固定；7 周后解除夹板，功能锻炼。**随访：**1 年余。按《骨科疾病疗效评价标准》-Gill 临床上肢功能评分系统、《中西医结合治疗骨折临床经验集》-骨折疗效标准**评分：**优。图文演示治疗经过如下（图 5-3-13）。

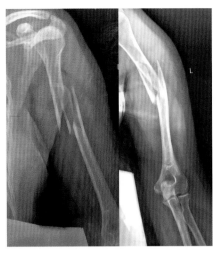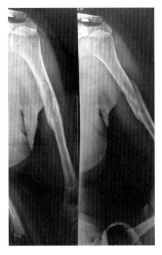

a. 2019-9-6 治疗前：骨折外后移位　　　　b. 2020-1-7 产后2个月复查：骨折愈合

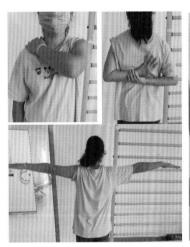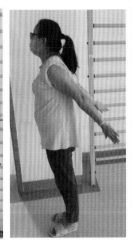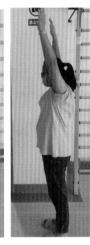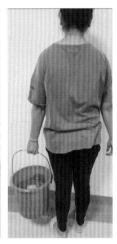

c. 2020-10-18 微信随访：功能正常

图 5-3-13　孕妇肱骨干骨折（斜形粉碎）手法夹板案

【按】肱骨干各部位骨折，只要手法复位达到功能复位标准，外固定能维持良好的效果，都能进行保守治疗。本案运用佛山正骨十四法治疗高龄孕妇骨折，避免了手术和麻醉，取得满意的疗效，体现了中医正骨的独特优势。

（劳永锵）

肱骨干骨折（斜形粉碎）手法复位闭合髓内钉内固定案

毕某，女，48岁，佛山市中医院住院病历号：513***。X线片号：2925***。

主诉：跌伤致左上臂肿痛、活动障碍1小时。**检查：**左上臂中段压痛，畸形。X线片示：肱骨中段粉碎性骨折。**诊断：**左肱骨干中1/3骨折。中医分型：斜形粉碎。AO分型：B2.2型。**治疗：**予手法复位，带锁髓内钉闭合内固定。**随访：**2年余。按《骨科疾病疗效评价标准》-Gill临床上肢功能系统、《中西医结合治疗骨折临床经验集》-骨折疗效标准**评分：**优。图文演示治疗经过如下（图5-3-14）。

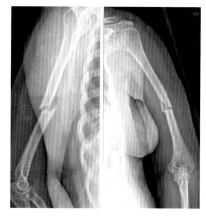

a. 2014-7-20 术前

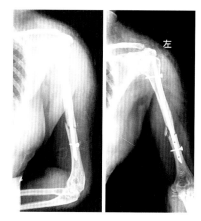

b. 2014-7-23 术后

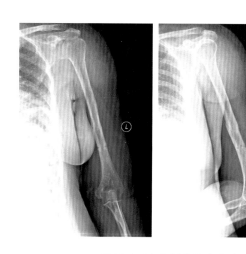

c. 2016-1-23 内固定取出术后

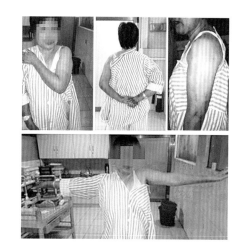

d. 2016-1-23 功能检查：正常

图 5-3-14　肱骨干骨折（斜形粉碎）手法复位闭合髓内钉内固定案

【按】本案以中医正骨手法复位为基础，以微创切开闭合带锁髓内钉内固定。由于损伤小，骨折端无剥离，骨折端固定牢固，愈合率较高，感染风险低，外观瘢痕细小；术后可以早期活动，功能恢复快。

（林晓光）

附1:《中西医结合治疗骨折临床经验集》——肱骨干骨折疗效标准

优：局部不痛，患侧肩肘关节活动正常，X线检查：肱骨干内外成角 0°～5°。

良：局部不痛或偶有轻痛，患侧肩关节外展、前屈、上举差 20°以内，肘关节屈差 10°以内，X线检查肱骨干内外成角 10°以内。

可：偶有酸痛，劳累后加剧，患侧肩关节外展，前屈、上举差 21°～40°，肘关节伸屈差 11°～20°，X线片显示成角在 11°～20°。

差：持续疼痛，其他指标不能达到上述要求者。

附 2：临床总结

手法结合夹板压垫动态复位治疗肱骨干粉碎性骨折

陈元荣，江湧，邓蕴源　佛山市中医院

研究方法：回顾性分析自 2010 年 2 月至 2017 年 2 月佛山市中医院骨伤科门诊 516 例肱骨干骨折患者，将诊断为肱骨干中下段粉碎骨折的 56 例患者纳入观察，其中男 35 例，女 21 例；年龄 18 ～ 74 岁，平均年龄 55.1 岁。所选患者按 AO/OTA 分型，均为 12B2.2 型。病程 9 ～ 14 周，平均 11.2 周。所有患者均运用手法复位和小夹板外固定，定期复查并施行再次或多次手法和压垫的动态调整治疗。随访观察患者骨折愈合时间及肩肘关节功能恢复情况，并进行疗效评估。结果：所有患者均随访成功，均达到了骨性愈合，所有患者末次随访时均根据 UCLA 肩关节功能评分标准，本组病例优 48 例，良 7 例，可 1 例，优良率 98.2%。根据 Mayo 肘关节功能评分标准，本组病例优 53 例，良 3 例，优良率 100%。

治疗方法：

1. 整复技术　予佛山正骨十四法进行复位。术者于骨折端行"触摸辨认"，了解骨折断端移位情况；助手适度拔伸牵引，纠正骨折重叠及成角，但不要过度牵引，避免造成骨折端分离；术者行"内外推端"纠正侧方移位，以"提按升降"纠正前后移位，以"抱迫靠拢"纠正蝶形碎块分离移位，以"接合碰撞"纠正分离移位。

2. 夹板压垫　于骨折远近端的内、外、前、后侧和骨折端的成角处分别放置一厚 1 ～ 2cm 棉花压垫，纠正成角和侧方移位。行四夹超肩、肘关节固定，固定后肘关节屈曲 90°，前臂中立位，上肢三角巾悬吊克服肢体重力，或使用弹性加压带，防止断端分离。

3. 功能锻炼　固定后即嘱患者进行抓拳功能锻炼；2 ～ 3 周，行耸肩活动；4 ～ 6 周，复查 X 线片显示骨痂较多，骨折线模糊，行四短夹固定，进行肩肘关节主动功能锻炼和被动的定骨舒筋；7 ～ 10 周复查 X 线片，根据骨折愈合情况，解除夹板外固定。

讨论：

1. 动态复位　对于首次手法复位尚未能达到功能复位或解剖复位的骨折，通过后续微量手法再次或多次对骨折端进行调整，并通过夹板、压垫、绷带和肌肉收缩对骨折端持续的正压力，使骨折残余移位得以逐步纠正，达到功能复位或解剖复位的过程，叫动态复位，也可以认为是慢性复位。但动态复位除了牵引外固定、压垫和肌肉动力，更强调再次或多次微量手法为主。

2. 肱骨干骨折的动态复位　肱骨干骨折由于受到各种肌群的剪力、旋转力、肢体的重力等多种因素的影响，骨折稳定性较差，特别是粉碎性骨折，需要在治疗过程中根据骨折移位情况不断地进行调整。肱骨干中下段粉碎性骨折骨碎块分离和断端分离是影响骨折愈合率的主要问题。动态复位进行治疗时，具有以下特点：①对初次闭合整复未能达到满意功能复位，而骨折成角、侧方移位大体纠正后，可通过定期换药（3 ～ 5 天），予多次、分步、循环穿插运用推端、抱迫等微量手法行轻柔、小幅度的调整，使骨折的侧方移位、成角移位、碎块分离等逐步纠正。②首次骨折对位欠佳而强行多次手法，可能会造成软组织损伤，导致患肢肿胀、皮肤撕裂，甚至造成骨化肌炎。微量手法可以避免或减少这些不良反应。③在骨折血肿机化期行手法复位及固定的调整，可以使不稳定性骨折及骨碎片达到复位的同时，骨折端也日趋稳定，逐渐达到骨位和骨稳的契合匹配。④"抱迫靠拢"的横向挤压可以使骨折碎块向心性靠拢，"接合碰撞"的纵向对冲，可以使断端的分离移位得到逐渐纠正。⑤夹板、压垫、扎带外固定系统所产生的外在约束力对骨折碎块产生的静应力和功能锻炼时肌肉收缩和舒张活动所产生的内在动力，达到以筋束骨、以筋带骨的作用。这种正向的骨折端的微动，既利于纠正骨折残余移位，又能促进骨折愈合。⑥以四夹板超肩、肘双关节固定，肩肘关节纵向弹性加压带的固定，三角巾悬吊前臂和肘关节，三种固定方法同时使用，可以有效地克服骨折端分离，促进骨折愈合。

3. 肱骨干骨折闭合治疗与手术治疗 ①愈合率：肱骨干骨折存在的首要问题，还是骨折的愈合。非手术和手术治疗，骨不愈合发生率分别为 0 ～ 13% 和 15% ～ 30%，又以肱骨干中下 1/3 骨折不愈合率为更高。②感染率：开放手术感染的风险也值得注意。文献报道，切开复位钢板内固定的术后感染率为 8.1%，髓内钉为 2.7%，微创钢板内固定为 4.8%。③满意度：手术治疗，高昂的内固定费用往往令部分患者难以接受。切开手术的瘢痕对肢体外观有一定的影响。而保守治疗，则存在固定欠牢靠、固定时间较长、难以达到解剖复位等问题。若固定位置欠佳，还需多次对骨折位置进行调整，将给患者带来一些痛苦。长时间的固定可能会造成肩肘关节功能障碍，需要进行关节松动等康复治疗。大多数肱骨干骨折可以采用非手术治疗，以二期愈合再塑形方式获得愈合，主要采用夹板和功能支具固定。

结论： 手法结合夹板、压垫动态复位治疗肱骨干中下段粉碎骨折，临床疗效确切，骨愈率高，骨折并发症少，费用低廉。特别是对体质差、合并严重心血管疾病等内科病、严重骨质疏松症、内固定风险高的高龄患者，优势显著。

[资料来源：广州中医药大学 2019 届硕士论文]

外展支架固定治疗肱骨干骨折

摘要： 对 28 例有断端分离移位的肱骨干骨折患者，运用上肢外展支架，固定伤肢于肩外展、肘屈曲各 90°，前臂中立位，并于固定后一周内每天对肱骨纵向持续挤压约半分钟。7 天内分离移位矫正有效率 96%。提示运用上肢外展支架固定能很好矫正肱骨干骨折分离移位。

临床资料： 本组 28 例，男 17 例，女 11 例，年龄 18 ～ 45 岁，平均年龄 36 岁，全部为分离移位的肱骨干骨折病例。其中肱骨干中段骨折 19 例，下段骨折 9 例；断端属横断型骨折 18 例，粉碎性骨折（非螺旋型）3 例，短斜形骨折 7 例；15 例为车祸致伤，8 例为机械绞伤，5 例为坠跌伤；就诊时间距受伤时最短 1 小时，最长 8 天，平均 1.5 天。

治疗效果： 经照 X 线片或透视，整复固定 3 天后，分离移位完全矫正 15 例，改善 10 例，无效 3 例，3 天有效率为 81%；整复固定 7 天后，分离完全矫正 25 例，改善 2 例，无效 1 例，7 天有效率 96%。拆除外展支架时间最短 14 天，最长 25 天，平均 17 天。2 例不能完全矫正分离移位者，经加用肩肘弹力带固定后完全矫正。1 例无效，需切开复位内固定，发现骨断端间有肌肉嵌顿。拆除外展支架后，27 例中无一例再发生分离移位；经随访 8 个月，骨折均获得正常愈合，肩肘关节功能正常。愈合时间为 3 ～ 5 个月，平均 3.5 个月。

［资料来源：赣南医学院学报，2001，21（3）：326］

肱骨干骨折临床总结

钟广玲，等　佛山市中医院

佛山市中医院 1990 ～ 2000 年治疗肱骨干骨折患者计约 1940 例，以男性居多，年龄介于 17 ～ 45 岁者居多，其中住院者约为 1550 例（新鲜闭合骨折 950 例，开放性骨折 400 例，陈旧性骨折畸形愈合 200 例）；门诊治疗患者约 390 例，全为新鲜闭合骨折。同期我院还收治了经外院手术治疗后并发骨不愈合者约 300 例，并发感染者 100 例。所有新鲜闭合骨折和陈旧性骨折畸形愈合，经过治疗，其骨性愈合的时间平均为 3 个月，伤肢功能完全康复的时间平均不足 4 个月，无一例并发骨不愈合、骨感染或继发性桡神经损伤等，治愈率达 100%。开放性骨折患者治愈率为 98%，其中 5 例患者术后继发骨感染或骨不愈合。所有经外院手术治疗后并发骨不愈合者，经行植骨加外支架固定，术后骨折临床愈合的时间平均为 6 个月，治愈率达 100%。我们统计了骨折临床愈合时间和肩肘关节功能恢复的时间、骨折畸形愈合、肩肘关节僵硬、骨折迟缓愈合、骨不愈合、骨感染、继发性桡神经损伤等并发症的发生率。结果表明，闭合治疗的疗效十分理想，优于切开复位内固定。即使整复后仍然存在一定程度的成角甚至较为明显的侧方移位，骨折愈合后，一般不会造成肢体功能障碍。但由于损伤暴力大，尤其横断、粉碎不稳定性骨折，如果治疗不当，造成骨折断端或碎片分离，从而引起骨不愈合。

［资料来源：陈渭良骨伤科临证精要，2002：190-191］

第四节　肱骨髁上骨折

（Supracondylar Humerus Fractures）

肱骨髁上骨折是指肱骨内、外髁上方 2 ～ 3cm 处的骨折，最常见于 5 ～ 8 岁的儿童，占全部肘部骨折的 50% ～ 60%。肘内翻为最常见的并发症。

（一）受伤机制

1.跌倒时肘关节在半屈曲或伸直位，手掌触地，暴力经前臂传达至肱骨下端，将肱骨髁推向后方，重力将肱骨干推向前方，造成肱骨髁上骨折。骨折线由前下斜向后上方，造成伸直型骨折，占 90% 以上。暴力来自肱骨髁前外方，骨折时肱骨髁被推向后内方，内侧骨皮质受挤压，产生塌陷，骨折远端向尺侧移位，为伸直尺偏型骨折；骨折断端桡侧骨皮质因挤压而塌陷，骨折远端向桡侧移位，为伸直桡偏型骨折。

2. 肘关节在屈曲位跌倒，暴力由后下方向前上方撞击尺骨鹰嘴，髁上骨折后远端向前移位，骨折线常为后下斜向前上方，此为屈曲型骨折发生机制。

（二）诊断分型

1. 中医分型 （参照《中医骨伤科病证诊断疗效标准》《中医临床诊治骨伤科专病》）

（1）伸直型：骨折远端向后上方移位，又分：A. 伸直尺偏型；B. 伸直桡偏型。骨折端上下不等宽，又分：A. 伸直内旋型；B. 伸直外旋型。

（2）屈曲型：骨折远端向前上方移位，又分：A. 屈曲尺偏型；B. 屈曲桡偏型。骨折端上下不等宽，又分：A. 屈曲内旋型；B. 屈曲外旋型。

2. 西医分型 （Gartland 分型）

Gartland Ⅰ型：骨折端无移位。

Gartland Ⅱ型：骨折远折端后倾，或同时有横向移位，但后侧骨皮质相连。

Gartland Ⅲ型：骨折断端移位且完全分离，骨皮质无接触。

（三）治疗原则

闭合手法复位是肱骨髁上骨折首选的治疗方法。绝大多数病例，都可以通过闭合手法复位达到满意的效果。复位后选择小夹板固定或闭合穿针固定。对于内柱粉碎失稳的骨折，闭合穿针固定可解决稳定性问题。开放骨折，或合并严重的神经血管损伤，血液循环受到影响，则应行急诊手术。无移位或轻度移位者可用夹板或石膏固定。骨折后肿胀明显，可采用尺骨鹰嘴牵引治疗。C 臂 X 线机的透视下采用闭合复位经皮穿针内固定，目前已成为国内外广泛使用的治疗方法。

（四）闭合治疗优势与短板

手法复位小夹板外固定疗效好、医源性损伤极少，后遗症较少，特别是对于急诊患儿，及时有效的手法复位，为后续治疗创造了先机。但对不稳定型骨折，尤其是对尺偏、尺碎、尺嵌等内柱失稳的部分病例，夹板固定仍有一定的难度，而这些正是肘内翻的主要因素。闭合复位克氏针固定，是目前治疗儿童肱骨髁上骨折比较常用的方法。其优点是：固定牢靠，减小了骨折发生再移位的风险；不需依赖过度屈曲肘关节的外固定，防范骨折早期深屈肘可能引起的血液循环障碍；手术创伤小，无须切开软组织，瘢痕细小（儿童尤其注意）。但闭合穿针存在医源性尺神经损伤和针道感染等并发症。另一方面，闭合穿钉对手法复位技术要求较高，尤其是对旋转型的骨折，解剖复位较难，常需要在 X 线透视下进行操作。

（五）手法复位特点

运用正骨十四法中的拔伸牵引、对抗旋转、内外推端、提按升降、屈伸展收等手法。其中，对抗旋转用于纠正肱骨髁上骨折旋转移位。

儿童肱骨髁上骨折（伸直尺偏型）合并桡神经损伤手法夹板案

黄某，男，7岁，佛山市中医院门诊病历号：3002503***。X线片号：2294***。

主诉：跌伤左肘部肿痛，活动障碍4小时。**检查**：左肘部肿胀明显，外侧瘀斑，肱骨远端压痛，可扪及骨擦感及异常活动，肘关节活动受限，拇指背伸活动受限，手部虎口感觉麻木，桡动脉可扪及。X线片示：肱骨髁上骨折。**诊断**：①左肱骨髁上骨折。中医分型：伸直尺偏型。Gartland分型：Ⅲ型。②桡神经损伤。**治疗**：予"内外推端、提按升降、屈伸展收"等手法复位。外敷伤科黄水纱，四夹超肘关节"8"字绷带固定。4周后解除夹板固定。**随访**：3年3个月。按Flynn肘关节功能**评分**：优。图文演示治疗经过如下（图5-4-1）。

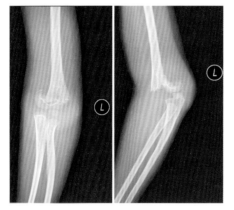
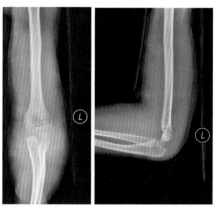

a. 2017-2-19整复前：后移、尺偏、旋转　　　　b. 2017-2-19整复后：对位对线好

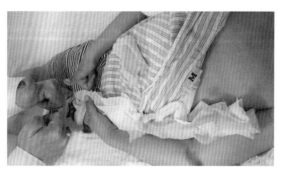

c. 手法前神经检查外观录像：垂腕、拇指背伸障碍、虎口麻木

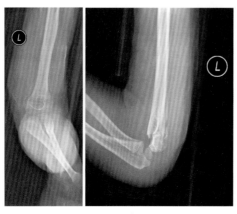
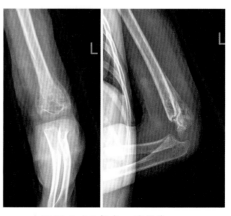

d. 2017-3-4复查：稍后移　　　　e. 2017-3-25复查：稍尺嵌

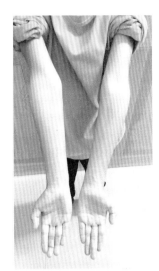
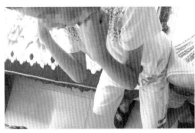
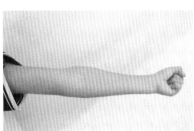
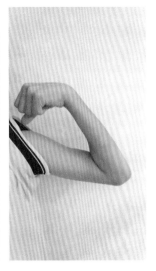

f. 2018-7-26、2019-10-31 微信随访：肘关节功能正常，轻微变形

图 5-4-1　儿童肱骨髁上骨折（伸直尺偏型）合并桡神经损伤手法夹板案

【随访】2020 年 5 月 30 日电话随访（15107640***）：和健侧对比，伤肢轻微变形，肘关节功能活动正常、活动无痛，肌力完全正常，可正常进行体育活动。

【按】

1. 关于肱骨髁上骨折合并神经损伤的诊断和治疗

（1）本例患者初诊局部肿胀严重并见瘀斑，出现垂腕、拇指主动背伸受限、手掌虎口感觉麻木等桡神经损伤症状，考虑为骨折移位造成桡神经牵拉伤。手法整复用顺势外翻拔伸牵引，松解骨折尺侧移位导致的桡神经牵拉，轻柔缓慢内外推端，避免暴力，以免加重神经损伤。手法整复后，患儿诉手部麻木症状减轻，拇指主动活动功能恢复。第二天，神经症状基本消失。

（2）对于肱骨髁上骨折合并神经损伤的治疗，有不同的观点：肱骨髁上骨折合并神经损伤绝大多数系神经挫伤所致，骨折移位整复后，神经损伤也大都可以恢复，无须急诊进行手术探查。一般不主张采用切开复位。肱骨髁上骨折合并神经损伤者，骨折移位整复后，在 3 个月内多能自行恢复，不应过早进行手术探查。但在治疗的过程中应密切进行观察。也有学者认为：肱骨髁上骨折合并神经损伤，如桡神经损伤，虽然大多数也属挫伤性质，但它可能移位至两骨折之间，手法复位很可能加重原有的神经损伤。因此，骨折近端完全向下方移位的尺偏型骨折合并完全性桡神经损伤，应直接进行手术复位及内固定，同时探查并处理桡神经，而不必等手法复位失败后再行手术，以免加重神经损伤程度。

2. 肘内翻的定义　正常时肘关节有 10°～ 15°的提携角。提携角< 0°，称为肘内翻，是肱骨髁上骨折最常见的并发症，尺偏型骨折高达 50%。轻度肘内翻无须处理。肘内翻> 15°，畸形明显者，一般仅影响外观。少数可能由于力线改变，引起肘关节活动疼痛或力量欠缺，可考虑手术矫正。

（江湧）

儿童肱骨髁上开放性骨折（伸直型）合并桡神经损伤手法石膏案

吴某，男，8岁，广东省珠海市某医院门诊病历号：28375**。X线号：591***。

主诉： 骑车跌倒致左肘肿痛、活动受限1小时。检查：左肘畸形，肘前外侧见一约0.5cm小伤口，渗血，左手虎口区、拇指、示指桡侧感觉减退，拇指背伸功能障碍。X线片示：肱骨髁上骨折。**诊断：** ①左肱骨髁上开放性骨折。中医分型：伸直尺偏型。Gartland分型：Ⅲ型 / Gustilo分型：Ⅰ型。②左桡神经损伤。**治疗：** 手术室在基础麻醉下行伤肢清创扩创冲洗术；继而无菌下予手法复位，外敷酒精纱，石膏托固定，密切观察指动、血运。4周后，解除石膏固定，功能锻炼。**随访：** 3年余。按Flynn肘关节功能评分：优。图文演示治疗经过如下（图5-4-2）。

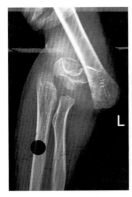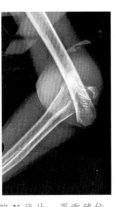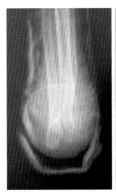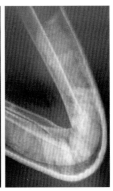

a. 2017-10-2整复前外院X线片：严重移位　　　b. 2017-11-3复位后石膏托固定

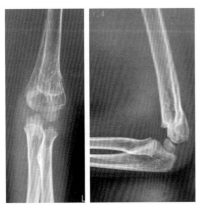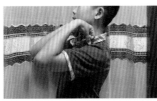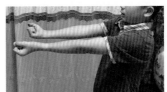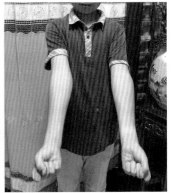

c. 2018-5-4复查：骨折稍尺偏　　　d. 2020-11-4随访：携带角0°

图5-4-2　儿童肱骨髁上开放性骨折（伸直型）合并桡神经损伤手法石膏案

【按】

1.关于诊断　本案中医诊断为：左肱骨髁上骨折。西医诊断：左肱骨髁上开放性骨折合并桡神经损伤。本例伤口小、污染轻，属Gustilo Ⅰ型。

2.关于治疗选择　本案有相对手术指征，但鉴于家属的要求，我们采取适度扩创、闭合复位的保守治疗，并取得较为满意的疗效。但必须指出：①开放性骨折，必须先行伤口清创缝合后方可行骨折手法复位，伤口外敷纱布，进行无菌操作。②术后深屈肘固定，应密切观察伤肢指动（神经）、颜色（血运）、感觉（肌间膜间隙内压）等情况，严防肌间膜间隙综合征等严重并发症的发生。

3.关于合并桡神经损伤的处理 对于合并神经、血管损伤者，要根据患肢的情况，注意区别对待。我们认为，肱骨髁上骨折合并桡神经损伤，闭合骨折以及开放骨折中的 Gustilo Ⅰ、Ⅱ 型者，大多为骨折端及软组织嵌插压迫所致。手法宜先行足够的拔伸牵引，再行复位。治疗后观察 2～3 个月，如不能恢复，再行手术探查。本案治疗后伤肢功能完全恢复，感觉和肌力完全正常，携带角轻度减少。

（林青）

林青，主任中医师，广东省中医院珠海分院骨伤科，佛山市中医院 2017 年度访问学者。

儿童肱骨髁上骨折（伸直尺偏型）手法夹板案（一）

阳某，男，6 岁，佛山市中医院门诊病历号：3002589***。X 线片号：3862***。
主诉：跌伤致右肘肿痛，活动障碍 2 小时。检查：右肘畸形，压痛，可扪及骨擦感。X 线片示：肱骨髁上骨折。**诊断：**右肱骨髁上骨折。中医分型：伸直尺偏型。Gartland 分型：Ⅲ 型。
治疗：予"内外推端、提按升降、屈伸展收"等手法复位，外敷伤科黄水纱，四夹超肘固定。5 周后去除夹板，功能锻炼。**随访：**1 年 6 个月。按 Flynn 肘关节功能评分：优。图文演示治疗经过如下（图 5-4-3）。

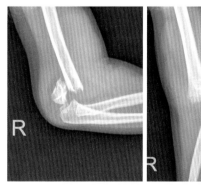
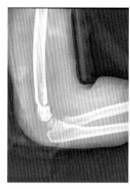
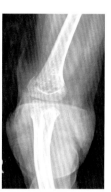

a. 2017-5-5 整复前　　　　　　　b. 2017-5-5 整复后

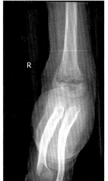
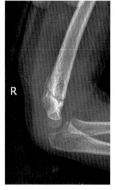
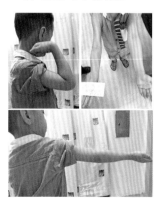

c. 2017-6-3 复查　　　　　　　d. 2017-7-5 检查：功能基本正常

图 5-4-3　儿童肱骨髁上骨折（伸直尺偏型）手法夹板案（一）

【随访】2018 年 11 月 12 日电话随访（13450569***）：和健侧对比，肘关节活动正常，无明显肘内翻。可以参加各种体育活动。

【按】

1. 损伤机制　跌扑时肘关节在半屈位或过伸位，手掌撑地，身体的重力沿肱骨下传，而地面的反作用力沿前臂往上传递至肱骨下端，两种力汇合在髁上薄弱部位，造成髁上骨折。由上而下的重力，把骨折近端推向前方，地面上传反作用力，把骨折远端推向后方，形成伸直型骨折。根据来自侧方的内外偏重的不同，可分为尺偏型和桡偏型。尺偏型是由于暴力来自肱骨髁前外方，在干段或远折段尺侧断端的骨皮质被挤压塌陷，产生内侧移位、嵌插短缩或向内侧倾斜。

2. 手法复位　①擒拿扶正：伤员取卧位，一助手握住伤肢的上臂，另一助手握住伤肢的腕前臂。②触摸辨认：触摸辨认骨折的内外髁的高低、尺骨鹰嘴的内侧偏移、肘部靴形的程度等等。③内外推端：术者一手握住近折段，另一手握住远折段，把近端向内推，远端向外端，先纠正尺偏移位。④拔伸牵引：由于骨折的内旋居多，通过 X 线片初步判断骨折旋转方向和上臂与地面平行时肱骨外髁高于肱骨近端外侧骨嵴或内上髁这个特征，把前臂置于旋后位，保持内外推端、肘关节外翻，微屈肘顺势拔伸牵引，纠正重叠移位。⑤术者用双拇指顶住肘后方尺骨鹰嘴向前推，同时环抱肘前方的近折端向后拉；或拇、示、中指扣住外内髁和尺骨鹰嘴，牵引的同时向上提骨折远端，同时另一手握住骨折近端往下按，助手在牵引下徐徐屈肘关节，将肘关节屈曲 100°～120°。⑥再触摸辨认：尺骨鹰嘴的内侧移位和肘部靴样畸形消失；骨折的外髁嵴连贯并且凹弧明显；一手握住肱骨内外髁和尺骨鹰嘴，另一手握住肱骨近端，轻轻左右上下移动，感觉骨折端稳定，无骨擦感，则提示骨折已复位。⑦对抗旋转：如果骨折有旋转移位，则先用对抗旋转予以纠正，然后再行内外推端、提按升降等手法。

3. 夹板固定　助手擒拿扶正，使伤肢保持在复位后的肘关节屈曲、前臂旋后位。外敷伤科黄水纱，把平垫放在肘前方，一梯形垫放在肘后鹰嘴上方，塔形垫放在骨折外侧近端，内髁加垫形成外翻固定，四夹超肘，上臂至掌夹板旋后超肘固定，肘 "8" 字绷带缚扎，布带悬吊前臂放于胸前。

4. 固定体位　肱骨髁上骨折伸直型宜屈肘 100°～120°固定；屈曲型宜屈肘 70°～80°固定；内旋型宜肩外旋前臂旋后体位，外旋型宜肩内旋前臂旋前体位；

5. 功能锻炼　由于小儿骨折闭合治疗的特点是骨折多不稳定、小儿依从性较差、外固定难护理；骨折愈合较快、骨塑形能力较强；小儿肱骨髁上骨折容易发生肘内翻畸形。因此，功能锻炼有其特点。骨折早期 1～3 周，逐渐行指、腕、肩的功能活动，4～5 周才行前臂旋转和肘关节活动。先去除前后二夹，为肘关节屈伸活动提供条件，保持内外二夹外翻固定 1～2 周，有助于防范骨折愈合期形成的肘内翻。早期肘内翻可用肘外翻固定支具夜间佩戴、白天练功，交替进行，动静结合，预防早期肘内翻加大的同时防止肘关节僵硬。

（江湧　朱秋贤）

儿童肱骨髁上骨折（伸直尺偏型）手法夹板案（二）

姚某，男，8岁，湘潭市某中医院门诊病历号：02878***。X线片号：24***。

主诉：跌伤左肘部肿痛，活动障碍1小时。**检查**：左肘部压痛，可扪及骨擦感及异常活动。X线片示：肱骨髁上骨折，骨折完全移位。**诊断**：左肱骨髁上骨折。中医分型：伸直尺偏型。Gartland分型：Ⅲ型。**治疗**：予"内外推端、拔伸牵引、提按升降、屈伸展收"等手法复位。外敷本院制剂三黄肿痛散，四夹超肘关节"8"字绷带固定。4周后解除夹板固定，指导功能锻炼。**随访**：4个月。按Flynn肘关节功能评分：优。图文演示治疗经过如下（图5-4-4）。

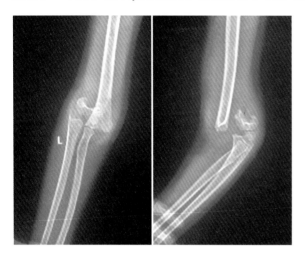
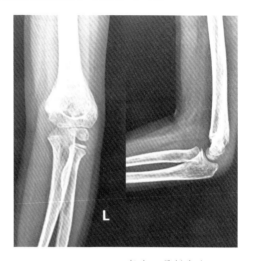

a. 2018-4-14 整复前　　　　　　　　b. 2018-8-14 复查：骨折愈合

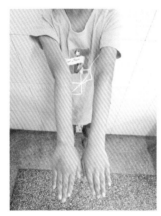
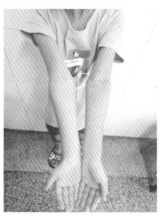
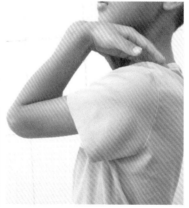

c. 2018-7-16 复诊：功能正常，无明显肘内翻

图5-4-4　儿童肱骨髁上骨折（伸直尺偏型）手法夹板案（二）

【按】急诊手法复位：先把上肢摆在屈肘约90°，前臂旋后位，稍微拔伸牵引，再找到肱骨内外髁的骨突处，摆正骨折端的位置，在骨折端前后完全分离的情况下，纠正旋转与侧方移位，维持对线关系，然后拔伸牵引，纠正重叠移位，最后在维持牵引下屈肘。复位后肘关节畸形基本消失。

（汤智）

幼儿肱骨髁上骨折（伸直尺偏型）手法夹板案

沈某，女，3岁，汕头市某医院门诊病历号：2614***。X线片号：900***。

主诉： 跌伤致右肘部肿痛，活动障碍5小时。**检查：** 右肘部"靴样"畸形，压痛。X线片示：肱骨髁上骨折。**诊断：** 右肱骨髁上骨折。**中医分型：** 伸直尺偏旋转型。**Gartland分型：** Ⅲ型。**治疗：** 予"内外推端、提按升降、屈伸展收"等手法复位，四块铝条夹板超肘关节固定。4周后去除夹板外固定，指导功能锻炼。**随访：** 8个月余。按Flynn肘关节功能**评分：** 优。图文演示治疗经过如下（图5-4-5）。

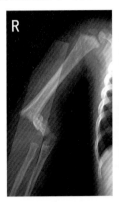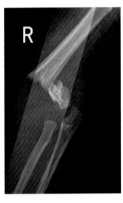

a. 2019-2-14整复前：尺偏、旋转

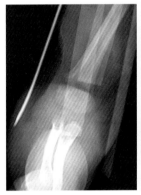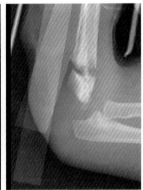

b. 2019-2-14整复后：桡侧轻分离

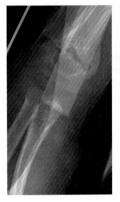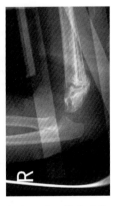

c. 2019-3-13复查：外翻接合碰撞

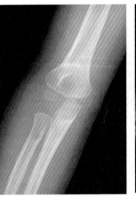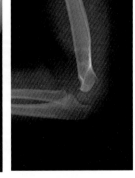

d. 2019-11-9复查：骨折愈合

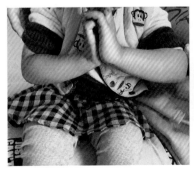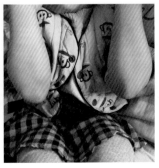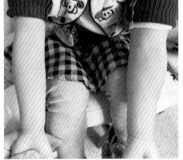

e. 2019-11-9随访：功能正常，轻微肘内翻

图5-4-5　幼儿肱骨髁上骨折（伸直尺偏型）手法夹板案

【按】

1. 骨折移位的判断　本案患儿哭闹、患肢疼痛性保护姿势，难以配合X线片检查，手法前未能获得标准的X线片侧位，对骨折移位的判断带来一定的困难。通过望诊见"靴样"畸形，则为伸直型移位；"触摸辨认"并双侧对比，了解尺骨鹰嘴在肱骨干轴的尺侧偏移，肱骨内髁弧明显加大，则为尺偏型移位。

2. 桡侧分离的处理　整复后骨折断端存在桡侧分离，提示尺侧嵌顿，必须彻底纠正。分离移位还可能造成骨折延迟愈合。予屈肘外展肘关节、内外推端，使骨折远端宁桡勿尺、外侧接合碰撞使桡侧嵌插，四夹超肘外翻固定，最终骨折对位对线满意。

（吴晓鹏）

吴晓鹏，主任医师，汕头市中心医院中医骨伤科主任，2004-2005年于佛山市中医院进修。

儿童肱骨髁上骨折（伸直桡偏型）手法夹板案

梁某，男，6岁，佛山市中医院住院病历号：232927***。X线片号：729***。

主诉： 跌伤左肘部肿痛，活动障碍2小时。**检查：** 左肘部压痛、畸形，可扪及骨擦感及异常活动。X线片示：肱骨髁上骨折。**诊断：** 左肱骨髁上骨折。中医分型：伸直桡偏型。Gartland分型：Ⅲ型。**治疗：** 予推端、提按、拔伸、屈肘等手法复位，外敷伤科黄水纱，四夹超肘关节固定。**随访：** 14年余。按Flynn肘关节功能评分：优。图文演示治疗经过如下（图5-4-6）。

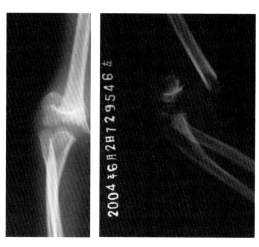
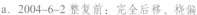
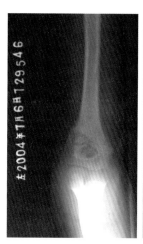
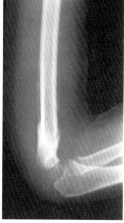

a. 2004-6-2整复前：完全后移、桡偏　　　b. 2004-7-6复查：对位对线好，骨折愈合

图5-4-6　儿童肱骨髁上骨折（伸直桡偏型）手法夹板案

【随访】2018年11月11日电话随访（13923271***）：双侧肘关节外观对比未见明显异常，肘关节功能活动正常。

【按】

1. 手法要点　①内外推端：纠正桡侧移位；②助手拔伸牵引，同时术者提按升降；③触摸辨认：了解复位效果。

2. 夹板固定 骨折近端内侧和外髁分别加垫，四夹超肘固定。根据 X 线片复查结果进行必要的调整，以宁桡偏勿尺偏、宁外翻勿内翻、宁外旋勿内旋为原则。

（潘国铨）

幼儿肱骨髁上骨折（伸直桡偏旋转型）夹板外展支具案

朱某，男，2 岁，佛山市中医院门诊病历号：3003379***。X 线片号：4265***。

主诉：跌伤致右肘部肿痛，功能障碍 3 小时。**检查**：右肘部畸形，压痛，可扪及骨擦感及异常活动，指动、血运、感觉正常。X 线片示：肱骨髁上骨折。**诊断**：右肱骨髁上骨折。中医分型：伸直桡偏旋转型（近端外旋）。Gartland 分型：Ⅲ型。**治疗**：予"对抗旋转、内外推端、屈伸展收"等手法复位。外敷伤科黄水纱，四夹超肘关节。4 周后改内外二夹板超肘外固定，5 周后去除夹板固定，佩戴肘关节外展支具。指导功能锻炼。**随访**：1 年 3 个月。按 Flynn 肘关节功能**评分**：优。图文演示治疗经过如下（图 5-4-7）。

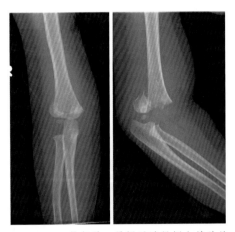
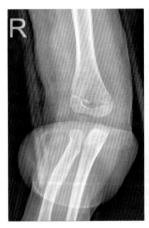

a. 2019-2-4 整复前：骨折近端尺侧向前外旋

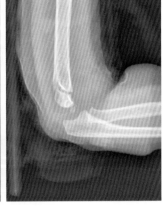

b. 2019-2-4 整复后

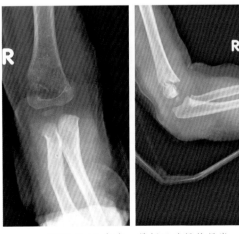

c. 2019-2-13 复查：骨折远端尺偏尺嵌，近端尺侧向前外旋

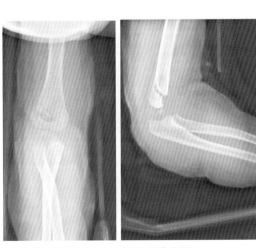

d. 2019-2-13 骨折近端外旋纠正

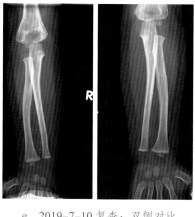
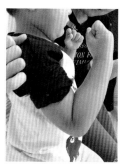
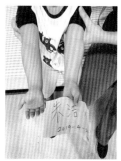
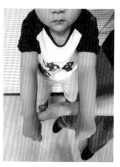

e. 2019-7-10 复查：双侧对比　　　　　　f. 2019-4-24 检查：功能和外形基本正常

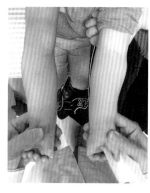
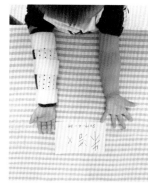
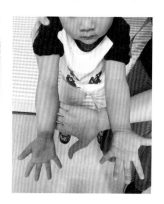

g. 外形对比：①戴支具前，②戴支具1个月，③戴支具后

图 5-4-7　幼儿肱骨髁上骨折（伸直桡偏旋转型）手法夹板外展支具案

【随访】2020 年 5 月 31 日电话随访（13531648***）：外观未见明显异常。

【按】

1. 旋转移位　肱骨髁上骨折旋转型的诊断和治疗比较复杂，由于骨折旋转不稳，即使借助CT，也难免因体位改变导致骨折移位而出现变动，影响骨折旋转方向的判断。纠正旋转往往靠手法前仔细观察肘部外形和触摸辨认、整复手法过程是否顺利、整复后骨折的稳定程度、X 线片的投照体位等等，旋转的方向，最终靠手法的效果来证实。本案经历了复位 – 再移位 – 再复位的过程，并通过 X 线片投照下前臂旋前、中立、旋后的三种体位的影像效果，选择对位对线较好的体位进行固定。虽然最终存在轻度的旋转，但功能和外形均比较满意。

2. 外展支具　及时订制和佩戴外展支具，夜间全程佩戴，定期解除支具进行关节活动，有效地矫正了肘内翻畸形，同时保证了功能正常恢复。佩戴的时间不宜太迟，根据年龄、X 线片骨痂生长情况，一般为 3 ～ 4 周，并维持半年左右。

（朱秋贤　江湧）

幼儿肱骨髁上骨折（伸直旋转型）手法夹板案

陈某，男，2 岁，佛山市中医院门诊病历号：3003179***。X 线片号：4163***。

主诉：跌伤左肘部肿痛，活动障碍 1 小时。检查：左肘部畸形，压痛，可扪及骨擦感及异常活动。X 线片示：肱骨髁上骨折，后移，旋转。**诊断**：左肱骨髁上骨折。中医分型：伸直旋转型（近端外旋）。Gartland 分型：Ⅲ型。**治疗**：予"对抗旋转、内外推端、屈伸展收"等手法复位。外敷伤科黄水纱，四夹超肘关节"8"字绷带固定。6 周后解除夹板固定。**随访**：1 年 3 个月。按 Flynn 肘关节功能**评分**：优。图文演示治疗经过如下（图 5-4-8）。

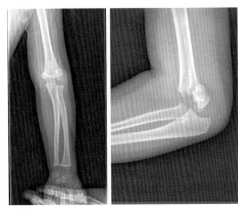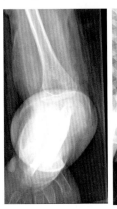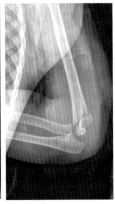

a. 2018-8-26 整复前：近端尺侧向前外旋　　　　　b. 2018-8-26 整复后（非标准侧位）

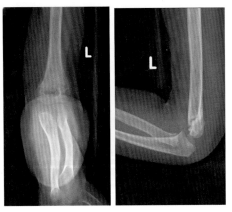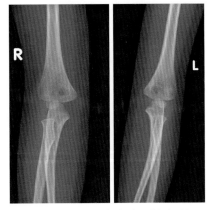

c. 2018-9-22 复查（标准正侧位）　　　　　d. 2019-11-11 复查（双侧对照）

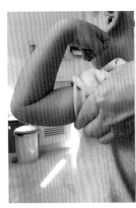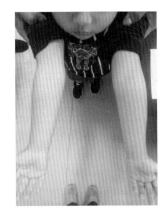

e. 2018-10-31 检查：功能正常　　　　　f. 2019-11-11 随访：无明显肘内翻

图 5-4-8　幼儿肱骨髁上骨折（伸直旋转型）手法夹板案

【按】

1. 远端相对内旋移位　本案手法前 X 线片分析：骨折近端尺侧弧向前，为外旋移位；骨折远端无明显旋转，则是相对内旋移位。

2. 远端相对内旋复位　①母子相寻：外旋骨折远端，同时内旋骨折近端，对抗旋转（拧手帕法）。②母寻子法：固定骨折远端，内旋骨折近端。

3. 关于 X 线片拍照　① X 线片拍照或透视，标准的侧位对肱骨髁上骨折的旋转判断非常重要（图 5-4-8 b、c）。②肘关节深屈肘固定时对正位投照有一定的影响，可加拍肘关节轴位（图 5-4-16b、c）。③前臂旋前和肘内翻体位造成的骨折内旋和内翻移位，可用外旋外翻体位拍照（图 5-4-22a、b）。

（江湧）

儿童肱骨髁上骨折（伸直旋转型）手法夹板案

梁某，女，5 岁，佛山市中医院门诊病历号：3003427***；X 线片号：4290***。

主诉：跌伤致右肘部肿痛、活动障碍 1 天。检查：右肘部肿胀，压痛，畸形，肘关节活动受限，指动、感觉、血运正常。X 线片示：肱骨髁上骨折。**诊断**：右肱骨髁上骨折。中医分型：伸直旋转型。Gartland 分型：Ⅱ型。**治疗**：予"内外推端、提按升降、屈伸展收"等手法进行复位，外敷伤科黄水纱，四夹超肘关节固定。4 周后去除夹板外固定，指导功能锻炼。**随访**：1 年 2 个月，按 Flynn 肘关节功能**评分**：优。图文演示治疗经过如下（图 5-4-9）。

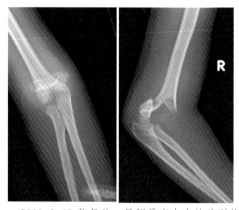

a. 2019-3-18 整复前：尺侧骨突由内旋外到前

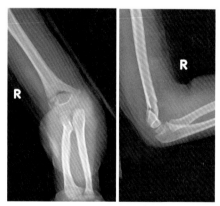

b. 2019-03-18 整复后

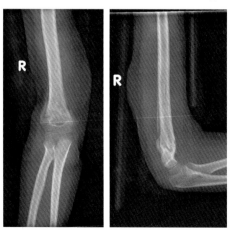

c. 2019-04-17 复查

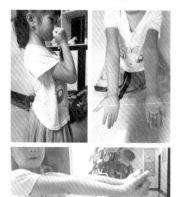

d. 2019-5-31 随访：伸屈和外形正常

图 5-4-9　儿童肱骨髁上骨折（伸直旋转型）手法夹板案

【随访】2020 年 5 月 25 日微信随访（13729621***）：双侧肘关节外观对比未见明显异常，肘关节功能活动正常。

【按】

1. 近端外旋判断 正位 – 骨折近端尺侧骨突较长且尖；侧位 – 骨折近端尺侧骨突由内侧向外旋转到前侧，骨折近端外旋，即是骨折远端相对内旋。

2. 近端外旋复位 ①母子相寻：外旋骨折远端，同时内旋骨折近端，对抗旋转（拧手帕）。②母寻子法：固定骨折远端，内旋骨折近端。

（朱秋贤　江湧）

儿童肱骨髁上骨折（伸直外旋型）手法夹板案

魏某，女，4 岁，佛山市中医院门诊病历号：3003281***。X 线片号：4214***。

主诉： 跌伤致右肘部肿痛、活动障碍 1 天。检查：右肘部压痛，畸形，可扪及骨擦感及异常活动。X 线片示：肱骨髁上骨折，旋转移位。**诊断：** 右肱骨髁上骨折。中医分型：旋转型（远端外旋）。Gartland 分型：Ⅲ型。**治疗：** 予"对抗旋转、屈伸展收"等手法复位，四夹超肘固定。**随访：** 1 年 2 个月。按 Flynn 肘关节功能**评分：** 优。图文演示治疗经过如下（图 5-4-10）。

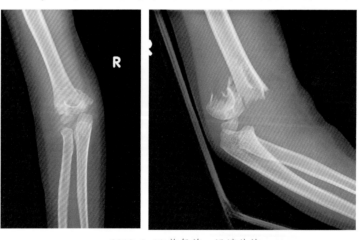

a. 2019-3-18 整复前：远端外旋

（正位：①上尺桡重叠减少；②外侧鹰嘴窝皮质增厚。侧位：③肱骨髁桡侧低位，外旋向后）

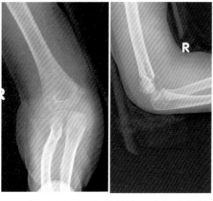

b. 2019-3-18 整复后：对位对线好

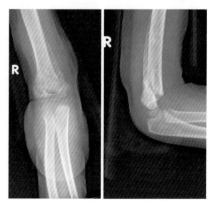

c. 2019-4-17 复查：轻度旋转

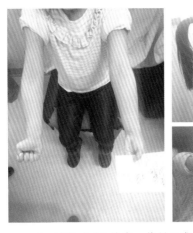
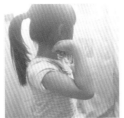
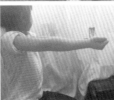
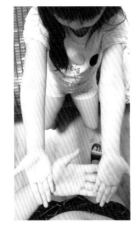

d. 2019-5-30 检查：伸屈正常，轻微肘内翻　　e. 2020-5-27 随访：轻微肘内翻

图 5-4-10　儿童肱骨髁上骨折（伸直外旋型）手法夹板案

【按】

1.远端外旋判断　正位 – 上尺桡骨重叠减少；外侧鹰嘴窝皮质增厚。侧位 – 肱骨髁桡侧低位，由外旋向后。

2.远端外旋复位　①母子相寻：外旋骨折近端，同时内旋骨折远端，对抗旋转（拧手帕法）。②母寻子法：固定骨折近端，内旋骨折远端。

（黎土明）

儿童肱骨髁上骨折（伸直尺偏外旋型）手法夹板案

刘某，男，6 岁，佛山市中医院门诊病历号：3002351***。X 线片号：3732***。

主诉：跌伤右肘肿痛，活动障碍 1 天。检查：右肘部畸形，压痛，可扪及骨擦感和异常活动。X 线片示：肱骨髁上骨折。**诊断**：右肱骨髁上骨折。中医分型：伸直尺偏外旋型。Gartland 分型：Ⅱ型。**治疗**：予手法复位，四夹超肘固定。5 周后改二夹固定，6 周去除夹板，指导功能锻炼。**随访**：3 年余。按 Flynn 肘关节功能**评分**：优。图文演示治疗经过如下（图 5-4-11）。

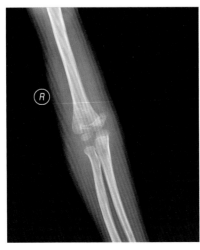
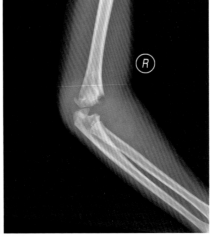

a. 2016-9-22 整复前：正位 – 外侧鹰嘴窝皮质影增厚；侧位 – 远端桡侧弧偏后，肱骨小头偏后，提示远端外旋

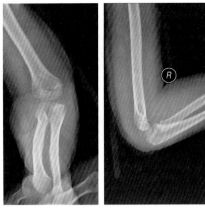
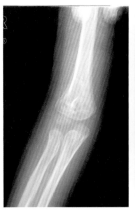
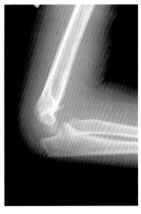

b. 2016-9-22 整复后　　　　　　　　　　c. 2016-12-28 复查

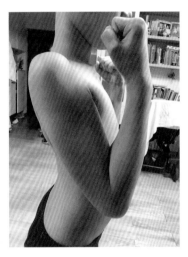
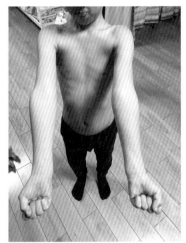

d. 2019-11-29 微信随访：功能和外观基本正常

图 5-4-11　儿童肱骨髁上骨折（伸直尺偏外旋型）手法夹板案

【按】

1. 远端外旋移位的判断　①正位：鹰嘴窝外侧皮质影增厚，尺桡骨近端重叠减少，提示远端外旋。②侧位：后侧外髁皮质与内髁皮质影不重叠为一条线，外髁后缘皮质影在后，肱骨小头随之偏后，为远端外旋（图 5-4-11e）。

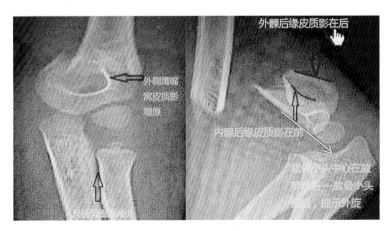

e. 肱骨髁上骨折外旋移位的判断

图 5-4-11　儿童肱骨髁上骨折（伸直尺偏外旋型）手法夹板案

2.远端外旋移位的复位　①拔伸牵引：屈肘约 100°持续牵引。术者缓慢左右摇摆转动松解软组织。②对抗旋转：一手握远端（髁部）内旋，一手握近端（上臂）外旋，如扭麻花状，并维持。③内外推端：纠正尺侧移位，宁桡勿尺。④同时屈肘端提，纠正前后移位。⑤触摸辨认：了解各骨性标志是否正常和骨折端稳定度。

3.纠正外旋移位的意义　无论内旋或外旋，如不纠正，很难获得满意对线对位，且由于旋转移位者常存在斜形或反"V"形骨锋，更增加复位和固定的难度、复位后的不稳定性。因此，旋转的纠正是获得整体复位的基础。

（黎土明）

儿童肱骨髁上骨折（屈曲型）手法夹板案（一）

李某，男，7 岁，佛山市中医院门诊病历号：3002580***。X 线片号：3858***。

主诉：跌伤左肘肿痛，活动受限 3 小时。检查：左肘畸形，压痛。X 线片示：肱骨髁上骨折。**诊断**：左肱骨髁上骨折。中医分型：屈曲型；Gartland 分型：Ⅱ型。**治疗**：手法复位，四夹超肘伸肘约 80°固定。**随访**：3 年余。按 Flynn 肘关节功能**评分**：优。图文演示治疗经过如下（图 5-4-12）。

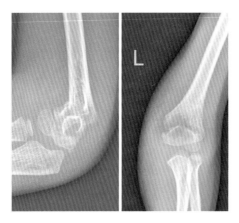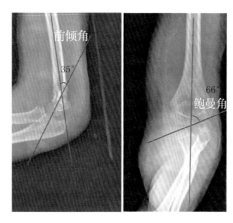

a. 2017-4-28 整复前：前移、后角　　　b. 整复后：前倾角 35°，鲍曼角 66°

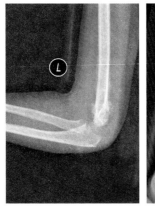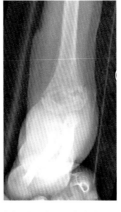

c. 2017-5-20 复查：骨折对位对线好，骨痂生长

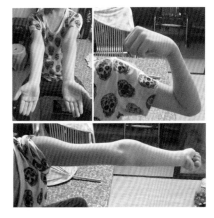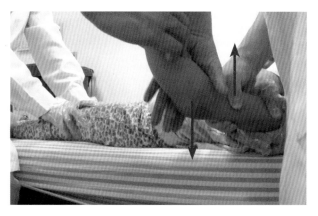

d. 2018-8-12 微信随访：功能和外形无明显异常　　　　e. 手法录像：提按升降

图 5-4-12　儿童肱骨髁上骨折（屈曲型）手法夹板案（一）

【随访】2020 年 6 月 1 日电话随访（13690244***）：功能和外形正常。

【按】

1. 屈曲型受伤机制　跌倒时肘关节呈屈曲位，使肘后着地，暴力由肘部的后下方向前上方撞击尺骨鹰嘴，与自身重力与肘后形成剪力，造成骨折。远端向前移位，骨折线从前上方斜向后下方。临床上发生率较低。

2. 屈曲型手法整复　复位时，患儿取卧位。①擒拿扶正：一助手握住伤肢的伤臂中段，另一助手握住伤肢的腕前臂，置肘关节于屈曲约 45°位；②提按升降：前臂旋后位，在松弛状态下，把远折端往后推送，近折端往前方提拉，子母相寻（图 4）。提按时注意用力轻巧，切忌暴力。③拔伸牵引：助手徐徐顺势牵引，肘关节由屈曲约 45°到屈肘 90°，保持水平牵引下，纠正内外或旋转移位。牵引应掌握"宜牵不宜提"，即宜水平牵引不宜向上提抽，以免造成骨折远端重新向前移位。

3. 屈曲型夹板固定　前侧夹板压垫置于骨折远端，后侧夹板压垫置于骨折近端，上臂四夹板超肘关节屈肘 70°～80°位固定，肘"8"字绷带缚扎，悬吊前臂于胸前。二周后逐渐屈曲肘关节固定 90°左右。

4. 功能锻炼　4 周后解除夹板外固定，立即指导患儿进行伤肢的功能锻炼。应注意几点：①主动练功为主，被动松动为辅。严禁早期强力牵拉松动关节，避免发生肘关节骨化性肌炎。②早期循序渐动，后期加强运动。③每次练功时家长陪同，观察动作是否规范，活动的次数和频率是否符合要求。④强调一天三次规范练功，对于中午在校寄读或寄宿的学生意义重大。

（江涌　谭国昭）

儿童肱骨髁上骨折（屈曲型）手法夹板案（二）

朱某，女，7 岁，佛山市中医院门诊病历号：3003469***。X 线片号：4311***。

主诉：跌伤致左肘部肿痛，活动受限 10 小时。检查：左肘部畸形，压痛，可扪及骨擦感。X 线片示：肱骨髁上骨折。**诊断**：左肱骨髁上骨折。中医分型：屈曲型。Gartland 分型：Ⅱ型。

治疗：予"拔伸牵引、提按升降、屈伸展收"等手法复位，外敷伤科黄水纱，四夹超肘关节绷带"8"字固定。**随访**：1年余。按 Flynn 肘关节功能评分：优。图文演示治疗经过如下（图5-4-13）。

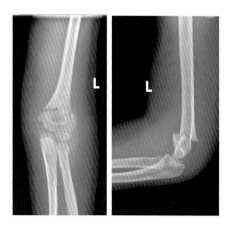
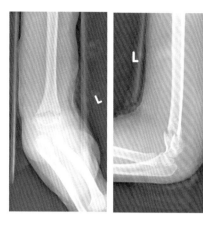

a. 2019-4-18 整复前：骨折前移　　　　　　b. 整复后：稍前角

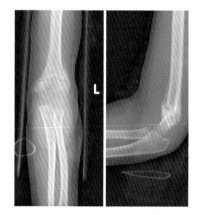
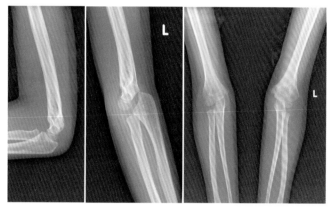

c. 2019-5-25 复查　　　　　　　d. 2019-11-16 复查：伸屈侧位和双侧正位

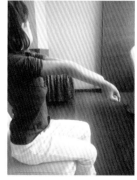
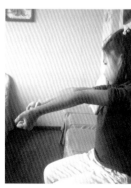
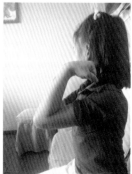
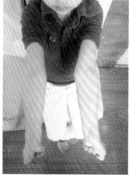

e. 2019-11-16 复查：双侧肘过伸约30°；功能正常

图 5-4-13　儿童肱骨髁上骨折（屈曲型）手法夹板案（二）

【随访】2020 年 5 月 29 日微信随访（13662403***）：外形基本正常。

【按】

1. 复位要点　伤肢半伸肘，助手（水平）拔伸（向下）牵引，术者提（近端）按（远端）升降，屈肘 90°固定；复位后，骨折稍前角，1 周后骨折前后移位稳定，逐步屈肘，2 周后深屈肘130°，完全纠正前角，4周后逐渐伸肘固定。

2. 屈曲型受伤机制探讨 正常肘关节伸直过伸位为10°～20°。患儿肘关节过伸位为30°。受伤姿势可能是跌倒向后，手掌身后着地，肘关节过伸，间接暴力导致髁上骨折，骨折远端向前移位，骨折线由后下斜向前上方。

（江涌）

儿童肱骨髁上骨折（屈曲型）手法夹板案（三）

廖某，女，6岁，深圳市宝安某医院门诊病历号：440****。X线片号：67****。

主诉： 跌伤左肘肿痛，活动受限5小时。检查：左肘畸形，压痛，可扪及骨擦感。X线片示：肱骨髁上骨折。**诊断：** 左肱骨髁上骨折。中医分型：屈曲型。Gartland分型：Ⅱ型。**治疗：** 予手法整复，夹板固定。4周后去除夹板。**随访：** 4个月。按Flynn肘关节功能**评分：** 优。图文演示治疗经过如下（图5-4-14）。

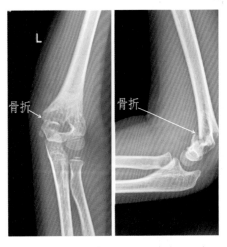

a. 2018-6-1 整复前：骨折前移、后角

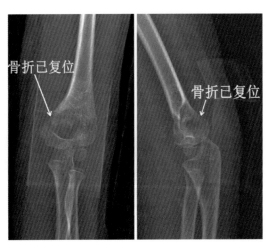

b. 2018-6-1 整复后

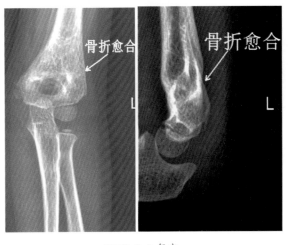

c. 2018-8-2 复查

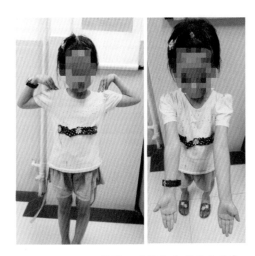

d. 2018-10-16 随访：功能和外形基本正常

图5-4-14 儿童肱骨髁上骨折（屈曲型）手法夹板案（三）

【按】肱骨髁上骨折屈曲型比较少见，侧方和旋转移位较小，愈合较好。但骨折轻度成角容易漏诊，应注意前倾角的异常。手法予提按伸肘复位，四夹板伸肘固定。

（谭官峰）

谭官峰，副主任医师，深圳市宝安中医院（集团）骨伤科，1995–1996 年于佛山市中医院进修。

儿童肱骨髁上骨折（伸直型）闭合复位克氏针内固定案

杨某，男，3 岁，佛山市中医院门诊病历号：3003221***。X 线片号：4185***。

主诉：跌伤致左肘部肿痛，活动受限半小时。检查：左肘部压痛，畸形，可扪及骨擦感和异常活动，指动、血运、感觉正常。X 线片示：肱骨髁上骨折。**诊断：**左肱骨髁上骨折。中医分型：伸直型。Gartland 分型：Ⅲ型。**治疗：**予"拔伸牵引、提按升降、屈伸展收"等手法复位。X 线片复查：骨折前移，即行第二次复位，予反"提按升降"手法纠正，外敷伤科黄水纱，四夹超肘关节伸肘固定后复查 X 线片：骨折对位对线满意。第 6 天复查 X 线片，骨折移位，遂麻醉下行闭合复位克氏针内固定，1 个月后拔除克氏针。**随访：**1 年 8 个月。按 Flynn 肘关节评分：优。图文演示治疗经过如下（图 5-4-15）。

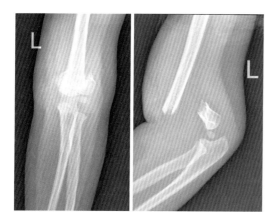

a. 2018-9-28 整复前：严重移位

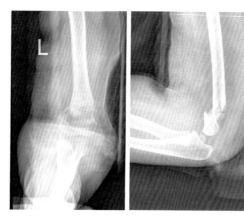

b. 2018-9-28 整复后：前移、尺偏

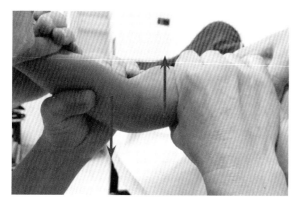

c. 半小时后再手法：反提按升降

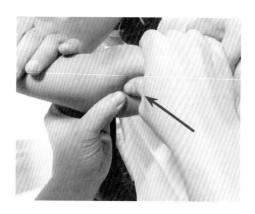

d. 手法：内外推端

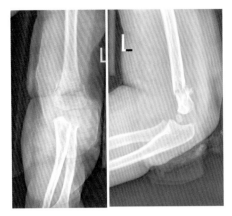 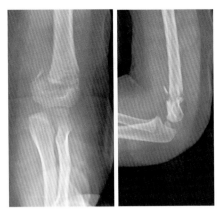

e. 2018-9-29 整复后：骨折对位尚好，轻微前角，尺侧粉碎　　　　f. 2018-10-4 复查：骨折尺偏移位

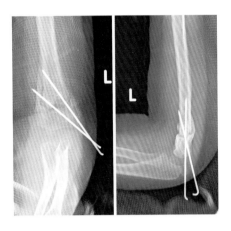 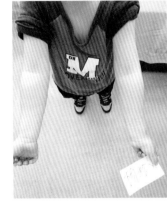 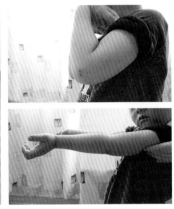

g. 2018-10-13 闭合穿钉术后　　　h. 2018-12-22 复查功能外形照：针口愈合，功能外形无明显异常

图5-4-15　儿童肱骨髁上骨折（伸直型）闭合复位克氏针内固定案

【随访】2020年5月31日电话随访（18785692***）：伤肢外形正常。

【按】

1. 二次手法　闭合复位的成功与否，取决于骨折损伤的类型、骨折端的稳定程度、正骨医师的正骨水平和经验、术者与助手复位操作时的默契、夹板材料和操作规范以及患者的依从性等等，每个环节都决定手法复位的效果。本案第一次复位出现了矫枉过正，综合考虑各种因素，拟再次手法纠正，骨折对位对线满意。

2. 闭合穿针　由于尺侧粉碎，内柱不稳，夹板外固定难以控制，容易出现尺侧倾斜，形成肘内翻。本案出现骨折再移位后即采取闭合复位克氏针内固定术。克氏针尾保留于表皮外，1个月后拔除克氏针。由于术后伤肢早期进行功能活动，伤肢功能恢复较快，针口愈合后瘢痕细小，取得满意的效果。

（江湧　郭跃明）

儿童肱骨远端全骨骺分离手法骨牵夹板案

甘某，男，4岁，佛山市中医院住院病历号：120***。X线片号：222***。

主诉：跌伤右肘部肿痛，活动障碍 8 小时。检查：右肘压痛，畸形，可扪及骨擦感和异常活动，指动、血运、感觉正常。X 线片示：尺桡骨上端内侧移位。**诊断：**右肱骨远端全骨骺分离。中医分型：尺偏型。Salter-Harris 分型：I 型。**治疗：**予内外推端、外展屈肘手法复位，巾钳外展牵引。3 周后去除牵引，4 周后去除夹板固定，指导功能锻炼。**随访：**20 年余。按 Flynn 肘关节功能评分：优。图文演示治疗经过如下（图 5-4-16）。

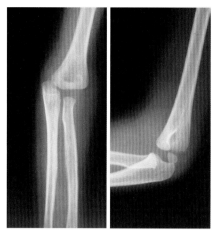
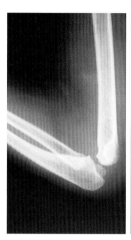
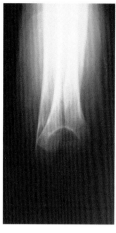

a. 1997-11-5 整复前：尺桡骨上端向内侧移　　　　　b. 1997-11-5 整复后

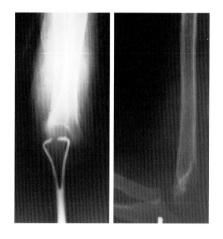
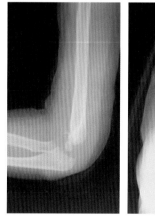
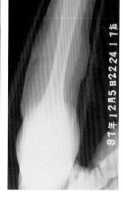

c. 1997-11-14 巾钳牵引　　　d. 1997-12-5 复查：肱骨下端和尺桡上端关系正常

图 5-4-16　儿童肱骨远端全骨骺分离手法骨牵夹板案

【随访】2017 年 12 月 7 日电话随访（0757-23311***）：与健侧肢体对比，患肢外形正常，功能活动正常，可进行正常工作生活。

【按】

1. 巾钳牵引　肱骨远端全骨骺分离属于关节内骨折，手法复位应尽可能达到解剖对位。骨骺滑脱又属于不稳定性骨折，予巾钳骨牵引，维持骨折对位对线。尺骨牵引适用于肱骨髁上骨折严重肿胀、尺倾或旋转移位难以纠正的病例。

2. 鉴别诊断　肱骨远端全骨骺分离容易误诊为肘关节脱位，肘关节脱位常为外侧脱位，全骨骺分离远端往往向内侧移。根据复位过程的"手感"（骨擦感、稳定性、肘后三角）进行鉴别更为可靠，条件允许则行 MRI 或造影检查。

幼儿肱骨远端全骨骺分离手法夹板案

蔡某，男，3 岁，佛山市中医院门诊病历号：3001490***。X 线片号：2937***。

主诉：跌伤左肘部肿胀疼痛，活动障碍 5 小时。**检查：**左肘压痛，畸形，可扪及骨擦感和异常活动，指动、血运、感觉正常。X 线片示：肱骨下端全骨骺分离。**诊断：**左肱骨下端全骺分离。中医分型：尺偏型。Salter-Harris 分型：Ⅰ 型。**治疗：**予手法复位，四夹超肘固定。**随访：**5 年 7 个月。按 Flynn 肘关节功能**评分：**优。图文演示治疗经过如下（图 5-4-17）。

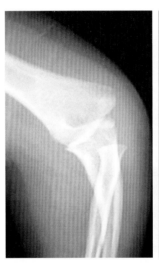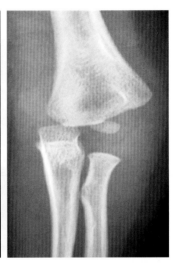

a. 2014-8-12 整复前外院 X 线片：①肱骨下端干骺端骨折块在内侧，向尺侧移位；②桡骨纵轴中线通过肱骨小头骨骺中心；③尺桡骨上端与肱骨下端关系侧移向内。

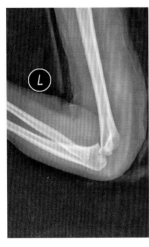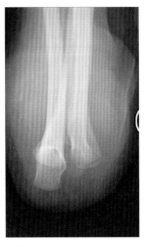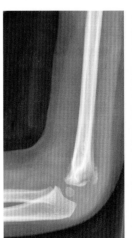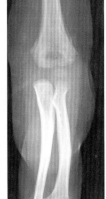

b. 2014-8-12 整复后   c. 2014-9-6 复查

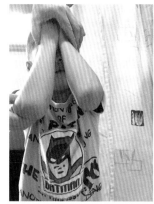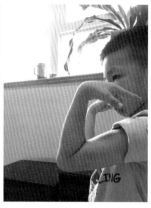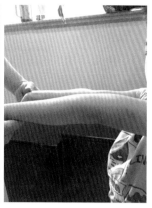

d. 2016-7-18 屈伸功能正常

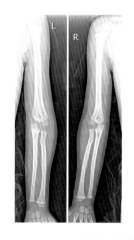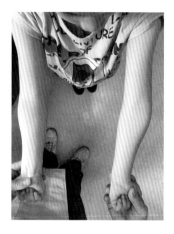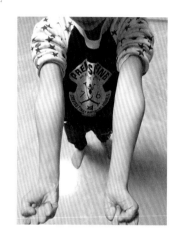

e. 2016-7-18 X 线片和外观　　　　　　　　　　f. 2020-3-18 外观对比

图 5-4-17　幼儿肱骨远端全骨骺分离手法夹板案

【随访】2018 年 2 月 23 日电话随访（13542528***）：肘关节屈伸正常，活动有力，无疼痛；轻度肘内翻畸形。2020 年 3 月 18 日微信随访：轻微肘内翻。

【按】

1. 手法要点　予内外推端，同时拔伸牵引，外展肘关节，屈肘。

2. 疗效评价　本案手法复位后 X 线片显示已接近解剖复位，但仍然出现轻度肘内翻。原因可能为：①由于骨骺 X 线片不显影，骨折尺偏尚未彻底纠正。②患儿在治疗过程中夹板松动，产生了潜行移位。③后期未能按期复查，过早拆除夹板。对于尺偏尺嵌，我们主张固定 1 个月后去除前后夹板，适当延长内外侧夹板，既可以控制骨折后期的尺偏，又可以保障肘关节屈伸活动的正常进行。④骨折导致骨骺发育异常，内外侧骨骺生长不平衡。本案通过远期的随访，由于骨骺发育趋于平衡，肘内翻可见明显改善。

（李伟强）

幼儿肱骨低位髁上骨折手法夹板案

刘某，男，2 岁，佛山市中医院门诊病历号：3001595***。X 线片号：2984***。

主诉：跌倒致右肘部肿痛、活动障碍 1 小时。**检查**：右肘畸形，压痛。X 线片示：肱骨低位髁上骨折。**诊断**：右肱骨低位髁上骨折。中医分型：尺偏型。Salter 损伤分型：Ⅲ型。**治疗**：予"内外推端、拔伸外展"等手法复位，外敷伤科黄水纱，四夹超肘关节固定。6 周后解除夹板固定，指导功能锻炼。**随访**：3 年 3 个月。按 Flynn 肘关节功能**评分**：优。图文演示治疗经过如下（图 5-4-18）。

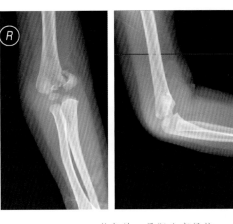

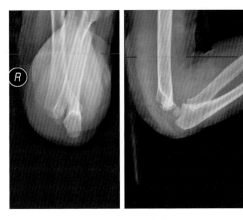

a. 2014-11-11 整复前：骨骺分离尺偏　　　　　　b. 2014-11-11 整复后

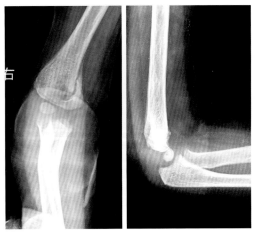

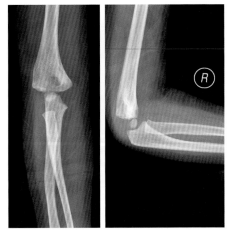

c. 2014-12-15 复查：稍尺偏、无尺嵌　　　　　　d. 2015-2-1 复查：愈合

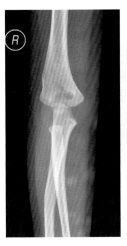

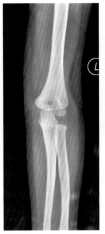

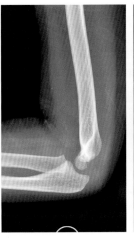

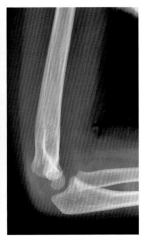

e. 2016-2-3 复查：双侧对比

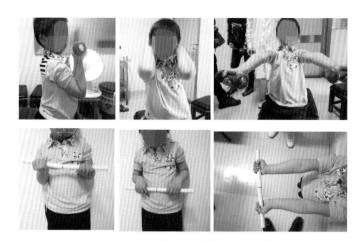

f. 2016-2-3 检查：功能和外形正常

图 5-4-18　幼儿肱骨低位髁上骨折手法夹板案

【随访】2018 年 2 月 23 日电话随访（15986138***）：功能和外形基本正常。

【按】肱骨低位髁上骨折为 Salter Ⅱ、Ⅲ型损伤，手法复位同肱骨髁上全骺分离（Salter Ⅰ型）。但骨折复位后不稳定，容易出现尺偏尺倾重新移位，必要时可行多次"内外推端"手法纠正，并保持有效的夹板外固定。

（谭国昭）

高龄肱骨髁上骨折（伸直长斜形）手法夹板案

周某，女，81 岁，佛山市中医院门诊病历号：3002748***。X 线片号：3942***。

主诉：跌伤左肘肿痛，活动障碍 1 小时。既往有高血压、气管炎病史。检查：左肘畸形，压痛，可扪及骨擦感和异常活动。X 线片示：肱骨下端粉碎性骨折，远折端完全向内后上移位。**诊断：**左肱骨髁上粉碎性骨折。中医分型：伸直型（长斜形）。Gartland 分型：Ⅲ型。**治疗：**予"内外推端、提按升降"等手法复位，外敷伤科黄水纱，上臂四夹超肘固定。因患者一般状况较差，入院支持治疗，中药辨证施治，指导功能锻炼。**随访：**2 年 8 个月。按《骨科疾病疗效评价标准》-改良 Mayo 肘关节功能评分系统**评分：**优。图文演示治疗经过如下（图 5-4-19）。

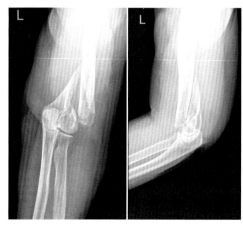

a. 2017-9-4 整复前

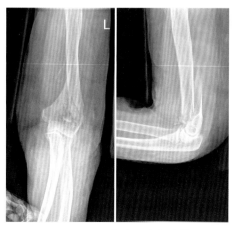

b. 2017-9-24 复查：对位改善

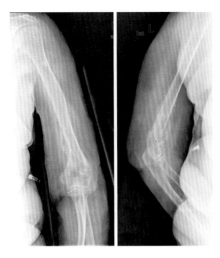
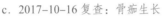
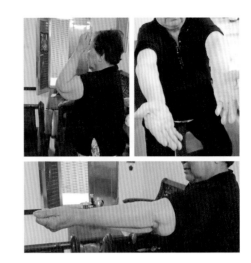

c. 2017-10-16 复查：骨痂生长   d. 2020-5-4 微信随访：屈伸正常

图 5-4-19　高龄肱骨髁上骨折（伸直长斜形）手法夹板案

【随访】2019 年 2 月 20 日电话随访（13420764***）：肘关节屈曲差 10°，伸直正常，活动有力，无疼痛，日常生活自理，可提开水壶。阴天觉不适。

2020 年 5 月 4 日微信功能随访：肘关节活动基本正常。左肘轻内翻。

（黎土明）

高龄肱骨髁上骨折（伸直粉碎型）手法夹板案

廖某，女，72 岁，佛山市中医院门诊病历号：2005282***。X 线片号：3938***。

主诉：跌倒致右肘肿痛，功能障碍 1 小时。检查：右肘畸形，压痛，可扪及骨擦感。X 线片示：肱骨髁上粉碎性骨折，稍嵌插后移。**诊断**：右肱骨髁上粉碎骨折。中医分型：伸直型（粉碎性）。Gartland 分型：Ⅱ型。**治疗**：予"拔伸牵引、提按升降"等手法复位，外敷伤科黄水纱，上臂四夹超肘固定。6 周解除夹板固定，指导功能锻炼。**随访**：1 年半。按《骨科疾病疗效评价标准》–改良 Mayo 肘关节功能评分系统评分：优。图文演示治疗经过如下（图 5-4-20）。

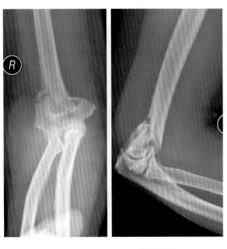
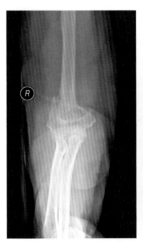
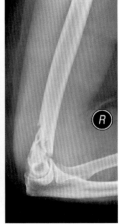

a. 2017-8-29 整复前   b. 2017-8-29 整复后：对位改善

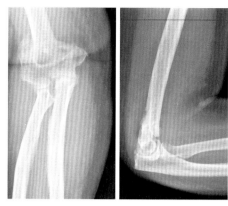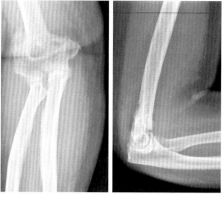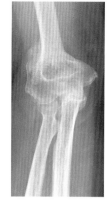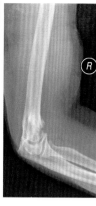

c. 2017-10-13复查, 骨痂生长　　　　　　d. 2017-12-18复查：骨折愈合

图 5-4-20　高龄肱骨髁上骨折（伸直粉碎型）手法夹板案

【随访】2019 年 2 月 20 日电话随访（13690652***）：肘关节屈伸差 10°～ 20°，活动有力，可提大半桶水，无疼痛，日常生活自理。阴天无不适。

【按】高龄肘部损伤以肱骨髁间骨折多见，肱骨髁上骨折少见。高龄肱骨髁上骨折比儿童肱骨髁上骨折治疗标准较低，治疗要求主要是恢复肘关节活动功能，老年生活能自理，对外形要求不高，效果较为满意。

（黄文）

（附）肱骨髁上骨折旋转移位探讨

江湧

据文献报道，肱骨髁上骨折旋转移位的情况多达 77%～ 82.35%。旋转移位复杂，方向难以判断，是治疗肱骨髁上骨折的难点。

（一）肱骨髁上骨折旋转移位判断要点

1. 旋转移位　肱骨髁上骨折断端横径不相对称，一侧断面大，一侧断面小，即骨折端上下不等宽，表明骨折断端必然存在旋转移位。肱骨干后侧与地面平行，外上髁更高于内上髁，则骨折远段处于内旋；肱骨外上髁低于内上髁，则骨折远段处于外旋。

2. 影像学判断旋转移位的方向　内旋移位或外旋移位。

	近端旋转判断	远端旋转判断
正位	①骨折端横径不等，提示旋转 ②外侧皮质弧度增大，提示近端外旋；内侧皮质弧度增大，提示近端内旋	①鹰嘴窝：外侧皮质影增厚为外旋；内侧皮质影增厚为内旋 ②尺桡骨上段间隙：增宽为外旋；减少或重叠增厚为内旋
侧位	①近端侧位出现鱼尾状改变提示存在旋转 ②如正位骨锋倾斜，可根据长斜端前后位判断旋转方向	①侧位后方内外侧皮质不重叠为一条线，提示旋转：哪侧皮质在后则旋向哪侧 ②肱骨小头：偏后为外旋；偏前为内旋 ③尺桡骨重叠：增多为外旋，减少为内旋

3. 内旋移位　内旋移位即外侧柱复位远折端内旋，形成外侧有骨性支撑而内侧则无，外硬内软，给肘内翻造成了前提。如果外固定不可靠，再加上重力因素和肌肉的拉力即发生肘内翻。国内文献阐述了肱骨髁上骨折形成肘内翻的四个原因：即骨折远折端内旋、内移、内侧倾斜和内侧骺板损伤。后两者是根本因素，而内旋、内移是易患因素。内移后骨折远折端似跷跷板，稳定性差，加之外固定不可靠，可造成向内倾斜而形成肘内翻。刘善雄等报道，临床上小儿伸直型肱骨髁上骨折的旋转移位以内旋多见。绝大多数学者也持这个观点。我们临床观察也是如此。陈渭良等指出：肱骨髁上骨折伸直型的旋转移位绝大多数是内旋，并成为肘内翻的因素。伸直型骨折除可发生尺偏型和桡偏型移位外，还可发生旋转移位。这是由于跌仆时前臂处于旋前位，或在跌仆后附着于外髁的伸肌总腱和内髁的旋前圆肌都处在紧张状态，从而产生牵拉力，将骨折端向前牵拉；或骨折发生后，伤员用健肢的手部托住伤肢，使伤肢的前臂处于旋前位而紧贴在胸前。这些因素，都有利于骨折远段发生内收和向前旋转移位。如果跌仆时前臂处于旋后位，屈肌总腱和旋后肌的牵拉可能使肱骨远折段向后旋转，但这种情况在临床上比较少见。

4. 外旋移位　骨折远端外旋，通过影像学判断，有重要的参考价值。单纯骨折远端外旋比较少见。比较多的是骨折近端外旋而远端无旋转，这种情况为骨折远端相对内旋，手法复位同样按骨折远端内旋用"对抗旋转"复位，或固定骨折远端，内旋骨折近端。单纯骨折远端外旋虽然不会引起肘内翻，但在肱骨髁上骨折复杂移位中，明显的外旋移位如果不先予纠正，整个骨折复位则难以顺利进行。

（二）肱骨髁上骨折尺倾、尺偏、内旋，必须彻底纠正，才能有效降低肘内翻

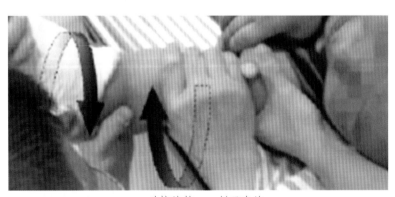

a. 对抗旋转——纠正内旋

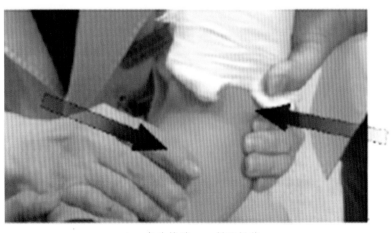

b. 内外推端——纠正尺偏

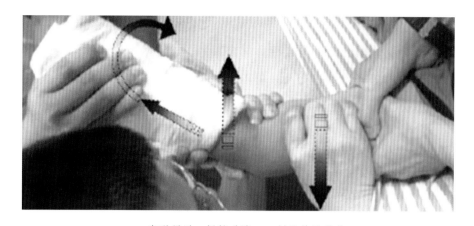

c．牵引屈肘、提按升降——纠正前后移位

图 5-4-21　肱骨髁上伸直、尺偏、内旋手法　整复录像截图

（三）内旋还是外旋的讨论

1.内旋还是外旋，影像学的判断常常与临床实际不相吻合。因为 X 线片的观察，常常受投影的方位、曝光的质量、肢体的位置、骨折端的形态和走向等等因素的影响，观察的指标又不一定完全具备，其结果可能会出现偏差。

2.内旋还是外旋的最终诊断，以临床实际操作的结果为准。因为骨折复位前尚未固定，投照时的体位对骨折端产生变位，影像结果只反映投照时骨折移位的实时状态，与骨折复位时的实际情况可能存在偏差。患者投照后，在返回复位治疗室的过程中，骨折断端很有可能发生了移动，甚至与 X 线片判断结果相反的方向的移位。因此，在复位时先按影像学的判断，采用相应的"对抗旋转"复位，通过 X 线片或 X 线透视检验，如果复位成功，说明影像对旋转方向的判断正确，并采取相应的固定体位；相反，如果复位后旋转未见改善甚至加大，则说明影像判断可能有误，手法复位应反其道而行之。

3.通过手法触摸辨认，寻找肱骨干与地面平行时肱骨内外髁的高低来判断内旋还是外旋是直接和准确的方法，但骨折的肿胀和医师的经验会影响其准确性。

4.内旋居多还是外旋居多，如上所述，大多数临床专家认为内旋占大多数。因此，在影像判断把握不准的情况下，先采取前臂旋后进行整复，就是纠正旋前移位。但也有学者认为外旋病例居多。

5.纠正内旋或外旋，是手法整复各类型肱骨髁上骨折的基础，其临床意义也有所不同：纠正内旋是为了克服肘内翻。纠正外旋是外旋型骨折整复的第一步，如果不纠正外旋，整个复位则难以成功。

（四）伤肢体位对骨折端内外旋的影响

肱骨髁上骨折从就诊到拍片，再到手法复位、夹板固定又再拍片，骨折端在治疗过程大中多数都处于动态的变化之中。如图 5-4-22a 所示：投照时肩外展可能会导致肱骨远端内倾；前臂内旋可以导致肱骨远端内旋，用旋后夹板保持上肢的中立位，可以克服内倾、内旋倾向。如图 5-4-22b 所示：伤肢外展外旋体位，可以有效地克服内倾、内旋移位，作为肱骨远端内旋和内倾的矫正体位。

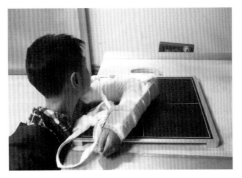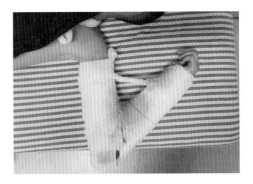

a. 前臂内旋致远端内旋，旋后夹板克服内旋　　　　　b. 外展外旋体位克服内倾、内旋

图 5-4-22　伤肢体位对骨折端内外旋的影响

附1：Flynn 肘关节功能评分

优：肘屈伸差 0°～5°、前臂旋前旋后差 0°～15°、腕屈伸差 0°～15°、提携角改变为 0°～5°；

良：肘屈伸差 6°～10°、前臂旋前旋后差 16°～30°、腕屈伸差 16°～30°、提携角改变为 6°～10°；

可：肘屈伸差 11°～15°、前臂旋前旋后差 31°～45°、腕屈伸差 31°～45°、提携角改变为 11°～15°；

差：肘屈伸差＞15°、前臂旋前旋后差 45°以上、腕屈伸差 45°以上、提携角改变＞15°。

附2：改良 Mayo 肘关节功能评分表

[优：90～100分；良：80～89分；可：70～79分；差：＜70分]

1. 活动度（每°0.2分）：①屈曲 150° [30]；②伸直 10° [20]；③旋前 80° [16]；④旋后 80° [16]。

2. 力量：A：正常 [12]；B：轻度损失（健侧的 80%）[8]；C：中度损失（健侧的 50%）[4]；D：重度损失（日常生活受限，残疾）[0]。

3. 稳定性：A：正常 [12]；B：轻度不稳定（无受限）[6]；C：明显不稳定 [0]。

4. 疼痛：A：无 [12]；B：轻微（活动正常，不服药）[8]；C：中度（活动时或活动后疼痛）[4]；D：严重（休息时也出现疼痛，长期服药）[0]。

附3：临床总结

手法整复小夹板固定治疗儿童伸直旋转型肱骨髁上骨折90例

符名赟，杨延斌　佛山市中医院

1.临床资料　选取 2000 年 1 月至 2012 年 6 月在我院骨科门诊就诊的 156 例患者，分为两组。治疗组 90 例中，男 60 例，女 30 例；年龄最小 2 岁，最大 12 岁，平均（6.0±0.8）岁；病程最短 2 小时，最长 7 天，平均（2.0±0.5）天。对照 66 例中，男 37 例，女 29 例；年龄最小 2 岁，最大 12 岁，平均（6±0.9）岁；病程最短 2 小时，最长 5 天，平均（1.0±0.5）天。两组性别、年龄、病程等资料比较，差异无统计学意义（P＞0.05），具有可比性。

2. 治疗结果 根据《肘关节外科学》标准进行疗效评定：治疗组 90 例中，优 69 例，良 16 例，一般 4 例，差 1 例，优良率为 94.44%。对照组 66 例中，优 33 例，良 17 例，一般 9 例，差 7 例，优良率为 75.76%。两组比较，差异有统计学意义。在两组整复效果比较中，治疗组 86 例经 1 次整复，4 例经 2 次整复；对照组 43 例经 1 次整复，14 例经 2 次整复，9 例经 3 次整复，治疗组整复效果优于对照组。

3. 讨论 正骨手法复位加小夹板固定是中医治疗的优势，具有简、便、验、廉的特点，而严重移位的肱骨髁上骨折往往合并有旋转移位，只有明确骨折端的旋转移位方向，才能实施正确的手法，准确复位。严重移位的肱骨髁上骨折，首先矫正旋转移位，恢复两折端的正常轴线关系后再矫正其他方向的移位，则易获得满意的整复效果。探讨骨折端移位的旋转方向的规律对于指导手法复位具有重要的意义。

［资料来源：湖南中医杂志，2014，30：93-94］

自制"钩样"螺丝钉牵引治疗不稳定性肱骨髁上骨折

方耀忠，郭跃明，等 佛山市中医院

1. 临床资料 本组 48 例，均为外伤所致，男 36 例，女 12 例。年龄 2～10 岁，平均 7 岁。左侧 33 例，右侧 15 例。伸直型 37 例（并尺偏 15 例），屈曲型 11 例（并尺偏 1 例），并有折端旋转移位者 42 例。伴桡骨下端骨折 3 例，出现血管压迫症状者 12 例。

2. 治疗结果 牵引后血管压迫症状均缓解，骨折解剖对位 15 例，近解剖对位 22 例，功能对位 11 例，随访 8～14 个月，骨折均愈合，肘关节屈伸功能恢复优良率 100%，并发肘内翻畸形 5 例（尺偏型 4 例），为 10.4%。

3. 讨论 克氏针穿针或复位钳固定作尺骨鹰嘴持续牵引，可明显降低肘内翻畸形发生率，但因伤后肘部肿胀，影响肘部关系的触摸辨认，穿针存在损伤尺神经的可能，克氏针和牵引弓的存在，对手法复位操作、夹板超肘关节固定有一定的影响。再者如针头、针尾高低不一，易致骨折旋转移位等影响复位。

［资料来源：中医正骨，2002（9）：47］

平卧外展旋后位治疗伸直尺偏型肱骨髁上骨折

方耀忠，何汉辉，等 佛山市中医院

我院于 2000 年 10 月至 2003 年 3 月接诊的伸直尺偏型肱骨髁上骨折患者 33 例，采用平卧上肢外展旋后位，配合对抗旋转、内外推端、提按升降等整复手法进行治疗。经随访 10 个月至

2年，疗效满意。

1.临床资料　本组共 33 例患者，其中男 27 例，女 6 例；年龄 2～8 岁，平均 5 岁；左侧 25 例，右侧 8 例；均为外伤致伸直尺偏型骨折，折端出现旋转移位 29 例，合并有桡骨下端骨折 3 例，血管压迫症状者 8 例；患肢严重肿胀伴张力性水疱 6 例；伤后就诊时间 1～14 小时，平均 4.6 小时。

2.治疗结果　本组 33 例，卧床时间 10～14 天，解除夹板时间 3～4 周，骨折解剖对位 15 例，近解剖对位 18 例（轻度后移 10 例，轻度桡偏 8 例）。随访 10 个月至 2 年，骨折均愈合，肘关节屈伸功能恢复优良率 100%，无并发肘内翻畸形。

3.讨论　肱骨髁上骨折经手法整复后亦不容易保持骨折对位，原因为骨折复位后患儿自我保护地将上臂置于轻度外展、前臂旋前内收位，受其影响，骨折远端沿上臂纵轴内旋，致骨折远端骑跨于骨折近端，再加上骨折线下之肢体重力、肌力牵拉等因素易造成骨折再移位，故治疗时需考虑肢体体位、肢体的重力及尺侧骨膜的拉力对复位后骨折稳定性的影响。本法的原理就是将上述不利因素转变为能维持骨折稳定的有利因素，将患肢置于平卧体位外展旋后位，利用卧床体位将肢体重力从纵向分离改变成向桡侧加压的横向压力。外展旋后正是将骨折远端维持于旋后位，有利于旋转移位的治疗。

［资料来源：中医正骨，2005，17（3）：41］

小夹板配合动力型肘关节支具预防肘内翻的临床研究

李伟强，郭跃明，等　佛山市中医院

1.临床资料　统计 2010 年 10 月至 2011 年 10 月佛山市中医院患者共 100 例。按 Gartland 分类：Ⅱ型骨折 43 例，Ⅲ型骨折 57 例。随机分为治疗组 52 例与对照组 48 例。

2.治疗结果　①骨折愈合情况经 1 年以上随访，所有病例均达到骨折治愈标准。②肘内翻发生情况经随访：治疗组发生肘内翻为 0 例，对照组为 3 例。③治疗组的近期及远期肘关节功能评价优良率显著优于对照组。

3.讨论　良好的骨折复位是预防肘内翻发生的首要因素，本院的统计数据显示，手法加夹板组肘内翻发生率为 2.5%，较其他固定方法低。在本研究中，2 组病例虽然早期复位到临床愈合期间照片显示骨折端对位满意。但在 1～3 个月期间其 B 角仍有变化趋势。原因是在拆除外固定到 3 个月这段时间，骨折端"愈而未坚"，处于塑形修复阶段。患儿功能训练、活动时前臂产生内旋挤压应力，使肱骨远端内侧产生嵌顿尺偏、倾斜的塑形趋向。本科室设计的动力型弹性肘关节支具，以中医骨科动静结合、筋骨并重原则为指导，具有固定和锻炼双重功能，"以筋带骨"，达到防止肘内翻的目的。

［资料来源：广州中医药大学学报，2013（3）：330-332］

第五节　肱骨外髁骨折

（Lateral Condylar Humerus Fractures）

肱骨外髁骨折是儿童肘部常见损伤，发病多在 2 ~ 18 岁，以 6 ~ 10 岁最为常见。骨折块通常包括肱骨小头骨骺、滑车外侧部分及干骺端骨质。此类骨折为关节内骨折。骨骺部分与骨的生长发育密切相关，如治疗不当，会发生骨不连、肘部畸形，导致功能障碍及远期并发症如肘外翻。

（一）受伤机制

肱骨外髁骨折多由间接复合外力所致，跌倒时手掌撑地，暴力沿前臂向上传达至桡骨小头和尺骨切迹，分别撞击肱骨小头和滑车之桡侧而致外髁骨折。跌扑时伤者的身躯前扑，肘关节处在轻度屈曲位或过伸位，手外展，掌心着地，暴力沿桡骨长轴向上向后冲击肱骨外髁而发生骨折。骨折片受到附着于外髁上的伸肌总腱的牵拉和旋后肌突然收缩而产生的牵引力，使外髁产生横轴的向外翻转及纵轴的前后旋转。跌扑时伤者的身躯后仰，肘关节呈屈曲内收位，肘部着地，暴力由肘后向肘前冲击肱骨外髁而发生骨折，骨折片受到旋后肌的急剧牵拉，因而产生向前及向外的翻转。

（二）诊断分型

1. 中医分型（参照《中医骨伤科病证诊断疗效标准》）

Ⅰ型：无移位骨折。

Ⅱ型：折块轻度外移。

Ⅲ型：折块倾斜移位，肱桡关节倾斜。

Ⅳ型：翻转移位，根据折块移位方向分：a. 前移翻转型；b. 后移翻转型。

2. 西医分型（Wadsworth 分型，本章节采用分型）

Ⅰ型：无移位。

Ⅱ型：有移位，但无旋转。

Ⅲ型：骨折块向外侧同时向后下翻转移位，严重者可向外翻转 90° ~ 180°。

Ⅳ型：骨折块可向侧方旋转移位，同时肘关节可向桡侧、尺侧及后方脱位。

（三）治疗原则

对于肱骨外髁骨折的治疗，早期无损伤的闭合复位是治疗本病的首选方法。对于Ⅰ型和移位轻的Ⅱ型骨折（骨折移位小于 2mm），因其无翻转，可保守治疗；对于Ⅲ型、Ⅳ型骨折，因骨折处明显的旋转和翻转移位，可闭合复位。对于手法复位失败或复位后骨折片不稳重新移位者，应切开复位克氏针内固定。

手法复位利用前臂伸肌总腱的一松一紧、肘外侧关节囊的一开一合，"以筋松骨""以筋带骨"进行复位，把严重翻转移位的肱骨外髁翻转复原，可达到解剖复位或接近解剖。"以筋束骨"的外固定，具有操作简便、无瘢痕遗留、痛苦小等优点。避免了手术骨膜剥离和克氏针的内固定导致肱骨外髁生长紊乱，骨骺发育迟缓或停滞，或出现肱骨外髁隆凸等。中医正骨手法对大部分肱骨外髁骨折病例，包括Ⅲ型、Ⅳ型骨折，都可获得较满意的复位。但由于损伤后关节血肿造成骨片移动、前臂伸肌腱对骨片的牵拉、外固定对骨折固定力有限等因素，常常发生骨片重新移位，以至于骨折愈合后出现"鱼尾状"畸形、骨折迟缓愈合甚至不愈合。少部分骨折愈合较慢，外固定时间相对较长，后期功能恢复过程较长。

（五）手法特点

运用正骨十四法中的触摸辨认、推端、提按、屈伸、展收、旋翻等手法。其中，旋翻和展收是整复肱骨外髁骨折旋转移位的关键。

儿童肱骨外髁骨折（脱位旋转）Ⅳ型手法夹板案

黄某，男，9岁，佛山市中医院门诊病历号：3002344***。X线片号：3729***。

主诉：跌倒致左肘部肿痛、活动障碍4小时。检查：左肘畸形，压痛。X线片示：肱骨外髁骨折并肘关节脱位。**诊断：**左肱骨外髁骨折并肘关节脱位。中医分型：Ⅳ型。Wadsworth 分型：Ⅳ型。**治疗：**予"旋翻回绕、屈伸展收"等手法复位，外敷伤科黄水纱，四夹超肘关节固定。7周后解除夹板，功能锻炼。治疗后，骨折对位对线满意。**随访：**2年6个月。按《骨科疾病疗效评价标准》–改良 Mayo 肘关节功能评分系统**评分：**优。图文演示治疗经过如下（图5-5-1）。

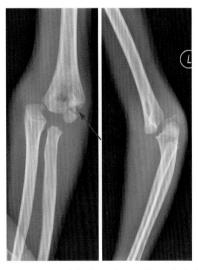 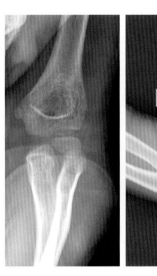

a. 2016–9–17整复前：外髁旋转，关节脱位　　b. 2016–9–17整复后：骨折复位，脱位纠正

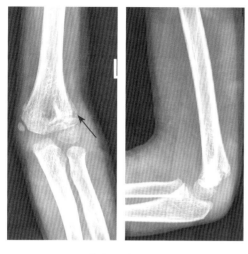
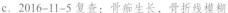
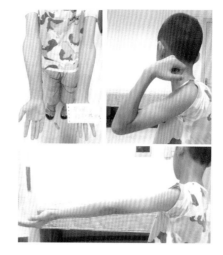

c. 2016–11–5复查：骨痂生长，骨折线模糊　　　　d. 2017–7–11检查：功能正常

图 5–5–1　儿童肱骨外髁骨折（旋转脱位）Ⅳ型手法夹板案

【随访】2019 年 4 月 9 日电话随访（13827753***）：与健侧对比，伤肢无明显变形，功能正常，活动无疼痛，关节稳定，可正常进行体育运动。

【按】

1. 诊断　肱骨外髁骨折是儿童肘部常见损伤，以 6 ～ 10 岁最为常见。小儿关节囊柔韧性较骨骺强，传达暴力容易造成外髁骨折而不易造成肘关节脱位。本案为骨折脱位型，治疗相对复杂，通过闭合手法小夹板固定，取得较好的效果。

2. 手法步骤　患儿仰卧位，患肢外展，近端助手擒拿扶正上臂近端，术者站立于患肢外侧，一手握前臂腕部，一手握肘部，拇指置外髁前方作为支点，然后前臂旋前屈腕，利用伸肌总腱的紧张，把骨折碎片往外、前牵拉，继而行内外推端，纠正肘关节侧方移位，然后拔伸牵引、提按升降，屈曲肘关节。一般屈肘达 90°时，肘关节即可复位。随着肘关节的复位，骨折一般也随之复位。用触摸辨认，了解外髁的位置、光滑度及肘三角等情况，若骨折片仍然有滑动或明显隆突，则按外髁Ⅱ型复位：拇指固定外髁，将前臂旋后，徐徐伸直肘关节，小幅度内外展收，并作轻度肘关节伸屈活动，残余移位可得到矫正。

3. 固定　上臂内外二夹超肘，上臂后侧至腕关节长夹板屈肘 90°前臂旋后位固定。腕关节自然背伸位，放松前臂伸肌群，减少对外髁的牵拉；屈肘位肱三头肌紧张有利于防止骨折块向后移位；桡骨头顶住肱骨小头防止骨折块前移。

（江湧）

儿童肱骨外髁骨折（后移翻转）Ⅲ型手法夹板案

黄某，男，4 岁，佛山市中医院门诊病历号：3002392***。X 线片号：3753***。

主诉：跌倒致伤左肘部肿痛、活动障碍 1 小时。检查：左肘外侧畸形，压痛，可扪及骨擦感，肘关节活动受限，指动、血运、感觉正常。X 线片示：肱骨外髁骨折，向外翻转移位约

130°。**诊断**：左肱骨外髁骨折。中医分型：后移翻转型。Wadsworth 分型：Ⅲ型。**治疗**：予"前后推端，旋翻回绕、屈伸展收"等手法进行复位，外敷伤科黄水纱，上臂三夹超肘关节旋后固定。5 周后改二短夹板固定，6 周后解除夹板，功能锻炼。**随访**：3 年余。按《骨科疾病疗效评价标准》– 改良 Mayo 肘关节功能评分系统**评分**：优。图文演示治疗经过如下（图 5-5-2）。

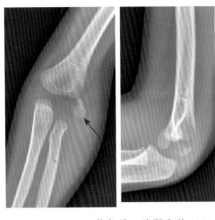

a. 2016-10-27 整复前：外髁翻转 130°

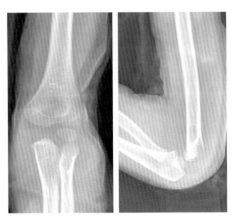

b. 2016-10-27 整复后：翻转纠正

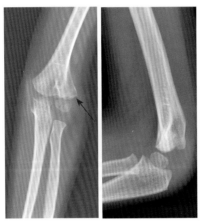

c. 2017-8-25 复查：轻度鱼尾状

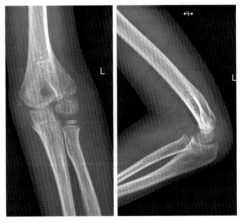

d. 2019-11-2 复查：愈合，修复

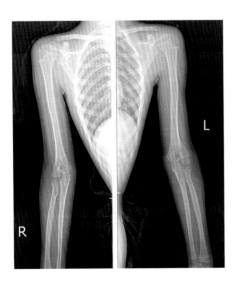

e. 2019-11-2 复查：双侧对比

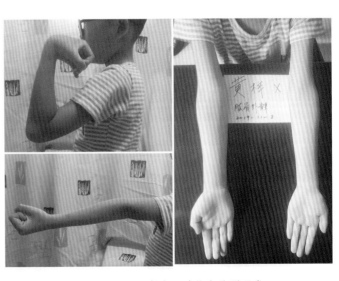

f. 2019-11-2 复查：功能和外形正常

图 5-5-2　儿童肱骨外髁骨折（后移翻转）Ⅲ型手法夹板案

【随访】2019 年 3 月 15 日电话随访（13726355***）：与健侧对比，伤肢无明显变形。功能完全正常，活动无疼痛，肘关节稳定。2019 年 11 月 2 日功能和 X 线片复查：伤肢功能和外形正常。

【按】新鲜骨折，急诊非麻醉下进行手法复位。

1. 整复步骤

（1）触摸辨认：患者（左侧患肢）取卧位或坐位，术者在前方，以左手紧握伤肢腕部，把前臂置于后旋位，使肘关节屈曲在半伸约 120°，右手示、拇指仔细摸认折片滑车端、外上髁干骺端，辨认移位走向和翻转程度（图 5-5-2g）。

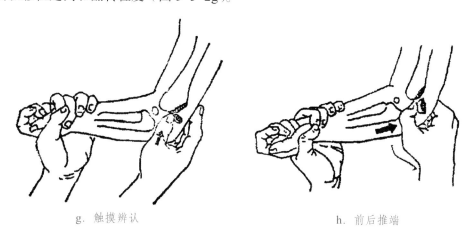

g. 触摸辨认　　　　　　　　　　　h. 前后推端

（2）前后推端：将腕关节背伸并内收前臂，右手拇、示指把折片尽量向肘后推送，同时矫正横轴旋转，使呈单纯向后翻转移位（图 5-5-2h）。

（3）内收外展：当折片已被推到肘后方，横轴旋转已矫正后，徐徐加大前臂内收角度，尽量扩大外后方肱桡关节间隙，继而把折片的滑车端稍向前推压，使其接触近断段骨折面，这时用右手拇指固定，利用这点作为翻转的支点，将前臂外展（图 5-5-2i）。

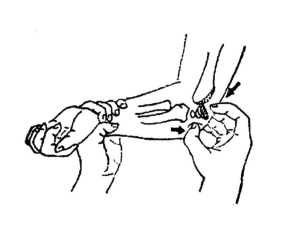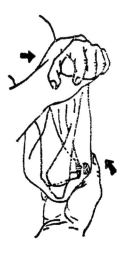

i. 内收外展　　　　　　　　　　　j. 旋前翻转

（4）旋前翻转：左手将前臂外展旋前，迅速加大屈肘的同时屈腕，右手拇、示指将折片向前、向上、向内翻转推送，通过前臂伸肌总腱急速强力收缩牵拉和对骨折片推送的协同作用，使骨折片翻转进入关节内，回归原位（图 5-5-2j）。

（5）屈伸展收：这时可感觉到骨折片从肘后跳跃向前的滚动，提示整复基本成功。再详细检查，如仍有侧向移位，则用手指固定外髁，将前臂旋后，徐徐屈伸展收关节，骨折残余移位亦可得到矫正（图5-5-2k）。

（6）提按升降：若上述方法未能复位，而确已感到折片与近断段折面接触时，可边固定折片，边徐徐屈肘90°，助手将上臂牢牢固定，术者用力将前臂交替提按升降，使肱桡关节呈抽屉样开阖，助手协同将上臂作对抗提按，折片受桡骨小头的间断碰撞，借助后旋肌及伸肌总腱拉力的调整，得到自行复位（图5-5-2l）。

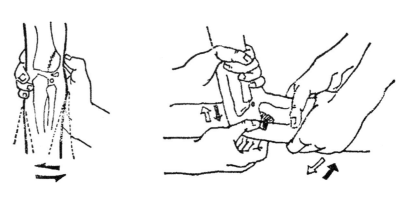

k. 屈伸展收   l. 提按升降

2. 夹板固定 整复后，以三块杉皮夹板、两个小纸垫进行固定。（图5-5-2m、n）。

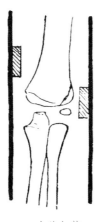
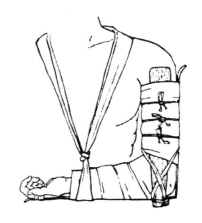

m. 内外加垫   n. 旋后三夹板固定

图5-5-2 肱骨外髁骨折（后移翻转）Ⅲ型手法夹板案

（陈渭良　江涌）

幼儿肱骨外髁骨折（前移翻转）Ⅲ型手法夹板案

曾某，男，3岁，佛山市中医院门诊病历号：3001979***。X线片号：3546***。

主诉： 跌倒致伤左肘部肿痛、活动障碍1天。检查：左肘外侧畸形，压痛，可扪及骨擦感。

X线片示：肱骨外髁骨折，向外翻转移位约140°。**诊断：** 左肱骨外髁骨折。中医分型：前移翻转型。Wadsworth 分型：Ⅲ型。**治疗**：予前后推端，旋翻回绕、屈伸展收等手法复位，外敷伤科黄水纱，上臂内外两夹及后侧夹板超肘关节旋后固定。5 周后，改二短夹固定，指导功能锻炼，8 周后解除夹板外固定，加强功能锻炼。**随访**：3 年 5 个月。按《骨科疾病疗效评价标准》- 改良 Mayo 肘关节功能评分系统**评分**：优。图文演示治疗经过如下（图 5-5-3）。

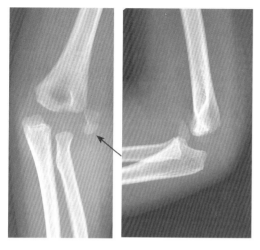

a. 2015-10-28 整复前：外髁翻转 140°

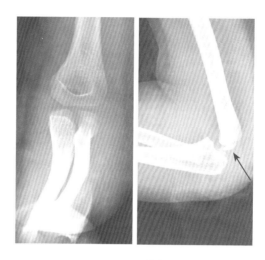

b. 2015-10-28 整复后：稍前移

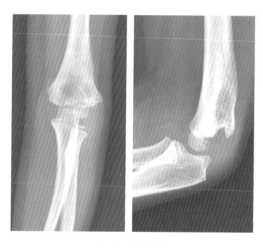

c. 2016-8-6 复查：骨折愈合，鱼尾状改变

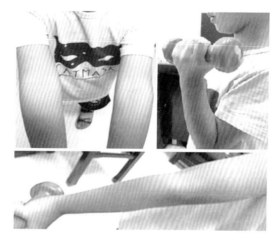

d. 2016-8-6 随访：功能外形基本正常

图 5-5-3 幼儿肱骨外髁骨折（前移翻转）Ⅲ型手法夹板案

【随访】2019 年 4 月 9 日电话随访（13829933***）：与健侧对比，伤肢无明显畸形。功能活动无异常，活动无疼痛，肘关节稳定。

【按】

1. 手法闭合复位　本案为前移翻转，按佛山正骨手法，凡属前移翻转型者都先将折片向后推按，使之变为后移翻转型，再按后移翻转复位（图 5-5-2）。

2. 小夹板固定　复位满意后，在肱骨外髁的前侧及外侧分别放置小平垫，行上臂二夹超肘屈肘 90°～ 120°、肩 - 腕直角单夹使前臂旋后位固定。固定时间一般为 4 ～ 5 周。临床上根据 X 线片观察骨折愈合情况，若骨折线清晰，固定时间要适当延长。

（潘国铨）

幼儿肱骨外髁骨折（翻转移位）Ⅲ型手法夹板案

黄某，男，2岁，佛山市中医院门诊病历号：3001719***。X线片号：3415***。

主诉：跌倒致右肘部疼痛、活动障碍3小时。X线片示：肱骨外髁骨折，向外翻转移位约160°。**诊断**：右肱骨外髁骨折。中医分型：翻转移位型。Wadsworth分型：Ⅲ型。**治疗**：予"旋翻回绕、屈伸展收"等手法复位，外敷伤科黄水纱，上臂二夹后侧单夹超肘关节旋后固定。**随访**：3年10个月。按《骨科疾病疗效评价标准》-改良Mayo肘关节功能评分系统**评分**：优。图文演示治疗经过如下（图5-5-4）。

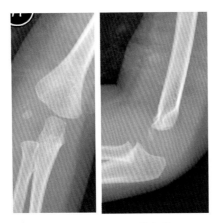 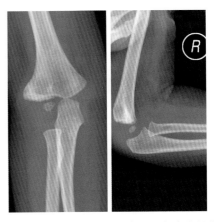

a. 2015-3-24整复前　　　　　b. 2015-7-7复查：骨折愈合，轻度鱼尾状

图5-5-4　幼儿肱骨外髁骨折（翻转移位）Ⅲ型手法夹板案

【随访】2019年1月20日电话随访（13679796***）：肘关节活动正常，活动无疼痛。外观轻微隆突，可正常参加各类体育活动。嘱复查X线片，继续观察骨骺发育等情况。

【按】手法特点：本案为幼儿骨折，骨折片小，复位难度较高，难以用指翻复位。用拇指按住骨折块后徐徐推向肘后尺骨鹰嘴之桡侧，并以之为支点，使肘关节内翻，扩大外侧关节间隙，使其前臂骤然旋前并屈腕，可感觉骨块滚动复位。

（李伟强）

儿童肱骨外髁骨折（翻转移位）Ⅲ型手法夹板案（一）

李某，男，9岁，佛山市中医院门诊病历号：3002514***。X线片号：3822***。

主诉：跌倒致右肘部肿痛、活动障碍15分钟。检查：右肘部畸形，压痛，可扪骨擦感。X线片示：肱骨外髁骨折，向外翻转。**诊断**：右肱骨外髁骨折。中医分型：翻转移位型。Wadsworth分型：Ⅲ型。**治疗**：予"旋翻回绕、屈伸展收"等手法复位，三夹超肘旋后固定，4周后，改为内外二夹板，5周后解除夹板，功能锻炼。**随访**：5个月余。按《骨科疾病疗效评价标准》-改良Mayo肘关节功能评分系统**评分**：优。图文演示治疗经过如下（图5-5-5）。

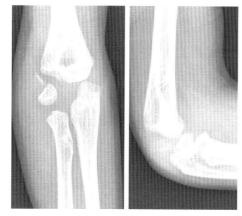

a. 2017-3-1 整复前：外髁向外翻转

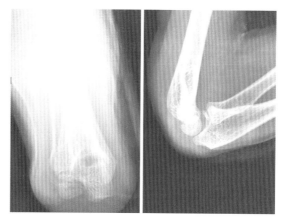

b. 2017-3-1 整复后

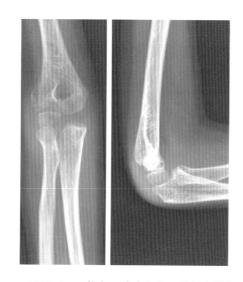

c. 2017-4-15 复查：骨痂生长，骨折线模糊

图 5-5-5　儿童肱骨外髁骨折（翻转移位）Ⅲ型手法夹板案（一）

【随访】2017 年 8 月 18 日电话随访（13690608***）：伤肢外形基本正常，功能正常，可进行日常体育活动。嘱复查 X 线片，观察骨折愈合及骨骺发育情况。

【按】手法特点：本案骨折片翻转移位大于 180°，复位难度较高。用拇指按住骨折块后徐徐推向肘后尺骨鹰嘴之桡侧并作为支点，然后使肘关节深度屈曲，关闭骨折片前移通道，然后前臂骤然旋前，可感觉骨块滚动复位。

（黎土明）

儿童肱骨外髁骨折（翻转移位）Ⅲ型手法夹板案（二）

林某，男，5 岁，佛山市中医院住院病历号：256182***。X 线片号：846***。

主诉：跌倒致伤左肘部肿痛、活动障碍 9 小时。**检查：**左肘部畸形，外侧压痛，可扪骨擦感。X 线片示：肱骨外髁骨折，向外翻转移位 160°。**诊断：**左肱骨外髁骨折。中医分型：翻转移位型。Wadsworth 分型：Ⅲ型。**治疗：**予手法复位，三夹超肘关节旋后固定，4 周后，改为内外二夹超肘固定，5周后解除夹板，指导功能锻炼。**随访**：12年余。按《骨科疾病疗效评价标准》- 改良 Mayo 肘关节功能评分系统**评分**：优。图文演示治疗经过如下（图 5-5-6）。

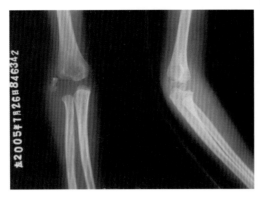 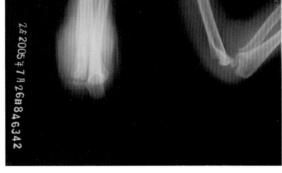

a. 2005-7-26 整复前：外髁向外翻转移位 160°　　　　　　b. 2005-7-26 整复后

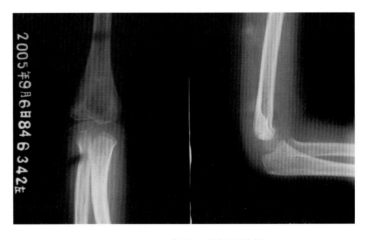

c. 2005-9-6 复查：骨折线模糊

图 5-5-6　儿童肱骨外髁骨折（翻转移位）Ⅲ型手法夹板案（二）

【随访】2018年1月11日电话随访（0757-86233***）：伤肢外观未见畸形，功能完全恢复，双侧对比无明显异常，活动无疼痛，能进行正常体育活动。

【按】本案骨折片翻转移位大于 160°，骨折片较小，复位难度较高。经闭合复位，骨折对位对线好。12年后随访，疗效满意。

（劳永锵）

儿童肱骨外髁骨折（倾斜移位）Ⅱ型手法夹板案

卢某，男，4岁，佛山市中医院门诊病历号：3003232***。X线片号：4190***。

主诉：跌倒致右肘部肿痛、活动障碍 1 小时。检查：右肘外侧压痛、畸形。X线片示：肱骨外髁骨折，向外倾斜移位约 30°。**诊断**：右肱骨外髁骨折。中医分型：Ⅲ型。Wadsworth 分型：Ⅱ型。**治疗**："屈伸展收"等手法复位。**随访**：1年余。按《骨科疾病疗效评价标准》- 改良 Mayo 肘关节功能评分系统**评分**：优。图文演示治疗经过如下（图 5-5-7）。

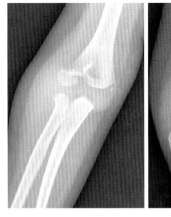
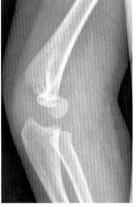
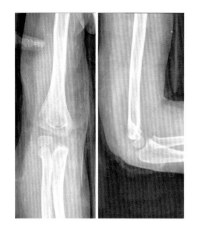

a. 2018-10-8 整复前：外髁倾斜、前移　　　　b. 2018-10-8 整复后

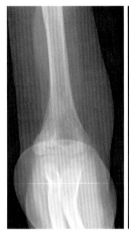
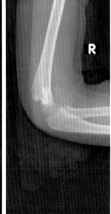
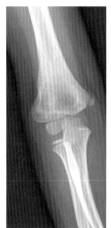
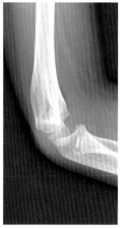

c. 2018-11-20 复查：骨折愈合　　　　d. 2019-10-29 复查：骨折修复

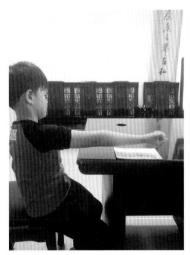
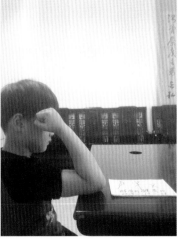
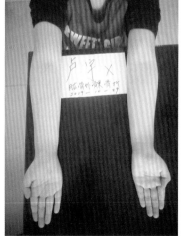

e. 2019-10-29 复查：外形和功能正常

图 5-5-7　儿童肱骨外髁骨折（倾斜移位）Ⅱ型手法夹板案

【按】本案肱骨外髁骨折虽然没有明显翻转，但有倾斜和前移，应予纠正。手法复位获得了满意的效果。

儿童肱骨外髁骨折（外侧移位）Ⅱ型直角板旋后固定案

苏某，男，8岁，佛山市中医院门诊病历号：3003417***。X线片号：4285***。

主诉：跌伤致右肘关节肿痛、活动障碍6天。检查：右肘部畸形，外侧压痛。X线片示：肱骨外髁骨折。**诊断**：右肱骨外髁骨折。中医分型：Ⅱ型。Wadsworth 分型：Ⅱ型。**治疗**：予"屈伸展收"等手法复位，二夹超肘加直角板旋后位固定2个月。**随访**：5个月。按《骨科疾病疗效评价标准》–改良 Mayo 肘关节功能评分系统**评分**：优。图文演示治疗经过如下（图5-5-8）。

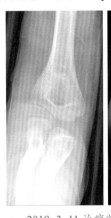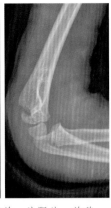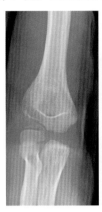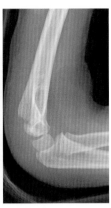

a. 2019-3-11 治疗前：外髁外、前移　　　　　b. 2019-3-16 夹板旋后固定

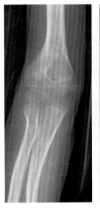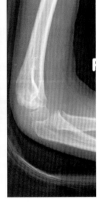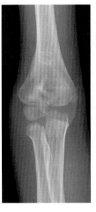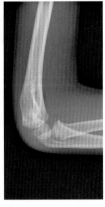

c. 2019-4-20 复查：骨折对位对线好　　　　　d. 2019-8-28 复查：骨折愈合

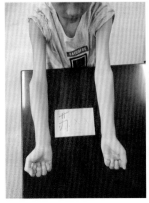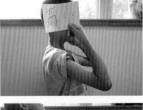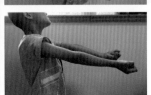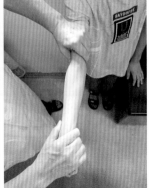

e. 2019-8-28 功能和关节稳定度检查

图 5-5-8　儿童肱骨外髁骨折（外侧移位）Ⅱ型直角板旋后固定案

【按】

1. 旋后固定 小儿肱骨外髁骨折易发生骨折不愈合，因此骨折对位后必须维持有效足量固定，尤其需要注意控制前臂旋转。由于前臂伸肌总腱牵拉，外髁骨折块容易分离移位，导致骨折迟缓愈合，甚至骨不连。固定时采用硬纸垫加棉垫防止骨折块向外移位，上臂内外二夹超肘，肩至腕后侧直角板前臂旋后固定，使前臂伸肌总腱松弛，解除前臂伸肌对肱骨外髁的持续牵拉。

2. 固定时间 小儿肱骨外髁骨折一般固定4～6周。但由于影像学对肱骨外髁骨折骨痂生长和骨折线模糊的判断不容易明确。对于损伤移位较大，治疗过程不顺利，骨折片仍有压痛、传导痛，X线片显示骨折线仍然清晰的病例，固定时间应适当延长。本案二夹超肘加直角板旋后位固定，腕关节自然背伸，避免前臂伸肌总腱的牵拉。1个月后复查X线片，骨折模糊，去除直角板旋后位固定，改内外二夹板行肘关节屈伸活动。半个月后去除外固定。

（江湧）

儿童肱骨外髁骨折（翻转移位）内固定合并孟氏骨折闭合复位案

陈某，男，4岁，佛山市中医院住院病历号：680***。X线片号：4146***。

主诉： 跌倒致左肘、前臂上段肿痛、活动障碍1小时。检查：左肘畸形，压痛。X线片示：肱骨外髁骨折；尺骨上段青枝骨折，桡骨小头向外、后侧半脱位。**诊断：** ①左肱骨外髁骨折。中医分型：翻转移位型。Wadsworth分型：Ⅲ型。②左孟氏骨折。中医分型：内收型。Bado分型：Ⅲ型。**治疗：** 全麻下行孟氏骨折闭合手法复位，左肱骨外髁切开复位克氏针内固定术。6周后去除夹板，指导功能锻炼。3个半月后取出克氏针。**随访：** 1年9个月。按《骨科疾病疗效评价标准》－改良Mayo肘关节功能评分系统**评分：** 优。图文演示治疗经过如下（图5-5-9）。

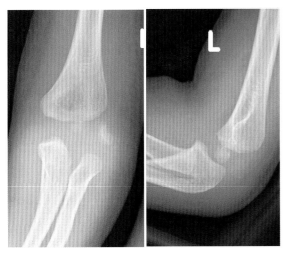
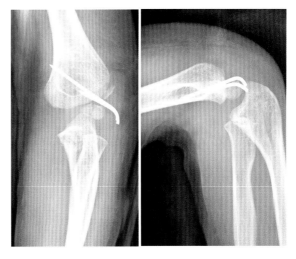

a. 2018-8-1 治疗前：尺骨青枝骨折，桡骨头脱位；肱骨外髁骨折，翻转移位

b. 2018-8-6 治疗：孟氏骨折闭合复位，外髁切开复位内固定

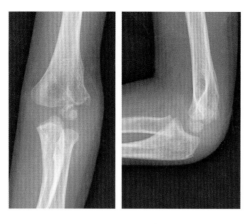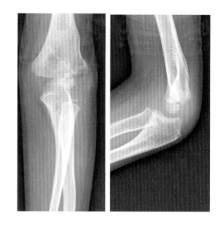

c. 2018-11-14 取出内固定　　　　　　　　d. 2019-2-13 复查：外髁轻变形

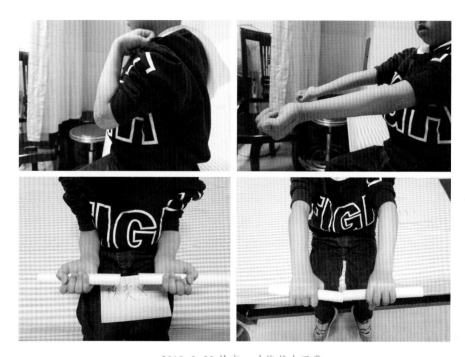

e. 2019-3-23 检查：功能基本正常

图 5-5-9　儿童肱骨外髁骨折（翻转移位）内固定合并孟氏骨折闭合复位案

【随访】2020 年 6 月 1 日电话随访（13927788***）：伤肢肘外侧轻隆突，前臂旋转和肘关节屈伸正常，活动无疼痛。

【按】

1. 治疗选择　肱骨外髁骨折合并孟氏骨折，手法复位两难，闭合治疗有一定的难度。孟氏骨折闭合复位基本不受肱骨外髁骨折影响，复位后稳定性较好，故先闭合复位。用"内外推端"，把桡骨头和尺骨上端向内推挤，同时外展肘关节，透视下桡骨头已复位。由于合并孟氏骨折，肱骨外髁骨折闭合复位难度大，骨折稳定性差，故选择切开复位内固定。

2. 受伤机制　患者跌倒时手腕屈曲着地，肘关节内收位，传达暴力由掌腕上传，造成尺骨青枝骨折向外成角，桡骨小头撞击肱骨外髁造成骨折同时向外脱位，肱骨外髁骨折后受屈腕时前臂伸肌总腱急骤牵拉，造成翻转移位。

（郭跃明）

儿童肱骨外髁骨折（翻转移位）Ⅲ型手法夹板骨不连案

林某，女，5 岁，佛山市中医院三水分院病历号：447***。X 线片号：238***。

主诉：跌倒致伤左肘部肿痛、活动障碍 1 小时。检查：左肘隆突畸形，压痛。X 线片示：肱骨外髁骨折。**诊断：**左肱骨外髁骨折。中医分型：翻转移位型。Wadsworth 分型：Ⅲ型。**治疗：**手法复位，上臂二夹超肘关节固定。**随访：**3 年。按《骨科疾病疗效评价标准》- 改良 Mayo 肘关节功能评分系统**评分**：可。图文演示治疗经过如下（图 5-5-10）。

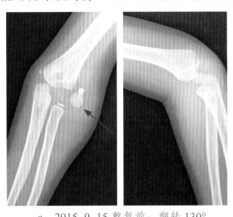
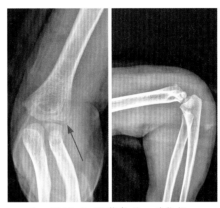

a. 2015-9-15 整复前：翻转 130°   b. 2015-9-17 整复后：对位好

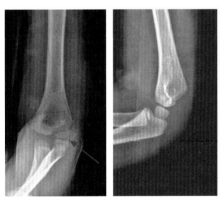
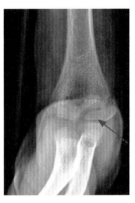

c. 2015-9-22 复查：前臂旋前，外移   d. 2015-10-9 复查：骨折分离

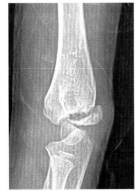
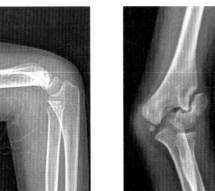
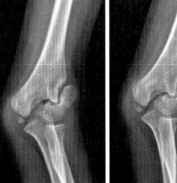

e. 2016-2-20 复查：迟缓愈合   f. 2018-7-30 复查：骨不连、肘外翻

图 5-5-10 儿童肱骨外髁骨折（翻转移位）Ⅲ型手法夹板骨不连案

【按】固定与随访：本案肱骨外髁骨折翻转移位Ⅲ型，手法复位成功。骨折类型界定属"高度外移危险性"，即复位后骨折片仍有可能重新移位和不愈合。前臂旋后位固定时，前臂伸肌腱松弛，减轻对肱骨外髁的持续牵拉。本案在治疗过程中，骨折端未能有效地维持，外固定失效，影响骨折愈合，造成骨折隐形分离，数年之后，骨不连引起伤肢出现肘外翻畸形及尺神经症状。《坎贝尔骨科手术学》指出：骨折不愈合及其引起的肘外翻是肱骨外髁骨折最严重的并发症。延迟愈合是外固定或内固定不充分的结果。因此，对肱骨外髁骨折，应做近期和远期随访。

（李伟强）

附：临床总结

肱骨外髁翻转移位骨折的闭合治疗

广东省佛山市中医院骨科

佛山市中医院从 1970 年 6 月至 1975 年 9 月共治疗小儿肱骨外髁翻转移位骨折 94 例，均采用闭合整复、夹板固定的方法，疗效满意。

1.临床资料 伤后 1 ～ 7 天就诊者 73 例，8 ～ 23 天就诊者 21 例。年龄最小 2 岁，最大 15 岁，3 ～ 8 岁者占 87%。男 68 例；女 26 例。左 44 例，右 50 例。前移翻转型 22 例，后移翻转型 72 例。翻转移位小于 90°者 10 例，大于 90°者 84 例。

2.治疗结果 整复后 X 线片检查：对位良好者 55 例，有侧向移位者 33 例，轻度倾斜移位者 6 例。除 1 例复位成功后未再来治疗，余均保持对位，4 周内临床愈合。随访复查共 54 例，占 57%。随访时间 3 个月至 5 年，平均 2.6 年。X 线片所见：全部呈骨性愈合。其中 12 例有肱骨小头过长现象，以整复后遗留侧向或倾斜移位者为显著。3 例肱骨小头与滑车间有凹形缺口，呈"鱼尾状"畸形改变。临床检查所见：外髁稍隆凸者 17 例。肘内翻在 5°以内者 3 例，10° 3 例，20°者 2 例（因曾患髁上骨折，原有肘内翻畸形）。肘关节伸屈功能较正常减少 5°者 1 例，减少 10°者 4 例，减少 15°者 4 例，减少 30°者 4 例。前臂旋转功能均正常。

［资料来源：中华外科杂志，1977（3）：155］

小儿肱骨外髁翻转型骨折闭合手法治疗 30 例体会

元启鸿，沈楚龙　佛山市中医院

1.临床资料 30 例肱骨外髁翻转型骨折中，最大年龄 10 岁，最小年龄为 2 岁 3 月；男性 18 例，女性 12 例；伤后 1 ～ 5 小时就诊 21 例，伤后 1 ～ 10 天就诊 7 例，伤后当地治疗失败拖延 19 天至我院就诊 2 例；30 例患者中，住院 14 例，门诊 16 例。

2.结果分析 30 例患儿骨折全部愈合，无骨不连、肘外翻和牵拉性尺神经麻痹。其中 26 例肘关节功能恢复正常，4 例因伤后治疗欠妥、练功不及时而造成肘关节屈伸受限。

［资料来源：全国第九次中西医结合创伤骨科学术大会论文汇编，2001：340-342］

第六节　肘部骨折脱位

（Elbow Fracture and Dislocations）

肘部骨折脱位包括肘部骨折、肘部脱位和肘部骨折合并脱位。

（一）解剖

肘关节在解剖上较为复杂，其由肱骨下端、桡骨头和尺骨近端组成，包括肱尺关节、肱桡关节和近端尺桡关节，三个关节共在一个关节囊内，并由桡侧副韧带、尺侧副韧带和环状韧带加强。肘关节是上臂和前臂的机械性连接，上尺桡关节的旋转和肱桡、肱尺关节的屈伸活动及关节的稳定性对手和肩关节的功能活动至关重要。肘部损伤在临床上比较常见，包括肱骨远端及尺桡骨近端的骨折、脱位，尤以儿童肱骨髁上骨折、肱骨外髁骨折和成人肘关节脱位最为常见。肘部损伤治疗不当可致关节不稳定、畸形、慢性疼痛和永久性的功能丧失。因此，正确处理各种损伤非常重要，尽可能恢复肘关节的正常解剖结构。

（二）诊断

肘部骨折受伤机制种类繁多，如直接暴力、间接暴力及高能量损伤，暴力性质不同，常造成各种类型的骨折和脱位（具体的骨折分型详见医案内容）。此外，某些关节内骨折或儿童骨折，常因骨折轻微、骨块较小且隐蔽、儿童骨骺特有的生理发育特点而容易发生漏诊或误诊，必要时行 CT 和 MRI 等检查，以免延误治疗。对于肘关节的脱位损伤，应注意仔细检查肘部各骨、关节及软组织结构，并与健侧对比，排除合并有骨性和韧带的损伤，充分评估损伤情况。

（三）治疗

肘部损伤较为复杂，涉及诸多结构，因骨折脱位的部位和类型不同，治疗方法选择也不一样。对于关节外骨折，如肱骨髁上骨折，可首选闭合治疗，恢复正常的解剖结构，效果往往较为满意。而肱骨髁间骨折、肱骨内外髁骨折、尺骨冠状突骨折、鹰嘴骨折及桡骨头骨折等关节内骨折，无移位或轻度移位者可选择保守治疗，移位较大及复杂的骨关节损伤，可试行手法复位，如果复位达不到要求，或复位后难以维持骨位的稳定，则需手术治疗。同时，手法复位应避免多次、反复、粗暴的操作，防止骨骺损伤及骨化性肌炎的发生。骨化肌炎好发于肘部骨折脱位，多发生于早期强制、反复、过度的被动活动，其预防比治疗更为重要。在早期康复治疗中应密切观察，关节被动活动后一旦出现肘关节肿痛、压痛、自觉疼痛、关节僵硬、皮肤温度升高，则应立即停止被动松动，减轻主动活动，外用冷敷和中药外敷，清热凉血，内外并治。并根据症状和程度，行 X 线片或 MRI 检查，必要时用消炎镇痛消肿等药物。后期手术清除骨化，手术时机的掌握比手术更重要。术后康复必要而谨慎，使之尽可能获得更多的关节活动度。

儿童肘关节脱位合并肱骨内上髁骨折手法夹板案

郑某，男，7岁，佛山市中医院门诊病历号：3002272***。X线片号：3694***。

主诉： 跌倒致右肘部肿痛、活动障碍1小时。**检查：** 右肘关节畸形，内侧压痛，可扪及骨擦感。**X线片示：** 肘关节脱位并右肱骨内上髁撕脱骨折。**诊断：** 右肘关节脱位合并肱骨内上髁骨折。**中医分型：** 肱骨内上髁骨折Ⅳ度。**门振武–雍宜民分型：** Ⅲ型（肱骨内髁骨折）。**治疗：** 予"内外推端、屈伸展收"等手法复位，外敷伤科黄水纱，四夹超肘关节屈曲90°固定。4周后改二夹超肘固定，6周后解除夹板，指导功能锻炼。**随访：** 3年5个月。按《骨科疾病疗效评价标准》–改良Mayo肘关节功能评分系统**评分：** 优。图文演示治疗经过如下（图5-6-1）。

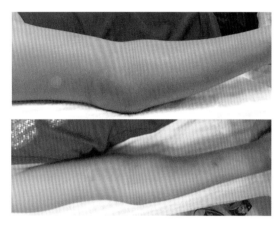
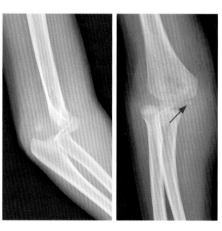

a. 2016-7-19 患肢外观　　　　　b. 2016-7-19 整复前：脱位、内上髁分离

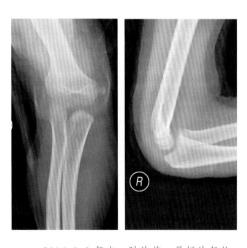
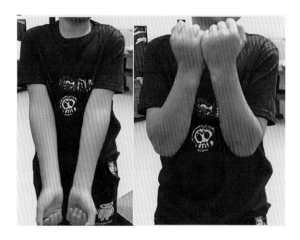

c. 2016-8-3 复查：肘关节、骨折片复位　　　　d. 2017-9-10 微信随访：功能正常

图5-6-1　儿童肘关节脱位合并肱骨内上髁骨折手法夹板案

【随访】 2018年2月23日、2019年12月18日电话随访（13802935***）：伤肢无畸形，肘关节屈伸、前臂旋转功能正常，活动无疼痛，可提水壶等重物。嘱定期X线片复查，了解肱骨内上髁骨骺发育情况。

【按】

1. 损伤机制　肱骨内上髁骨折是肘部损伤中常见的骨折之一，多见于青少年，约占肘关节骨折的 10%，仅次于肱骨髁上骨折和肱骨外髁骨折。其受伤机制为跌倒时，手掌撑地，前臂伸直且过度外展，先造成肘关节后、外侧脱位；尺侧副韧带和屈肌腱收缩，将附着的内上髁牵拉撕脱，撕脱骨折块向后、外下方移位并旋转。

2. 治疗和预后　肱骨内上髁骨折采用非手术治疗手法复位后，外固定不易维持，可造成骨折再移位、纤维愈合、畸形愈合、不愈合及肘关节不稳等问题的发生。手术切开复位内固定存在损伤骨骺、创伤大、骨化性肌炎、伤口并发症及皮肤瘢痕等问题。目前，临床上选择手术治疗还是保守治疗仍存在广泛争议。但肱骨内上髁骨折应争取达到解剖复位，治疗不当易导致骨折不愈合或迟发畸形。

3. 手法步骤　①内外推端：先纠正外侧脱位，并把肱骨内上髁拨回内侧。②拔伸牵引、提按升降、屈伸展收：患肢伸直位，前臂旋后，单手握肘，示、中指向上提尺骨鹰嘴，拇指向下推按肘窝肱骨远端，同时拔伸牵引，屈曲肘关节，可感觉入臼感。③触摸辨认：了解肘后三角和肱骨内上髁的位置。按压肱骨内上髁，无滑动或浮动感，小幅度屈伸关节，感觉关节被动活动顺畅，并可以主动屈曲。主、被动活动均无疼痛。

4. X 线片复查　骨骺骨片较小，X 线片有时难以观察，需与健侧对比，并定期 X 线片复查。

（江湧）

肘关节后脱位合并桡骨颈骨折手法夹板案

叶某，女，50 岁，佛山市中医院门诊病历号：2006128***。X 线片号：2616***。

主诉： 跌倒致右肘部肿痛、活动障碍 3 小时。检查：右肘畸形，外侧压痛，可扪及骨擦感。X 线片示：肘关节后脱位，桡骨颈骨折。**诊断：** 右肘关节脱位合并右桡骨颈骨折，中医分型：肘关节后脱位型；桡骨颈嵌插移位型。门振武 – 雍宜民分型：Ⅴ型（肘关节骨折 – 脱位）。**治疗：** 手法复位，外敷伤科黄水纱，四夹屈肘 90°固定。4 周后解除夹板，指导练功。2 个月后 CT 检查：肘关节对应正常，桡骨颈嵌插，略倾斜。**随访：** 7 年 7 个月余。按《骨科疾病疗效评价标准》– 改良 Mayo 肘关节功能评分系统**评分：** 优。图文演示治疗经过如下（图 5-6-2）。

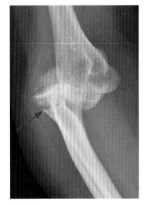 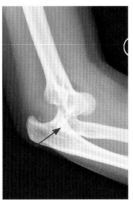 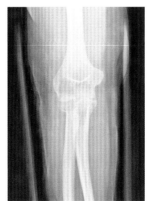 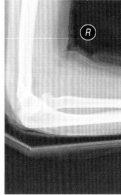

　　　a. 2012-9-17 整复前：肘脱、桡骨颈骨折　　　　　　　b. 2012-9-17 整复后

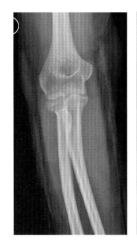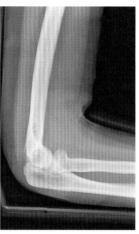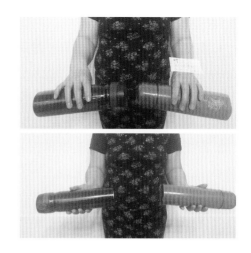

c. 2012-10-11 复查　　　　　　　　　　　　d. 2020-4-29 微信随访：旋转功能正常

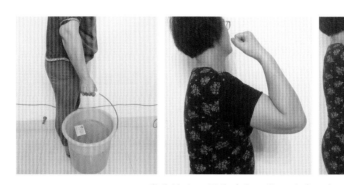

e. 2020-4-29 微信随访：屈伸功能正常，活动无痛，可提大半桶水

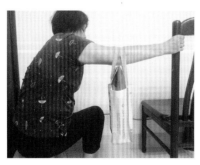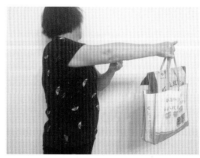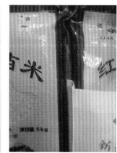

f. 肘关节稳定性检查（负重 5kg）

图 5-6-2　肘关节后脱位合并桡骨颈骨折手法夹板案

【按】

1. 手法要点　①术者示指纵向按压桡骨小头，使桡骨颈紧密嵌插。②前臂旋后，肘关节半屈曲松弛下，术者拇指按压桡骨小头，避免牵引复位时造成桡骨颈分离移位。③术者中指、环指扣住尺骨鹰嘴，另一拇指向后推端肱骨冠状突窝，与助手合力拔伸牵引屈肘，可扪及入臼感。④触摸辨认肘三角恢复，桡骨小头与肱骨外髁位置正常，肘关节可小幅度主动屈伸，即复位成功。

2. 受伤机制　本案又称为 Mason-Morrey Ⅳ型，即合并肘关节脱位的桡骨头骨折。在严重的肘关节脱位时，外侧尺副韧带损伤，前后关节囊破裂，内侧副韧带前束破裂，最后桡骨小头撞击肱骨小头造成骨折。此类损伤不同于单纯的桡骨小头骨折，它是一类严重的肘关节不稳定，除了桡骨头骨折，尚有潜在的严重肘关节韧带和关节囊的损伤。治疗时应平衡固定和功能锻炼的关系，注意把握功能锻炼的时间点，减少肘关节僵硬和肘关节失稳等并发症的发生。

（江湧）

儿童肘关节脱位手法夹板案

刘某，男，7岁，佛山市中医院门诊病历号：3002492***。X线片号：3809***。

主诉： 跌倒致右肘部肿痛，活动障碍1小时。检查：右肘靴样畸形，肱骨髁压痛。X线片示：肘关节脱位，后、外侧移位。**诊断：**①右肘关节后脱位；②肱骨髁骨骺可疑骨折。中医分型（脱位）：后、外侧型。**治疗：** 内外推端、拔伸牵引屈肘手法复位，外敷伤科黄水纱，屈肘90°，"8"字绷带包扎固定，上肢直角夹板超肘关节固定。3周后复查见肱骨远端骨膜反应明显。5周后，去除夹板固定，指导功能锻炼。**随访：** 3年6个月。按《骨科疾病疗效评价标准》–改良Mayo肘关节功能评分系统评分：优。图文演示治疗经过如下（图5-6-3）。

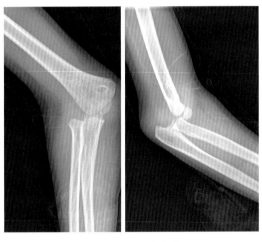
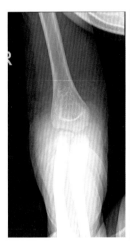

a. 2017-2-7 整复前　　　　　　　　b. 2017-2-7 整复后

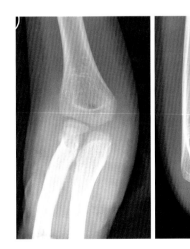
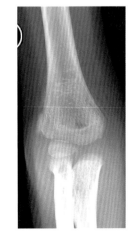
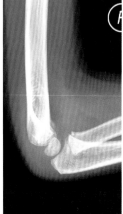

c. 2017-2-18 复查：少许骨膜反应　　　　d. 2017-2-28 复查：骨膜反应明显

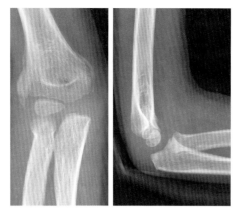
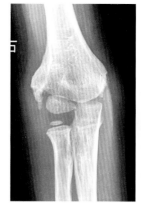
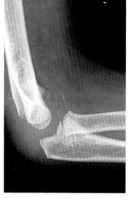

e. 2017-3-18 复查：外髁骨痂、骨化   f. 2018-8-30 复查：异位骨化

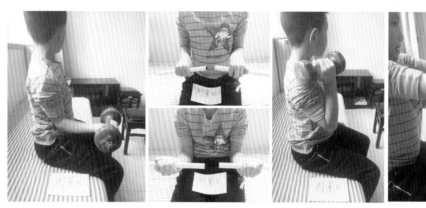

g. 2019-3-22 功能随访：基本正常，伸直、旋后 15°受限

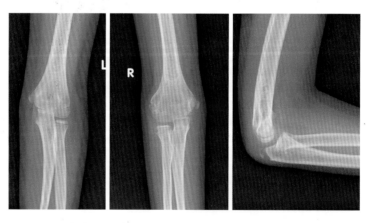

h. 2020-4-27 复查 X 线片：双侧对比，右侧外髁增粗，尺骨鹰嘴少许骨化

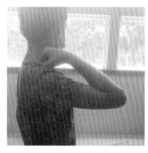
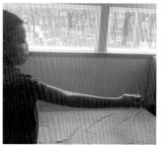
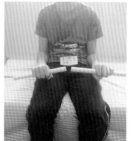
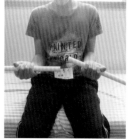

i. 2020-4-27 检查：肘伸直和旋后 10°受限，关节稳定，活动无痛

图 5-6-3　儿童肘关节脱位手法夹板案

【随访】2019年12月18日电话随访（13516596***）：肘关节伸直稍欠，活动无疼痛，外形正常，可做单杠、双杠等体育运动。2020年4月27日复查：肘关节稳定，伸直、旋后10°受限。

【按】儿童肘关节脱位罕见，其发生率只占儿童所有肘部骨折和脱位的6%。大多数单纯性脱位为后脱位，但也可发生向前、向内和向外脱位。绝大多数的肘关节脱位可以通过闭合方法获得复位，复位后肘关节通常很稳定，但应保证足够的固定时间，以提供稳定的肘部环境供周围软组织修复。其早期并发症主要包括合并肘部撕脱骨折、神经损伤、血管损伤、骨化性肌炎、异位骨化等，应注意诊断和鉴别诊断。后期并发症有骨骺损伤变形、关节畸形等。本案通过回顾性观察，肱骨远端有骨痂生长，考虑初始损伤时骨骺损伤或合并撕脱骨折。为避免此类现象发生，建议初诊时行肘部CT或MRI检查，明确是否存在撕脱骨折、软骨及关节软组织损伤，明确诊断和判断预后。后期出现异位骨化，肘关节伸直和旋后轻度受限。嘱定期复查，了解骨骺生长和异位骨化。

（郭跃明）

尺骨鹰嘴粉碎性骨折（尿毒症）手法夹板案

姚某，女，41岁，佛山市中医院门诊病历号：3002117***。X线片号：3619***。

主诉： 跌倒致左肘部肿痛、活动障碍1周。检查：左肘后压痛，可扪及骨擦感及异常活动。X线片示：尺骨鹰嘴粉碎骨折，分离约3cm。**诊断：** 左尺骨鹰嘴粉碎性骨折。中医分型：Ⅲ°（粉碎）。Schatzker分型：D型。**治疗：** 闭合复位，外敷伤科黄水纱，上肢前后二夹固定。**随访：** 3年半。按《骨科疾病疗效评价标准》–改良Mayo肘关节功能评分系统**评分：** 优。图文演示治疗经过如下（图5-6-4）。

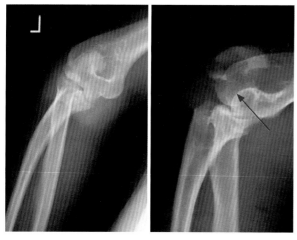

a. 2016-3-19 整复前：骨折分离约3cm

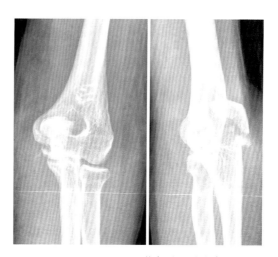

b. 2016-3-19 整复后：稍分离

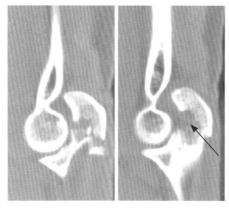

c. 2016-3-23 整复后 CT：碎片分离

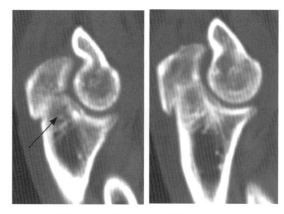

d. 2016-5-18 复查 CT：骨折基本愈合

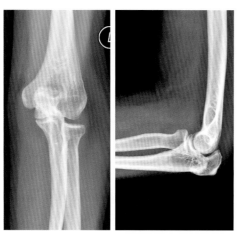

e. 2017-1-23 复查：骨折完全愈合

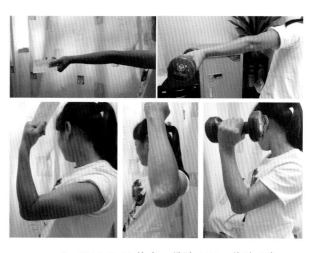

f. 2017-7-12 检查：屈肘 100°，伸肘正常

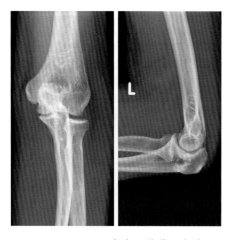

g. 2019-9-7 复查：关节面光滑

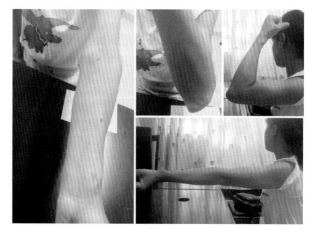

h. 2019-9-7 检查：肘屈伸基本正常、活动无痛

图 5-6-4　尺骨鹰嘴粉碎性骨折（尿毒症）手法夹板案

【按】

1. 治疗选择　本例骨折波及尺骨鹰嘴半月状关节面，且关节面粉碎，治疗时必须尽可能恢复其关节面的平整，否则将因关节面对合不整齐，日后引起创伤性关节炎，导致肘关节活动疼痛和功能障碍。但患者既往有慢性肾功能不全（尿毒症期）、高血压病史，身体状态虚弱，难以接受手术治疗。

2.手法特点 拇指推端或中间三指扣住尺骨鹰嘴，伸直肘关节，以"母寻子"复位，接合碰撞骨折远近端，并小幅度反复屈伸肘关节，触摸辨认骨折端无明显分离或凹陷，表面无明显错落感，紧贴鹰嘴放置抱骨压垫，上肢前后二夹微伸肘固定。三周后去除前侧夹板，逐渐屈肘固定，1个月后去除夹板。

3.夹板固定 前臂旋后位，上肢前后二夹屈肘约20°固定。5周后改肘关节屈曲90°夹板超肘固定，7周后解除夹板固定，指导功能锻炼。

（江涌）

儿童尺骨鹰嘴骨骺骨折手法石膏托案

钟某，男，12岁，深圳市宝安某医院病历号：98****。X线号：53****。

主诉： 跌倒致右肘部肿痛、活动受限7小时。检查：右肘后压痛，畸形。X线片示：尺骨鹰嘴骨骺分离。**诊断：** 右尺骨鹰嘴骨骺骨折。中医分型：Ⅱ°（移位型）。Salter-harris分型：Ⅱ型。**治疗：** 手法复位，上肢石膏托旋后位伸肘固定。X线片示：骨折仍分离。伤肢肿消后手法压垫，骨折分离纠正。7周后去除石膏托外固定，指导功能锻炼。**随访：** 4年10个月。按《骨科疾病疗效评价标准》中"改良Mayo肘关节功能评分系统"**评级：** 优。图文演示治疗经过如下（图5-6-5）。

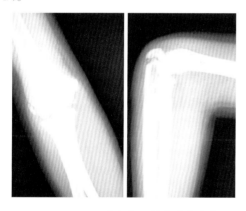

a. 2015-7-30手法前：尺骨鹰嘴分离

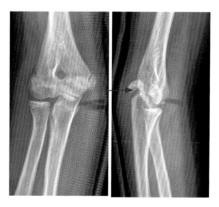

b. 2015-7-30伸肘固定，骨折仍分离

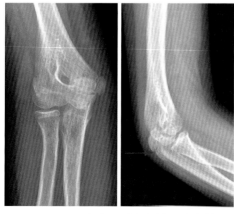

c. 2015-8-28复查：手法加垫，分离纠正

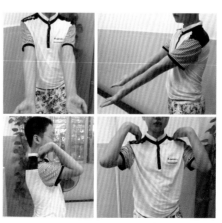

d. 2015-9-12检查：功能正常

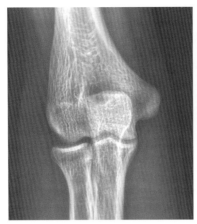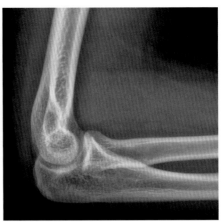

e. 2020-5-22 复查：骨折愈合

图 5-6-5　儿童尺骨鹰嘴骨骺骨折手法石膏托案

【随访】2020 年 5 月 22 日随访：肘屈伸正常，旋转正常。

（谭官峰）

肱骨小头骨折手法夹板案（一）

李某，女，66 岁，广州番禺某医院门诊病历号：069181***。X 线片号：188***。

主诉：跌倒致左肘肿痛、活动受限 1 天。检查：左肘部畸形，肱骨远端压痛，可扪及骨擦感，指动、血运、感觉正常。X 线片、CT 片显示：肱骨小头骨折，向前下方移位，旋转。**诊断：**左肱骨小头骨折。中医分型：完全骨折。西医分型：Ⅱ 型（Kocher 骨折）。**治疗：**推端、屈伸、展收等手法复位，外敷伤科黄水纱，上臂四夹超肘关节深屈肘固定。5 周后解除夹板外固定，指导功能锻炼。**随访：**5 个月余。按《骨科疾病疗效评价标准》- 改良 Mayo 肘关节功能评分系统**评分：**优。图文演示治疗经过如下（图 5-6-6）。

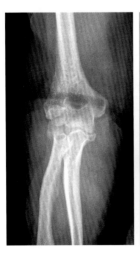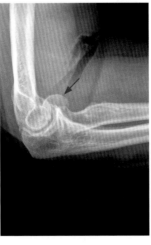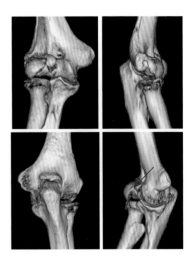

a. 2018-6-11 整复前：肱骨小头骨折　　　　　　b. 2018-6-11 整复前 CT

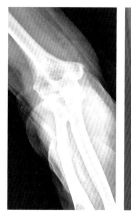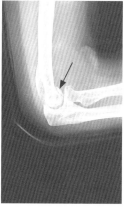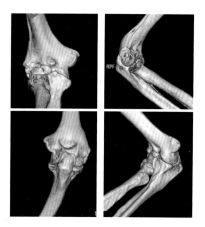

c. 2018-6-15复查：肱骨小头复位

d. 2018-6-20复查

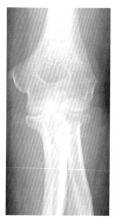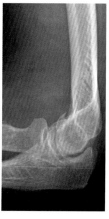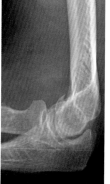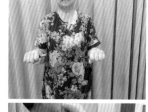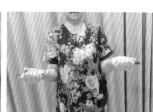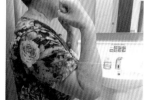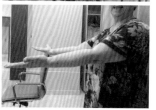

e. 2个月后复查

f. 5个月后随访：功能正常

图 5-6-6　肱骨小头骨折手法夹板案（一）

【按】屈伸展收推端复位：①旋后位使肘关节过伸10°，打开前侧关节间隙，触摸辨认；②内收扩大外侧关节间隙；③微屈肘，拇指将骨块远端向后推按，同时屈肘，关闭前侧关节囊；前臂旋转，轻微屈伸使骨块平滑并吻合。

（林晓光）

肱骨小头骨折手法夹板案（二）

靳某，男，37岁，佛山市中医院门诊病历号：3002889***。X线片号：4016***。

主诉： 跌倒致左肘肿痛、活动受限1天。检查：左肘部畸形，压痛，可扪及骨擦感。X线片、CT片显示：肱骨小头骨折，向前下方移位，旋转。**诊断：** 左肱骨小头骨折。中医分型：完全骨折。西医分型：Ⅱ型（Kocher骨折）。**治疗：** 推端、屈伸、展收等手法复位，外敷伤科黄水纱，上臂四夹超肘关节深屈肘固定。6周后解除夹板外固定，指导功能锻炼。**随访：** 1年3个月余。按《骨科疾病疗效评价标准》–改良Mayo肘关节功能评分系统**评分：** 优。图文演示治疗经过如下（图5-6-7）。

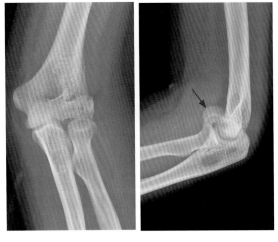

a. 2018-1-3 整复前：肱骨小头移位

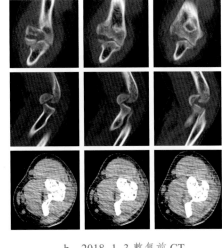

b. 2018-1-3 整复前 CT

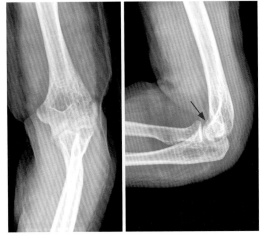

c. 2018-1-5 整复后：肱骨小头复位

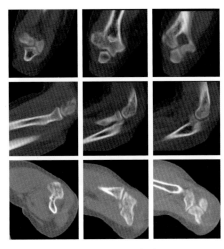

d. 2018-1-12 复查 CT

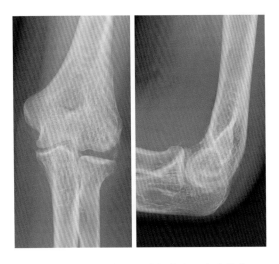

e. 2018-10-24 复查：骨折愈合，少许骨化

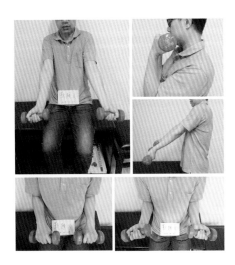

f. 2019-4-27 功能随访：旋转、屈肘正常，
伸肘约 10°受限，关节稳定，经常游泳

图 5-6-7 肱骨小头骨折手法夹板案（二）

【按】

1. 概述　肱骨小头骨折是一种罕见的骨折，为肱骨远端关节内骨折，其发生率约占肘关节骨折的 1%，患者年龄分布有两个特征，主要为 19 岁以下和 60 岁以上，其中青年人以男性为主，老年人以女性居多。肘部肱骨小头骨折是一种复杂的关节内损伤，发生率低，损伤严重，处理不当易出现肘关节僵硬、创伤性关节炎、骨化性肌炎、骨折延缓愈合或不愈合、关节失稳等并发症。

2. 受伤机制和诊断　常由桡骨头传导暴力所致，跌倒时上肢处于伸直位，前臂旋前、手掌着地，暴力经手掌沿尺骨和桡骨干传递，经桡骨头对肱骨小头剪切、撞击所致，骨折线大部分位于冠状面。肱骨小头骨折为肱骨远端冠状面剪切应力导致的骨折，临床少见，易漏诊，除常规行肘部的标准正侧位 X 线片外，常需结合 CT 或三维重建等检查明确骨折的位置、程度、大小、移位及损伤类型，判断预后，检查是否伴随邻近部位的骨折或韧带损伤。

3. 分型和治疗　对肱骨小头骨折，目前临床多采用的是 Bryan-Morrey 分型。Ⅰ 型：完全骨折，又称 Hahn-Steinthal 骨折，包括大部分肱骨小头及小部分滑车；Ⅱ 型又称 Kocher-Lorenz 骨折，指单纯肱骨小头完全骨折。治疗骨折应达到解剖复位。闭合复位达不到要求时应手术治疗。

4. 手法步骤　由于骨折块位于关节囊内，几乎没有关节囊、韧带或肌肉等软组织附着。手法复位在肘伸直位下，触摸辨认骨折位置，把骨折基底部推按至关节内，同时拔伸下深屈肘，使骨折复位。复位后上臂四夹、深屈肘 8 字绷带固定。

（江湧）

桡骨小头骨折（歪戴帽）手法夹板案

刘某，男，21 岁，佛山市中医院门诊病历号：30000922***。X 线片号：2071***。

主诉：跌倒致右肘部肿痛、活动障碍 3 小时。检查：右肘外侧压痛。X 线片示：桡骨小头骨折。**诊断：**右桡骨小头骨折。中医分型：歪戴帽倾斜形。Judet 分型：Ⅱ 型。**治疗：**手法复位，四夹超肘固定。4 周后解除夹板固定，指导功能锻炼。**随访:** 9 年。按《骨科疾病疗效评价标准》-改良 Mayo 肘关节功能评分系统**评分：**优。图文演示治疗经过如下（图 5-6-8）

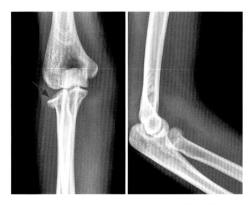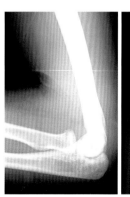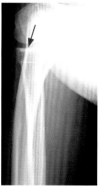

a. 2008-7-7 整复前：歪戴帽　　　　　b. 2008-7-7 整复后：骨折复位

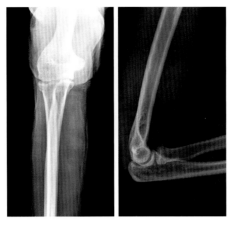

c. 2008-7-18 复查

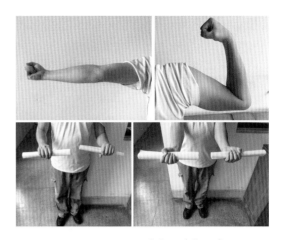

d. 2017-7-25 随访：功能正常

图 5-6-8　桡骨小头骨折（歪戴帽）手法夹板案

【按】

1. 骨折分型及治疗　桡骨小头骨折在肘部骨折中比较常见，本案也称为 Mason –Morrey Ⅱ 型的桡骨小头骨折，即骨折块≥桡骨头的 1/3，移位≥ 2mm。有学者指出，Ⅱ型骨折如骨折块≤桡骨头的 1/3 且移位≤ 2mm，可以选择非手术治疗。桡骨头关节面的轮廓完整，骨折块在水平面的移位不造成关节活动的障碍，即使是粉碎性骨折或关节面有较明显的塌陷，仍可采取早期活动的方法治疗，它不增加骨折移位和异位骨化的风险，可使肘关节的功能得到最大程度的恢复。

2. 手法要点　"歪戴帽"类型桡骨小头骨折整复的要点是通过仔细的触摸辨认，明确桡骨头的位置和移位方向。术者一手拇指触摸桡骨头，拇指向上向内推顶撬拨桡骨头，一手内翻肘关节，并反复多次旋转前臂，使桡骨头复位。

（江涌）

儿童桡骨颈骨折（歪戴帽）手法夹板案（一）

陈某，女，11 岁，佛山市中医院门诊病历号：3000092***。X 线片号：3629***。

主诉：跌倒致右肘部肿痛、活动障碍 3 小时。**检查**：右肘外侧畸形，压痛。X 线片示：桡骨小头骨折并尺桡半脱位。**诊断**：右桡骨颈骨折。**中医分型**：歪戴帽倾斜形。**Judet 分型**：Ⅳ型。**治疗**：手法复位，外敷伤科黄水纱，四夹超肘固定。**随访**：3 个月余。按《骨科疾病疗效评价标准》– 改良 Mayo 肘关节功能评分系统**评分**：优。图文演示治疗经过如下（图 5-6-9）。

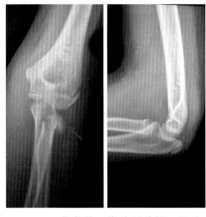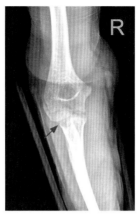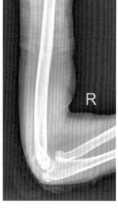

a. 2016-4-5 整复前：桡骨颈骨折、倾斜 90°

b. 2016-4-5 整复后：骨折复位

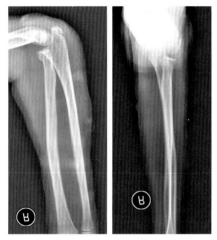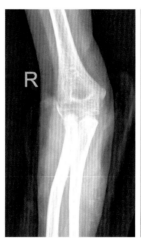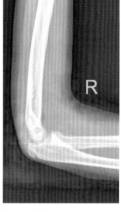

c. 2016-4-7 复查

d. 2016-5-7 复查：骨折愈合

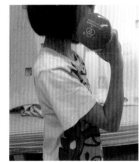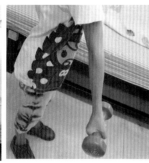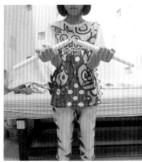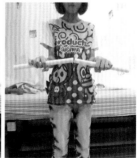

e. 2016-7-18 检查：外观正常，肘关节屈伸、旋转功能正常

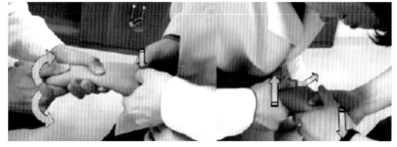

f. 手法录像：按压桡头对抗旋转、端提撬拨桡骨小头

图 5-6-9　儿童桡骨小头骨折（歪戴帽）手法夹板案（一）

【按】

1. 受伤机制 桡骨头骨折多由间接传导暴力所致，跌倒时，肩关节外展，肘关节伸直，前臂旋前位手掌着地，暴力沿桡骨纵轴向上传导，使肘关节处于强度外翻位，致桡骨头猛烈撞击肱骨小头，引起桡骨小头骨折。

2. 手法步骤 患儿仰卧位，患肢外展。近端助手擒拿扶正患肢上臂，另一助手擒拿患肢前臂，并将肘关节伸直拔伸牵引，术者以拇指抵按住桡骨头，余4指在肘关节内侧扣住肱骨内髁部并向外侧提拉，使肘关节内翻，将肱桡关节间隙扩大，助手将前臂进行反复旋前旋后，术者拇指将向下、向外移位的桡骨头向上、向内侧推挤，使骨折复位。最后，术者将前臂旋后，触摸辨认桡骨头，了解外侧肱桡对应解剖关系。

3. 夹板固定 肘外侧放置压垫，防止骨折再移位，肘关节屈曲90°，前臂四夹超肘关节固定。

4. 复位标准 手法整复后，对嵌插骨折、骨折块关节面须小于1/3且移位小于2mm、倾斜度小于30°、塌陷骨折占周径应在1/3以内、关节内不存在游离体，估计日后对肘关节功能无影响，则不必强求解剖复位。

5. 治疗预后 桡骨头骨折属于关节内骨折，必须得到良好复位，以恢复肘关节的伸屈活动和前臂的旋转功能。若关节面未恢复平整，则易发生创伤性关节炎，引起肘关节屈伸时疼痛和前臂旋转功能障碍。桡骨头骨折，甚至裂纹骨折，如果治疗不当，如早期不制动或过早、过度强行关节松动，容易引起肘关节骨化肌炎，造成关节功能活动不同程度的丧失。儿童桡骨头骨折注意骨骺损伤。

6. X线投照 X线投照的体位和角度对桡骨小头的显示比较敏感。如果标准的肘关节相位显示不清，可加前臂标准正侧位相、肘关节斜位相多维度来判断。

（江涌）

儿童桡骨颈骨折（歪戴帽）手法夹板案（二）

肖某，女，4岁，佛山市中医院门诊病历号：3000322***。X线片号：4186***。

主诉：跌倒致左肘部肿痛、活动障碍1小时。**检查：**左肘外侧桡骨小头处压痛，隆突畸形。X线片示：桡骨小头骨折，左尺骨上端外缘青枝骨折。**诊断：**左桡骨颈骨折并左尺骨上端青枝骨折。中医分型：桡骨小头歪戴帽倾斜形。Judet分型：Ⅲ型。**治疗：**予"端提按压、摇摆转动、屈伸展收"等手法复位。**随访：**5个月。按《骨科疾病疗效评价标准》-改良Mayo肘关节功能评分系统评分：优。图文演示治疗经过如下（图5-6-10）。

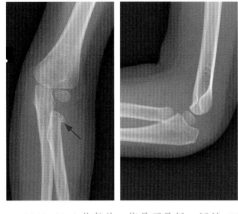
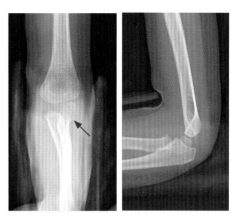

a. 2018-10-1 整复前：桡骨颈骨折、倾斜40°   b. 2018-10-9 复查：骨折复位

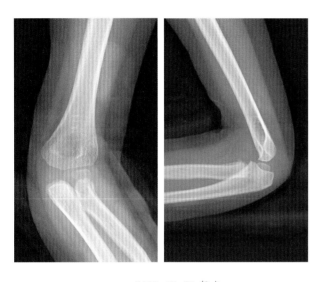
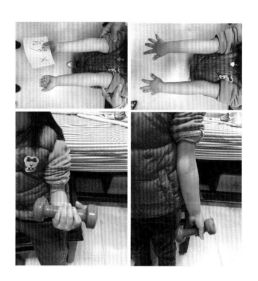

c. 2018-10-28 复查   d. 2019-3-6 检查：外观正常，肘关节
屈伸、旋转功能正常

图 5-6-10 　儿童桡骨颈骨折（歪戴帽）手法夹板案（二）

【按】

1. Wilkins 分型　儿童桡骨颈骨折 Wilkins 分为 5 型。A 型包括 Salter-harris Ⅰ 型、Ⅱ 型。

2. Patterson 手法整复　助手握上臂近端，术者一手纵向牵拉，一手置肱骨远端内侧使前臂内翻，用手指直接在桡骨头施加压力完成复位。

（黎土明）

儿童桡骨颈骨折（歪戴帽）手法夹板案（三）

朱某，女，4 岁，佛山市中医院门诊病历号：3003220***。X 线片号：4184***。

主诉：跌倒致伤右肘肿痛、活动障碍 4 小时。检查：右肘桡骨小头处压痛，明显隆突畸形。X 线片示：桡骨颈骨折并尺桡半脱位。**诊断：**右桡骨颈骨折。中医分型：歪戴帽倾斜形。Judet 分型：Ⅲ 型。**治疗：**予"内外推端、摇摆转动、屈伸展收"等手法复位，外敷伤科黄水纱，四夹超肘旋后固定。4周后解除夹板外固定，指导功能锻炼。**随访**：11个月余。按《骨科疾病疗效评价标准》–改良Mayo肘关节功能评分系统评分：优。图文演示治疗经过如下（图5-6-11）。

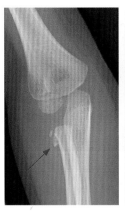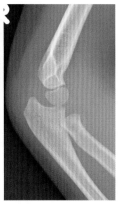

a. 2018-9-28整复前：桡骨颈骨折、倾斜60°

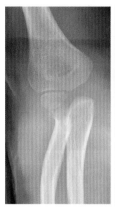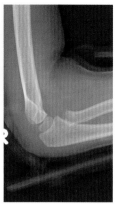

b. 2018-9-28整复后：骨折对位改善

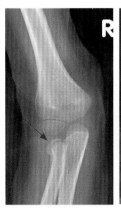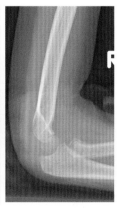

c. 2018-10-29复查：桡骨颈仍倾斜

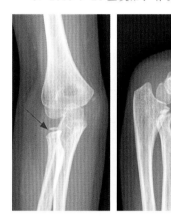

d. 2019-5-19桡骨颈无倾斜

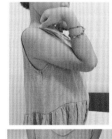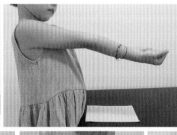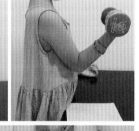

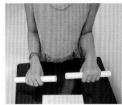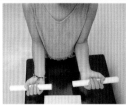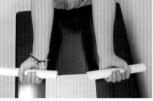

e. 2019-8-28检查：关节活动正常

图5-6-11　儿童桡骨颈骨折（歪戴帽）手法夹板案（三）

【按】复位标准：儿童桡骨颈骨折成角≤30°可获得满意的效果。轻度的桡骨颈倾斜可自行塑形纠正（图5-6-11、图5-6-14）。成角>45°可能导致前臂旋转受限，需手法复位，达不到复位标准，则撬拨闭合复位或切开复位。

（黎土明）

幼儿桡骨头脱位合并尺骨冠状突骨折（孟氏）手法夹板案

关某，男，2岁，佛山市中医院门诊病历号：3002516***。X线片号：3823***。

主诉：跌倒致左肘部肿痛、活动障碍3小时。检查：左肘外侧隆突畸形，压痛，指动、血运、感觉正常。X线片示：桡骨小头脱位并尺骨冠状突骨折。**诊断：**左桡骨小头脱位合并尺骨冠状突骨折（孟氏骨折）。中医分型：孟氏骨折内收型。Bado分型：Ⅲ型；尺骨冠状突骨折Regan-Morrey分型：Ⅰ型。**治疗：**手法复位，外敷伤科黄水纱，前臂四夹超肘关节旋后屈肘90°固定。4周后解除夹板外固定，指导功能锻炼。**随访：**3年2个月余。按《骨科疾病疗效评价标准》–改良Mayo肘关节功能评分系统**评分：**优。图文演示治疗经过如下（图5-6-12）。

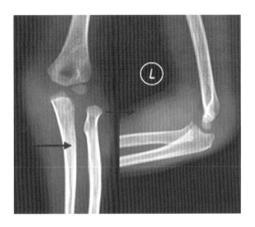

a. 2017-3-2 整复前：桡骨头脱位，尺骨弓状

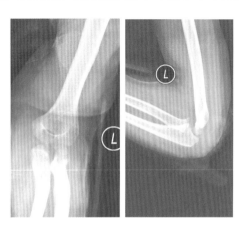

b. 2017-3-2 整复后：肱桡关系正常

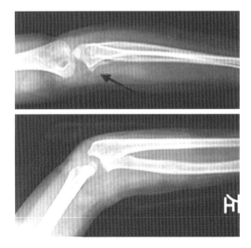

c. 2017-4-11 复查：尺骨冠状突骨痂

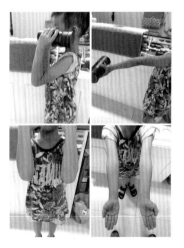

d. 2017-7-11 随访：功能正常

图5-6-12　幼儿桡骨头脱位合并尺骨冠状突骨折（孟氏）手法夹板案

【随访】2017年7月11日、2020年5月15日电话随访（13425794***）：伤肢未见畸形，肘关节屈伸、前臂旋转正常。可以正常上体育课。

【按】

1.诊断　儿童桡骨小头外侧脱位非常罕见，由于合并尺骨冠状突骨折，尺骨弓状改变，应考虑为孟氏骨折的特殊类型。

2.治疗 按孟氏骨折内收型复位。复位后，在桡骨头外侧放置抱骨垫，四夹超肘旋后位肘关节屈曲90°位固定，维持复位后桡骨头的稳定。

（黄文）

儿童尺骨鹰嘴骨折合并桡骨头脱位（孟氏）手法夹板案

麦某，男，4岁，佛山市中医院门诊病历号：3001920***。X线片号：4215***。

主诉：跌倒致右肘部肿痛、活动受限2小时。检查：右肘及前臂上段压痛，畸形。X线片示：尺骨鹰嘴骨折、肱桡关节前外脱位。**诊断**：右尺骨鹰嘴骨折合并桡骨头脱位（孟氏骨折变型）。中医分型（孟氏骨折）：伸直型。Bado分型：Ⅲ型。**治疗**：提按、推端、屈伸、展收等手法复位，外敷伤科黄水纱，前臂四夹超肘旋后固定。4周后，去除夹板，功能锻炼。**随访**：9个月。按《骨科疾病疗效评价标准》–改良Mayo肘关节功能评分系统**评分**：优。图文演示治疗经过如下（图5-6-13）。

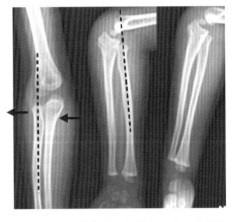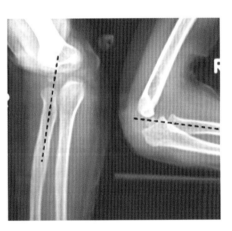

a. 2018–11–13 整复前：桡骨小头前、外脱位　　　b. 2018–11–14 整复后：脱位纠正

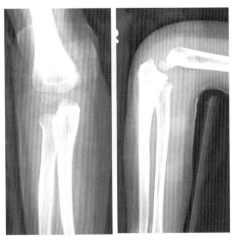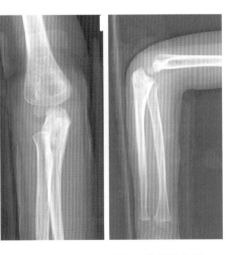

c. 2018–11–28 复查　　　　　　　　d. 2018–12–15 复查：骨折线模糊

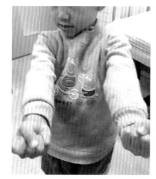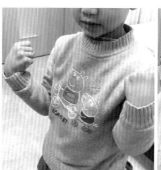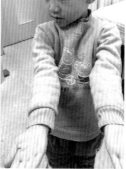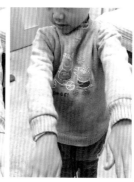

e. 2018-3-5 检查：功能正常

图 5-6-13　儿童尺骨鹰嘴骨折合并桡骨头脱位（孟氏）手法夹板案

【按】整复方法与思路　按孟氏骨折内收型复位，采用内外推端、提按升降、屈伸展收法。

1. 二人复位法　先整复尺骨鹰嘴成角，再整复桡头脱位。一助手固定患肢上臂，前臂中立位。术者内外推端纠正尺骨向外成角；再提按升降纠正尺骨向前成角；最后予屈伸展收纠正桡骨头脱位。

2. 三人复位法　同时整复尺骨鹰嘴成角和桡骨头脱位。一助手固定患肢腕关节，前臂旋后位，另一助手固定患肢上臂。术者拇指推端桡骨头向内，同时外展肘关节，同时纠正桡骨头外侧脱位和尺骨外侧成角；然后拇指推端桡骨头向后，牵引屈肘关节，同时纠正桡骨头前侧脱位和尺骨向前成角。

（黎土明　江涌）

儿童尺骨鹰嘴骨骺骨折合并桡骨颈骨折手法夹板案

周某，男，8 岁，佛山市中医院门诊病历号：3002916***。X 线片号：4030***。

主诉：跌倒致左肘肿痛、活动障碍 1 小时。检查：左肘外侧处压痛，尺骨鹰嘴处压痛明显。X 线片示：桡骨颈骨折，正位片见尺骨鹰嘴骨折。**诊断：**左尺骨鹰嘴骨折合并桡骨颈骨折；中医分型：尺骨鹰嘴骨折无移位型；桡骨颈歪戴帽倾斜形。Salter-harris 分型：Ⅰ型。**治疗：**手法复位，外敷伤科黄水纱，四夹超肘固定。X 线片复查：尺骨鹰嘴轻度分离，改伸肘固定。4 周后解除夹板外固定，指导功能锻炼。**随访：**5 个月。按《骨科疾病疗效评价标准》- 改良 Mayo 肘关节功能评分系统**评分：**优。图文演示治疗经过如下（图 5-6-14）。

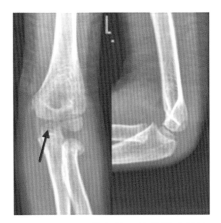
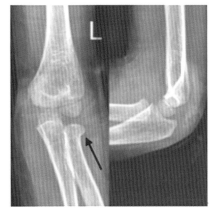

a. 2018-1-26 整复前：尺骨鹰嘴裂折　　　b. 2018-1-26 整复后：桡骨颈仍倾斜

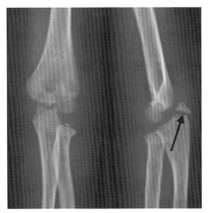
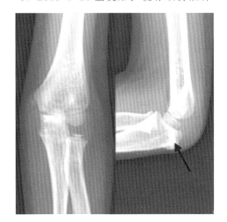

c. 2018-2-9 复查：鹰嘴分离，伸肘固定　　　d. 2018-6-8 复查：尺骨愈合

图 5-6-14　儿童尺骨鹰嘴骨骺骨折合并桡骨颈骨折手法夹板案

【随访】2018 年 6 月 8 日电话随访（13809258***）：伤肢未见明显畸形，肘关节屈伸、前臂旋转正常。

【按】《坎贝尔骨科手术学》分类把儿童尺骨鹰嘴骨折合并桡骨颈骨折作为 D 类，对于此类损伤的认识有助于避免尺骨鹰嘴骨折的漏诊。

（黄文）

第七节　桡尺骨干双骨折

（Radius and Ulna Shaft Fractures）

桡尺骨干骨折是较常见的前臂损伤，约占骨折总数的 11.2%。儿童及青壮年居多。桡尺骨干骨折的复位要求较高，处理不当容易造成前臂旋转功能受限。

（一）受伤机制

1. 直接暴力　打击、碰撞等直接暴力作用在前臂上，能引起尺、桡骨双骨折，其骨折线常在同一水平，骨折多为横形、蝶形或粉碎形。

2. 间接暴力　暴力间接作用于前臂上，多系跌倒，手着地，暴力传导至桡骨，并经骨间膜传导至尺骨，造成桡尺骨骨折。骨折线常为斜形、短斜形。短缩重叠移位较严重，骨间膜损伤较重。骨折水平常为桡骨高于尺骨。

3. 扭转暴力　跌倒时手掌着地，同时前臂发生旋转，导致不同平面的桡尺骨螺旋形骨折或斜形骨折。多为高位尺骨骨折和低位桡骨骨折。

4. 绞压、爆炸等高能量损伤　常为桡尺骨多段骨折、皮肤挫裂撕脱、肌肉肌腱常有断裂、开放骨折，也易合并神经血管损伤。

（二）诊断分型

1. 中医分型　（参照《中医骨伤科病证诊断疗效标准》）

（1）青枝骨折。

（2）无移位骨折。

（3）有移位骨折：根据受伤暴力不同可分为以下几类。①直接暴力所致者：骨折线多在同一水平面上，呈粉碎或横断形。②间接暴力所致者：桡骨骨折线多在上，尺骨骨折线多在下。③扭转暴力所致者：尺骨骨折线在上，桡骨骨折线在下。

本书采用按损伤部位（上中下、单骨、多骨等）、程度（闭合、开放、合并症等）、骨折类型（横形、斜形、粉碎、螺旋形、旋转、背靠背、分离等），比较准确地反映骨折的状态，在临床中能更好地指导闭合手法和外固定方式。

2. 西医分型　（AO/OTA 分型：22A/B/C）

A 型：简单骨折。

B 型：楔形骨折。

C 型：粉碎性骨折。

（三）治疗原则

前臂的主要特点是具有旋转功能，要求尽可能达到解剖对位或接近解剖对位。儿童骨骼塑形能力较强，8 岁以下的儿童可以预期有明显的塑形，20° 以内的畸形一般可通过塑形而获得矫正，但超过 12 岁的儿童塑形机会将大大减少。成人前臂双骨折保守治疗一般限于移位不显著、稳定型或整复后稳定者，移位较大且不稳定性前臂双骨折，闭合复位和外固定的维持均存在较高难度，尤其是上 1/3 骨折。

复位满意标准：桡骨近端的旋后畸形不得 > 30°；尺骨远端的旋转畸形不得 > 10°；桡尺骨的成角畸形不得 > 10°；桡骨的旋转弓应予以恢复。

复位优良标准：骨折对位达 1/2 以上，力线正常。旋转功能达 30° 以上。达不到要求的应手术内固定。

前臂中、下 1/3 骨折旋转移位不明显者，可用闭合复位经皮穿针内固定治疗，效果满意。

（四）闭合治疗的优势与短板

儿童前臂双骨折采用闭合手法复位小夹板（石膏）外固定，充分利用儿童骨骼特有的生理特点，复位成功率高，疗效满意，具有简单、便捷、安全等优势，避免手术带来的创伤。但对于大龄儿童和成年前臂双骨折，受前臂双骨与软组织多重复杂的解剖关系的限制，复位成功率较低，复位后外固定较难维持。多年来，佛山市中医院运用正骨十四法闭合治疗前臂各类型骨折，获得不少成功的案例。

（五）正骨十四法在整复前臂骨折中的运用

擒拿扶正：保持中立位或旋后位，配合术者操作。贯穿整复、包扎固定过程。

触摸辨认：了解骨折移位、局部肌张力、复位对位情况。贯穿整个手法过程。

拔伸牵引：纠正短缩移位和转轴移位，"拽之离而复合"，贯穿整个手法过程。

内外推端：纠正侧方移位。"擒定应端之处"，"以手推之，使还旧处"。

提按升降：纠正前后移位。"提出如旧，陷者复起"。"往下抑之，突者复平"。

扩折反拔：纠正严重短缩和背靠背移位。"或折而陷下""或推之就而复位"。

扣挤分骨：恢复原有的骨间距。"以手往下抑之"，使远近双骨平行排列。

接合触碰：检查骨折接合情况；适度纵向碰撞使骨折端接合，使"断而复续"。

旋翻回绕：使双骨前后交叉移位变为同侧移位，单骨背靠背变为面对面移位。

（六）整复原则

1. 旋转原则　前臂中下段骨折，中立位复位；前臂中上段骨折，旋后位复位。或根据桡骨结节的位置判断桡骨近端旋转的角度，将前臂远端旋转到相应的旋后位置，以子寻母，纠正桡骨的旋转移位。

2. 稳定原则　先整复较稳定骨折，后整复不稳定骨折。双骨均不稳定时，远段先整复桡骨，近段先整复尺骨，中段可先整复尺骨（浅表）。

3. 先后原则　先整复内外移位，后整复前后移位。因为内外移位多为斜面，容易原路返回；内外移位整复操作相对难，前后移位整复操作相对容易。内外移位同时纠正相对困难，而同时整复前后移位相对容易。

4. 顺位原则　①双骨反向移位骨折（双骨相反方向移位，鸳鸯位）：把双向变为同向之前后移位，然后再提按升降整复前后移位。②单骨背靠背移位骨折：把骨折背靠背，通过旋翻回绕，变为面对面，然后再提按升降整复前后移位。

（七）手法选择

1. 骨折背靠背移位的扩折反拔和旋翻回绕。背靠背移位的远段骨折多用扩折反拔；背靠背移位的中上段骨折多用旋翻回绕。背靠背移位的短斜形骨折多用扩折反拔；背靠背移位的长斜形骨折多用旋翻回绕。

2. 扣挤分骨的纵向分骨和横向分骨。双骨相对向内成角时用纵向分骨；单一骨向内成角时用横向分骨（端持成角的骨折端内侧，向外牵拉进行分骨）。

3. 骨折端齿状面接触，可用提按旋转，使断端骨峰镶入骨缝，保持稳定。

（八）关于前臂桡尺双骨折的几个基本问题

1. X 线摄片体位

（1）前臂骨折中立位拍摄 X 线片时，投照体位为前臂功能位（图 5-7-1）

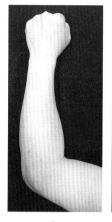 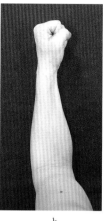 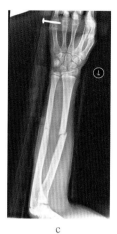 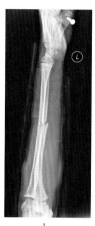

a   b   c   d

a. 正位时，肘关节屈曲 90°，肩外展 90°，前臂掌侧置于投照桌面上；

b. 侧位时，肘关节屈曲 90°，前臂尺侧置于投照桌面，拇指朝上；

c. X 线片所见：前臂正位，上臂侧位；

d. X 线片所见：前臂侧位，上臂正位。

图 5-7-1　前臂中立位 X 线摄片体位

（2）前臂骨折旋后位拍摄 X 线片时，投照体位为前臂标准位（图 5-7-2）。

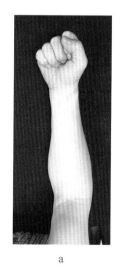 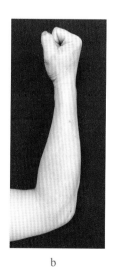 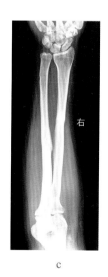 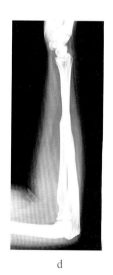

a   b   c   d

a. 正位时，肘关节屈曲 90°，前臂背侧置于投照桌面，拇指朝外；

b. 侧位时，伤肢外展 90° 前臂尺侧置于投照桌面上，拇指朝上；

c. X 线片所见：前臂正位，上臂正位；

d. X 线片所见：前臂侧位，上臂侧位。

图 5-7-2　前臂旋后位 X 线摄片体位

2. 前臂骨折闭合复位的三种体位（图 5-7-3）

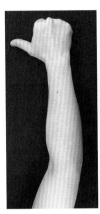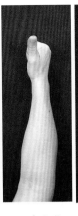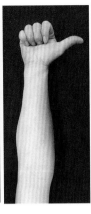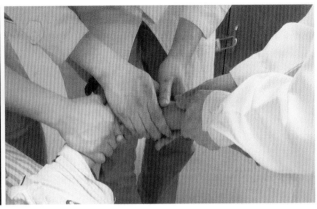

a. 旋前位   b. 中立位   c. 旋后位   d. 前臂中立位拔伸牵引

图 5-7-3   前臂骨折闭合复位的三种体位

3. 前臂中立位拔伸牵引手法   患者仰卧位，肩、肘关节各屈曲约 90°。使前臂处于中立位。二助手分别擒拿扶正腕、肘关节，拔伸牵引时着力点在骨折端，握力点不可超关节，以免牵引力被上下关节分解。正如《仙授理伤续断秘方》所云："拔伸当相近本骨损处，不可别去一节骨上。"（图 5-7-3d）

4. 前臂旋转方位和桡骨结节位置变化   （图 5-7-4）

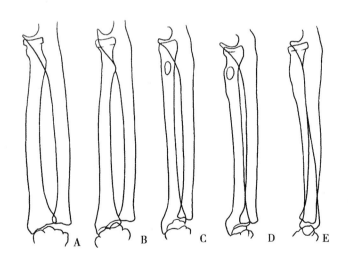

A. 前臂处于中立位时，桡骨结节凸向尺侧，凸出最大，下桡尺稍重叠；颈干角 10°～15°；

B. 前臂处于旋后 30° 时，桡骨结节凸向尺侧，凸出最小；下桡尺关节无重叠；颈干角 5°～10°；

C. 前臂旋后 60° 时，桡骨结节与桡骨上端重叠，凸影消失；下桡尺关节重叠；颈干角 0°～5°；

D. 前臂旋后 90° 时，桡骨结节凸向桡侧，下桡尺关节重叠；颈干角 -1°～-5°；

E. 前臂旋后 120° 时，桡骨结节凸向桡侧明显，桡尺下端平行，颈干角 -5°～-10°。

图 5-7-4   前臂旋转方位和桡骨结节位置变化

（江湧）

桡尺骨（多段）骨折合并下桡尺关节脱位手法夹板案（一）

张某，男，29岁，顺德某骨伤科医院住院病历号：0021***。X线片号：318***。

主诉： 跌倒致右前臂肿痛、活动受限1小时。检查：右前臂畸形，中下段压痛，扪及骨擦感。X线片示：桡尺骨中下段骨折、下桡尺关节脱位。**诊断：** 右桡尺骨中下段多段骨折合并下桡尺关节脱位。中医分型：横形、斜形。前臂骨折AO分型：C1.2型。**治疗：** 手法复位，前臂四夹中立板固定。**随访：** 15年8个月。按《骨科疾病疗效评价标准》–Anderson前臂双骨折系统、《中西医结合治疗骨折临床经验集》–骨折疗效标准**评级：** 优。图文演示治疗经过如下（图5-7-5）。

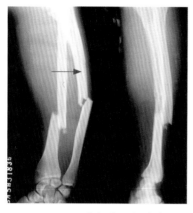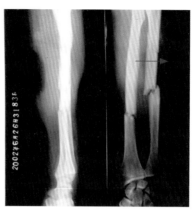

a. 2002-6-5 整复前：尺骨多段   b. 2002-6-5 整复后：尺骨对位2/3

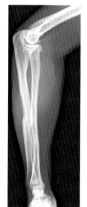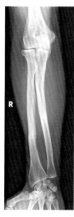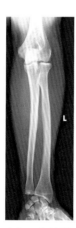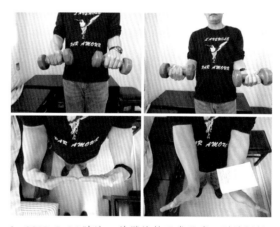

c. 2018-2-26 复查：双侧正位对比，骨折塑形，桡骨头轻微增生   d. 2018-2-26 随访：前臂旋转正常无痛，肘外侧轻微摩擦感；腕、肘屈伸正常

图5-7-5　桡尺骨（多段）骨折并下桡尺关节脱位手法夹板案（一）

【按】

1. 复位原则　本例患者桡尺骨中下段骨折，先整复稳定的桡骨横断骨折，再整复稳定性较差的尺骨短斜、多段骨折。

2. 前臂双骨折的手法步骤　①擒拿扶正：患者仰卧位，患肢外展90°，肘关节屈曲90°，前臂中立位（如果前臂上1/3骨折，应置于旋后位）。远近端助手行擒拿扶正。②内外推端：术者先内外推端，纠正桡骨内外移位。③拔伸牵引：纠正桡骨重叠移位。④提按升降：以拇指按桡骨近端，示、中、环指提桡骨远端进行升降，纠正桡骨前后移位。然后整复尺骨：术者以一手扣住尺骨骨折近端向外侧分骨，另外一手拇指按住尺骨骨折远端，向内侧推端，纠正尺骨侧方移位。⑤扣挤分骨：在拔伸牵引下，术者拇指合并置于前臂背侧桡、尺两骨的间隙中，示、中、环指置于相对位置前臂掌侧的桡、尺两骨间隙中，沿骨间隙由骨折近端往骨折远端进行扣挤分骨。⑥接合碰撞：术者用两手固定桡骨骨折端，令助手把桡骨远折段向近折段缓缓冲击碰撞，碰撞时如果有阻力感，但未闻及明显骨响音，即可在骨折端作轻柔的内、外、前、后摇动，摇动时如骨折端无滑动感及骨响音，即提示桡骨复位基本成功。适用于稳定性骨折复位的检查和分离移位的接合。⑦触摸辨认：了解桡尺骨各自的位置及平整度以确定骨折复位效果。⑧扩折反拔：骨折重叠移位较大或背靠背移位，使用扩折反拔法。侧方移位纠正后，术者用手固定骨折端，令助手减轻拔伸力度，以便术者摸清骨折端位置。术者用两手的拇指置于骨折成角凹侧的骨折端，余指抱稳凸侧的骨折端，嘱助手再度减轻拔伸力度，使伤肢肌肉松弛，然后把伤肢向凸侧折，术者也同时把凹侧的骨折端向凸侧按，使骨折端的成角扩大。骨折扩大到上下骨折端离开或仅上下断端相接触，即为达到整复的足够扩折反拔角度，这时，握住骨折远段的助手紧接着把远段骨折反拔，术者再加大凹侧骨折端的按力。当感到骨折端互相有接触时，术者便把凸侧的远段骨折端向凹侧提（此时凹侧的近端骨折端还要按紧），助手在拔伸下，协同把前臂反向凹侧折以复位。

（钟广玲 江涌）

桡尺骨（多段）骨折合并下桡尺关节脱位手法夹板案（二）

蓝某，女，35岁，佛山市中医院住院病历号：224***。X线片号：685***。

主诉：跌倒致左前臂肿痛、活动障碍2小时。检查：左前臂畸形，中上段压痛，可扪及骨擦感。X线片示：桡尺骨中上段多段骨折，下桡尺关节脱位。**诊断**：左桡尺骨中段多段骨折合并下桡尺关节脱位。中医分型：横形、斜形。前臂骨折AO分型：C1.2型。**治疗**：闭合治疗。**随访**：15年。按《骨科疾病疗效评价标准》–Anderson前臂双骨折评分系统、《中西医结合治疗骨折临床经验集》–骨折疗效标准**评级**：优。图文演示治疗经过如下（图5-7-6）。

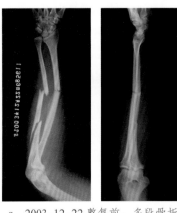
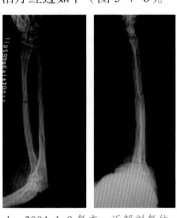

a. 2003-12-22 整复前：多段骨折　　　　b. 2004-1-9 复查：近解剖复位

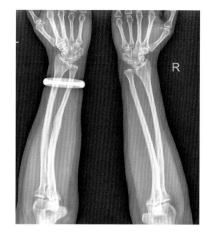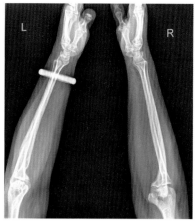

c. 2020-7-12 复查：骨折骨性愈合

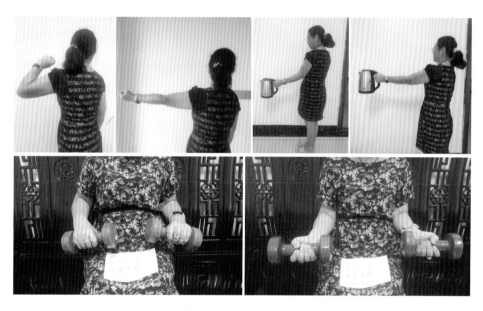

d. 2020-7-12 随访：前臂旋转 9 磅哑铃、肘屈伸正常

图 5-7-6　桡尺骨（多段）骨折并下桡尺关节脱位手法夹板案（二）

【随访】2017 年 12 月 3 日电话随访（0757-85566***）：前臂外观正常、旋转功能、肘关节屈伸均正常、活动无疼痛，能胜任日常工作。

【按】

1. 手法要点　该尺骨远段为齿状面，拟旋翻回绕把尺骨远节远端从内侧绕到背侧，再利用桡骨相对稳定的特点，以桡骨为支点外展拔伸牵引，以提按升降纠正尺骨前后移位，然后扣挤分骨。触摸辨认骨折复位满意后，根据骨折移位的方向和趋势，放置压垫，前臂四夹中立板固定。《仙授理伤续断秘方》云："凡手骨出者，看如何出。若骨出向左，则向右边拔入。骨向右出，则向左拔入。"

2. 治疗选择　本案为桡尺骨多段骨折，骨折线为斜形，明显移位且不稳定，若选择手术内固定，创伤较大，需剥离较多骨膜，影响血运，可能出现骨不连或骨折延迟愈合、术后感染。闭合治疗取得较好的疗效。

（郭跃明）

桡尺骨（多段）开放粉碎性骨折手法夹板案

罗某，女，35岁，佛山市中医院住院病历号：152***。X线片号：348***。

主诉：高处跌落致左腕、前臂肿痛3小时。检查：左腕及左前臂下段各有长约2cm伤口。X线片示：桡骨下端、中段骨折，尺骨下段粉碎骨折。**诊断：**左桡骨多段、尺骨下段开放性骨折。中医分型：粉碎。AO分型：C3.2型。**治疗：**闭合治疗。**随访：**18年11个月。按《骨科疾病疗效评价标准》–Anderson前臂双骨折评分系统、《中西医结合治疗骨折临床经验集》–骨折疗效标准**评级：**优。图文演示治疗经过如下（图5-7-7）。

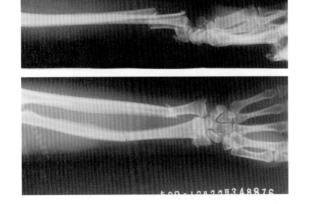

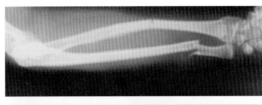

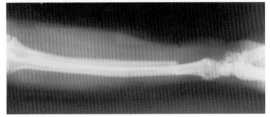

a. 1999-12-22整复：桡、尺骨分别端，同时提按　　b. 1999-12-22整复：桡骨作支点外展，扣挤分尺骨近端

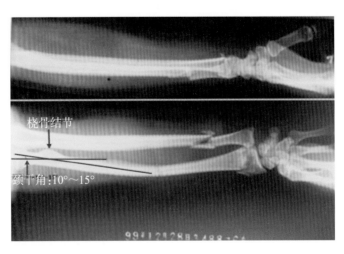

c. 1999-12-28复查：骨折对位＞1/3，成角＜15°；颈干角和桡骨结节：前臂中立位时，颈干角
为10°～15°；桡骨结节呈椭圆形，凸向尺侧最大

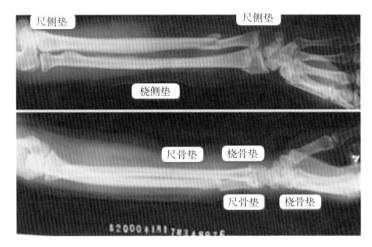

d. 2000-1-17复查：①骨折对位对线满意，有骨痂生成。②中立位四夹七垫示意图：正位：三点加压，纠正和预防桡尺骨向桡侧成角；侧位：桡骨独立垫和尺骨独立垫分别置于尺、桡骨前后，分别纠正和预防尺、桡骨前后移位

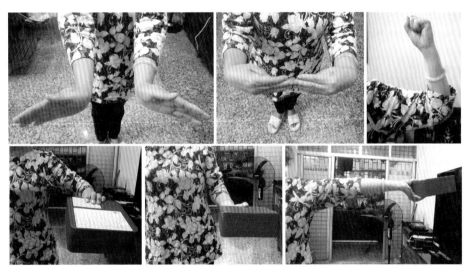

e. 2018-11-25微信随访：旋转、屈伸功能正常

图 5-7-7 桡尺骨（多段）开放粉碎性骨折手法夹板案

【随访】2018 年 11 月 25 日微信随访（13679779***）：出院 1 个月后可驾驶摩托车。目前前臂旋转活动等功能正常，可日常劳作，阴天小指末端轻微麻木。

【按】

1. 关于开放损伤的闭合治疗 本案病例属于 Gustilo Ⅱ型骨折，伤口超过 1cm，但软组织损伤较轻微，无撕脱伤，亦未形成组织瓣，软组织轻度碾挫伤，伤口污染轻，骨折中等程度粉碎，治疗上，予清创缝合术后加手法闭合复位夹板外固定，治疗后骨折对位对线好。开放性骨折闭合治疗应注意几点：①严格把握适应证。闭合手法复位主要适用于 Gustilo Ⅰ型、Ⅱ型骨折，且要求患肢软组织碾挫伤轻微、面积小，污染轻。②早期闭合伤口，将开放性骨折转化为闭合性骨折应作为开放性骨折治疗的基本原则。手法整复前必须彻底清创、缝合伤口，且以无菌纱布覆盖伤口。戴无菌手套进行手法操作。固定前再予严格消毒、无菌纱布外敷，确保创口清洁。③手法操作宜柔和，避免粗暴、反复整复，以免加重软组织损伤；④伤后尽早应用广谱抗生素。

⑤在伤后 1 周内每天或隔天夹板换药是必要的，必须在擒拿扶正、拔伸牵引下三人换药。⑥早期发现感染：注意观察体温尤其是晨起体温，以及血象、红细胞沉降率、C 反应蛋白等，若局部红肿、渗出等症状明显，提示感染发生，应及时使用抗生素，并加强局部无菌换药。

2. 关于分骨垫 前臂骨折闭合治疗的关键，是通过分骨垫的挤压力、小夹板的杠杆力和绷带的约束力，构成防止骨折再移位的固定力学系统。当分骨力与骨间膜张力达到动态平衡时，可维持桡尺骨间隙及其对应关系，使骨折端获得相对稳定，骨折获得理想对位。但我们认为：分骨垫会造成骨间肌紧张牵拉，反而使两骨折端相互靠拢成角。由于分骨垫往往厚度较大，容易造成皮肤压迫性溃疡甚至坏死。因此，我们在临床实际应用时根据情况，谨慎使用。

（江湧）

桡骨（多段）骨折合并下桡尺关节脱位手法夹板案

黄某，男，23 岁，佛山市中医院门诊病历号：3002614***。X 线片号：3876***。

主诉：跌倒致左前臂肿痛、活动障碍 3 天。检查：伤肢畸形，可扪及骨擦感及异常活动。X 线片示：桡骨中下段骨折，下桡尺关节轻分离。**诊断：**左桡骨多段骨折合并下桡尺关节脱位。中医分型：横形、斜形。AO 分型：C2.1.2 型。**治疗：**手法复位，前臂四夹中立板固定。随访：3 个月。按《骨科疾病疗效评价标准》–Anderson 前臂双骨折系统、《中西医结合治疗骨折临床经验集》– 骨折疗效标准**评级：**优。图文演示治疗经过如下（图 5–7–8）。

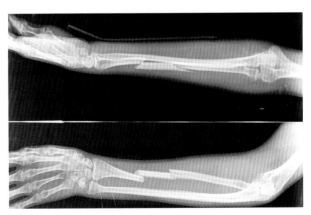

a. 2017–5–25 整复前：桡骨多段骨折，下桡尺关节分离

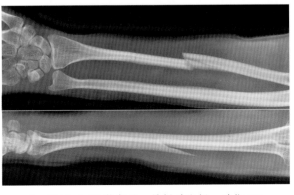

b. 2017–5–25 整复后：骨折对线好，对位 1/2

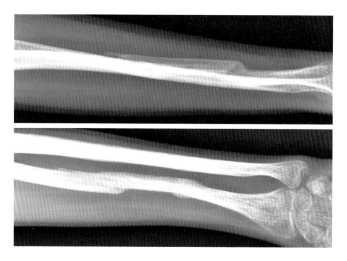

c. 2017-7-31 2个月复查：骨折基本愈合

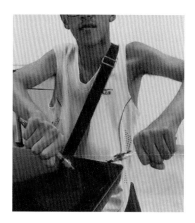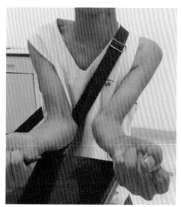

d. 2017-8-23 视频截图：旋转功能基本正常

图 5-7-8　桡骨（多段）骨折合并下桡尺关节脱位手法夹板案

【按】

1.手法复位　本案予"拔伸牵引、扣挤分骨、提按升降"等手法进行复位。具体手法步骤：患者仰卧位，患肢外展 90°，屈肘 90°，前臂中立位。远、近端助手分别擒拿扶正患肢腕、肘关节，以尺骨为支撑，行顺势"拔伸牵引"纠正桡骨重叠移位。一助手擒拿桡骨上段骨折端，术者对桡骨下段骨折施行"扣挤分骨"手法：以一手拇指和中指分别扣住桡骨下段骨折远端前后向外侧分骨，另外一手拇指按住桡骨下段骨折近端同时向内侧推端，纠正桡骨侧方移位，"拔伸牵引"下，行"提按升降"纠正桡骨骨折的前后移位；整复后，合理放置压垫，行前臂四夹加中立板固定。屈肘 90°三角巾悬吊胸前，固定前臂于中立位。

2.治疗效果　本案整复后桡骨对位 1/2，桡骨成角畸形、旋转移位基本纠正，骨折对线好，骨折愈合快，前臂旋转功能恢复满意。

（谢韶东）

桡尺骨干双骨折（挫裂伤）闭合复位克氏针内固定案

李某，男，47 岁，佛山市中医院住院病案号：137***。X 线号：291***。

主诉： 机器绞伤致右前臂肿痛，流血，活动障碍 3 小时。检查：右前臂畸形，腕、前臂见长约 4cm 挫裂伤口，深及皮下。X 线片示：桡尺骨下段骨折，下尺桡关节脱位。**诊断：** ①右桡尺骨下 1/3 骨折。②挫裂伤。中医分型：横断。AO 分型：C1 型；Gustilo 分型：Ⅱ型。**治疗：** 清创缝合，外敷消毒黄水，夹板固定。X 线片复查，骨折对位对线欠佳。于手术室在麻醉下手法复位，经皮闭合穿钉，克氏针内固定。5 周后腕关节和前臂功能基本恢复。图文演示治疗经过如下（图 5-7-9）。

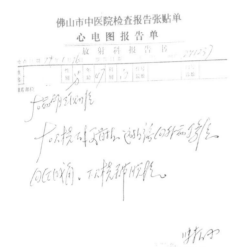

a. 1999-1-26 X 线片：桡尺骨骨折，下尺桡脱位

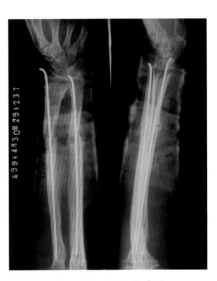

b. 1999-4-30 治疗后

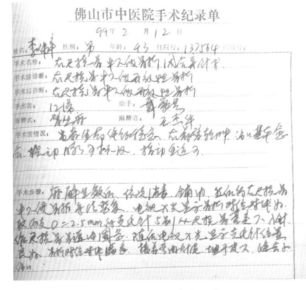

c. 1999-2-12 手术记录

图 5-7-9 桡尺骨干双骨折（挫裂伤）闭合复位克氏针内固定案

桡尺骨中上 1/3 骨折（横斜形）端提分骨夹板案

廖某，男，28 岁，佛山市中医院门诊病历号：3002396***。X 线片号：3755***。

主诉：跌倒致伤右前臂肿痛、活动障碍 1 小时。**检查：**右前臂畸形，压痛。X 线片示：桡尺骨中上段骨折。**诊断：**右桡尺骨中上 1/3 骨折。中医分型：横斜形。AO 分型：B3.2 型。**治疗：**予"拔伸牵引、提按升降、内外推端、扣挤分骨"手法复位，外敷伤科黄水纱，前臂四夹中立板固定。5 周后去中立板；3 个月后解除夹板，功能锻炼。**随访：**11 个月。按《骨科疾病疗效评价标准》–Anderson 前臂双骨折评分系统、《中西医结合治疗骨折临床经验集》– 骨折疗效标准**评级：**优。图文演示治疗经过如下（图 5-7-10）。

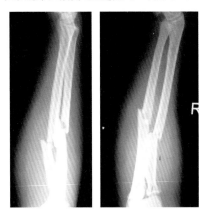 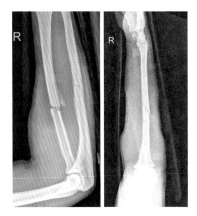

a. 2016–10–30 整复前：外院 X 线片　　　　b. 2016–10–30 整复后

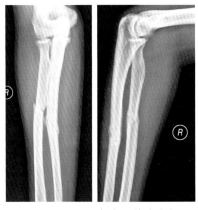 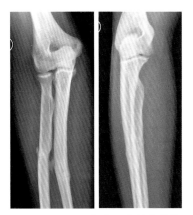

c. 2017–4–21 复查：骨痂生长　　　　d. 2017–6–13 复查：骨折线模糊

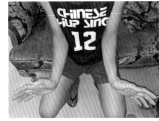 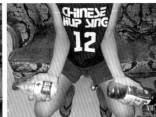 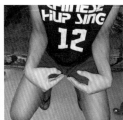 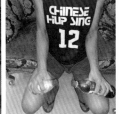

e. 2017–9–21 微信随访：功能正常，已参加篮球训练

图 5-7-10　桡尺骨中上 1/3 骨折（横斜形）端提分骨夹板案

【按】

1. 手法复位　本案患者打球致伤，跌倒时手掌撑地，为间接暴力损伤。地面反作用力沿腕及桡骨下端向上传导至桡骨中上 1/3 部而发生横形骨折，暴力通过骨间膜转移到尺骨，造成低位的短斜形尺骨骨折，同时旋前圆肌附着在桡骨的中上 1/3 外侧，骨折后骨折端向掌侧成角，旋后肌使骨折近端旋后。明确其受伤机制在整复过程中尤为重要。复位时，伤肢前臂旋后位，拔伸牵引下，予内外推端、提按升降，先整复桡骨横形移位，再扣挤分骨，尺骨斜形移位得以纠正。

2. 交叉愈合　1975 年 Anderson 报道，桡尺骨交叉愈合在桡尺骨骨折加压钢板内固定中约占 1.3%。桡尺骨交叉愈合，会引起前臂旋转功能完全受限。前臂骨折骨碎片游离在桡尺骨骨间膜之间，理论上可能会诱导搭桥，但实际上由于闭合损伤原发创伤小，闭合手法继发损伤小，一般不会导致桡尺骨交叉愈合。X 线片也存在立体空间难以观察。必要时可行 CT 检查。

3. 治疗选择　成人前臂桡尺骨干双骨折，因其复杂的解剖和软组织严重损伤，常易并发骨折延迟愈合、骨折不愈合、骨折对位不良，造成旋转功能受限等问题。为预防此类问题的发生，目前大多数观点认为对于前臂骨折的治疗应持积极手术态度。切开复位内固定者，骨折愈合率和功能优良率均在 90% 以上。但对于移位不显著或者较为稳定的前臂双骨折，在有经验的医师手中也仍然可以采用闭合复位，配合外固定的方法进行治疗，同样能获得满意的前臂功能恢复（《骨与关节损伤》）。此外，手术存在的永久性瘢痕，对于儿童、年轻女性的患者，在治疗选择上可以作为考量因素。

（谭国昭）

桡尺骨中上 1/3 骨折（背靠背旋转）旋翻回绕夹板案

刘某，女，43 岁，佛山市中医院门诊病历号：3003170***。X 线片号：4159***。

主诉：跌伤右前臂肿痛、活动受限 3 天。检查：右前臂畸形，压痛，可扪及骨擦感。X 线片示：桡尺骨中上段骨折。**诊断：**右桡尺骨中上 1/3 骨折，中医分型：背靠背旋转。AO 分型：B3.2 型。**治疗：**前臂旋后位予"旋翻回绕、推端、分骨"等手法复位，前臂四夹超肘中立板固定，功能锻炼。**随访：**8 个月。按《骨科疾病疗效评价标准》-Anderson 前臂双骨折评分系统、《中西医结合治疗骨折临床经验集》- 骨折疗效标准**评级：**优。图文演示治疗经过如下（图 5-7-11）。

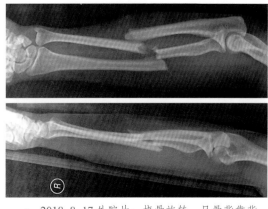
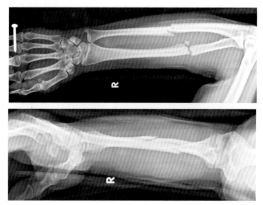

a. 2018-8-17 外院片：桡骨旋转、尺骨背靠背　　　　b. 2018-8-20 整复后：桡骨仍轻度旋转

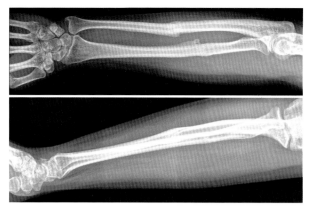

c. 2019-4-18复查：骨折对位对线满意，骨折愈合

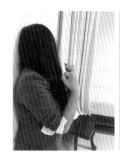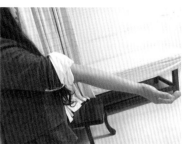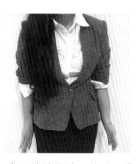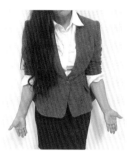

d. 2019-4-18随访：肘屈、伸正常；前臂旋前、旋后正常

图 5-7-11　桡尺骨中上 1/3 骨折（背靠背旋转）旋翻回绕夹板案

【按】手法要点。

1. 桡骨上段骨折近端旋后，复位采用屈肘 90°旋后位，为子寻母法。

2. 先整复稳定的桡骨横断骨折，再整复稳定性较差的尺骨短斜骨折。

3. "旋翻回绕"把桡尺骨从掌外侧绕到背侧，结合"内外推端"，纠正尺骨侧方移位，使尺骨斜面背靠背变为面对面，再"拔伸牵引、提按升降"，纠正桡尺骨前后移位。

4. 复位后常规予"扣挤分骨"以保持足够的骨间膜宽度。

5. 最后，"触摸辨认"检查骨位和对线。"触摸辨认"是手法复位的基本功，并贯穿复位的全过程。正如《仙授理伤续断秘方》所云："凡认损处，只须揣摸骨头平正，不平正便可见。"

（黎土明）

桡尺骨中上 1/3 骨折（横形旋转）前臂旋后位固定案

谢某，男，15 岁，佛山市中医院门诊病历号：3003505***。X 线片号：4292***。

主诉：跌倒致右前臂肿痛、活动障碍 2 小时。**检查：**伤肢畸形，压痛。X 线片示：桡尺骨中上段骨折。**诊断：**右桡尺骨中上 1/3 骨折。中医分型：横形旋转。AO 分型：A3.1 型。**治疗：**闭合治疗，功能锻炼。**随访：**6 个月。按《骨科疾病疗效评价标准》-Anderson 前臂双骨折评分系统、《中西医结合治疗骨折临床经验集》- 骨折疗效标准**评级：**优。图文演示治疗经过如下（图 5-7-12）。

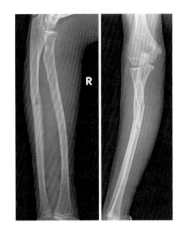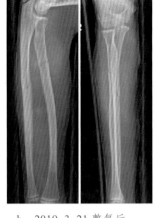

a. 2019-3-21 整复前　　　　　　　　　　b. 2019-3-21 整复后

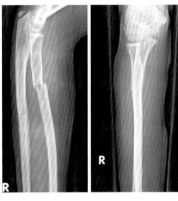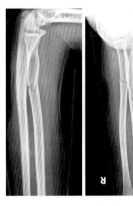

c. 2019-3-30 中立位：近端旋后移位　　　d. 2019-3-30 四夹旋后固定

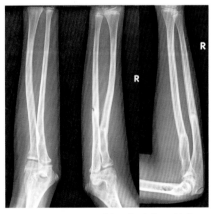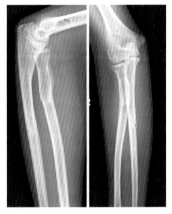

e. 2019-6-12 双侧正位对比、侧位　　　　f. 2019-9-21 复查：骨折愈合

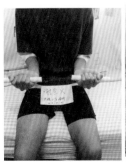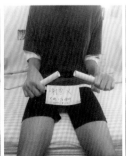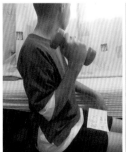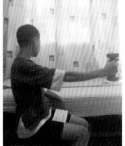

g. 2019-9-21 检查：功能正常

图 5-7-12　桡尺骨中上 1/3 骨折（横形旋转）前臂旋后位固定案

【按】

1. 旋后固定 骨折复位后，骨折对位对线尚好。由于桡骨骨折上段受旋后肌的牵拉，骨折逐渐出现了旋转移位。通过前臂旋后位使骨折远端"子寻母"，旋转纠正。

2. 旋前训练 旋后位固定去除夹板后，应立即行前臂旋前练功活动。包括主动旋前、矿泉水和哑铃旋转、乒乓球扣球等活动。日常生活中，旋后受限容易发现，旋前受限则比较隐蔽。在功能检查和指导中应引以注意。

（江湧）

桡尺骨中上 1/3 骨折（横斜形旋转）旋后端提夹板案

魏某，男，16 岁，佛山市中医院门诊病历号：3002203***。X 线片号：3665***。

主诉： 跌倒致右前臂肿痛、活动障碍 1 小时。检查：右前臂畸形，压痛，可扪及骨擦感。X 线片：桡尺骨上段骨折。**诊断：** 右桡尺骨中上 1/3 骨折。中医分型：横斜形旋转。AO 分型：B3.1 型。**治疗：** 予"内外推端、提按升降、扣挤分骨"等手法复位，四夹超肘中立板固定。**随访：** 2 年 8 个月。按《骨科疾病疗效评价标准》–Anderson 前臂双骨折评分系统、《中西医结合治疗骨折临床经验集》– 骨折疗效标准**评级：** 优。图文演示治疗经过如下（图 5-7-13）。

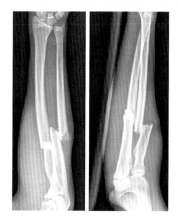
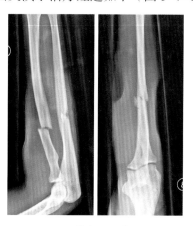

a. 2016-6-2 整复前：尺骨斜形、桡骨旋转　　　b. 2016-6-2 整复后：桡骨对位 2/3

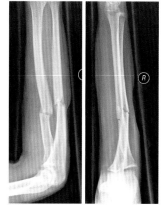
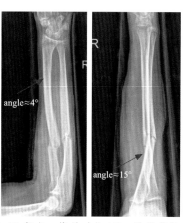

c. 2016-7-29 复查：骨痂生长　　　d. 2016-8-21 复查：桡骨对位 1/2，尺骨成角 15°

图 5-7-13　桡尺骨中上 1/3 骨折（横斜形旋转）旋后端提夹板案

【随访】2019年4月15日电话随访（13923138***）：与健侧对比，伤肢外形正常，旋转功能正常，无疼痛，可进行引体向上十多次。

【按】

1. 解剖特点 桡尺骨中上 1/3 骨折，因旋后肌的作用使骨折近端旋后移位，肱二头肌、肱桡肌、肘肌牵拉而使骨折短缩，骨折远端因旋前圆肌等肌肉牵拉而旋前移位；故手法需旋后位复位。整复时可先整复相对较容易复位的尺骨骨折，再整复周围肌肉丰厚而难复位的桡骨。此处骨间隙较狭窄，扣挤分骨比较困难，复位后骨折不稳定。成人有移位的桡尺骨双骨折，尤其是上 1/3 部位骨折，手法后骨折对位对线达不到标准，或重新移位，应改为手术治疗。

2. 复位标准 《中西医结合治疗骨折临床经验集》–前臂骨折疗效标准为：优 – 前臂旋转受限 15°以内，解剖或近乎解剖复位；良 – 前臂旋转受限 15°～ 30°，骨折对位 1/2 以上，力线正常。《骨与关节损伤》认为：前臂骨折功能评定标准，应以丢失前臂旋转功能 30°作为满意和不满意的界限，比 Anderson 前臂双骨折评分系统更强调前臂旋转功能。从解剖学上制定了更严格的复位标准：桡骨近端的旋后畸形不得＞ 30°；尺骨远端的旋转畸形不得＞ 10°；桡尺骨的成角畸形不得＞ 10°；桡骨的旋转弓应予以恢复。前臂骨折 12 岁以后，骨折塑形能力大大降低。我们认为，14 岁以上接近成年人，但还是有一定的骨折塑形和功能代偿。本案尺骨成角约 15°，桡骨对位约 1/2，轻度旋转。经治疗后，伤肢旋转功能正常。

（谭国昭）

桡尺骨中 1/3 开放性骨折（成角）清创无菌手法夹板案

程某，男，15 岁，湘潭市某中医院门诊病历号：02879***。X 线片号：24***。

主诉：跌伤左前臂肿痛、流血，活动障碍 1 小时。检查：左前臂中段呈 90°畸形，掌侧可见 1cm 左右裂口。X 线片示：桡尺骨双骨折，骨折端明显成角、移位。**诊断**：左桡尺骨中 1/3 开放性骨折。中医分型：成角。AO 分型：B3.2 型。**治疗**：伤口清创，予以络合碘湿敷，带无菌手套，予"拔伸牵引、扣挤分骨"等手法复位。四夹超肘、超腕关节中立位固定。3 周后改为旋后位固定，固定 6 周。**随访**：6 个月。按《骨科疾病疗效评价标准》–Anderson 前臂双骨折评分系统、《中西医结合治疗骨折临床经验集》–骨折疗效标准**评级**：优。图文演示治疗经过如下（图 5-7-14）。

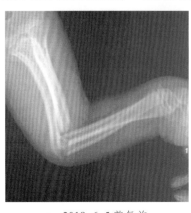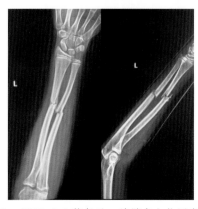

a. 2018-6-5 整复前   b. 2018-6-5 整复后：前臂中立位固定

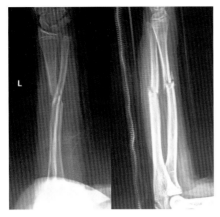
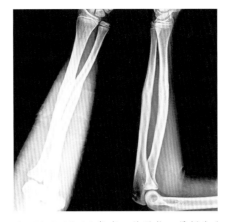

c. 2018-6-26 复查：改旋后位　　　　　d. 2018-12-16 复查：旋后位；骨折愈合

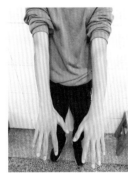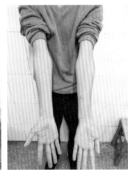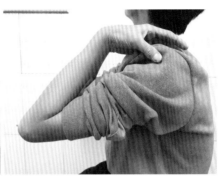

e. 2018-9-3 检查：前臂旋转正常，肘关节屈伸正常

图 5-7-14　桡尺骨中 1/3 开放性骨折（成角）清创无菌手法夹板案

【按】

1. 本案为桡尺骨开放性骨折，初诊局部肿胀、严重成角畸形，前臂掌侧有骨折端戳破皮肤导致的开放性伤口，伤口流血。在外院拍片后，建议手术治疗。但患者及家属拒绝手术，要求保守治疗。入院后清创缝合，行手法复位。桡尺骨双骨折同时进行手法整复较难。桡尺骨骨折后，受到骨间膜的牵拉，前臂极其不稳定，复位时又相互受到牵连，常常顾此失彼。复位时，将前臂摆放于前臂中立位，此时骨间膜的张力最小，桡尺骨受力均匀。先复位相对稳定的骨折，再以此骨为支撑，复位另一骨折。

2. 桡尺骨双骨折的固定原则，一般是桡尺骨中下段骨折固定于前臂中立位，桡尺骨上段固定于前臂旋后位。此例患者为桡尺骨中段骨折，所以我们是先固定在前臂中立位。前臂的旋转功能障碍，往往是旋后活动受限，通过我们临床观察，在前臂骨折后期采用旋后位固定，大多功能很好。所以此病例在 3 周以后，改为旋后位固定，在原来的夹板基础上加上一个旋后位置的石膏托板。拆除夹板石膏固定后，功能恢复较快。

3. 前臂双骨骨折的 X 线投照体位，对骨折对位对线的判断十分重要。图 5-7-14c 的 X 线正侧位非标准投照位。

（汤智）

桡尺骨中 1/3 骨折（粉碎）手法闭合穿钉夹板固定案

艾某，女，24 岁，佛山市中医院住院病历号：329***。X 线片号：2112***。

主诉： 跌倒致右前臂肿痛、活动障碍 3 小时。检查：伤肢畸形，压痛，可扪及骨擦感及异常活动，指动、血运、感觉正常。X 线片示：桡尺骨中下段骨折。**诊断：** 右桡尺骨中 1/3 骨折。中医分型：粉碎。AO 分型：B3.3 型。**治疗：** 予手法复位，闭合克氏钉内固定，夹板外固定。**随访：** 8 年余。按《骨科疾病疗效评价标准》–Anderson 前臂双骨折评分系统、《中西医结合治疗骨折临床经验集》– 骨折疗效标准**评级：** 优。图文演示治疗经过如下（图 5-7-15）。

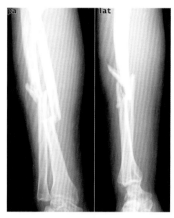
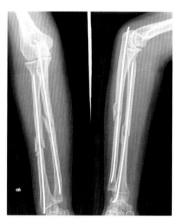

a. 2008-11-8 治疗前   b. 2008-11-8 治疗后

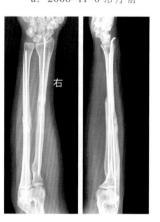
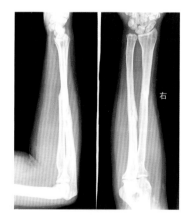

c. 2009-4-17 复查   d. 2009-12-18 去除内固定

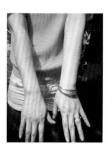
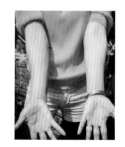
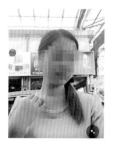

e. 微信随访：旋转功能、屈肘正常

图 5-7-15 桡尺骨中 1/3 骨折（粉碎）手法闭合穿钉夹板固定案

【随访】2017年8月2日电话随访（13420895***）：与健侧对比，外形无畸形，前臂旋转和腕肘屈伸功能正常，活动无疼痛，可进行正常工作和生活。

【按】关于闭合复位弹性髓内针固定。

1. 优点 弹性髓内针闭合穿钉，手术操作简单易行，创伤少，避免了手术钢板内固定导致的组织广泛剥离引起的合并症。

2. 二期愈合 一期愈合中，由于坚硬内固定所产生的应力遮挡作用，使两断骨片及其覆盖的骨外膜和内衬的骨内膜都不能受到原应有的应力，因而在整个愈合过程中，既无骨皮质表面的外骨痂，也无髓腔内的内骨痂可见。如果骨折用传统的外固定方法处理，或者虽然也做切开复位，但未做坚硬内固定，骨外膜及骨内膜仍都受到应力。骨折愈合中，新骨可以形成在骨折部位皮质骨的表面（外骨痂），以及髓腔内和断端间（内骨痂），最终在骨折部位形成大小不同的梭形或圆形坚实骨痂。弹性固定骨片间存在一定的微动，通过膜内成骨和软骨内成骨，达到骨折的二期愈合（间接愈合）。间接愈合的骨折愈合率、骨痂的范围及血流量均有增加。弹性髓内针虽然没有钢板内固定坚强，但是能对抗剪切力及部分旋转应力，而没有应力遮挡的骨折，愈合的速度和质量均比坚强内固定优越，所产生的外骨痂，即骨折二期愈合，要比钢板坚强内固定的一期愈合更为坚强。

3. 不足 单根髓内针内固定，抗旋转稳定性不足，术后用二夹板固定，能有效地控制前臂旋转，维持骨折轴线直至愈合。外固定必须保持足够的时间，视骨折愈合进度，一般为1～2个月。

（陈衍尧）

桡尺骨中1/3骨折愈合再折（横形齿状）端提旋转夹板案

唐某，男，15岁，佛山市中医院门诊病历号：3000160***。X线片号：3643***。

主诉：跌倒致右前臂肿痛、活动受限1天。1年前前臂骨折，闭合治疗，骨折基本愈合。1年后原骨折端再次骨折。检查：伤肢畸形，压痛，可扪及骨擦感。X线片示：桡尺骨中段骨折。**诊断：**右桡尺骨中1/3骨折。中医分型：横形齿状。分型：A3.2型。**治疗：**闭合治疗。随访：4年余。按《骨科疾病疗效评价标准》–Anderson前臂双骨折评分系统、《中西医结合治疗骨折临床经验集》–骨折疗效标准**评级：**优。图文演示治疗经过如下（图5-7-16）。

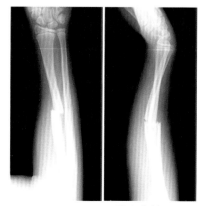 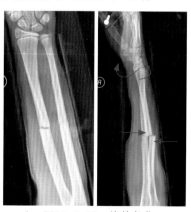

a. 2016-4-28再次骨折　　　　　　b. 2016-4-28：旋转复位

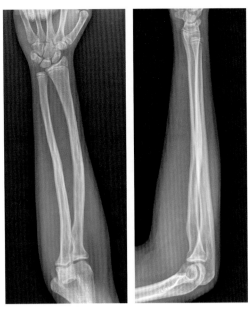
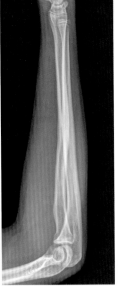
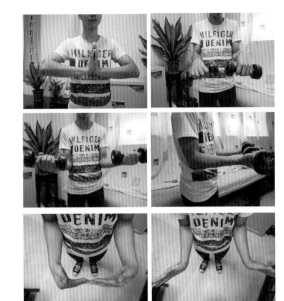

c. 2017-8-26复查：骨折对位对线好，已愈合　　　　d. 2017-8-26功能正常；哑铃训练

图 5-7-16　桡尺骨中 1/3 骨折愈合再折（横形齿状）端提旋转夹板案

【随访】2020 年 6 月 1 日电话随访（13435493***）：伤肢旋转和屈伸功能正常。

【按】

1.再次骨折　本案患者于首次桡尺骨折愈合 8 个月后再次发生相同部位骨折，原因可能是疏于锻炼，骨愈合质量不高，骨干强度降低，再次受伤则可发生骨折。再次骨折在儿童前臂骨折中并不少见（图 5-7-26）。

2.手法特点　断端呈"齿状"，若直接行提按升降手法，则易折断齿状骨峰，造成骨折端不稳，容易再次移位。整复时远端助手拔伸牵引，术者端提骨折端，令助手进行小幅度柔缓的内外旋转手法，轻巧复位。正如《仙授理伤续断秘方》所云："凡捺正要时时转动使活。"

（江湧）

儿童桡尺骨中 1/3 骨折（成角）顺势拔伸夹板案

招某，男，8 岁，佛山市中医院门诊病历号：3000179***。X 线片号：3941***。

主诉：跌倒致左前臂肿痛、活动障碍 3 小时。检查：伤肢畸形，压痛，可扪及骨擦感。X 线片示：桡尺骨中段骨折。**诊断**：左桡尺骨中 1/3 骨折。中医分型：成角。AO 分型：C1 型。**治疗**：手法复位，四夹固定。**随访**：2 年 8 个月。按《骨科疾病疗效评价标准》-Anderson 前臂双骨折评分系统、《中西医结合治疗骨折临床经验集》- 骨折疗效标准**评级**：优。图文演示治疗经过如下（图 5-7-17）。

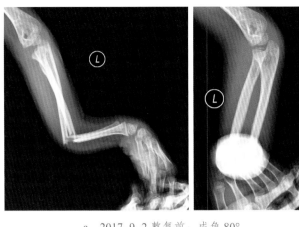
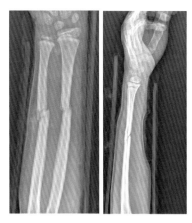

a. 2017-9-2 整复前：成角80°　　　　　　b. 2017-9-2 整复后：对位 2/3

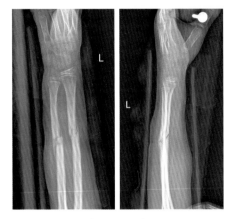
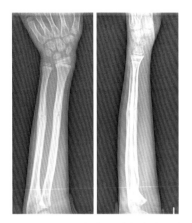

c. 2017-9-23 复查X线片：骨痂生长　　　　d. 2017-12-23 复查：骨折愈合、塑形

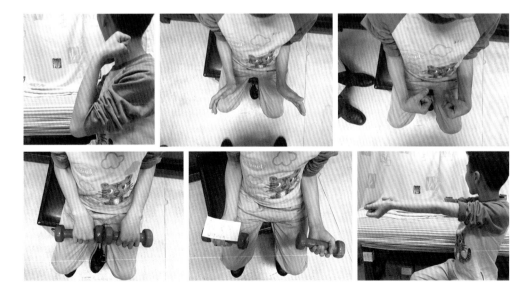

e. 2017-11-18 检查：功能基本正常

图5-7-17　儿童桡尺骨中1/3骨折（成角）顺势拔伸夹板案

【随访】2020年6月1日电话随访（13827799***）：伤肢旋转和屈伸功能正常。

【按】手法特点：顺势拔伸。本案前臂双骨折成角约90°，手法时应顺势拔伸牵引，即按原来成角的方向缓慢持续牵引，逐渐过渡到水平牵引，然后扣挤分骨，最后触摸辨认。正如《仙授理伤续断秘方》所云："凡拔伸，且要相度左右骨如何出。有正拔伸者，有斜拔伸者。"

（朱秋贤）

儿童桡尺骨中 1/3 骨折（横斜形）扣挤分骨夹板案

范某，男，13 岁，佛山市中医院门诊病历号：3001728***。X 线片号：3419***。

主诉：跌倒致左前臂肿痛、活动障碍 1 小时。检查：伤肢畸形，前臂中段压痛，可扪及骨擦感。X 线片示：桡尺骨中段骨折。**诊断：**左桡尺骨中 1/3 骨折。中医分型：横斜形。AO 分型：A3.2 型。**治疗：**手法复位，前臂四夹中立板固定。8 周后解除夹板固定，指导功能锻炼。**随访：**2 年。按《骨科疾病疗效评价标准》–Anderson 前臂双骨折评分系统、《中西医结合治疗骨折临床经验集》–骨折疗效标准**评级：**优。图文演示治疗经过如下（图 5-7-18）。

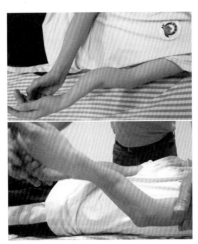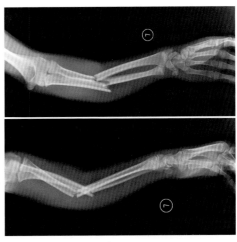

a. 2015-3-31 伤后外观和整复前 X 线片

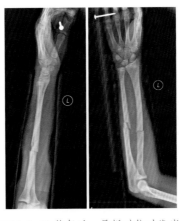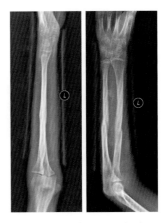

b. 2015-3-31 整复后：骨折对位对线尚好　　　c. 2015-6-27 复查：骨折愈合

图 5-7-18　儿童桡尺骨中 1/3 骨折（横斜形）扣挤分骨夹板案

【随访】2017 年 8 月 25 日电话随访（13827738***）：与健侧对比，伤肢外形无异常，旋转活动正常，无疼痛，可正常上体育课。

（王卫刚）

儿童桡尺骨中 1/3 骨折（背靠背）旋翻回绕夹板案（一）

谭某，男，11 岁，佛山市中医院门诊病历号：3002198***。X 线片号：3662***。

主诉：跌倒致右前臂肿痛、活动障碍 12 天。检查：伤肢畸形，压痛。X 线片示：尺骨中段骨折，桡骨中上骨折背靠背移位。**诊断**：右桡尺骨中 1/3 骨折。中医分型：斜形背靠背。AO 分型：B3.2 型。**治疗**：臂丛麻醉下先予扩折反拔，效果欠佳，再予"旋翻回绕、扣挤分骨、接合碰撞"手法复位。**随访**：4 年。按《骨科疾病疗效评价标准》–Anderson 前臂双骨折评分系统、《中西医结合治疗骨折临床经验集》– 骨折疗效标准**评级**：优。图文演示治疗经过如下（图 5-7-19）。

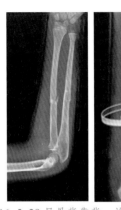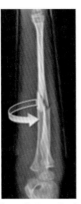

a. 2016–5–29 尺骨背靠背，旋翻回绕手法

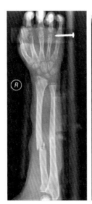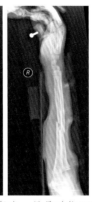

b. 2016–6–6 复查：尺骨对位 2/3

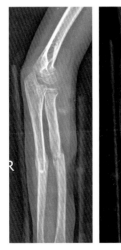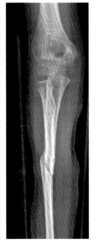

c. 2016–7–16 复查：骨折愈合塑形

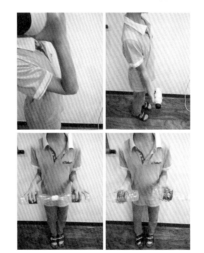

d. 2016–10–5 随访：功能正常

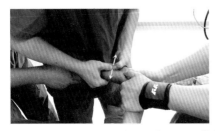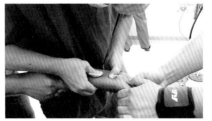

e. 手法录像截屏：①扣挤分骨；②接合碰撞

图 5–7–19　儿童桡尺骨中 1/3 骨折（背靠背）旋翻回绕夹板案（一）

（江湧）

儿童桡尺骨中 1/3 骨折（背靠背）旋翻回绕夹板案（二）

马某，男，9 岁，佛山市中医院门诊病历号：3002470***。X 线片号：3798***。

主诉： 跌倒致伤右前臂肿痛、活动障碍 3 小时。**检查：** 伤肢畸形，可扪及骨擦感。X 线片示：桡尺骨中下段骨折。**诊断：** 右桡尺骨中 1/3 骨折。中医分型：斜形背靠背。AO 分型：A3.2型。**治疗：** 予"旋翻回绕"等手法复位。**随访：** 4 个月。按《骨科疾病疗效评价标准》–Anderson前臂双骨折评分系统、《中西医结合治疗骨折临床经验集》– 骨折疗效标准**评级：** 优。图文演示治疗经过如下（图 5-7-20）。

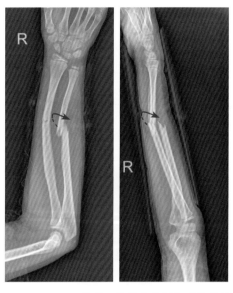

a. 2017-1-10 整复：尺骨内前侧绕到外背侧

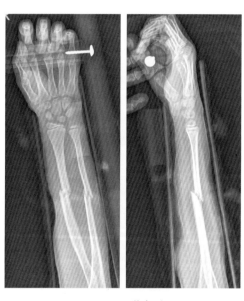

b. 2017-1-10 整复后

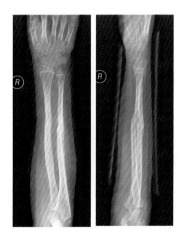

c. 2017-4-3 复查：骨折愈合塑形

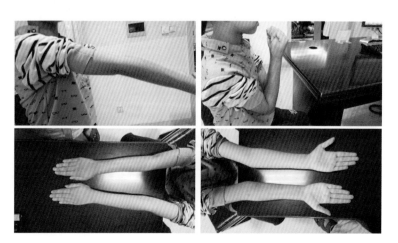

d. 2017-5-10 检查：功能正常

图 5-7-20 儿童桡尺骨中 1/3 骨折（背靠背）旋翻回绕夹板案（二）

儿童桡尺骨中 1/3 骨折（齿状）斜拔推端夹板案

刘某，男，13 岁，佛山市中医院门诊病历号：3002476***。X 线片号：3801***。

主诉：跌倒致左前臂肿痛、活动障碍 1 小时。检查：伤肢畸形，压痛，可扪及骨擦感和异常活动。X 线片示：桡尺骨中段骨折。**诊断：**左桡尺骨中 1/3 骨折。中医分型：齿状。AO 分型：A3.2 型。**治疗：**手法复位，前臂四夹加中立板固定，指导功能锻炼。**随访：**7 个月余。按《骨科疾病疗效评价标准》–Anderson 前臂双骨折评分系统、《中西医结合治疗骨折临床经验集》–骨折疗效标准**评级：**优。图文演示治疗经过如下（图 5–7–21）。

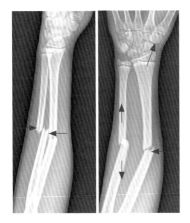

a. 2017–1–17 整复：外展、斜拔推端

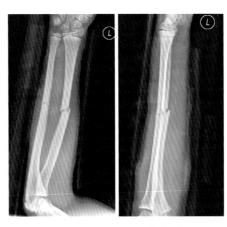

b. 2017–1–17 整复后

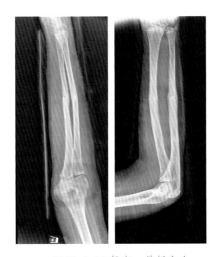

c. 2017–4–25 复查：骨折愈合

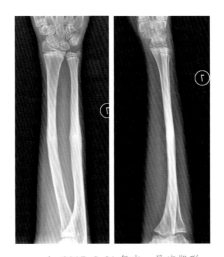

d. 2017–5–21 复查：骨痂塑形

图 5–7–21　儿童桡尺骨中 1/3 骨折（齿状）斜拔推端夹板案

【随访】2017 年 8 月 25 日电话随访（13923139***）：与健侧对比，伤肢无异常，旋转活动正常，无疼痛，可正常上体育课。

【按】手法要点：拇指推端桡骨近端向内，纠正桡骨外角，并以此作为支点，前臂外展约30°斜向拔伸牵引，短缩移位基本纠正，再行内外推端、提按升降，纠正尺骨侧方移位。

（谭国昭）

儿童桡尺骨下 1/3 骨折（粉碎）提按升降动态复位案

黄某，男，14 岁，佛山市中医院门诊病历号：3002036***。X 线片号：3577***。

主诉：跌伤致右前臂肿，活动受限 2 小时。检查：伤肢畸形，可扪及骨擦感。X 线片示：桡尺骨远端骨折。**诊断**：右桡尺骨中下 1/3 骨折。中医分型：粉碎。AO 分型：B3.2。**治疗**：予手法复位，前臂四夹中立板外固定。**随访**：4 年余。按《骨科疾病疗效评价标准》–Anderson 前臂双骨折评分系统、《中西医结合治疗骨折临床经验集》– 骨折疗效标准**评级**：优。图文演示治疗经过如下（图 5-7-22）。

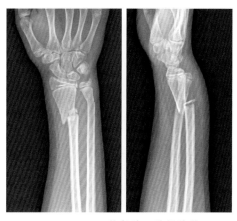

a. 2016-5-19 整复前：骨折前移

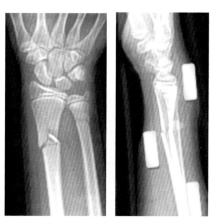

b. 整复后：桡骨对位好，轻度成角，加垫

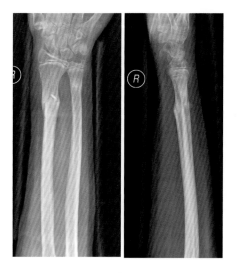

c. 2016-7-11 复查：骨折愈合

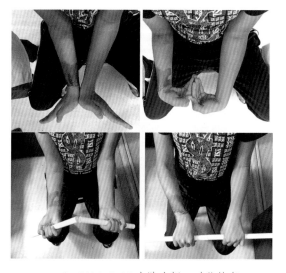

d. 2016-7-18 去除夹板、功能恢复

图 5-7-22　儿童桡尺骨下 1/3 骨折（粉碎）提按升降动态复位案

【随访】2020 年 6 月 1 日电话随访（15218522***）：伤肢旋转和屈伸功能正常。

【按】

1. 手法复位要点　触摸辨认，先内外推端纠正桡骨外侧移位和尺骨内角，再拔伸牵引、提按升降纠正桡骨前移，最后再触摸辨认检查。

2. 正骨三期分治　骨折早期对位，中期对线，后期对位对线。即在正骨过程中，最理想的结果是首次复位骨折对位对线均达到满意。但临床实际上往往差强人意，不能一步到位。此时，则首先保持骨折对位满意，待2周左右骨折相对稳定，才通过加垫或手法逐步纠正骨折成角，4周左右应达到骨折对位对线均满意。在此过程中需反复观察伤肢外形和触摸辨认，了解动态复位的效果。

（江湧）

儿童桡尺骨下 1/3 骨折（背靠背）旋前扩折夹板案

吴某，女，6岁，佛山市中医院门诊病历号：3002223***。X线片号：3675***。

主诉： 跌伤致左前臂疼痛，活动受限12小时。检查：左前臂畸形，压痛。X线片示：桡尺骨下段骨折，桡骨背侧移位，背靠背。**诊断：** 左桡尺骨下 1/3 骨折。中医分型：背靠背。AO分型：A3。治疗：予"扩折反拔"等手法复位，外敷伤科黄水纱，前臂四夹超腕固定，指导功能锻炼。**随访：** 近4年。按《骨科疾病疗效评价标准》–Anderson前臂双骨折评分系统、《中西医结合治疗骨折临床经验集》–骨折疗效标准**评级：** 优。图文演示治疗经过如下（图5-7-23）。

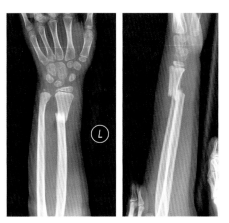

a. 2016-6-19 整复：旋前位扩折反拔

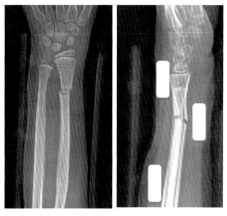

b. 2016-6-19 整复后轻度成角、两周后加垫

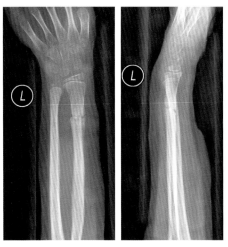

c. 2016-7-18 复查：前角纠正

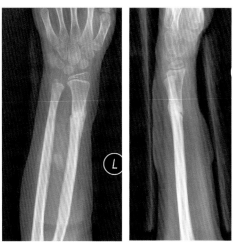

d. 2016-8-10 复查：骨折愈合

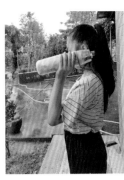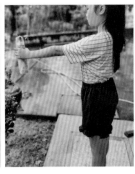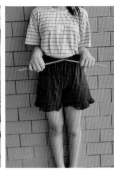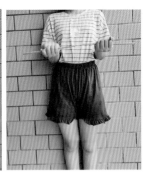

e. 2020-5-29 微信随访：功能正常

图 5-7-23 儿童桡尺骨下 1/3 骨折（背靠背）旋前扩折夹板案

【按】

1. 手法特点 ①本案骨折为背侧移位，复位时前臂置旋前位，便于三人扩折反拔操作；复位后前臂中立位固定。②桡骨下段背靠背移位，骨折横截面较大，予"扩折反拔"复位。

2. 疗效分析 ①整复后骨折虽未达到解剖复位，但骨折旋转移位和侧方移位基本纠正，成角小于 15°、对位达 3/4，达到功能复位标准。后期通过加垫，纠正前角，使骨折对位对线好。②儿童骨骼生长能力和自我矫形能力较强。儿童骨折不必单纯为了追求解剖复位而反复多次进行手法整复，以免加重局部软组织损伤，或骨折端骨峰磨损导致骨折不稳定，愈合时间延长。

（朱秋贤）

儿童桡尺骨下 1/3 骨折（背靠背）旋后扩折夹板案

袁某，女，9 岁，佛山市中医院门诊病历号：3002397***。X 线片号：3755***。

主诉：跌倒致左前臂肿痛、活动障碍 1 小时。**检查**：左前臂畸形，压痛，可扪及骨擦感。X线片示：桡尺骨下段骨折。**诊断**：左桡尺骨下 1/3 骨折。中医分型：背靠背。AO 分型：A3.3。**治疗**：予"扩折反拔"等手法复位，前臂四夹中立板、下尺桡关节抱骨垫固定。7 周后解除夹板，功能锻炼。**随访**：3 年余。按《骨科疾病疗效评价标准》-Anderson 前臂双骨折评价系统、《中西医结合治疗骨折临床经验集》- 骨折疗效标准**评级**：优。图文演示治疗经过如下（图 5-7-24）。

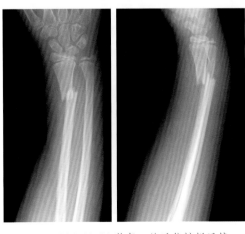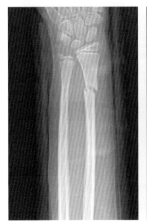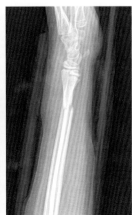

a. 2016-10-31 整复：旋后位扩折反拔   b. 2016-10-31 整复后

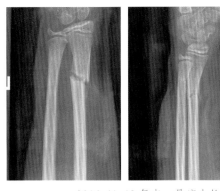
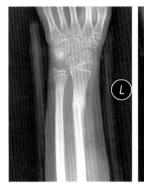
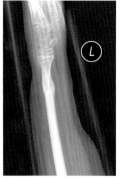

c. 2016-11-19 复查：骨痂生长　　　　　　　d. 2016-12-17 复查：骨折愈合

图 5-7-24　儿童桡尺骨下 1/3 骨折（背靠背）旋后扩折夹板案

【随访】2020 年 6 月 1 日电话随访（18924807***）：伤肢旋转和屈伸功能正常。

【按】

1. 手法特点　①本案骨折为掌侧移位，三人复位时前臂置旋后位，复位后前臂中立位固定。②桡骨下段背靠背移位，短斜形，予"扩折反拔"。

2. 损伤特点　儿童前臂骨折极为常见，前臂下 1/3 骨折占 75%，又称之为前臂远侧 1/3 骨折，大多数骨折向背侧移位。《坎贝尔骨科手术学》认为：任何平面的大多数骨折不需要切开手术内固定。一般认为，闭合复位时，前臂下 1/3 骨折应处于旋前位，前臂中 1/3 骨折应处于中立位，前臂上 1/3 骨折应处于旋后位。本案骨折向掌侧移位，复位时前臂置旋后位，便于操作。

（黎土明）

儿童桡尺骨下 1/3 骨折（重叠）扩折反拔夹板案

严某，男，5 岁，佛山市中医院门诊病历号：3003552***。X 线片号：4357***。

主诉：跌倒致右前臂肿痛，活动受限 4 小时。检查：右前臂畸形，压痛。可扪及骨擦感。X 线片示：尺桡骨下段骨折，尺骨成角约 45°。**诊断**：右桡尺骨下 1/3 骨折。中医分型：重叠。AO 分型：A3.3。**治疗**：予"扩折反拔"等手法复位，前臂四夹加中立板固定，5 周后去除固定，指导功能锻炼。**随访**：11 个月。按《骨科疾病疗效评价标准》-Anderson 前臂双骨折评分系统、《中西医结合治疗骨折临床经验集》- 骨折疗效标准**评级**：优。图文演示治疗经过如下（图 5-7-25）。

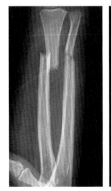
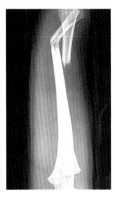
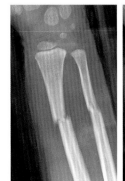
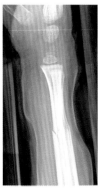

a. 2019-6-24 整复：重叠 3cm，扩折反拔　　　　b. 2019-6-24 整复后：对位 2/3

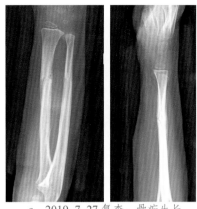
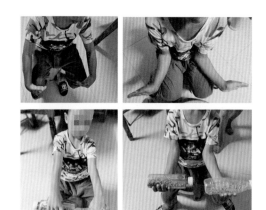

c. 2019-7-27 复查：骨痂生长　　　　　d. 2019-9-6 微信随访：功能正常

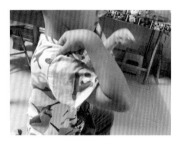
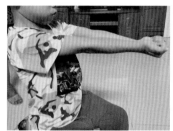

e. 2020-5-30 微信随访：屈伸功能正常

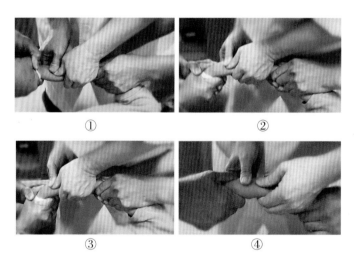

①　　　　　　　　　　②

③　　　　　　　　　　④

f. 手法录像截图：①：扩折；②→③：反拔；④：接合碰撞

图 5-7-25　儿童桡尺骨下 1/3 骨折（重叠）扩折反拔夹板案

【按】

1. 手法过程　先行拔伸牵引，两助手大力持续牵引，术者行提按升降，见畸形大致消失。触摸辨认仍觉桡骨对位欠佳，接合碰撞仍觉骨折端不稳。遂予扩折反拔手法，触摸辨认感觉良好，接合碰撞觉骨折端稳定。

2. 扩折反拔机制探讨和使用　①扩折反拔，是在纠正侧方移位后，术者面向骨折远端，在两助手反向牵引下，扩大成角约45°，用两拇指推按凹处骨折远端，并推端骨折远端向下。当远近骨折端接触，再加大成角，迅速提按（提近端按远端），同时在远端助手的协同下，向原成角反方向上拔。常常用于骨折重叠移位较大的横形骨折或短斜面背靠背移位。②折顶手法通过加大成角，首先使凹侧皮质骨相对合，并以此为支点进行反拔复位，肌肉在最小被拉伸长度和最小应力下完成畸形矫正与骨折复位。不但有"省力"的优点，更减少了因过度暴力拉伸造成骨骼肌二次损伤的风险。③拔伸牵引时，由于前臂伸肌腱和屈肌腱的拮抗收缩，同时作用于骨折端，产生骨折重叠的反作用力。纵向牵引力越大，产生骨折重叠的反作用力也随之增大，使骨折短缩难以纠正。④当扩大骨折成角时，背侧伸肌群松弛，有利于骨折远端的滑动；同时，骨折端成角，为术者推挤骨折远端建立可靠的支点，再利用杠杆原理，达到省力的效果。⑤扩大成角的角度和重叠移位的程度成正比。一般扩大成角45°～60°，尽量避免扩折可能造成的继发损伤。⑥扩折反拔应注意力点，术者必须仔细触摸辨认，扩折反拔的骨折部位（桡骨）应拿捏正确，避免造成另一骨（尺骨）损伤。⑦长斜形骨锋较长，不宜扩折反拔。

3. 扩折反拔和旋翻回绕 扩折反拔和旋翻回绕都是用于骨折背靠背移位的整复。一般说，骨折横截面较细的用旋翻回绕（图5-7-19），骨折横截面较粗的用扩折反拔（图5-7-23）；骨折长斜面用旋翻回绕（图5-7-20），短斜用扩折反拔（图5-7-24）；重叠移位较小的用提按升降（图5-7-22），重叠移位较大的用扩折反拔（图5-7-25）。从复位的效果来看，旋翻回绕后骨折稳定性较差；扩折反拔复位后骨折稳定性较高。

（江涌）

儿童桡尺骨下1/3骨折陈旧再折（斜形）手法夹板案

谢某，男，7岁，深圳市宝安某医院门诊病历号：77****。X线片号：48****。

主诉： 跌倒致伤右前臂肿痛、活动障碍6小时（患者于3个多月跌倒，致右尺桡骨中下段骨折，经手法复位小夹板外固定治疗后未能复查）。X线片提示：右桡骨中段陈旧骨折再折，尺骨中下段陈旧性骨折愈合。检查：右前臂畸形，桡骨中下段压痛，可扪及异常活动。诊断：右桡尺骨下1/3陈旧性骨折再折。中医分型：斜形。AO分型：A3.3型。**治疗**：予手法整复，四夹中立板固定。4周后去除中立板；6周后解除外固定。**随访**：3个月。按《骨科疾病疗效评价标准》-Anderson前臂双骨折评分系统、《中西医结合治疗骨折临床经验集》-骨折疗效标准**评级**：优。图文演示治疗经过如下（图5-7-26）。

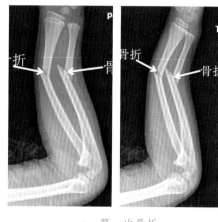 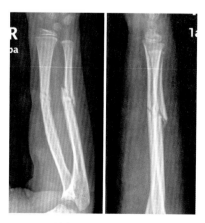

a. 第一次骨折　　　　　　　　　b. 整复后19天：骨痂生长

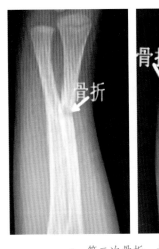
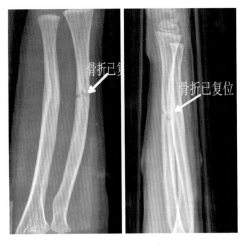

c. 第二次骨折：骨折端平滑　　　　　　　d. 第二次骨折整复后

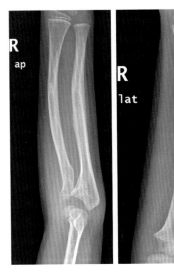
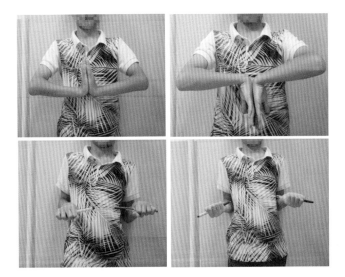

e. 治疗3个月复查：骨折愈合　　　　　　f. 功能检查：旋转正常

图 5-7-26　儿童桡尺骨下 1/3 骨折（陈旧再折）手法夹板案

【按】手法要点：助手顺势拔伸牵引（即斜拔），术者一拇指按桡骨外侧近端向尺侧推端，同时，另一拇指扣挤尺骨近端向尺侧分骨，同时纠正桡尺骨折桡侧成角和尺骨内侧移位。

（谭官峰）

儿童前臂远侧 1/3 骨折（桡偏背靠背）旋翻回绕手法夹板案

苏某，男，7 岁，佛山市中医院门诊病历号：3002608***。X 线片号：3870***。

主诉：跌伤致左腕部肿痛，活动障碍 2 小时。**检查：**左腕部压痛，畸形。X 线片示：桡尺骨下段骨折。**诊断：**左前臂远侧 1/3 骨折。**中医分型：**桡偏背靠背。**AO 分型：**A3.3 型。**治疗：**予"旋翻回绕、提按升降"等手法复位，外敷伤科黄水纱，前臂四夹超腕固定，指导功能锻炼。**随访：**3 年余。按《骨科疾病疗效评价标准》-Anderson 前臂双骨折评分系统、《中西医结合治疗骨折临床经验集》- 骨折疗效标准**评级：**优。图文演示治疗经过如下（图 5-7-27）。

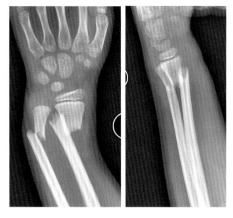
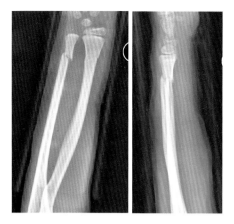

a. 2017-5-17 整复前：骨折背、桡侧移位   b. 2017-5-17 整复后

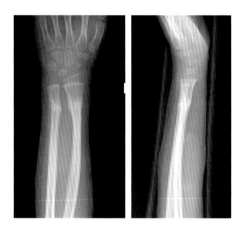
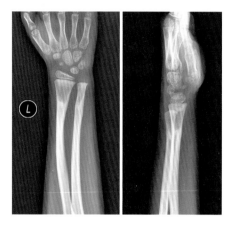

c. 2017-7-21 复查：骨痂生长   d. 2017-10-1 复查：骨折愈合

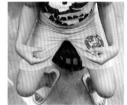
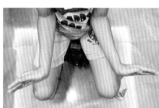
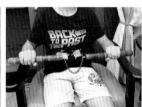
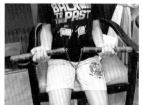

e. 2020-6-20 微信随访：功能正常

图 5-7-27　儿童前臂远侧 1/3 骨折（桡偏背靠背）旋翻回绕夹板案

【随访】2017 年 9 月 28 日电话随访（13923133***）：伤肢活动正常，外形正常，可正常上体育课。2020 年 6 月 20 日微信随访：功能完全正常。

【按】

1. 损伤特点　儿童桡尺骨远端骨折是一种特殊类型的前臂骨折，骨折部位常常介于桡尺骨远端和桡尺骨下 1/3 骨折之间，《坎贝尔骨科手术学》将其命名为儿童前臂远侧 1/3 骨折，约占前臂骨折的 75%，大多数骨折向背侧移位及背靠背移位。

2. 手法要点　腕关节（桡尺骨）由桡侧绕到背侧旋翻回绕，纠正桡尺骨桡侧移位，然后提桡尺骨（近端）、按桡尺骨（远端），同时拔伸屈腕。

（谭国昭）

幼儿前臂远侧 1/3 骨折（背靠背）扩折反拔夹板案

刘某，女，2 岁，佛山市中医院门诊病历号：3003040***。X 线片号：4095***。

主诉： 跌倒致伤左前臂肿痛、活动受限 2 天。X 线片示：桡尺骨远端骨折。**诊断：** 左前臂远侧 1/3 骨折。中医分型：背靠背。AO 分型：A3.3 型。**治疗：** 予"扩折反拔"等手法复位，前臂四夹固定。**随访：** 1 年 5 个月。按《骨科疾病疗效评价标准》-Anderson 前臂双骨折评分系统、《中西医结合治疗骨折临床经验集》-骨折疗效标准**评级：** 优。图文演示治疗经过如下（图 5-7-28）。

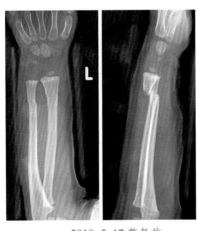
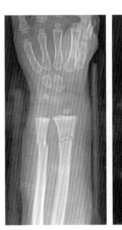

a. 2018-5-17 整复前

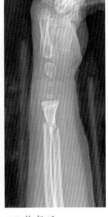

b. 2018-5-17 整复后

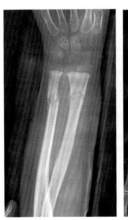
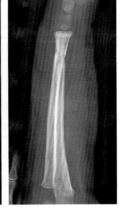

c. 2018-5-30 复查

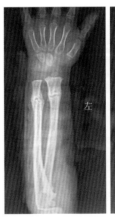
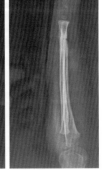

d. 2018-6-26 外院复查：骨折愈合

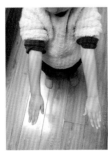
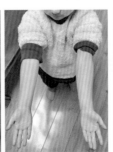
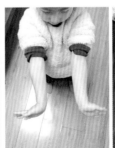
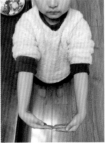

e. 2018-8-12 随访：功能正常

图 5-7-28　幼儿前臂远侧 1/3 骨折（背靠背）扩折反拔手法夹板案

（江湧）

儿童前臂远侧 1/3 骨折（桡偏背靠背）反拨回绕二次手法案

刘某，男，7 岁，佛山市中医院门诊病历号：30035811***。X 线片号：4372***。

主诉： 跌伤致左腕部肿痛，活动障碍 2 小时。检查：左腕畸形、压痛。X 线片示：桡尺骨下段骨折。**诊断：** 左前臂远侧 1/3 骨折。中医分型：桡偏背靠背。AO 分型：A3.3 型。**治疗：** 予旋翻回绕等手法复位，外敷伤科黄水纱，四夹超腕固定，功能锻炼。**随访：** 9 个月余。按《骨科疾病疗效评价标准》–Anderson 前臂双骨折评分系统、《中西医结合治疗骨折临床经验集》– 骨折疗效标准**评级：** 优。图文演示治疗经过如下（图 5-7-29）。

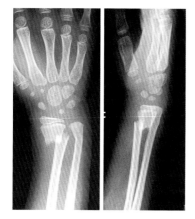
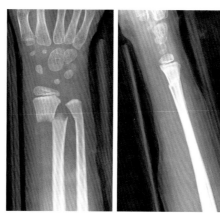

a. 2019–7–15 整复前：尺骨青枝骨折　　　b. 2019–7–15 第一次整复后

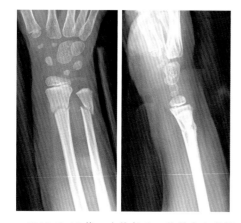
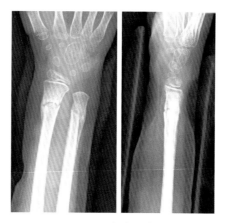

c. 2019–7–15 第二次整复后：尺骨完全骨折　　　d. 2019–8–24 复查：掌倾角 –10°

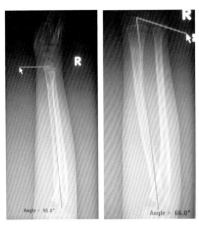
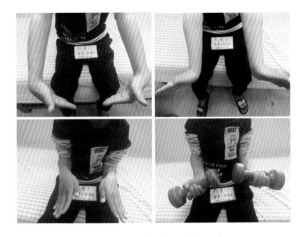

e. 2020-4-14 复查：掌倾角 -5°　　　　　　　f. 2020-4-14 随访：功能正常

图 5-7-29　儿童前臂远侧 1/3 骨折（桡偏背靠背）反拔回绕二次手法案

【按】

1. 骨折移位分析　从受伤机制，考虑受伤时手掌尺侧为最先撑地着力点，导致桡骨外侧移位，尺骨青枝骨折。躯体惯性前冲，骨折近端作为支点，二次间接暴力作用使掌根及掌桡侧撑地受力使远端旋后、前臂旋前，两者联合作用造成桡骨远折段发生旋转，由桡侧方绕向背侧，造成短斜面"背靠背"移位。

2. 第一次复位失败分析　复位思路是以"内外推端"手法，先整复尺骨青枝骨折，为整复桡骨骨折预留足够的空间；再以"扩折反拔""提按升降"整复前后移位。复位后 X 线片提示，骨折前后移位纠正，但侧方完全移位（呈缓慢移位）。分析其原因可能与尺骨成角未完全纠正，造成桡骨复位后位置维持的空间狭小，尺骨成角对桡骨远端存在向桡侧横向推挤的作用力。另外，也可能复位后骨折间隙存在软组织卡压或骨折端缠裹，造成骨折复位后的再次移位。

3. 第二次复位成功分析　结合受伤机制分析，此次复位思路为：先把尺骨青枝骨折折断为完全骨折，彻底纠正尺骨成角移位，再采用"旋翻回绕"手法纠正桡骨侧方移位。复位体位为前臂旋前位，根据骨折旋后翻转的逆损伤机制，使骨折远端由背外侧旋前至掌侧，以前臂为轴，快速旋翻回绕。此手法成功在常规复位失败后及时分析，根据受伤机制，采用逆损伤机制使骨折原路返回，同时，使软组织嵌顿或缠裹得到松解，避免了手法复位后由于软组织缠裹造成重新移位。

4. 桡尺骨对向成角加垫　第二次整复后，桡骨对位对线好，尺骨向背成角约 30°，予手法调整后，分别于桡骨、尺骨成角处加垫，由于压垫空间狭小，桡尺双骨同一平面对向成角处理较为困难，顾此失彼，最终使桡骨掌倾角 -5° 左右。经随访，患儿功能已完全恢复。由于幼儿骨折塑形能力较强，骨折轻度的成角在日后的骨痂改造中可完全纠正。

5. 扩折反拔还是旋翻回绕　扩折反拔和旋翻回绕都可以用于骨折背靠背移位。医生根据自己的临床经验和骨折的类型、移位方向、助手情况等进行选择。单人复位多用旋翻回绕，三人复位多用扩折反拔。X 线片正位骨折为横断，无明显侧方移位，侧位背靠背，复位时可用扩折反拔；X 线片正位骨折为斜形，有明显侧方移位，侧位背靠背，复位时可用旋翻回绕。本案桡骨骨折桡侧移位，则从桡侧旋前回绕至掌侧，从而复位。

（江湧）

儿童前臂远侧 1/3 骨折（旋后背靠背）旋前回绕手法机制

李某，男，8 岁，佛山市中医院门诊病历号：3002930***。X 线片号：4040***。

主诉：跌伤致右腕部肿痛，活动障碍 3 小时。检查：右腕部压痛，畸形。X 线片示：桡尺骨下段骨折。**诊断：**右前臂远侧 1/3 骨折。中医分型：旋后背靠背。AO 分型：A3.3 型。**治疗：**予"旋翻回绕、提按升降"等手法复位，外敷伤科黄水纱，前臂四夹超腕固定，指导功能锻炼。**随访：**1 年 5 个月余。按《骨科疾病疗效评价标准》–Anderson 前臂双骨折评分系统、《中西医结合治疗骨折临床经验集》– 骨折疗效标准**评级：**优。图文演示治疗经过如下（图 5-7-30）。

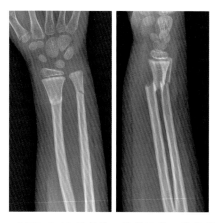

a. 2018-2-12 整复前：骨折后移、背靠背

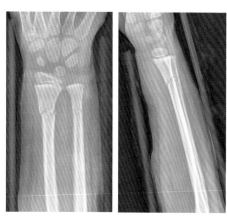

b. 2018-2-12 整复后

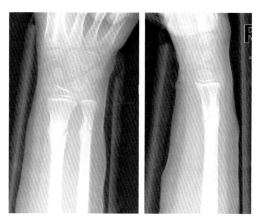

c. 2018-3-17 复查

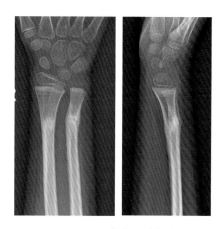

d. 2018-6-3 复查：骨折愈合

图 5-7-30　儿童前臂远侧 1/3 骨折（旋后 / 背靠背）旋前回绕手法机制

【随访】2019 年 7 月 30 日电话随访（18029371***）：伤肢活动正常，外形正常，可正常进行体育活动。

【按】儿童前臂远侧 1/3 骨折背靠背移位是一种特殊类型的前臂骨折，骨折部位常常介于桡（尺）骨远端和桡（尺）骨下 1/3 骨折之间，临床并不少见。其受伤机制和 X 线表现特殊，常规用扩折反拔手法整复，若因背靠背骨峰阻挡而导致复位失败，则改用旋翻回绕手法整复。

1. 损伤机制探讨 笔者认为该类骨折为伸直旋后损伤。

（1）X线表现：①桡骨折端短斜形或近似水平，向桡背侧移位，远近端骨锋掌背相叠；尺骨多青枝骨折，尺侧成角，与桡骨骨折端同一平面或略远。②侧位片：掌侧近端斜向背侧远端，长骨锋相靠贴，背侧骨膜可未断裂；③正位片：骨折线由尺侧远端斜向桡侧近端。

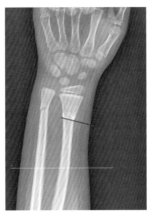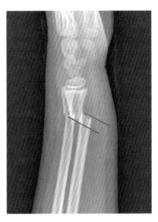

e. X线骨折移位示意

（2）受伤体位：腕关节背伸，掌尺侧着地（临床常见腕部掌尺侧皮损或瘀斑）。

（3）受伤过程：①移动中跌倒，腕背伸位，掌尺侧着地；腕部因着地受阻，导致骨折并成为支点；②前臂继续前翻，由于杠杆效应而折线斜向桡背远端；③继续前仆，前臂近端旋前，则远断端相对旋后而翻转后移到背侧，形成背靠背移位，由于远端旋后，形成由尺远端斜向桡近端的骨折线。

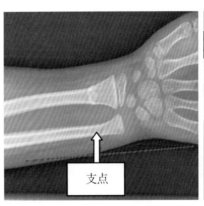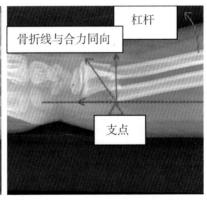

f. 受伤移位过程力学机制分析图

图 5-7-30 儿童前臂远侧 1/3 骨折（旋后/背靠背）旋前回绕手法机制

2. 手法复位固定要点 分析骨折类型和受伤机制是复位成功关键。本类骨折为伸直旋后损伤，故宜旋前回绕复位。用正骨十四法旋翻回绕法，根据受伤机制原路返回。采用双人复位，患者平卧，前臂旋前位，助手擒拿肘部轻微牵引，术者双手握患者大小鱼际，缓慢牵引，拇指置骨折远端背侧向掌、桡侧推按，并迅速旋前翻转牵抖回绕，再触摸辨认，轻揉旋转推端修正残留移位。四夹板中立位固定。本类骨折与桡骨远端 Colles 骨折不同，骨折愈合相对缓慢，建议固定 6 周以上。如固定不当或过早拆除夹板，后期可出现骨折成角畸形。

（黎土明）

儿童桡尺骨创伤性弯曲骨折顶压折断夹板案

黎某，男，14岁，佛山市中医院门诊病历号：3000869***。X线片号：2673***。

主诉：跌倒致伤左前臂肿痛、活动障碍1周。检查：左前臂压痛，弯曲畸形，尺骨茎突背侧隆突，旋后障碍，指动血运正常。X线片示：尺骨茎突明显向背后偏移，尺、桡骨干纵轴弓形弯曲角度分别约为20°、8°。**诊断**：左桡尺骨中段创伤性弯曲骨折。中医分型：青枝骨折。AO分型：22d-D1.1型。**治疗**：予"触摸辨认、拔伸牵引、顶压折断"等手法复位，外敷伤科黄水纱，前臂二夹板旋后位固定。4周后解除夹板外固定，指导功能锻炼。**随访**:5年余。按《骨科疾病疗效评价标准》–Anderson前臂双骨折评分系统、《中西医结合治疗骨折临床经验集》–骨折疗效标准**评级**：优。图文演示治疗经过如下（图5-7-31）。

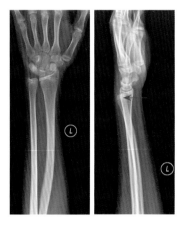
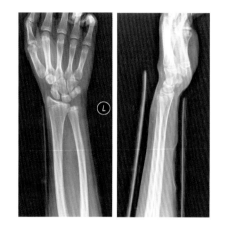

a. 2014-4-19 整复前　　　　　　　b. 2014-4-19 整复后

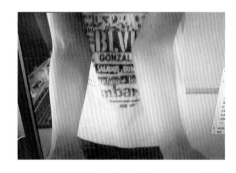
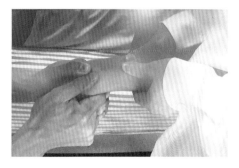

c. 伤肢弯曲，旋转受限　　　　　　d. 拔伸牵引、提按升降

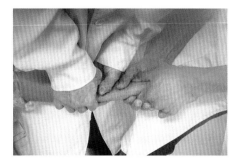
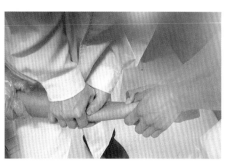

e. 尺骨单骨拇指顶压　　　　　　　f. 桡骨单骨拇指顶压

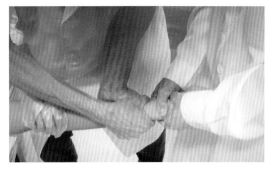
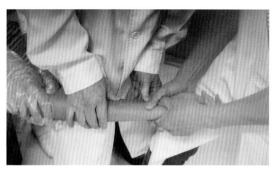

g. 前臂掌部顶压　　　　　　　　h."触摸辨认"贯穿整复全过程

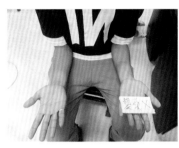
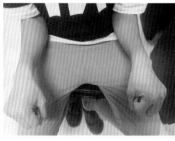
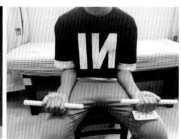

i. 2019-6-3检查：功能正常

图5-7-31　儿童桡尺骨创伤性弯曲骨折顶压折断夹板案

【按】前臂尺、桡骨创伤性弯曲骨折是一种较少见的损伤，因其没有明显的骨折线，临床上常易漏诊，延误治疗，造成前臂旋转功能障碍。本案特点如下：

1. 检查用健肢对比和触摸辨认，避免了漏诊。患者到诊时，见左前臂向掌侧弯曲，尺骨茎突背侧隆突，旋后障碍，桡骨中下段压痛（图5-7-31c）。而X线片报告为"左尺骨远端稍后偏，桡尺骨未见明确骨折，未除外左尺骨远端半脱位"。

2. 用顶压折断法，使骨弯曲恢复正常，没有发生断裂性骨折。因前臂尺桡骨创伤性弯曲骨折骨小梁没有发生断裂，青少年骨质的纤维蛋白较多，手法复原的力度较大。采取分别单骨手法折骨：在拔伸牵引下，术者用两拇指或掌根部，使用阵发颤动性强力的顶压，力度适中，过小不能纠正弯曲，过大易使骨干折断。反复多次，逐渐持续发力，直至骨干弯曲纠正（图5-7-31e、f、j）。

（江湧）

幼儿桡尺骨创伤性弯曲骨折顶压折断夹板案

陈某，男，2岁6个月，佛山市中医院门诊病历号：3003901***。X线片号：4557***。

主诉：跌倒致左前臂肿痛、活动障碍1天。**检查：**左前臂轻肿，尺桡骨压痛，畸形。X线片示：桡尺骨中上段弯曲骨折。**诊断：**左尺桡骨中段创伤性弯曲骨折。中医分型：青枝骨折。AO分型：22d-D1.1。**治疗：**手法复位，前臂四夹超肘外固定，功能锻炼。**随访：**2个月余。按《骨科疾病疗效评价标准》-Anderson前臂双骨折评分系统、《中西医结合治疗骨折临床经验集》-骨折疗效标准**评级：**优。图文演示治疗经过如下（图5-7-32）。

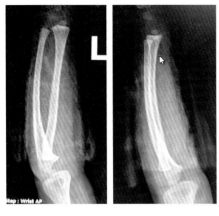
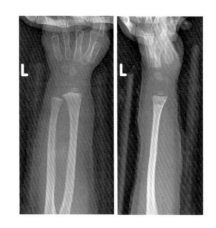

| a. 2019-5-21 整复前 | b. 2019-5-23 整复后 |

图 5-7-32　幼儿桡尺骨创伤性弯曲骨折顶压折断夹板案

【随访】2020 年 7 月 30 日电话随访（15919012***）：伤肢活动正常，外形基本正常。

【按】

1. 诊断　幼儿前臂尺桡骨创伤性弯曲骨折可能没有明显的症状，临床上常易漏诊，延误治疗，造成前臂旋转功能障碍。

2. 复位　创伤性弯曲骨折没有明显的骨折线，手法复位时，力度轻则不达，重则可能造成完全性骨折，因此，要求手法掌握好力度，恰到好处。

（李灿杨）

幼儿桡尺骨陈旧性骨折顶压折断夹板案

利某，男，1 岁 5 个月，佛山市中医院门诊病历号：3003843***。X 线片号：4522***。

主诉：跌伤左前臂肿痛 2 周余。X 线片提示：右桡尺骨中下段骨折。检查：左前臂肿胀畸形，压痛轻，有骨干力，前臂旋后受限。诊断：右桡尺骨中下段陈旧性骨折。中医分型：横形。AO 分型：A3.2。**治疗**：予手法整复，前臂四夹固定。3 周后解除固定。**随访**：2 个月余。按《骨科疾病疗效评价标准》–Anderson 前臂双骨折评分系统、《中西医结合治疗骨折临床经验集》–骨折疗效标准**评级**：优。图文演示治疗经过如下（图 5-7-33）。

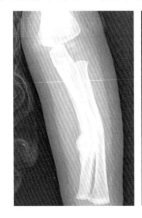
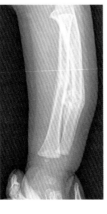
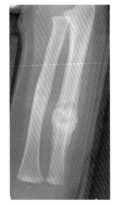
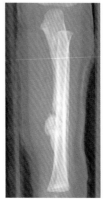

| a. 2020-3-21 手法前 | b. 2020-3-21 手法后 |

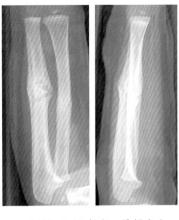
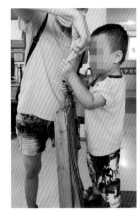
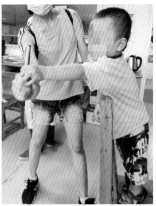

c. 2020-4-18 复查：骨折愈合   d. 2020-6-6 检查：功能基本正常

图 5-7-33 幼儿桡尺骨陈旧性骨折顶压折断夹板案

【按】幼儿前臂尺桡骨折有时没有明显的症状，常常容易疏忽。本案由于漏诊，迁延两周，X 线片见大量骨痂，已属于陈旧性骨折。予"顶压折断"进行折骨复位，取得好的疗效。

（黎土明）

附 1：Anderson 前臂双骨折评分系统

分级	前臂屈伸功能	前臂旋前 / 旋后功能
优	丧失小于 10°	大于正常的 75%
良	丧失介乎于 10°～ 20°	相当于正常的 50%～ 75%
可	大于 30°	小于正常 50%
差	骨折不愈合伴或不伴前臂运动丧失	

附 2：《中西医结合治疗骨折临床经验集》- 前臂骨折疗效标准

优：前臂旋转受限在 15°以内，解剖复位或近乎解剖复位。
良：前臂旋转受限在 15°～ 30°，骨折面接触 1/2 以上，力线正常。
可：前臂旋转受限在 30°～ 45°，骨折面接触接近 1/3 ～ 1/2，力线好。
差：前臂旋转受限超过 45°，复位不能达到上述要求者。

附 3：临床总结

前臂尺、桡骨创伤性骨弯曲的早期诊断及处理

何家雄 佛山市中医院

1. 临床资料 1998 年 3 月至 2011 年 3 月佛山市中医院住院病例，本组共 52 例，男 39 例，女 13 例。其中年龄 3 ～ 15 岁者 46 例，18 ～ 41 岁者 6 例，均为闭合性损伤。就诊时间：伤后 3 日内 49 例，伤后两周 3 例。临床表现：患者前臂有肿胀，明显弯曲畸形，前臂全长均有压痛，

前臂均有不同程度的旋转功能障碍，肘功能伸、屈尚可。其中，前臂桡尺骨双弯曲21例，尺骨弯曲并桡骨骨折12例，桡骨弯曲并尺骨骨折10例，桡骨弯曲并下桡尺关节损伤5例，尺骨弯曲并桡骨头脱位4例。1例桡尺骨干纵轴弓形弯曲角度12°～20°，弯曲方向：45例呈背弓形，7例向掌弓形。

2.治疗结果 所有患者均运用"分段多点顶压"手法整复，复位后予以小夹板固定于前臂中立位及旋后位，固定时间为4～6周，夹板去除后，指导行前臂旋转功能锻炼。所有患者均获随访，随访时间6～12个月，平均8个月。根据倪永铭前臂弯曲畸形及旋转功能评分标准，优48例，良3例，差1例。

[资料来源：当代医学，2012（22）：39-40]

经皮髓内针治疗不稳定前臂骨干骨折

陈衍尧，等 佛山市中医院

1.临床资料 本组经皮髓内针治疗不稳定前臂骨干骨折60例，其中男性45例，女性15例；年龄8～65岁，平均年龄31岁；尺桡骨干双骨折35例，Galeazzi骨折13例，孟氏骨折12例；左前臂26例，右前臂34例；入院时受伤时间5小时至13日，平均5日；受伤原因：交通事故23例，工伤12例，运动伤15例，其他10例；闭合骨折43例，前臂有皮损、有小开放伤口（无污染）17例。均无合并血管神经损伤。

2.治疗结果 全部骨折病例手术操作时间：单根骨折5～20分钟，平均10分钟；尺桡骨双骨折10～30分钟，平均20分钟。术后经随访复查6～12个月，全部都达到骨性愈合，平均愈合时间4个月。根据Anderson评分标准：优：57例，占95%；良：3例，占5%。

[临床资料来源：中国中医骨伤科杂志，2013（9）：31-32]

中医手法复位结合弹性钉内固定治疗前臂双骨折疗效观察

林晓光 佛山市中医院

1.临床资料 纳入本院2010年1月至2012年5月收治的符合条件并资料完整的成年患者102例，男74例，女28例；年龄18～70岁，平均（48.21±11.39）岁；手术时间为伤后3小时至3日，平均2日。随机分为治疗组（59例）与对照组（43例），手法复位结合弹性钉内固定术组（治疗组）骨折分型：桡尺骨中段30例，桡骨上段、尺骨下段4例，桡骨下段、尺骨上段25例；手法复位小夹板外固定术组（对照组）骨折分型：桡尺骨中段22例，桡骨上段、尺骨下段3例，桡骨下段、尺骨上段18例。两组性别、年龄、患肢情况、受伤因素、骨折分型等经统计学处理，差异均无显著性意义（P＞0.05），具有可比性。

2.治疗结果 治疗组的骨折骨性愈合时间（12.62±2.89周）与对照组（12.73±2.70）比较，差异无显著性意义（P＞0.05）。而治疗组术后至开展前臂旋转功能锻炼时间（13.20±1.87天）比对照组（21.83±3.61天）明显缩短，组间比较，差异有非常显著性意义（P＜0.01）。术后12周进行Broberg and Morrey评分，其中，治疗组优38例，良17例，一般4例，优良率为

93.22%；对照组优 19 例，良 14 例，一般 6 例，差 4 例，优良率为 76.74%。两组比较，差异有显著性意义（P < 0.05）。

［资料来源：新中医，2013，45（6）：136-137］

第八节　尺骨上 1/3 骨折合并桡骨头脱位
（Monteggia Fracture Dislocations）

尺骨上 1/3 骨折合并桡骨头脱位，又称孟氏骨折（Monteggia 骨折）。包括桡骨头各方向脱位合并不同水平的尺骨骨折或尺桡骨双骨折。以青少年多见。

（一）受伤机制

孟氏骨折的受伤机制十分复杂，主要有以下四种。

1. 伸直型　跌倒时肘关节呈伸展或过伸，前臂旋后位。外力自肱骨向下传导，地面的反作用力向上传导。造成尺骨上段骨折及桡骨头向前外侧脱位，骨折端向掌侧及桡侧成角移位。或直接暴力作用于尺骨引起此类骨折。

2. 屈曲型　跌倒时肘关节呈微屈曲状，前臂旋前，外力通过肱骨向下传导，地面的反作用力自掌心向上传导，引起尺骨近端骨折。桡骨头则在肘关节屈曲和向后的外力作用下向肘后外侧脱位，骨折端向后侧、桡侧成角移位。

3. 内收型　跌倒时肘关节呈伸展位、前臂旋前位。由于上下外力传导至肘部，在肘内侧向外侧作用，造成尺骨鹰嘴骨折并向桡侧成角移位，同时引起桡骨头向外侧脱位。

4. 特殊型　此类型骨折受伤机制基本和伸直型骨折相似，但又合并了桡骨骨折，可能在桡骨头脱位后，桡骨又受到二次创伤所致。

（二）诊断分型

1. 中医分型　（参照《中医骨伤科病证诊断疗效标准》）

伸直型：尺骨任何水平骨折，向掌侧成角，合并桡骨头前脱位。

屈曲型：尺骨干骨折，向背侧成角，合并桡骨头后脱位。

内收型：尺骨近侧干骺端骨折，合并桡骨头的外侧或前侧脱位。

特殊型：桡骨头前脱位，桡骨近 1/3 骨折，尺骨任何水平骨折。

2. 西医分型　（Bado 分型）

Ⅰ型：尺骨任何水平的骨折，向前侧成角，合并桡骨头前脱位。

Ⅱ型：尺骨干骨折，向后侧（背侧）成角，合并桡骨头后脱位。

Ⅲ型：尺骨近侧干骺端骨折，合并桡骨头外或前脱位，见于儿童。

Ⅳ型：桡骨头前脱位，桡骨近 1/3 骨折，尺骨任何水平骨折。

（三）治疗原则

手法复位闭合治疗孟氏骨折是一种有效而简便的治疗措施，尤其是儿童孟氏骨折闭合复位治疗效果满意。儿童孟氏骨折，以闭合复位治疗为首选；成人孟氏骨折，可试行闭合复位。对于成人Ⅰ型、Ⅱ型、Ⅲ型骨折采取闭合复位的治疗方法，在尺骨闭合复位不能达到要求时即应切开复位内固定，对于Ⅳ型骨折，更应于早期切开复位内固定治疗。手术治疗的目的在于矫正尺骨畸形及维持桡骨头稳定性并恢复功能。手术适应证：①经手法复位失败者；②Ⅳ型骨折严重移位，或开放性骨折；③陈旧性损伤，肘关节伸屈功能受限及前臂旋转功能障碍者。

（四）闭合治疗的优势与短板

因儿童前臂肌肉组织纤嫩，韧带和关节囊弹性较大，骨折容易牵引分开，桡骨头也容易复位，闭合治疗具有简单、快捷、损伤小等优势。成人孟氏骨折患者因前臂肌肉丰厚，环状韧带等软组织损伤使骨折十分不稳定，小夹板等外固定力有限，复位后骨折维持存在一定难度。闭合复位闭合穿钉内固定，手法和固定优势互补，对治疗闭合损伤孟氏骨折更具优势。

（五）手法特点

孟氏骨折首先整复桡骨头脱位，使尺桡骨长度恢复，从而使骨折短缩和成角得以纠正，再运用正骨十四法的拔伸牵引、提按升降、内外推端纠正侧方移位。尺桡骨折用扣挤分骨纠正侧方移位和成角。

尺骨上 1/3 骨折并桡骨头脱位闭合复位内固定案

梁某，男，16 岁，佛山市中医院住院病历号：122***。X 线片号：2036***。

主诉：跌伤致左肘肿痛，活动障碍 1 小时。**检查：**伤肢畸形，压痛。X 线片示：尺骨上段骨折合并桡骨头前脱位。**诊断：**左尺骨上 1/3 骨折合并桡骨头脱位。中医分型：伸直型。Bado分型：Ⅰ型。**治疗：**麻醉下，予手法复位，闭合克氏钉内固定。**随访：**9 年 8 个月。按《骨科疾病疗效评价标准》–Anderson 前臂双骨折评分系统**评分：**优。图文演示治疗经过如下（图 5-8-1）。

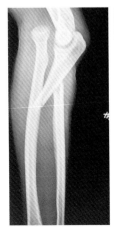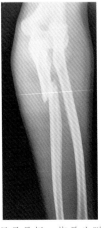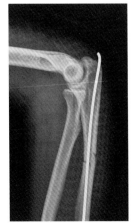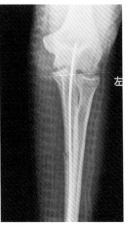

a. 2008-3-27 复位前：尺骨骨折、桡骨头脱位　　　b. 2008-4-16 闭合复位穿针

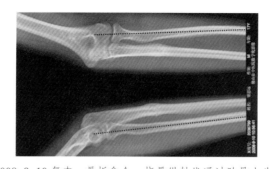

c. 2008-9-10复查：骨折愈合；桡骨纵轴线通过肱骨小头中心

图5-8-1 尺骨上1/3骨折并桡骨头脱位闭合复位内固定案

【随访】2017年12月3日电话随访（13809250***）：与健侧对比，外形正常，活动、工作正常，阴天稍感轻微不适。

【按】

1.闭合穿针 本案为成人孟氏骨折，属不稳定损伤，小夹板固定力有限。运用正骨十四法闭合复位、尺骨鹰嘴经皮穿钉内固定，取得满意效果。

2.复位标准 ①尺桡骨折：按前臂骨折的复位标准，骨折对位达1/2以上，桡尺骨的成角畸形不得＞10°，儿童骨折对位适当放宽。②桡骨头脱位：桡骨头和肱骨小头对应关系正常，X线片上无论是正位还是侧位，桡骨纵轴延长线必须通过肱骨小头中心（图5-8-1c）。

（潘国铨）

尺骨上1/3骨折并桡骨头脱位（伸直型）手法夹板案

黄某，女，25岁，佛山市中医院三水分院住院号：76***。X线片号：262***。

主诉： 跌倒致右肘、前臂肿痛，活动受限8小时。**检查：** 右肘、前臂上段畸形，压痛。X线片示：右尺骨上段骨折合并桡骨头前外脱位。**诊断：** 右尺骨上1/3骨折合并桡骨头脱位。中医分型：伸直型。Bado分型：Ⅰ型。**治疗：** 麻醉下手法复位；前臂四夹板超肘固定。10周后去除夹板。随访:11个月余。按《骨科疾病疗效评价标准》–Anderson前臂双骨折评价系统**评分：** 优。图文演示治疗经过如下（图5-8-2）。

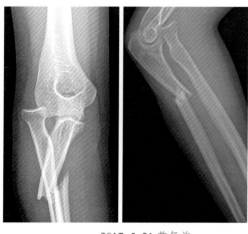

a. 2017-5-21整复前

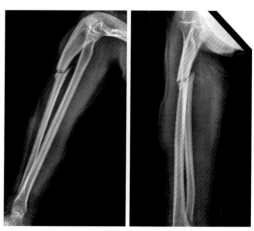

b. 2017-5-21整复后

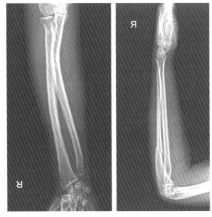
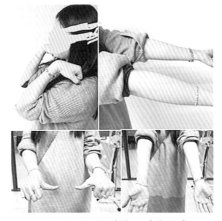

c. 2018-4-25 复查：骨折愈合　　　　　　　　d. 2018-4-25 随访：功能正常

图 5-8-2　尺骨上 1/3 骨折并桡骨头脱位（伸直型）手法夹板案

尺骨中 1/3 骨折并桡骨头脱位（伸直型）手法夹板案

林某，男，37 岁，佛山市中医院门诊病历号：3002927***。X 线片号：4036***。

主诉： 跌倒致右前臂肿痛，活动障碍 9 小时。检查：右肘、前臂畸形，压痛。X 线片示：尺骨中段骨折，桡骨头向外前脱位。**诊断：** 右尺骨中 1/3 骨折合并桡骨头脱位。中医分型：伸直型。Bado 分型：Ⅰ型。**治疗：** 闭合治疗，功能锻炼。**随访：** 1 年 10 个月。按《骨科疾病疗效评价标准》–Anderson 前臂双骨折评价系统**评分：** 优。图文演示治疗经过如下（图 5-8-3）。

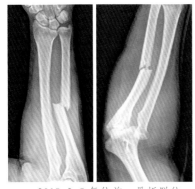
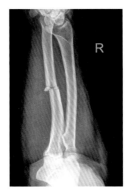

a. 2018-2-8 复位前：骨折脱位　　　　　　　　b. 2018-2-8 复位后

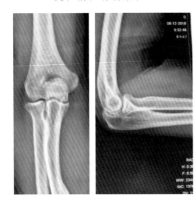
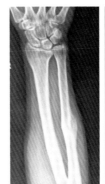
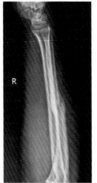

c. 2019-12-6 复查·骨折愈合

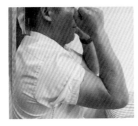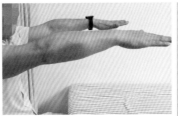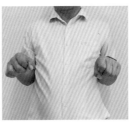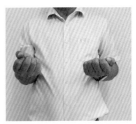

d. 微信随访：功能正常

图 5-8-3　尺骨中 1/3 骨折并桡骨头脱位（伸直型）手法夹板案

【按】

1. 手法步骤　两助手中立位拔伸牵引，术者向后推端按压桡骨头，可感觉到入臼感；然后术者一手扣挤分骨尺骨近端向背，一手推端尺骨远端向前；最后触摸辨认桡骨头与肱骨外髁的对应位置和尺骨的平整度。

2. 夹板固定　外固定一般为 2～3 个月。前臂四夹超肘中立位固定，"8" 字绷带屈肘约120°。2 个月后改四短夹固定，3 个月改二短夹板，4 个月后去除夹板。

3. 功能锻炼　因固定时间较长，改短夹后逐渐加强屈伸旋转等功能训练。

4. MRI 检查　本案下尺桡关节失稳，可能存在前臂骨间膜损伤，固定应可靠持续，定期复查 X 线片，有条件应进行 MRI 检查。

（谢韶东）

儿童尺骨中 1/3 骨折并桡骨头脱位闭合复位内固定案

梁某，女，5 岁，佛山市中医院住院病历号：607***。X 线片号：3774***。

主诉： 跌伤致右肘肿痛，活动障碍 8 小时。检查：右肘、前臂中段畸形，压痛。X 线片示：尺骨中段骨折合并桡骨头前脱位。**诊断：** 右尺骨中 1/3 骨折合并桡骨头脱位。中医分型：伸直型。Bado 分型：Ⅰ 型。**治疗：** 麻醉下手法复位，闭合弹性钉内固定术，石膏外固定。4 周后去除石膏外固定。**随访：** 4 年。按《骨科疾病疗效评价标准》–Anderson 前臂双骨折评价系统**评分：** 优。图文演示治疗经过如下（图 5-8-4）。

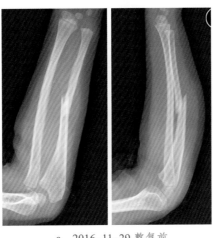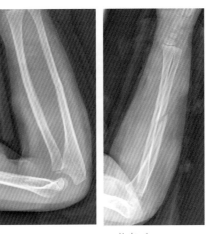

a. 2016-11-29 整复前　　　　　　b. 2016-11-29 整复后

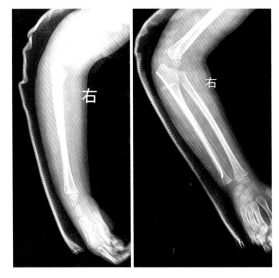
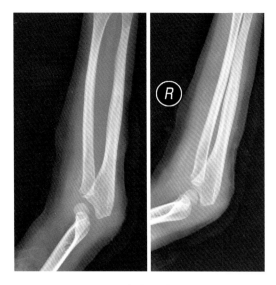

c. 2016-12-6 闭合穿钉术后   d. 2017-6-7 复查：骨折愈合

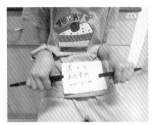
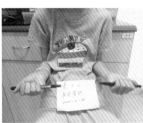
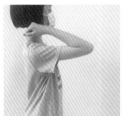
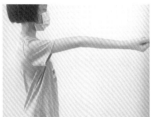

e. 2020-6-24 检查：功能正常

图 5-8-4 儿童尺骨中 1/3 骨折并桡骨头脱位闭合复位内固定案

【随访】2019 年 1 月 31 日电话回访（13702555***）：与健侧对比，患肢外形无异常，肘屈伸、前臂旋转功能正常。2020 年 6 月 24 日检查：功能正常。

【按】本案为幼儿孟氏骨折，手法复位后骨折对位对线尚好，桡骨小头位置正常，考虑尺骨骨折为长斜形，骨折不稳定，幼儿依从性差，予尺骨鹰嘴经皮闭合穿针、弹性髓内钉内固定。入针点应避开尺骨鹰嘴骨骺，避免损伤。

（郭跃明）

儿童尺骨上 1/3 骨折并桡骨头脱位（伸直型）手法夹板案（一）

冯某，男，10 岁，佛山中医院门诊病历号：2006484***。X 线片号：2981***。

主诉： 外伤致右肘肿痛，活动障碍 3 小时。检查：右肘、前臂上段畸形，压痛。X 线片示：尺骨上 1/3 骨折合并桡骨小头前脱位。**诊断：** 右尺骨上 1/3 骨折合并桡骨头脱位。中医分型：伸直型。Bado 分型：Ⅰ型。**治疗：** 予"提按、推端、屈伸展收"等手法复位，外敷伤科黄水纱，前臂中立位四夹超肘深屈肘固定。8 周后，去除夹板固定，指导功能锻炼。随访:4 个月。按《骨科疾病疗效评价标准》-Anderson 前臂双骨折评价系统**评分：** 优。图文演示治疗经过如下（图 5-8-5）。

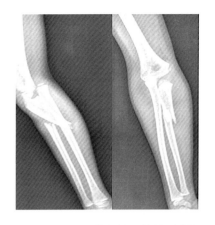
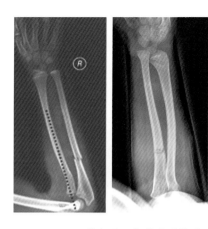

a. 2014-11-7 整复前：骨折、脱位　　　　b. 2014-11-7 整复后：桡骨头稍前移

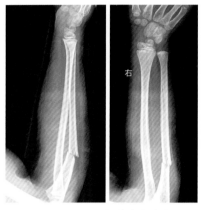
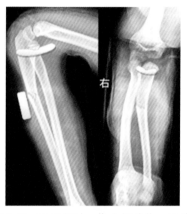

c. 2104-11-16 尺骨背侧成角　　　　d. 2014-11-16 深屈肘、桡头抱骨垫、尺骨垫

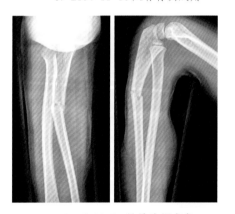
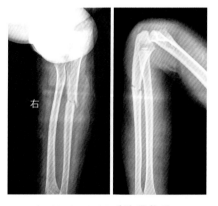

e. 2014-11-25 尺骨外侧成角　　　　f. 2014-11-25 手法调整后

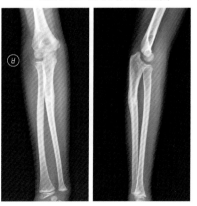
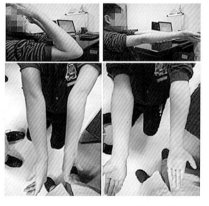

g. 2015-3-8 复查：骨折对位对线好，愈合；肱桡关系正常　　　　h. 2015-3-8 检查：功能正常

图 5-8-5　儿童尺骨上 1/3 骨折并桡骨头脱位（伸直型）手法夹板案（一）

【按】

1. 手法步骤 ①触摸辨认，了解桡骨头的位置和尺骨移位的方向。②拔伸牵引的同时，向内、后推挤桡骨头，感觉有入臼感，桡骨头隆突消失，则脱位纠正。③提按升降、内外推端纠正尺骨侧方移位。④接合碰撞，了解尺骨对位的稳定度。⑤触摸辨认尺骨平整度，并轻轻旋转前臂，了解桡骨头与肱骨外髁的位置关系。

2. 夹板固定 根据尺骨移位情况加垫，肘外侧半环形抱骨垫环抱桡骨头的前、外、后侧，前臂四夹超肘中立位固定，肘绷带"8"字深屈肘120°左右。6周后拍片见骨痂生长，改前臂四短夹固定。

3. 尺骨成角 深屈肘固定可能使尺骨向背侧成角，须在背侧加垫。但尺骨轻度成角有利于桡骨头的稳定（良性成角）。

（王卫刚）

儿童尺骨上1/3骨折并桡骨头脱位（伸直型）手法夹板案（二）

潘某，男，6岁，佛山市中医院门诊病历号：3002403***。X线片号：4030***。

主诉：跌伤致右肘、前臂肿痛，活动障碍1小时。检查：右肘、前臂上段畸形，压痛，可扪及骨擦感。X线片示：尺骨中上段骨折并上尺桡关节前脱位。**诊断**：右尺骨上1/3骨折合并桡骨头脱位。中医分型：伸直型。Bado分型：Ⅰ型。**治疗**：闭合治疗，功能锻炼。**随访**：2年5个月。按《骨科疾病疗效评价标准》–Anderson前臂双骨折评价系统评分：优。图文演示治疗经过如下（图5-8-6）。

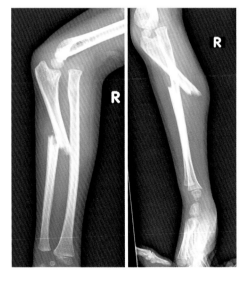 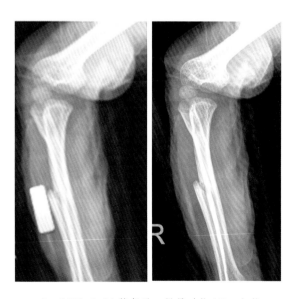

a. 2018-1-26 整复前：骨折、脱位　　　　b. 2018-1-26 整复后：尺骨对位1/2，加垫

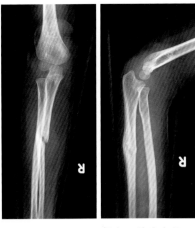
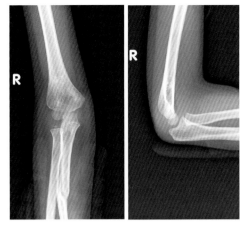

c. 2018-3-25 复查：骨痂生长　　　　　d. 2018-5-14 复查：骨折愈合，关节正常

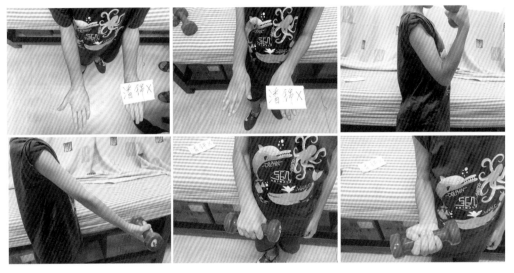

e. 2018-7-11 检查：功能正常

图 5-8-6　儿童尺骨上 1/3 骨折并桡骨头脱位（伸直型）手法夹板案（二）

【随访】2020 年 6 月 29 日电话随访（15914598***）：伤肢功能正常，可做俯卧撑。

【按】

1. 手法步骤　①触摸辨认：了解桡骨头的位置和尺骨移位的方向。②推按桡骨头：拔伸牵引的同时，向内、后推挤桡骨头，感觉有入臼感。③提按升降、内外推端：纠正尺骨侧方移位。④触摸辨认：旋转前臂，了解桡骨头与肱骨外髁的位置关系。

2. 动态复位　整复后桡骨头脱位纠正，尺骨对位 1/2，已符合复位标准。通过手法调整、夹板和压垫动态复位，骨折对位对线好，骨折愈合快。

（黄文）

幼儿尺骨上 1/3 骨折并桡骨头脱位（屈曲型）手法夹板案

石某，女，3 岁，佛山市中医院门诊病历号：3002524***。X 线片号：3827***。

主诉：跌伤致左肘肿痛，活动障碍4小时。检查：左肘、前臂上段畸形，压痛，可扪及骨擦感。X线片示：尺骨上段骨折，向后成角，桡骨头后外脱位。**诊断**：左尺骨上1/3骨折合并桡骨头脱位。中医分型：屈曲型。Bado分型：Ⅱ型。予"拔伸、推端、提按"等手法复位，外敷伤科黄水纱，前臂中立位四夹超肘半伸肘固定，7周后去除夹板外固定，指导功能锻炼。**随访**：5个月余。按《骨科疾病疗效评价标准》–Anderson前臂双骨折评分系统**评分**：优。图文演示治疗经过如下（图5-8-7）。

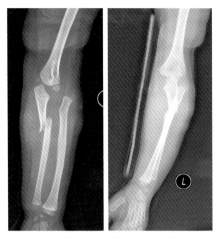
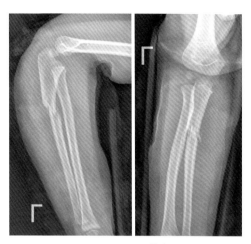

a. 2017–3–10整复前：尺骨后角，桡头后外脱位 　　　　 b. 2017–3–10：整复后

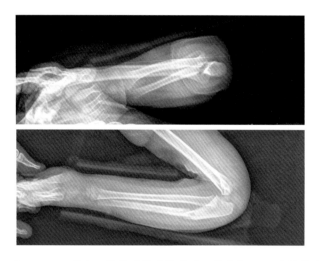

c. 2017–3–28复查：尺骨对位对线尚可，成角约13°，少许骨痂

图5-8-7　幼儿尺骨上1/3骨折并桡骨头脱位（屈曲型）手法夹板案

【随访】2017年8月20日电话随访（18038744***）：与健侧对比，前臂旋转正常，屈伸功能正常，可进行日常体育活动，前臂背侧轻微隆突（骨折端）。

【按】

1. 手法复位　二助手拔伸牵引，在伸肘的同时，术者推挤桡骨头向前向内；桡骨头复位后，予扣挤分骨、内外推端、提按升降纠正尺骨侧方移位。

2. 夹板固定　前臂旋后位四夹超肘固定。屈曲型孟氏骨折宜半伸肘固定。本案桡骨头外侧脱位，予旋后位固定，利用内外侧夹板和外侧压垫，防止桡骨头再脱位。

（朱秋贤）

幼儿尺骨上 1/3 骨折并桡骨头脱位（内收型）手法夹板案

吴某，女，3 岁，佛山市中医院门诊病历号：3003293***。X 线片号：4221***。

主诉：跌伤致右肘肿痛，活动障碍 1 天。检查：右肘、前臂上段畸形，压痛。X 线片示：尺骨鹰嘴及近端骨折合并桡骨头外脱位。**诊断**：右尺骨上 1/3 骨折合并桡骨头脱位。中医分型：内收型。Bado 分型：Ⅲ型。**治疗**：予"拔伸、推端、外展"等手法复位，外敷伤科黄水纱，前臂旋后位四夹超肘固定，7 周后去除夹板，指导功能锻炼。**随访**：1 年 7 个月。按《骨科疾病疗效评价标准》-Anderson 前臂双骨折评价系统**评分**：优。图文演示治疗经过如下（图 5-8-8）。

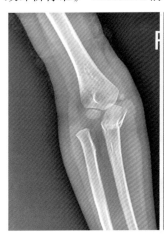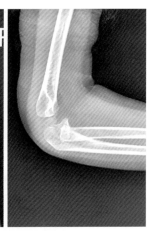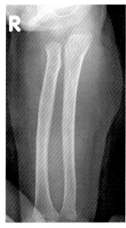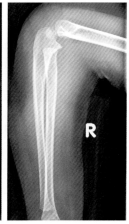

a. 2018-11-20 整复前：尺骨向外成角，　　　　b. 2018-11-21 整复后：尺骨对位对线好，
　　　桡骨头向外脱位　　　　　　　　　　　　　　　肱桡关系正常

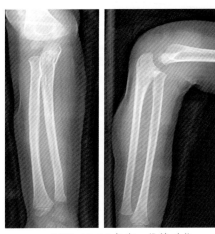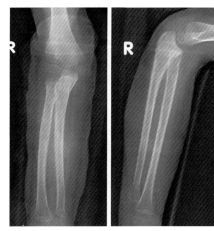

c. 2018-11-30 复查：维持对位　　　　　　　d. 2018-12-21 复查：骨折愈合

图 5-8-8　幼儿尺骨上 1/3 骨折并桡骨头脱位（内收型）手法夹板案

【随访】2019 年 2 月 12 日电话随访（18933315***）：伤肢外形正常，功能活动正常，可进行日常体育活动。2020 年 6 月 29 日随访：功能完全正常。

【按】

1. 手法复位　两助手旋后位拔伸牵引，外展肘关节，术者推挤桡骨头向内入臼，同时纠正尺骨成角（图 5-8-10a）。

2. 夹板固定　前臂四夹超肘 90°旋后位固定。旋后位时，通过内外二夹和三点加压，纠正尺骨向外成角和防止桡骨头向外脱位（图 5-8-10b）。

（方耀忠）

幼儿尺桡骨骨折并桡骨头脱位（特殊型、陈旧性）手法夹板案

谭某，男，2 岁，佛山市中医院门诊病历号：3001229***。X 线片号：2824***。

主诉：跌伤致左前臂肿痛，活动障碍 16 天。检查：左肘、前臂畸形，压痛，可扪及骨擦感。X 线片示：尺桡骨中段骨折并桡骨头脱位。**诊断：**左孟氏骨折（陈旧性）。中医分型：特殊型。Bado 分型：Ⅳ型。**治疗：**闭合治疗。随访：5 年 6 个月。按《骨科疾病疗效评价标准》- Anderson 前臂双骨折评分系统**评分：**优。图文演示治疗经过如下（图 5-8-9）。

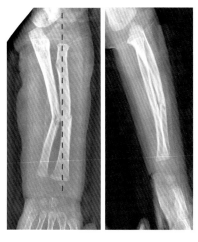 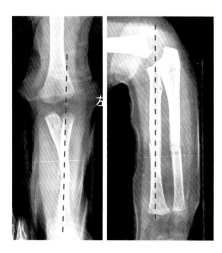

a. 2013-12-24 整复前：桡骨头纵轴线外移，　　b. 2013-12-24 整复后：骨折对位对线好，
　　偏离肱骨小头中心　　　　　　　　　　　　　　肱桡关系正常

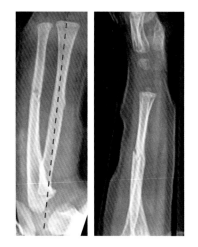 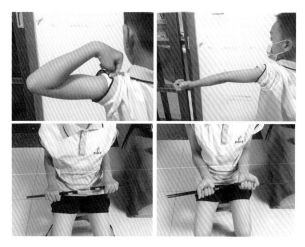

c. 2014-1-1 复查：骨折对位对线好　　　　d. 2020-6-22 检查：功能正常

图 5-8-9　幼儿尺桡骨骨折并桡骨头脱位（特殊型、陈旧性）手法夹板案

【随访】2017 年 8 月 25 日电话随访（13690358***），伤肢外形和功能正常。

【按】

1. 手法复位　两助手旋后位拔伸牵引外展，术者同时推挤桡骨头向内，然后扣挤分骨，纠正尺骨向外成角（图5-8-10c）。

2. 夹板固定　前臂中立位四夹超肘约90°固定，四点加压，维持尺桡双骨的对位对线（图5-8-10d）。

3. 固定体位　对于孟氏骨折的固定体位，大多数学者观点一致：伸直型孟氏骨折，应深屈肘固定；屈曲型孟氏骨折应半伸肘固定或伸肘固定后逐渐屈肘固定。但对于前臂固定的位置，有不同的意见。我们认为：孟氏骨折Ⅲ型（内收型）最好是固定屈肘90°前臂旋后位。旋后位桡骨头相对稳定，尺骨向外成角和桡骨头向外脱位基本在同一个平面上，在前臂旋后位用三点加压，四夹超肘固定，符合力学分布。孟氏骨折Ⅰ、Ⅱ、Ⅳ型，应更多考虑尺骨的对位和稳定性，多置于前臂中立位，特别是Ⅳ型尺桡骨折，中立位时骨间膜平衡，尺桡骨最稳定。

（何利雷）

孟氏骨折Ⅲ、Ⅳ型手法和夹板示意

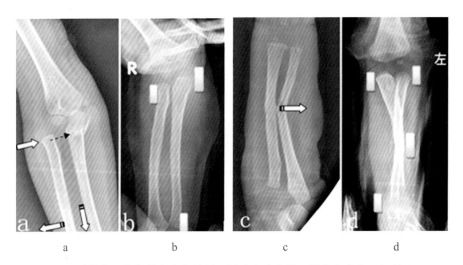

a　　　　b　　　　c　　　　d

a. Ⅲ型整复：推桡骨小头往尺侧，同时牵引外展，脱位和成角一起纠正

b. Ⅲ型固定：前臂旋后复位旋后固定，三点加压，四夹超肘固定

c. Ⅳ型整复：端提桡尺骨骨折端，把尺骨向尺侧横向分骨

d. Ⅳ型固定：前臂中立位固定，四点加压，四夹超肘固定

图5-8-10　孟氏骨折Ⅲ、Ⅳ型手法和夹板示意

附：临床总结

旋后肘屈位超腕肘关节夹板外固定治疗儿童Ⅲ型孟氏骨折

方耀忠　佛山市中医医院

笔者自2006年10月至2008年6月采用旋后肘屈位超腕肘关节小夹板外固定方法治疗29

例儿童Ⅲ型孟氏骨折，效果良好。

1.临床资料 本组 29 例，男 17 例，女 12 例。年龄 3～6 岁，平均 4.6 岁。右侧 21 例，左侧 8 例，全部为闭合性骨折，致伤原因均为意外摔伤。按 Bado 分型均为Ⅲ型。合并桡神经损伤 2 例，受伤至整复时间 2～8 小时，平均 3.2 小时。从患者所带临床资料可见，其中有 6 例外院漏诊。

2.治疗结果 随访时间 4～12 个月，平均 7.8 个月，骨折均达骨性愈合，根据 Mackay 病情评定标准，结果优 22 例，占 75.86%；良 7 例，占 24.14%。2 例合并桡神经损伤，经非手术治疗均痊愈。

［资料来源：中医正骨，2010，22（1）：57］

孟氏骨折临床总结

钟广玲，等 佛山市中医院

佛山市中医院 1990～2000 年间共治疗了孟氏骨折约 300 例，其中非手术治疗率达 95%，手术治疗者仅作桡骨切开和克氏针髓内固定，而肱桡关节脱位仍闭合处理。经远期观察，仅 8 例患者遗留不同程度前臂旋转功能障碍，其中 2 例已二期行桡骨小头切除。总治愈率为 97%，疗效理想。

［资料来源：陈渭良骨伤科临证精要，2002：206］

第九节　桡骨下 1/3 骨折合并下尺桡关节脱位
（Galeazzi Fracture Dislocations）

桡骨下 1/3 骨折合并下桡尺关节脱位，又称盖氏骨折（Galeazzi 骨折），20～40 岁的成年男子较多见。盖氏骨折容易漏诊，有时与前臂骨折难以区别。

（一）受伤机制

直接暴力与间接暴力均可造成桡骨下 1/3 骨折合并下桡尺关节脱位，以间接暴力所致者多见。直接暴力为前臂被重物打击、砸压或操纵机器时绞伤所致，桡骨多为横断或粉碎骨折，桡骨远折段常因旋前方肌牵拉而向尺侧移位，还常合并尺骨下 1/3 骨折。间接暴力多为跌倒，暴力通过桡腕关节向上传导至桡骨下 1/3 处应力弱点而发生骨折，骨折线多呈短斜形或横断形，螺旋形少见。骨折远段向上移位并可向掌侧或背侧移位，同时三角纤维软骨及尺侧腕韧带被撕裂或尺骨茎突被撕脱，造成下桡尺关节脱位。跌倒时，若前臂在旋前位，桡骨远段向背侧移位；若前臂在旋后位或中立位，则桡骨远段向掌侧移位。骨折后，桡骨骨折远段受外展拇长肌和伸拇短肌的挤压而向尺侧成角和向尺侧、掌侧移位，且被旋前方肌牵拉而旋前移位。儿童桡骨下段骨折可为青枝骨折，下桡尺关节脱位有时不明显，常发生尺骨下端骨骺分离，骨骺随桡骨远段向背侧移位。脱位方向有三种情况：桡骨远端向近侧移位，尺骨小头向远侧移位；尺骨小头向掌或背侧移位，以背侧移位为多见；下桡尺关节分离。移位多同时存在。

（二）诊断分型

1. 中医分型 （参照《中医骨伤科病证诊断疗效标准》）

Ⅰ型：桡骨远端青枝骨折并尺骨下端骨骺分离，儿童骨折多为本型。

Ⅱ型：桡骨干下 1/3 横断，螺旋或斜形骨折，移位较大，下桡尺关节脱位。

Ⅲ型：桡骨下 1/3 骨折，尺骨干骨折或不完全性骨折，下桡尺关节脱位。

2. 西医分型 （Galeazzi 分型）

Ⅰ型：桡骨横形骨折，稳定型。

Ⅱ型：桡骨斜形或粉碎骨折，不稳定型。

Ⅲ型：桡尺骨远段 1/3 双骨折，特殊型。

（三）治疗原则

盖氏骨折的治疗关键是恢复桡骨长度，稳定下尺桡关节。盖氏各型骨折，特别是儿童型，通过手法夹板或石膏固定，部分可达到满意的复位，甚至是解剖复位。但对于成年人，由于盖氏骨折因受前臂旋前方肌、肱桡肌、拇外展肌、拇伸肌的影响，且肌肉丰厚，外固定对整复后的骨折端稳定有一定的局限性，维持复位比较困难。为获得良好的前臂旋转功能，避免下桡尺关节紊乱，桡骨骨折必须力求解剖复位或近于解剖复位，尤其对骨折端的成角和旋转畸形必须矫正。因此，大多数学者主张手术治疗。

（四）闭合治疗的优势与短板

手术治疗盖氏骨折并发症发生率为 39%，包括骨不连、内固定失效骨折移位、感染、下桡尺关节不稳定、取出钢板后再骨折以及手术相关的神经损伤。闭合治疗安全、有效，但对于成年人盖氏骨折，难以获得可靠的固定，尤其是桡骨斜形骨折远端向尺侧移位，造成下桡尺关节短缩。

闭合复位髓内针内固定结合夹板外固定，手法与固定相结合，能充分发挥中医手法的优势。由于损伤小，固定可靠，骨折愈合较快，值得推广。但对于桡骨骨折旋转移位，手法纠正和维持固定都比较困难，需加以克服。

（五）手法特点

运用正骨十四法的拔伸牵引纠正桡骨重叠移位；提按升降、内外推端、扣挤分骨纠正侧方移位；旋翻回绕纠正骨折背靠背移位。

盖氏骨折合并软组织广泛挫擦伤手法复位闭合穿钉案

朱某，男，36岁，佛山市中医院门诊病历号：3002720***。X线片号：3932***。

主诉： 骑摩托跌伤致左前臂肿痛、活动受限7天。检查：左前臂畸形，前臂见广泛挫擦伤口，稍渗血，压痛明显，关节活动受限。X线片示：桡骨下段骨折，远折端向外后移位，下桡尺关节脱位。**诊断：** ①左桡骨下1/3骨折合并下桡尺关节脱位。中医分型：Ⅱ型。Galeazzi分型：Ⅱ型。②左前臂软组织广泛挫擦伤。**治疗：** 手法复位，外敷消毒黄油纱，前臂四夹固定，X复查见骨折端移位，收住入院，予弹性钉内固定，前臂二夹外固定。4周后去除夹板，指导功能锻炼，10个月后取出内固定物。**随访：** 1年6个月。按《骨科疾病疗效评价标准》–Anderson前臂双骨折评分系统**评分：** 优。图文演示治疗经过如下（图5-9-1）。

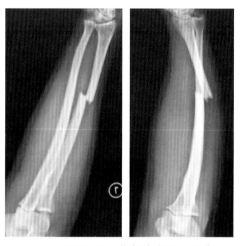

a. 2017-8-8整复前外院X线片

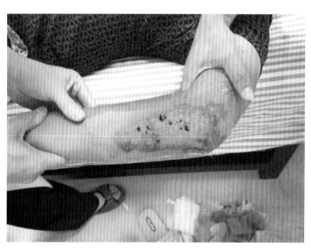

b. 2017-8-14治疗前伤肢外观

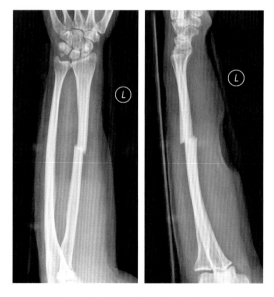

c. 2017-8-14整复后：骨折对位2/3

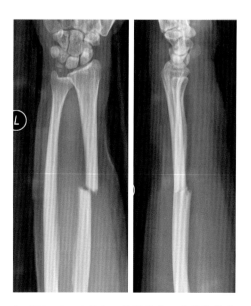

d. 2017-8-16复查：骨折移位，关节半脱位

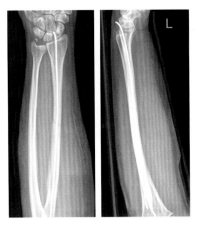
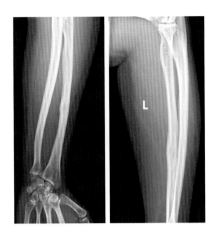

e. 2017-8-19 闭合穿钉术后　　　　　　　　f. 2019-2-20 复查：骨折愈合

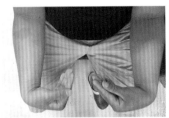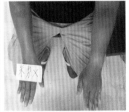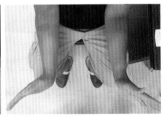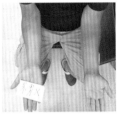

g. 2018-6-22 检查：功能正常

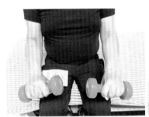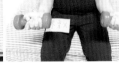　　　　　　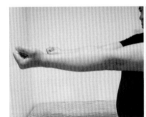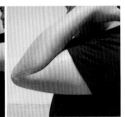

h. 2019-2-20 检查：哑铃旋转　　　　　i. 2019-2-20 检查：屈伸功能和外形正常，
　　　　　　　　　　　　　　　　　　　　背侧见陈旧性挫擦瘢痕

图 5-9-1　盖氏骨折合并软组织广泛挫擦伤手法复位闭合穿钉案

【按】本案患者伤后皮损严重，左肘部见约 10cm×5cm 不规则皮肤挫擦伤，渗血明显，属不稳定性骨折，若手术切开复位内固定，则感染风险概率较高。本案予"扣挤分骨、提按升降、内外推端"等手法复位。复位后用 1 枚直径 2.0mm 弹性钉于桡骨下端茎突处经皮钻入，经髓腔固定骨折端，皮损处外敷本院制剂无菌伤科黄油纱，前臂二夹固定。中药早期予疏风清热，活血祛瘀为法。

（陈衍尧）

儿童盖氏骨折（Ⅲ型）合并肱骨髁上骨折手法夹板案

沈某，男，6 岁，佛山市中医院门诊病历号：3002437***。X 线片号：3779***。

主诉：跌伤致右腕、肘部疼痛，活动障碍 1 小时。**检查：**右腕、肘部畸形、压痛。X 线片示：桡尺骨下段骨折，下桡尺关节脱位；肱骨髁上骨折。**诊断：**①右桡骨下 1/3 骨折合并下桡尺关节脱位。中医分型：Ⅲ型。Galeazzi 分型：Ⅲ型。②右肱骨髁上骨折。**治疗：**予"拔伸牵引、提按升降、内外推端"等手法行盖氏骨折整复，予"拔伸、提按、屈肘"等手法行肱骨髁上骨折整复，外敷伤科黄水纱，前臂四夹超腕固定，上臂四夹超肘固定。4 周后前臂改前后二短夹板、上臂改内外二夹超肘；5 周后，解除夹板外固定，指导功能锻炼。**随访：**2 年半。按《骨科疾病疗效评价标准》–Anderson 前臂双骨折评分系统、改良 Mayo 肘关节功能评分系统**评分：**优。图文演示治疗经过如下（图 5-9-2）。

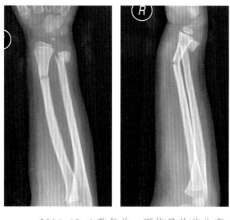
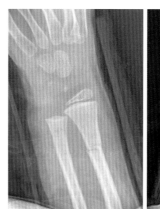
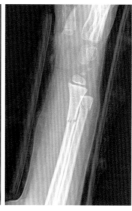

a. 2016-12-6 整复前：下桡尺关节分离　　　　　b. 2016-12-6 整复后：骨折脱位纠正

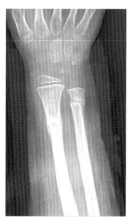
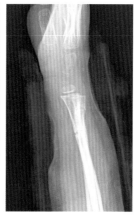

c. 2017-1-7 复查：关节正常，骨折愈合

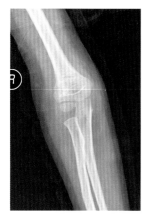
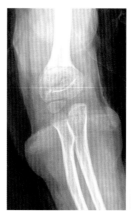
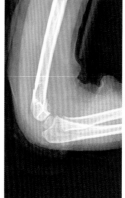

d. 2016-12-6 整复前　　　　　　　　　e. 2016-12-6 整复后

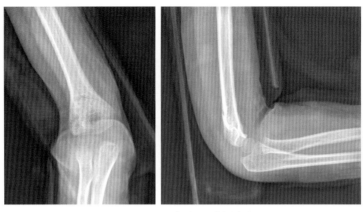

f. 2017-1-7复查：骨折愈合

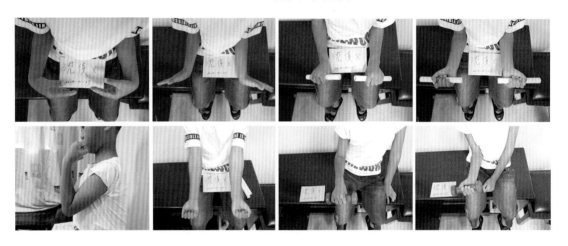

g. 2019-4-27检查：功能基本正常，前臂旋前稍限

图 5-9-2　儿童盖氏骨折（Ⅲ型）合并肱骨髁上骨折手法夹板案

【按】

1. 治疗策略　本案同一肢体二处骨折，先整复简单而稳定的肱骨髁上骨折。上臂夹板固定后，再进行整复复杂而不稳定的盖氏骨折。在整复的过程中，应保持肘关节深屈肘。第二助手于前臂上段擒拿扶正，维持肘关节稳定。

2. 盖氏复位　助手中立位拔伸牵引，术者提按升降纠正桡骨成角和尺骨背侧移位，然后外展桡偏牵引，术者同时推端尺骨向桡侧，纠正尺骨尺侧移位，并横向抱迫靠拢，使下桡尺关节紧密合拢，最后触摸辨认，了解桡尺骨的位置，特别是尺骨内侧的平整度、下桡尺关节的横径、尺骨茎突与桡骨茎突的间距，并与健侧对比。

3. 分型讨论　盖氏骨折的中西医分型不尽一致。本案为桡尺骨下段骨折，桡尺关节轻度分离脱位，中医分型为Ⅲ型，Galeazzi 分型为特殊型。其手法的操作、复位的标准和损伤的预后均不同于单纯的桡尺骨下段骨折。

（朱秋贤　江湧）

桡尺骨下 1/3 骨折并下桡尺关节脱位（Ⅲ型）手法夹板案

张某，女，46 岁，佛山市中医院门诊病历号：3002628***。X 线片号：3881***。

主诉： 跌伤致左前臂肿痛、活动障碍 2 小时。检查：左腕、前臂畸形、压痛。X 线片示：桡尺骨下段骨折并下桡尺关节脱位。**诊断：** 左桡尺骨下 1/3 骨折合并下桡尺关节脱位。中医分型：Ⅲ型。Galeazzi 分型：Ⅲ型。**治疗：** 予手法复位，前臂四夹中立板固定。11 周后去除夹板外固定，指导功能锻炼。**随访：** 3 年 3 个月。按《骨科疾病疗效评价标准》–Anderson 前臂双骨折评分系统**评分：** 优。图文演示治疗经过如下（图 5-9-3）。

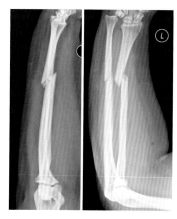

a. 2017-6-5 整复前：桡尺骨折、关节脱位

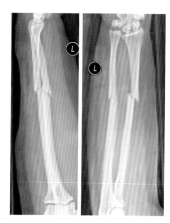

b. 2017-6-5 整复后：骨折对位 2/3

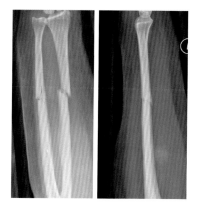

c. 2017-6-12 复查：骨、关节位置尚可

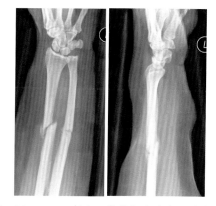

d. 2017-7-13 复查：桡骨轻度外移，骨痂生长

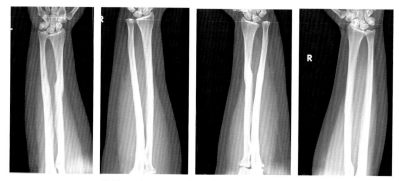

e. 2019-9-14 双前臂 X 线对照：骨折愈合塑形；下尺桡关节分离（失稳）

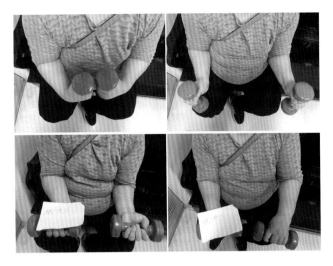

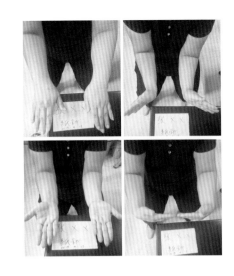

f. 2017-10-19 功能检查：活动正常　　　　　　g. 2019-9-13 功能检查：活动无痛

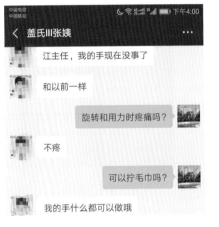

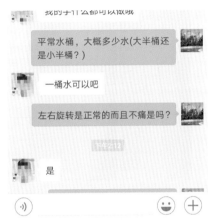

h. 2019-2-25、2020-9-17 微信随访：功能正常；旋转、阴天无痛，可工作和家务

图 5-9-3　桡尺骨下 1/3 骨折并下桡尺关节脱位（Ⅲ型）手法夹板案

【按】本案盖氏骨折Ⅲ型（特殊型）有手术指征，患者要求闭合治疗，获得较为满意的疗效。经 3 年多随访，现伤肢活动基本正常，旋后轻微不适，可能为下尺桡关节仍存在半脱位失稳，或腕三角纤维软骨盘损伤。嘱弹性腕套保护，定期随访。

（符名赟）

桡骨下 1/3 骨折并下桡尺关节脱位（Ⅱ型）手法夹板案（一）

佛山正骨医案集

徐某，女，36 岁，深圳市宝安某医院门诊病历号：360****。X 线片号：61****。

主诉：跌伤致左前臂肿痛、活动障碍 12 小时。检查：左腕、前臂畸形，压痛。X 线片示：桡骨下 1/3 斜形骨折，下桡尺关节脱位。**诊断：**左桡骨下 1/3 骨折合并下桡尺关节脱位。中医分型：Ⅱ型。Galeazzi 分型：Ⅱ型。**治疗：**予"旋翻回绕"等手法闭合复位，前臂四夹小夹板 + 石膏托固定。10 周后去除夹板，指导功能锻炼。**随访：**1 年 3 个月。按《骨科疾病疗效评价标准》-Anderson 前臂双骨折评分系统**评分：**优。图文演示治疗经过如下（图 5-9-4）。

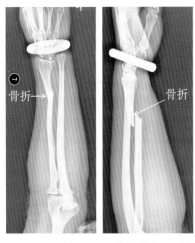
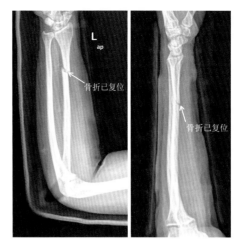

a. 2017-3-18 整复前：背靠背移位、下桡尺脱位　　　　b. 整复后：骨折脱位纠正

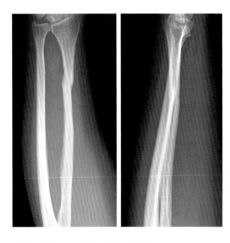
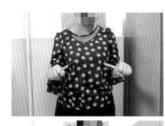
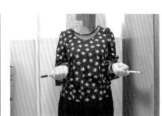
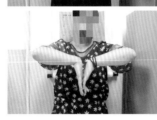
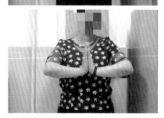

c. 2018-6-6 复查：骨折愈合塑形；下尺桡正常　　　　d. 检查：屈伸和旋转功能正常

图 5-9-4　桡骨下 1/3 骨折并下桡尺关节脱位（Ⅱ型）手法夹板案（一）

【按】

1. 手法特点　本案桡骨骨折背靠背移位，用佛山正骨"旋翻回绕"法：把骨折远端从背侧经外侧绕到掌侧，把骨折"背靠背"移位变成"面对面"，然后用示指在外侧封住骨折远端防止其原路返回，再拔伸牵引，提按升降，纠正前后移位。

2. 夹板固定　复位后，在骨折远端外侧及前后加垫，在腕关节尺侧置半环型抱骨垫，前臂四夹板中立位石膏托屈肘 90°固定。

（谭宫峰）

桡骨下 1/3 骨折并下桡尺关节脱位（Ⅱ型）手法夹板案（二）

李某，男，23 岁，佛山市中医院门诊病历号：3001696***。X 线片号：3030***。

主诉： 跌伤致左前臂肿痛、活动障碍 3 小时。检查：左腕、前臂畸形，压痛。X 线片示：桡骨下 1/3 短斜形骨折，下桡尺关节脱位。**诊断：** 左桡骨下 1/3 骨折合并下桡尺关节脱位。中医分型：Ⅱ型。Galeazzi 分型：Ⅱ型。**治疗：**予"拔伸牵引、内外推端、提按升降"等手法复位，前臂四夹中立板固定。10 周后去除夹板，指导练功。**随访：**3 年 11 个月。按《骨科疾病疗效评价标准》–Anderson 前臂双骨折评分系统**评分：**优。图文演示治疗经过如下（图 5-9-5）。

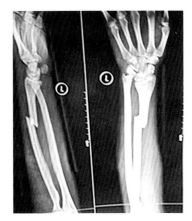
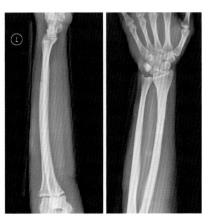

a. 2015-3-3 整复前外院片：骨折脱位　　　　　b. 整复后：骨折脱位纠正

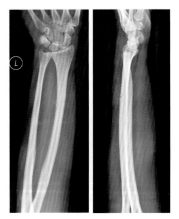
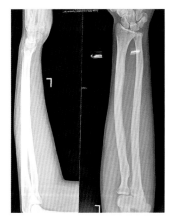

c. 2015-3-28 复查　　　　　d. 2017-9-6 外院片：骨折愈合

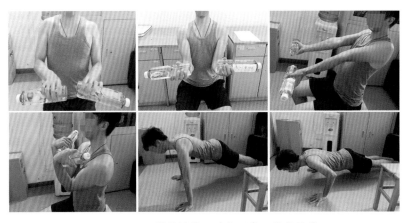

e. 2017-9-6 微信随访：功能正常，做俯卧撑

图 5-9-5　桡骨下 1/3 骨折并下桡尺关节脱位（Ⅱ型）手法夹板案（二）

【随访】2019 年 2 月 25 日手机微信随访：伤肢功能完全正常，旋转无疼痛不适。可进行正常工作和运动。

（王卫刚）

儿童桡骨下 1/3 骨折并下桡尺关节脱位（Ⅱ型）手法夹板案

杨某，男，5 岁，佛山市中医院门诊病历号：3002194***。X 线片号：3660***。

主诉：跌伤致右前臂肿痛、活动障碍 1 小时。检查：右腕、前臂畸形，压痛。X 线片示：桡骨下 1/3 骨折并下桡尺关节脱位。**诊断**：右桡骨下 1/3 骨折合并下桡尺关节脱位。中医分型：Ⅱ型。Galeazzi 分型：Ⅱ型。**治疗**：予手法复位，前臂四夹中立板固定，4 周后去除中立板改二夹外固定；6 周去外固定，功能锻炼。图文演示治疗经过如下（图 5-9-6）：

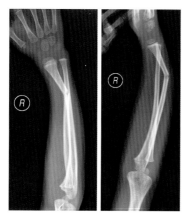 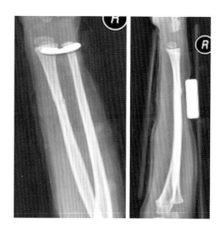

a. 2016-5-25 整复前：下桡尺关节脱位　　　　b. 2016-5-25 整复后加垫

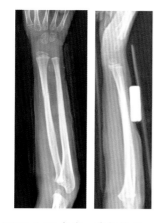 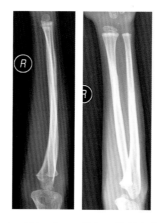

c. 2016-6-20 复查：背侧压垫　　　　d. 2016-8-31 复查：骨折愈合

图 5-9-6　儿童桡骨下 1/3 骨折并下桡尺关节脱位（Ⅱ型）手法夹板案

儿童桡骨下端骨折并尺骨骨骺分离（Ⅰ型、特殊型）手法夹板案

林某，男，12 岁，佛山市中医院门诊病历号：3002003***。X 线片号：3557***。

主诉：跌伤致左腕部肿痛，活动障碍 2 小时。检查：左腕畸形，压痛，可扪及骨擦感。X 线片示：桡骨下端骨折，尺骨远端骨骺骨折。**诊断**：①左桡骨下端骨折。②左尺骨远端骨骺骨折。中医分型：Ⅰ型。Galeazzi 分型：Ⅲ型（特殊型）。尺骨 Salter-harris 分型：Ⅱ型。**治疗：**手法复位，外敷伤科黄水纱，前臂四夹屈腕固定。4 周后改前后二短夹板；6 周后，解除夹板外固定，指导功能锻炼。**随访：**4 年 5 个月。按《骨科疾病疗效评价标准》–Anderson 前臂双骨折评分系统**评分：**优。图文演示治疗经过如下（图 5-9-7）。

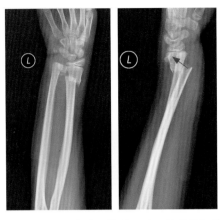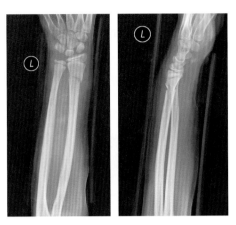

a. 2015-11-17 整复前：桡骨下端、尺骨骨骺骨折　　　b. 2015-11-17 整复后：移位纠正

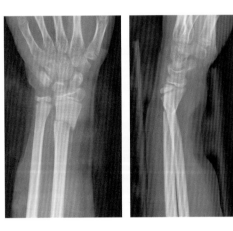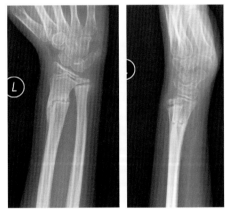

c. 2015-11-26 复查：骨折对位尚好　　　　　d. 2016-1-7 复查：骨折愈合

图 5-9-7　儿童桡骨下端骨折并尺骨骨骺分离（Ⅰ型、特殊型）手法夹板案

【随访】2020 年 4 月 22 日电话随访（13725999***）：双侧对比，伤肢未见畸形，腕关节屈伸、前臂旋转功能活动均正常。

【按】

1. 手法复位　予内外推端纠正侧方移位；拔伸牵引、提按升降纠正前后移位。手法应轻巧，以足量牵引克服重叠移位，一般不使用扩折反拔、旋翻回绕手法，避免反复、粗暴手法，尽可能减少骨骺损伤。

2. 骨骺损伤　儿童干骺端骨折累及骺板和骨骺，必须尽量恢复其正常解剖结构，以免引起生长停滞和成角畸形发生，如尺骨生长停滞而形成假性马德隆畸形、桡骨的弯曲而致关节面不匹配等不良后果。

（谢韶东　邓蕴源）

儿童盖氏骨折（陈旧性）手法折骨复位夹板案

杨某，男，9岁，佛山市中医院门诊病历号：3002017***。X线片号：3565***。

主诉： 跌伤左腕肿痛，活动障碍18天。**检查：** 左腕畸形，轻微压痛。X线片示：桡骨下端骨折，尺骨小头背侧脱位，骨痂生成。**诊断：** 左桡骨下端骨折并下桡尺关节脱位（陈旧性）。中医分型：Ⅱ型。Galerzzi分型：Ⅰ型。**治疗：** 闭合手法折骨复位，夹板固定，功能锻炼。**随访：** 1年11个月。按《骨科疾病疗效评价标准》–Anderson前臂双骨折评分系统**评分：** 优。图文演示治疗经过如下（图5-9-8）。

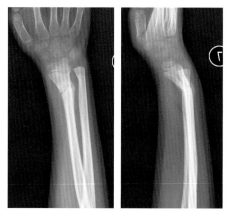 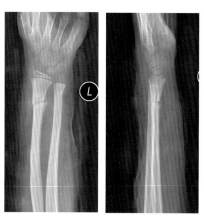

a. 2015–11–30 整复前：桡骨成角，关节脱位　　b. 整复后：成角和脱位纠正

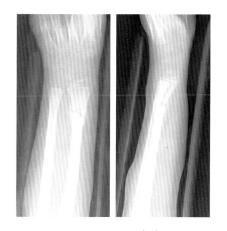 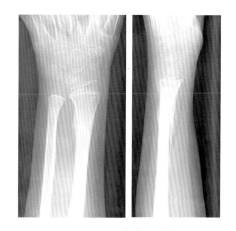

c. 2015–12–16 复查　　　　　　　　d. 2016–1–16 复查：骨折愈合

图5-9-8　儿童盖氏骨折（陈旧性）手法折骨复位夹板案

【随访】2017年11月1日电话随访（15815622***）：活动正常，外形正常，可上体育课。

【按】

1.陈旧骨折　本案患儿受伤后18天来诊，X线片显示骨折背侧成角畸形且有骨痂生长，必须先折骨，再行手法复位。

2.手法折骨　予"摇摆转动、对抗旋转、顶压折断"等手法进行折骨并复位，外敷伤科黄水纱，前臂四夹超腕背伸旋后位外固定。陈旧性骨折手法折骨时，力量由小到大，切忌手法粗暴，使骨痂慢慢完全折断，粘连的组织得以松解。尽量缩短力臂，防止折骨造成骨折端上下部位骨折。

（黎土明）

盖氏骨折（Ⅱ型）闭合治疗骨折迟缓愈合案

潘某，男，51 岁，佛山市中医院门诊病历号：2009272***。X 线片号：3773***。

主诉： 跌伤致伤右前臂肿痛、活动障碍 1 小时。**检查：** 右前臂畸形，可扪及骨擦感。X 线片示：桡骨下 1/3 骨折，下桡尺关节脱位。**诊断：** 右桡骨下 1/3 骨折合并下桡尺关节脱位。中医分型：Ⅱ型。Galeazzi 分型：Ⅱ型。**治疗：** 予手法复位，前臂四夹中立板固定。8 周后改二短夹，4 个月后去除夹板固定。**随访：** 2 年半。按《骨科疾病疗效评价标准》–Anderson 前臂双骨折评分系统**评分：** 优。图文演示治疗经过如下（图 5-9-9）。

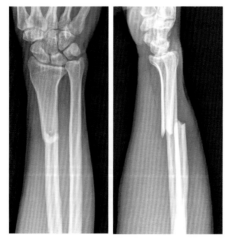
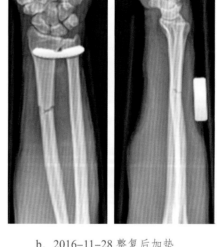

a. 2016–11–28 整复前：骨折脱位　　　　　b. 2016–11–28 整复后加垫

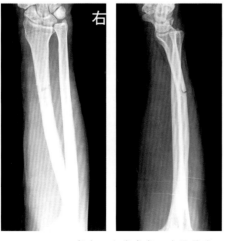
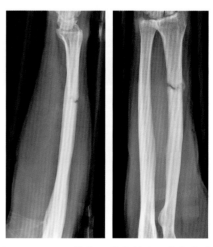

c. 2017–1–9 复查：向背成角，未见骨痂　　　　d. 2017–2–28 复查：成角纠正，少许骨痂

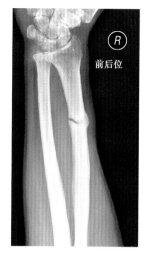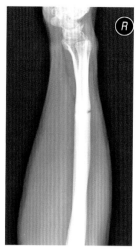

e. 2017-5-23复查：外侧部分骨痂增多

图5-9-9 盖氏骨折（Ⅱ型）闭合治疗骨折迟缓愈合案

【随访】2019年5月24日电话随访（13535839***）：伤肢功能完全正常，旋转无疼痛不适，阴天无疼痛，用力恢复已到正常，现在做物业保安工作。嘱拍片复查。

【按】骨折迟缓愈合的原因，主要是骨折端由于齿状面吻合不全出现部分断端分离。治疗过程中可采用"接合碰撞"对骨折端进行纵轴冲击，使断端紧密接触，并加强伤肢持物负重和旋转等功能锻炼，最终使伤肢恢复正常。

（谭国昭）

附：临床总结

手法复位、闭合穿针内固定治疗盖氏骨折临床疗效总结

陈衍尧，等 佛山市中医院

佛山市中医院自2001年5月至2001年12月对57例盖氏骨折采用手法复位、闭合穿针内固定方法治疗并进行疗效分析，显示该治疗方法简单、安全、可靠，而且骨折对位好、伤肢功能恢复快，临床效果比较满意，总结如下。

1.临床资料 本组患者57例。其中男性35例，女性22例；年龄18～63岁，平均年龄35岁；左前臂19例，右前臂38例。受伤原因：交通事故19例，工伤12例，运动伤18例，其他8例。

2.治疗效果 本组57例患者经随访复查，均骨折愈合。其临床愈合时间1～3个月，平均2个月；骨性愈合时间3～6个月，平均4个月。疗效如下。

优：53例（骨折解剖复位或接近解剖复位，下桡尺关节完全复位，前臂功能完全恢复）。

良：4例（桡骨骨折对位好，前臂旋转功能稍受限）。

差：0（无一例发生骨不连或伤肢感染）。

［资料来源：赣南医学院学报，2002，22（1）：52］

盖氏骨折临床疗效总结

钟广玲，等　佛山市中医院

佛山中医院总结了 1990～2000 年间的临床资料，得到如下数据：期间共治疗了盖氏骨折约 1400 例，非手术治疗率在 95% 以上。40 例遗留不同程度前臂旋转功能障碍，治愈率在 96% 以上。临床资料表明，运用手法整复加夹板固定对绝大部分盖氏骨折能取得较好的疗效，其中包括严重损伤的盖氏骨折，尤其下桡尺关节分离严重的病例。

［资料来源：陈渭良骨伤科临证精要，2002：211］

第十节　桡骨远端骨折

（Distal Radius Fracture）

桡骨远端骨折，即桡骨远端关节面以上 3cm 范围内的骨折，是腕部最常见的骨折，女性多于男性，好发于中老年。Colles 骨折占全身骨折 6.7%～11%。

（一）受伤机制

间接暴力或直接暴力均可导致桡骨远端骨折，多为间接暴力。

1. 跌倒时，肘部伸展，前臂旋前，腕关节呈背伸位，手掌先着地，地面向上的反作用力和躯干向下的重力在桡骨远端相交而发生骨折。

2. 患者跌倒时，若腕关节呈掌屈位，前臂旋后位，手背先着地，腕关节急骤掌屈，传达暴力作用于桡骨远端背侧而造成骨折，或直接暴力撞击。

3. 患者跌倒时，腕关节掌屈位，手背先着地，外力使腕骨撞击桡骨远端的掌侧缘，导致桡骨远端掌侧缘劈裂骨折。暴力大时可造成腕关节向掌侧半脱位。

4. 患者跌倒时，腕背伸前臂旋前，手掌先着地，外力使腕骨撞击桡骨远端背侧缘，导致桡骨远端背侧缘劈裂骨折。暴力大时可造成腕关节向背侧半脱位。

（二）诊断分型

1. 中医分型　（《中医骨伤科学》张安桢 1988 年第 1 版）

伸直型：骨折远端向背侧移位，前臂远端呈"餐叉样"畸形（Colles 骨折）。

屈曲型：骨折远端向掌侧移位，前臂远端呈"锅铲样"畸形（Smith 骨折）。

背侧缘劈裂骨折：桡骨远端背侧缘楔形骨折，向背侧移位，可造成腕关节向背侧半脱位（Barton 背侧缘骨折）。

掌侧缘劈裂骨折：桡骨远端掌侧缘关节面骨折向掌侧移位，可造成腕关节向掌侧半脱位（Barton 掌侧缘骨折）。

2. 西医分型 （AO 分型：23-A/B/C）

A 型：关节外骨折。A1：尺骨远端关节外骨折，桡骨完整；A2：桡骨远端关节外骨折，简单或嵌插骨折；A3：桡骨远端关节外粉碎性骨折。

B 型：桡骨部分关节内骨折。B1：桡骨矢状面部分关节内骨折；B2：桡骨背侧缘冠状面部分关节内骨折；B3：桡骨掌侧缘冠状面部分关节内骨折。

C 型：桡骨完全关节内骨折。C1：桡骨关节内简单骨折，干骺端简单骨折；C2：桡骨关节内简单骨折，干骺端粉碎性骨折；C3：桡骨关节内粉碎性骨折，干骺端简单或粉碎性骨折。

3. 儿童骨骺骨折西医分型 （Salter-Harris 分型）

Ⅰ型：单纯骨骺分离。Ⅱ型：骨骺分离伴干骺端骨折。Ⅲ型：骨骺骨折。Ⅳ型：骨骺和干骺端骨折。Ⅴ型：骨骺板挤压性损伤。Ⅵ型：骨膜或软骨环损伤。

（三）治疗原则（《骨与关节损伤》，王亦璁，2012 年第 5 版）

1. 保守治疗 桡骨远端骨折进行保守治疗，至今仍是最重要手段，为广大医师采用。临床可接受的功能对位标准应满足：掌倾角减少 ≤ 9°；尺偏角减少 ≤ 3°；桡骨短缩 ≤ 2mm。关节面整复标准：关节内骨折移位小于 2mm。

2. 手术治疗 少数绝对适应证：①开放骨折；②神经血管损伤；③骨筋膜室综合征。相对适应证：①严重粉碎骨折移位明显，桡骨远端关节面破坏，保守治疗存在畸形愈合的年轻人或有运动需求的患者；②手法复位失败，或外固定不能维持复位，达不到功能对位。手术内固定除了一般手术可能出现的并发症外，还有可能由于植入物造成的肌腱磨损。因此，手术并不是治疗桡骨远端骨折的首选方法。必须对患者的年龄、骨质疏松程度、日常活动和生活方式需求、身体状态及经济状态等因素综合考虑，平衡手术与保守治疗的风险和收益后再作抉择。

（四）闭合治疗的优势与短板

保守治疗桡骨远端骨折，操作简单，复位成功率高，治疗效果较为满意。但复位过程中因部分关节内粉碎性骨折，较难达到功能复位标准。部分不稳定性骨折，由于缺乏更可靠的固定方式，导致复位后骨位丢失或骨折端塌陷等问题。我们曾使用腕套牵引治疗，可以有效纠正和预防此类问题，但卧床治疗可能会导致并发症的发生。腕套与皮肤接触面小，牵引力有限，容易造成皮肤压疮。手法复位外固定支架不失为一种以闭合治疗为主的优选方法，但对于部分严重粉碎、塌陷骨折，也难以达到理想的解剖复位。在临床治疗过程中我们发现，由于骨折逐渐移位出现了畸形愈合，所幸的是，其功能并没有出现明显的异常。对骨折对位要求不高的老年人，往往获得更好的功能结果。相反，少数骨折对位对线好，但由于缺乏合理的功能训练，最终达不到预期的效果。尽管如此，由于缺乏系统深入研究和大数据的远期随访，桡骨远端骨折的保守治疗应尽可能达到功能复位以上。

佛山市中医院 1990～2000 年治疗桡骨远端骨折患者约 14000 例，住院患者约 3500 例（占比为 1：4）。97% 以上患者采用手法整复小夹板固定并配合中药辨证施治和功能锻炼。平均临床治愈时间为 4 周，治疗后随访，远期并发症者小于 5%，较文献所报道的疗效为优。其中，佛山正骨十四法针对粉碎性骨折的"抱迫靠拢、屈伸展收"和骨折斜面背靠背移位的"扩折反拔、旋翻回绕"，特别是针对陈旧性骨折的"摇摆转动、对抗旋转、顶压折断"，扩大手法治疗桡骨远端骨折的适应证，取得较好的复位效果。同时，应用杉皮小夹板固定和必要的牵引，早期练功和中药内外并治，最终得到较好的疗效。时至今日，佛山正骨对桡骨远端骨折，尤其是粉碎性骨折，仍然发挥着重要的作用，在临床广泛运用。

（五）讨论——关于中医诊断分型

对于桡骨远端骨折的中医诊断和分型，教科书似乎已经不能满足临床工作需要。中医诊断分型以骨折移位方向和骨折线的形态为特点，中医分型对手法复位和外固定方式有较高契合度。西医诊断分型以解剖形态和损伤程度为基础，指导内固定的选择。我们认为：中西医骨伤科的诊断分型相互结合，是宏观与微观、形象与逻辑、整复与固定的结合，可以相互补充，取长补短。根据临床观察总结，我们认为桡骨远端骨折的中医分型有以下 10 型。

1. 伸直型 远折端向背侧移位。

2. 屈曲型 远折端向掌侧移位。

3. 桡偏型 远折端向桡侧移位。

4. 尺偏型 远折端向尺侧移位。

5. 嵌插型 尺骨或桡骨相互嵌顿。

6. 粉碎型 关节外粉碎、关节内粉碎。

7. 旋转型 远近端旋转或转轴、碎片翻转。

8. 背靠背型 骨折远近端斜面相背，呈背靠背。

9. 尺骨型 尺骨下端粉碎、尺骨茎突撕脱。

10. 脱位型 下尺桡关节脱位、桡腕关节脱位（背侧骨折脱位、掌侧骨折脱位）。

以上分型有单一分型或两种以上分型组合叠加。普通常见分型为 1～4 型，如桡骨远端骨折伸直桡偏型；特殊组合分型如：桡骨远端骨折伸直桡偏粉碎型、桡骨远端骨折脱位掌侧型、桡骨远端骨折旋转背靠背型等等。近年来，由于高能量损伤和老年骨质疏松迅速增多，桡骨远端粉碎性骨折在临床上普遍存在，由于骨折稳定性较差，多涉及关节面损伤。我们认为：粉碎性骨折可作为桡骨远端骨折的补充诊断，即桡骨远端粉碎性骨折，应作为治疗研究的重点。

（六）正骨十四法在整复桡骨远端粉碎性骨折中的运用

1. 触摸辨认 了解骨位，贯穿手法全程。

2. 擒拿扶正 维持体位，配合术者手法。

3. 拔伸牵引 以筋带骨，通过关节韧带（如长、短桡月韧带，桡腕背侧韧带）和关节囊的牵拉，使重叠的骨碎片归还原位，使塌陷的关节面骨折"凹者复起"。

4. 内外推端 纠正内外移位，使"断者复续"。

5. 提按升降 纠正前后移位，使"突者复平"。

6. 抱迫靠拢 纵向抱迫挤压，使分离的骨碎靠拢，"离而复合""碎者复完"；横向抱迫产生内在的纵向挤压，如球囊扩张效应，使凹陷的关节"凹者复起"。

7. 屈伸展收 端定骨折端，牵引下小幅度反复屈伸展收，对关节进行研磨，促进关节面平整。

8. 扩折反拔 两助手分别固定骨折近远段，术者先纠正折端的侧方移位，然后使骨折端向骨折近端移位方向成角并逐渐加大成角，同时推挤骨折远端向远侧，使远近端骨折皮质接触，并用手指推按住成角后已接触皮质的远端，其余手指顶住骨折近端，这时固定远段肢体的助手迅速把远段肢体向原成角方向反拔，同时术者拇指按远端，四指提近端，使骨折端对位。

9. 旋翻回绕　两助手分别固定骨折近远段，术者一手握住骨折近端，一手握住骨折远端，沿着骨折移位相反的路径还原回绕，使骨折端从背靠背转变为面对面，再用提按升降进行复位。一般来说，骨折桡偏者，则向桡侧回旋，骨折尺偏者，则向尺侧回旋。

桡骨远端骨折（粉碎脱位/A3 型）抱迫靠拢夹板案

麦某，男，18 岁，佛山市中医院门诊病历号：3002084***。X 线片号：3604***。

主诉：跌伤致右腕疼痛，活动障碍 10 天。检查：右腕压痛，可扪及骨擦感。X 线片示：桡尺骨远端骨折并下桡尺关节分离。**诊断**：右桡尺骨远端粉碎性骨折并下桡尺关节分离。中医分型：粉碎尺桡关节脱位型。AO 分型：A3 型。**治疗**：予"抱迫靠拢"等手法复位，前臂四夹旋后位固定。4 周后改二短夹板；5 周后解除夹板，功能锻炼。**随访**：3 年 4 个月。按《骨科疾病疗效评价标准》–Jakim 桡骨远端骨折疗效评分系统评分：优。图文演示治疗经过如下（图5–10–1）。

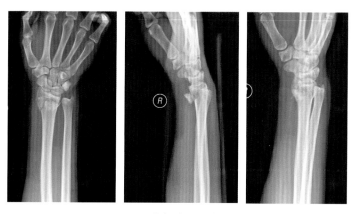

a. 2016-2-22 整复前：下桡尺关节分离

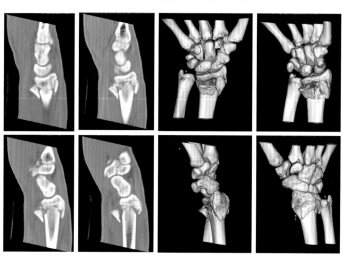

b. 2016–2–26 CT 检查：骨碎片分离

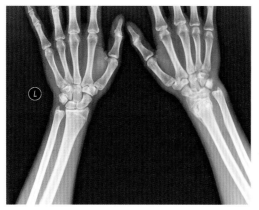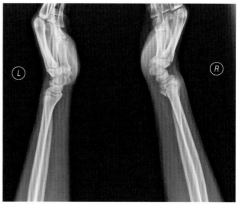

c. 2016-4-16复查：骨碎片合拢，骨折愈合；下桡尺关节分离

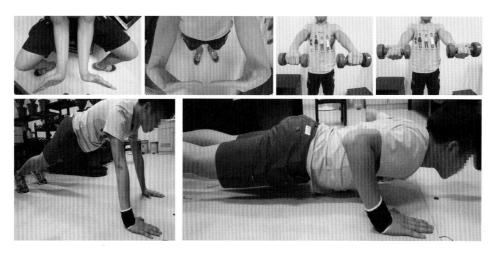

d. 2017-8-9随访：功能正常，可做俯卧撑

图 5-10-1　桡骨远端骨折（粉碎脱位 /A3 型）抱迫靠拢夹板案

【随访】2019 年 6 月 19 日电话随访（13421799***）：3 年来，伤肢外观无异常，功能活动正常。正在读某体育学院三年级，经常打篮球。

【按】

1. 手法特点　助手拔伸牵引，术者拇、指前后抱迫骨折端，并轻轻提按升降，使骨碎片靠拢。

2. 治疗效果　本案患者因立志参军，要求保守治疗。经治疗后虽遗留下桡尺关节半脱位，但与健侧肢体相比较：下桡尺关节稍松动；前臂旋转功能和腕关节屈伸功能均正常；关节活动无疼痛、无关节不稳定感；活动度和握力无明显差异。

（江湧）

桡骨远端骨折（伸直桡偏/B1 型）推端提按夹板案

李某，女，33 岁，佛山市中医院门诊病历号：3002288***。X 线片号：3703***。

主诉：跌伤左腕部肿痛，活动障碍 1 小时。检查：左腕压痛，可扪及骨擦感。X 线片示：

桡骨远端骨折。**诊断**：左桡骨远端骨折。中医分型：伸直型。AO 分型：B1 型。**治疗**：予拔伸、提按、推端、尺偏等手法复位，前臂四夹超腕固定。5 周后解除夹板外固定。**随访**：1 年。按《骨科疾病疗效评价标准》–Jakim 桡骨远端骨折疗效评分系统**评分**：优。图文演示治疗经过如下（图 5-10-2）。

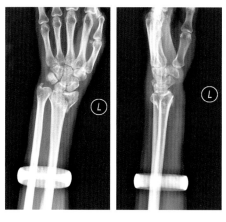

a. 2016-8-1 整复前：关节面骨折

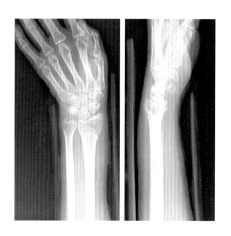

b. 2016-8-1 整复后

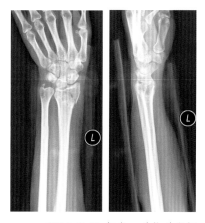

c. 2016-8-10 复查：对位对线好

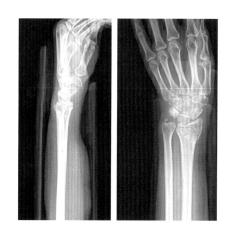

d. 2016 9 3 复查：骨折愈合

图 5-10-2 桡骨远端骨折（伸直桡偏 /B1 型）推端提按夹板案

【随访】2017 年 8 月 9 日电话随访（13703077***）：1 年来，与健侧对比，伤肢外观无异常，功能活动正常，活动无疼痛，可进行正常工作生活。

（谭国昭）

桡骨远端骨折（屈曲粉碎掌侧脱位 /B3 型）提按背伸夹板案

陈某，女，75 岁，佛山市中医院门诊病历号：3020101***。X 线片号：4009***。

主诉：跌倒伤左腕部肿痛不适 2 小时。检查：左腕关节肿胀畸形，桡骨远端压痛，可及骨擦感，腕关节活动受限，指动血运感觉好。X 线片示：①左桡骨下端粉碎性骨折。②左尺骨茎突骨折。**诊断**：左桡骨远端粉碎性骨折（巴通氏掌侧缘骨折）。中医分型：屈曲型骨折脱位。

AO 分型：B3 型。**治疗**：予拔伸、提按、背伸等手法复位，前臂四夹旋后位固定。**随访**：1 年 5 个月。按《骨科疾病疗效评价标准》-Jakim 桡骨远端骨折疗效评分系统**评分**：优。图文演示治疗经过如下（图 5-10-3）。

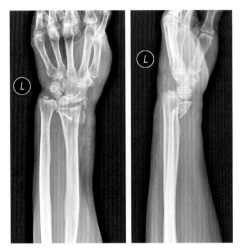

a. 2018-12-21 整复前：关节塌陷、前移

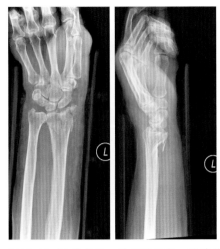

b. 2018-12-21 整复后：关节面平整、稍前移

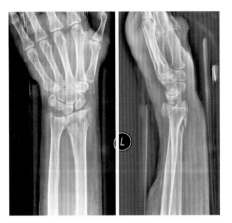

c. 2018-12-22 复查：蘑菇头背伸固定

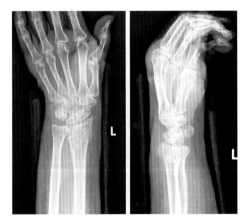

d. 2019-1-23 复查：掌、尺倾角正常，骨折线模糊

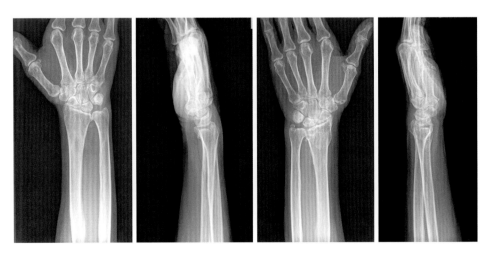

e. 2020-5-27 复查：双侧对比，骨折关节面欠均匀

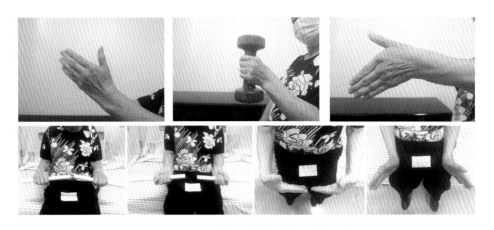

f. 2020-5-27复查：功能正常，活动无痛

（附）桡骨远端骨折（屈曲粉碎掌侧脱位/B3型）提按背伸夹板案

陈某，男，22岁，佛山市中医院住院病历号：316***。X线片号：50***

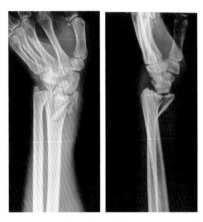

g. 2008-5-6整复前：关节面粉碎、移位

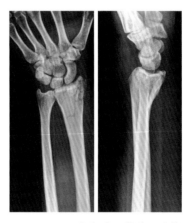

h. 2008-5-6整复后：关节面平整

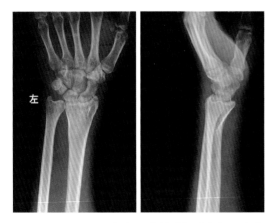

i. 2008-7-29复查：骨折对位对线好，愈合

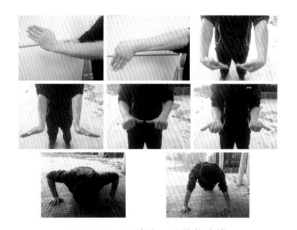

j. 2020-1-12随访：可做俯卧撑

图5-10-3 桡骨远端骨折（屈曲粉碎掌侧脱位/B3型）提按背伸夹板案

【按】桡骨远端掌侧缘劈裂骨折又称巴通氏掌侧缘骨折。属关节内粉碎性不稳定性骨折，闭合治疗难度较高。本案中医分型为屈曲型粉碎性骨折脱位，对手法复位和外固定及预后有明确的指导意义。该类型骨折的闭合治疗特点是：复位容易固定难。小夹板需保持腕背伸固定，如

果同时需要保持腕关节尺偏固定，小夹板塑形有一定的局限性，可考虑夹板加外固定支具或石膏固定。

（黎土明）

桡骨远端骨折（旋转粉碎/C2型）抱迫靠拢夹板腕套牵引案

张某，女，35岁，佛山市中医院住院病历号：1216883***。X线号：249***。

主诉：跌伤致右腕肿痛，活动障碍2天。检查：右腕压痛，背侧可扪及骨碎片。X线片示：桡骨远端粉碎性骨折，骨碎片翻转。**诊断**：右桡骨远端粉碎性骨折。中医分型：粉碎旋转型。AO分型：C2型。**治疗**：予"抱迫靠拢"手法复位，外敷伤科黄水纱，前臂四夹超腕固定，腕套牵引。4周后去除牵引，前臂四夹固定；6周后解除夹板，指导功能锻炼。**随访**：2个月。按《骨科疾病疗效评价标准》–Jakim桡骨远端骨折疗效评分系统**评分**：优。图文演示治疗经过如下（图5-10-4）。

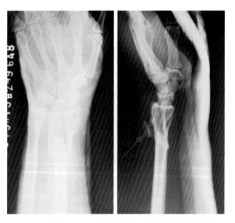
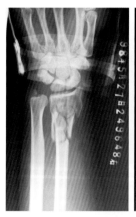

a. 1998-5-15 治疗前：骨块翻转180°   b. 1998-5-21 腕套牵引

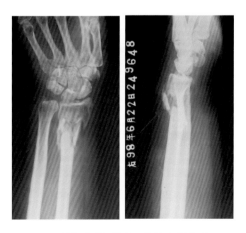
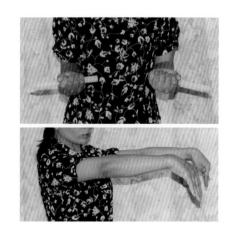

c. 1998-6-22 复查：骨块合拢愈合   d. 2个月后功能基本恢复正常

图5-10-4　桡骨远端骨折（旋转粉碎/C2型）抱迫靠拢夹板腕套牵引案

【按】

1.腕套牵引术　根据皮肤牵引原理自行设计的一种简单的自制布质腕套。腕套前后延伸牵引带，牵引带连接牵引装置，配合夹板固定使用。腕套牵引优势在于有效牵引下能够进行早期功能锻炼，牵引、固定、练功三者并举。但腕套与皮肤接触面小，牵引力有限，容易造成掌部皮肤压疮及血管神经压迫。

2. 骨碎片翻转　因骨碎片较大，完全翻转，难以复位。用拔伸牵引、抱迫靠拢、夹板压垫及腕套牵引，使骨碎片逐渐合拢并愈合，功能基本恢复。

3. 预后　本案需长期随访，了解骨碎片对肌腱的影响，必要时手术。

（江湧）

桡骨远端骨折（伸直桡偏脱位粉碎 /C2 型）端提夹板案

吕某，男，40 岁，佛山市中医院住院病历号：211***。X 线片号：621***。

主诉：跌伤致左腕肿痛，活动障碍 5 小时。检查：左腕压痛，餐叉样畸形。X 线片示：桡骨远端粉碎性骨折，下桡尺关节上下脱位。**诊断**：左桡尺骨远端粉碎性骨折。中医分型：伸直桡偏脱位型。AO 分型：C2 型。**治疗**：予"拔伸牵引、内外推端、提按升降、屈伸展收"等手法复位，前臂四夹超腕固定。6 周后解除夹板，指导功能锻炼。**随访**：17 年。按《骨科疾病疗效评价标准》–Jakim 桡骨远端骨折疗效评分系统**评分**：优。图文演示治疗经过如下（图 5-10-5）。

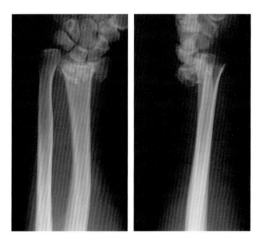 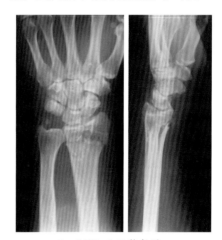

a. 2003-5-7 整复前：粉碎性骨折，下桡尺关节脱位　　　　b. 2003-5-7 整复后

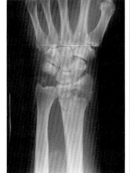 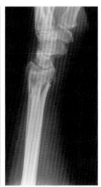 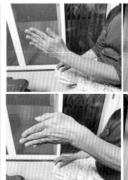 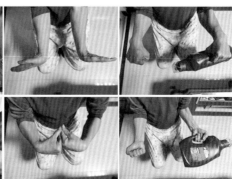

c. 2003-5-16 复查：关节面平整　　　　d. 2020-4-25 随访：功能正常

图 5-10-5　桡骨远端骨折（伸直桡偏脱位粉碎 /C2 型）端提夹板案

桡骨远端骨折（旋转粉碎/C2型）旋后夹板舒筋案

曹某，女，51岁，佛山市中医院门诊病历号：2010176***。X线片号：3712***。

主诉：跌倒致右腕肿痛，活动障碍2小时。检查：右腕压痛、畸形，可扪及骨擦感。X线片示：桡骨远端粉碎性骨折，骨折端旋转。**诊断**：右桡骨远端粉碎性骨折。中医分型：伸直旋转型。AO分型：C2型。**治疗**：予"对抗旋转"等手法复位，外敷伤科黄水纱，前臂四夹超腕旋后固定。4周后改前后二短夹板；6周后解除夹板，指导练功，定骨舒筋。随访：9个月余。按《骨科疾病疗效评价标准》–Jakim桡骨远端骨折疗效评分系统**评分**：优。图文演示治疗经过如下（图5-10-6）。

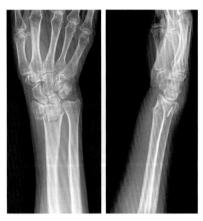
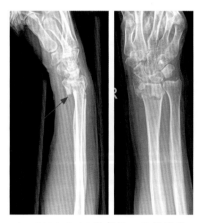

a. 2016-8-16 整复前　　　　　　　　b. 2016-8-16 整复后：旋转移位

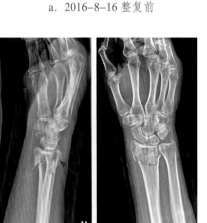
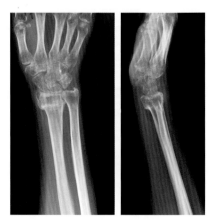

c. 2016-8-19 旋后固定，旋转改善　　　d. 2016-11-16 复查：轻度旋转，骨愈合

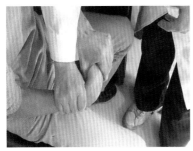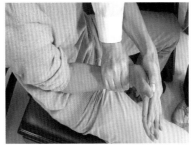

e. 桡骨远端骨折定骨舒筋示意

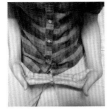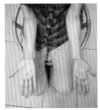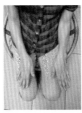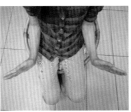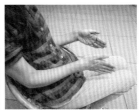

f. 2017-6-9 功能训练，恢复正常

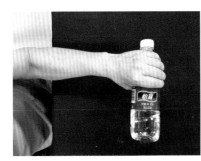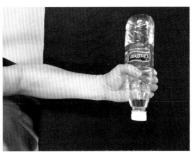

g. 前臂旋转训练：半瓶矿泉水，以流动的水，带动前臂旋转

图 5-10-6 桡骨远端骨折（伸直旋转粉碎 /C2 型）旋后夹板舒筋案

【按】

1. 定骨舒筋 患者 6 周后去除夹板，因未能及时进行前臂和腕关节功能锻炼，腕屈伸和前臂旋转功能受限，腕指关节僵硬。予定骨舒筋手法。经治疗 4 周后，腕屈伸和前臂旋转活动基本正常。定骨舒筋：固定骨折断端，进行被动关节松动，并指导患者积极进行主动锻炼。（图 5-10-6e）

2. 医患合作 在骨折治疗过程中，应坚持"医患合作"的原则，医师应在骨折治疗过程中及时指导、督促患者进行三期功能康复锻炼，拆除外固定后，患者更应积极主动进行锻炼，方能取得满意的治疗效果。（图 5-10-6f）

3. 矿泉水运动 人性化设计专门用于前臂旋转训练的方法。伤肢手持半瓶矿泉水，旋前旋后训练。当用力旋转时，流动的水不断冲击，带动前臂旋转。（图 5-10-6g）

（江湧）

桡骨远端骨折（伸直桡偏粉碎 /C2 型）拔伸端提夹板案

莫某，男，20 岁，佛山市中医院门诊病历号：3002697***。X 线片号：3916***。

主诉：高处跌落致右腕肿痛，活动障碍 3 小时。检查：右腕餐叉样畸形。X 线片示：桡骨远端骨折、尺骨茎突撕脱骨折。**诊断：**右桡远端粉碎性骨折。中医分型：伸直粉碎型。AO 分型：C2 型。**治疗：**予"拔伸牵引、提按升降、内外推端、屈伸展收"等手法复位，外敷伤科黄水纱，前臂四夹超腕固定。**随访：**5 个月余。按《骨科疾病疗效评价标准》–Jakim 桡骨远端骨折疗效评分系统**评分：**优。图文演示治疗经过如下（图 5-10-7）。

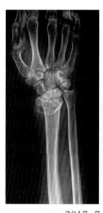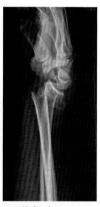

a. 2017-7-26 整复前

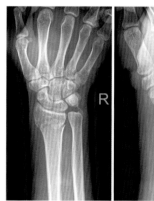

b. 2017-7-26 整复后

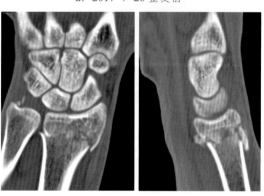

c. 2017-7-28 CT：关节增宽；旋后固定

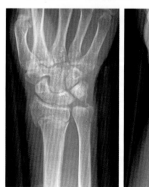

d. 2017-8-26 复查：骨痂生长

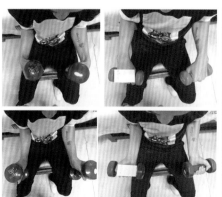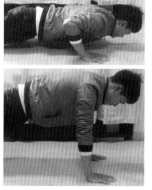

e. 2017-12-17、2018-1-15 检查：功能正常，做俯卧撑

图 5-10-7 桡骨远端骨折（伸直桡偏粉碎 /C2 型）拔伸端提夹板案

桡尺骨远端开放性骨折（伸直粉碎/C2型）清创手法夹板案

林某，女，72岁，佛山市中医院门诊病历号：3001887***。X线片号：3500***。

主诉： 跌倒致左腕疼痛、流血，活动障碍2小时。检查：左腕部肿胀、压痛，畸形，异常活动，尺侧见长约4cm挫裂伤口，深及皮下，少渗血，指动、血运、感觉正常。X线片示：桡尺骨远端粉碎性骨折。**诊断：** 左桡尺骨远端开放粉碎性骨折。中医分型：伸直型。AO分型：C2型/Gustilo分型：Ⅱ型。**治疗：** 麻醉下清创缝合术；继而予"提按升降、内外推端、抱迫靠拢"等手法复位，外敷酒精纱，石膏托固定。1周后行前臂四夹固定，5周后改二短夹板，指导练功。6周后解除夹板。**随访：** 2年4个月。按《骨科疾病疗效评价标准》–Jakim桡骨远端骨折疗效评分系统评分：优。图文演示治疗经过如下（图5-10-8）。

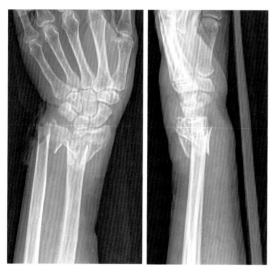

a. 2017-7-16整复前：桡尺骨远端粉碎

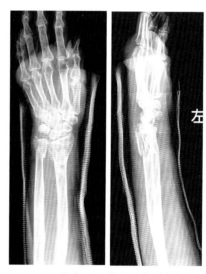

b. 2017-7-17整复后：骨折对位对线好

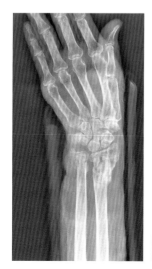
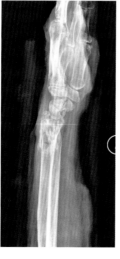

c. 2017-8-19复查：骨折愈合

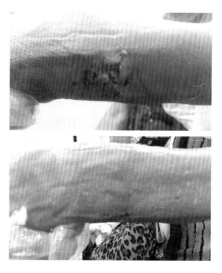

d. 伤肢外观治疗前后

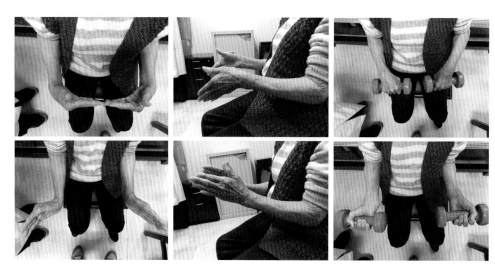

e. 2017-11-31 检查：功能基本正常

图 5-10-8　桡尺骨远端开放性骨折（伸直粉碎 /C2 型）清创手法夹板案

【随访】2019 年 11 月 9 日电话随访（13679792***）：伤肢功能活动正常，活动无疼痛，阴天静息无疼痛不适。生活完全自理。

【按】

1. 关于中医诊断分型　我们认为本案较为全面的诊断分型为：桡骨远端骨折（伸直 – 桡偏 – 尺骨 – 粉碎型），或桡尺骨远端粉碎性骨折（伸直 – 桡偏型）。从 X 线片看，尺骨近端已达皮下，骨折属于开放骨折伴软组织挫裂伤。按损伤轻重顺序，本案诊断为：桡尺骨远端开放粉碎性骨折（伸直 – 桡偏型）。

2. 开放骨折的闭合处理原则　一般伤口小于 1cm，清创后污染度低，无合并神经、血管、肌腱等损伤，可考虑手法复位外固定治疗。先消毒清创，在无菌下行手法复位，对位满意后缝合，灭菌敷料覆盖创面后再行夹板或石膏固定。夹板换药时进行无菌操作。复位第 2 周复查 X 线片，如果骨折重新移位时需要手法再调整，则需要在拆线前进行。

3. 关于治疗选择　对于桡骨远端骨折的治疗，正骨手法小夹板固定一直是应用广泛和行之有效的治疗方法。随着现代手术内固定技术的快速发展，患者对治疗预期普遍提高，手术治疗对于不稳定性骨折、关节内骨折、严重开放骨折等发挥了其积极的作用。与此同时，各种综合因素使桡骨远端骨折的手术治疗日益增长。虽然闭合治疗可能对关节内骨折不能达到完全解剖对位，但一定程度的畸形愈合也可以获得满意的疗效。本案患者既往有右侧桡尺骨远端骨折，虽畸形愈合，但功能尚好（图 5-10-8e：右腕尺骨隆突畸形）。本次骨折虽有手术指征，但患者以往骨折的经历和低风险、低费用的需求，使其选择了闭合治疗。

（江湧）

桡尺骨远端开放性骨折（伸直粉碎 /C3 型）清创手法外固定支架案

谢某，女，53 岁，佛山市中医院住院病历号：228***。X 线片号：706***。

主诉：车祸致左腕疼痛，活动障碍，左腕流血 6 小时。**检查**：左腕部肿胀、枪刺样畸形，背尺侧可见一长约 12cm×5cm、桡侧可见一 4cm×2cm 挫裂伤口，污染边缘不齐，深及皮下，渗血明显，局部压痛，可扪及骨擦感及异常活动，桡动脉搏动可扪及，指动、血运、感觉正常。X 线片示：桡骨远端粉碎性骨折、尺骨茎突撕脱骨折。**诊断**：左桡尺骨远端开放性骨折。中医分型：伸直桡偏粉碎型。AO 分型：C3 型 /Gustilo 分型：Ⅱ 型。**治疗**：在麻醉下行伤肢清创缝合术；继而予"拨伸牵引、内外推端、提按升降"等手法复位，行外固定支架固定，外敷酒精纱，中药辨证施治，定期换药。4 周后调整支架活动关节，指导功能锻炼。6 周后解除外固定支架。**随访**：13 年 4 个月。按《骨科疾病疗效评价标准》–Jakim 桡骨远端骨折疗效评分系统**评分**：优。图文演示治疗经过如下（图 5–10–9）。

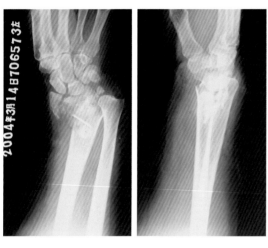

a. 2004–3–14 术前：桡骨远端关节面粉碎

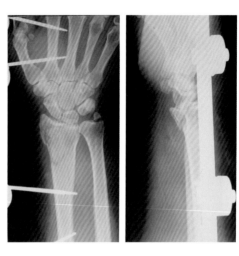

b. 2004–3–16 术后

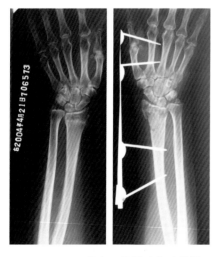

c. 2004–4–21 复查：骨折对位对线好

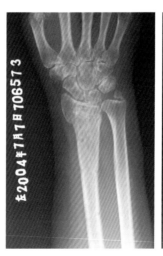

d. 2004–7–7 复查：骨折愈合

图 5–10–9　桡尺骨远端开放性骨折（伸直粉碎 /C3 型）清创手法外固定支架案

【随访】2017 年 7 月 15 日电话随访（18925979***）：13 年来，与健侧对比，伤肢外形正常，功能活动正常，现年 66 岁，日常生活完全自理。

【按】本案损伤的特点一是开放损伤，二是不稳定性骨折。在正骨手法闭合复位的基础上，予支架外固定，既获得可靠的固定，又利于伤口换药。

（江涌）

桡骨远端骨折（伸直桡偏粉碎／C3型）拔伸提按屈腕夹板案

李某，男，33岁，佛山市中医院门诊病历号：3002533***。X线片号：3833***。

主诉：跌伤致左腕肿痛，活动障碍6小时。检查：左腕压痛，畸形。X线片示：桡骨下端粉碎骨折。**诊断：**左桡骨远端粉碎性骨折。中医分型：伸直桡偏型。AO分型：C3型。**治疗：**予"拔伸、提按、推端"等手法复位，外敷伤科黄水纱，前臂四夹屈腕固定。**随访：**2年余。按《骨科疾病疗效评价标准》–Jakim桡骨远端骨折疗效评分系统**评分：**优。图文演示治疗经过如下（图5-10-10）。

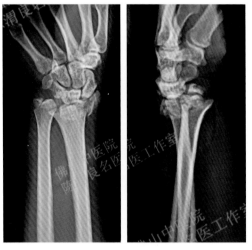
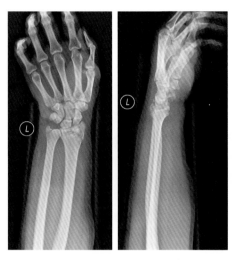

a. 2017-3-19整复前：关节面严重粉碎塌陷　　　b. 2017-3-19整复后：关节面平整

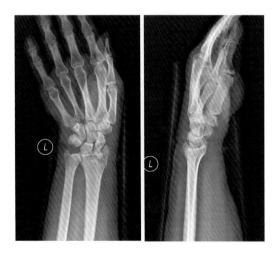
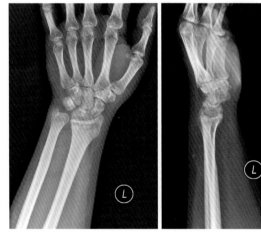

c. 2017-3-27复查：对位对线好　　　d. 2017-5-22复查：骨折愈合，关节面平滑

图5-10-10　桡骨远端骨折（伸直桡偏粉碎／C3型）拔伸提按屈腕夹板案

【随访】2017年8月10日电话随访（13825778***）：与健侧对比，伤肢外形正常，功能活动基本正常，活动无疼痛，可正常生活工作。2019年6月28日电话随访：伤肢完全正常，可做俯卧撑；伤肢阴天无疼痛不适。嘱定期拍片复查。

（谭国昭）

桡骨远端骨折（屈曲粉碎/C3 型）拔伸提按伸腕夹板案

陈某，女，53 岁，佛山市中医院门诊病历号：3001588***。X 线片号：3905***。

主诉：跌伤致右腕部肿痛，活动障碍 1 小时。检查：右腕压痛，"锅铲样"畸形。X 线片示：桡骨远端骨折。**诊断**：右桡骨远端骨折。中医分型：屈曲粉碎型。AO 分型：C3 型。**治疗**：手法复位，外敷伤科黄水纱，前臂四夹腕背伸旋后固定，6 周去除夹板，功能锻炼。**随访**：2 年余。按《骨科疾病疗效评价标准》–Jakim 桡骨远端骨折疗效评分系统**评分**：优。图文演示治疗经过如下（图 5–10–11）。

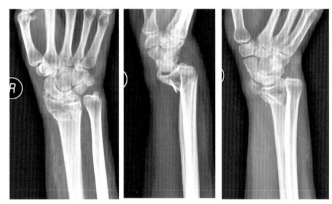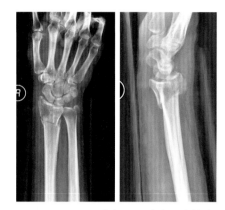

a. 2017–7–12 整复前   b. 2017–7–12 整复后：关节面稍塌陷

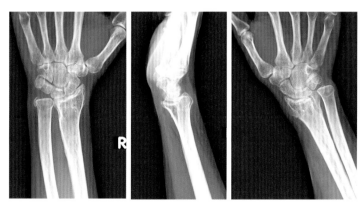

c. 2019–11–13 复查：关节间隙狭窄，骨质硬化

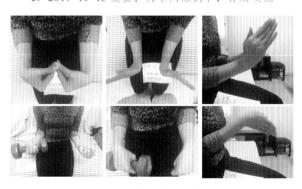

d. 2019–11–13 检查：功能正常，活动无痛

图 5–10–11　桡骨远端骨折（屈曲粉碎/C3 型）拔伸提按伸腕夹板案

【随访】2019年6月28日电话随访（13702554***）：和健侧对比，伤肢无畸形，活动基本正常，开始活动时稍觉不利。可做日常家务如提菜端水，阴天伤肢无不适。嘱避免伤肢过度劳累，注意保暖，避免发生创伤性关节炎，定期复查。2019年11月13日复查：关节活动正常。活动无痛。

【按】复位固定：先拔伸牵引，继而提按升降，再牵引背伸腕关节，并在牵引下小幅度屈伸腕关节，通过腕关节囊和桡腕、桡月韧带的牵拉，使粉碎的关节面趋于平整。触摸辨认复位效果，前臂四夹腕背伸旋后固定。

（符名赟）

桡骨远端骨折（伸直嵌插粉碎/C3型）拔伸抱迫手法案

刘某，女，48岁，佛山市中医院住院病历号：148***。X线号：338***。

主诉： 跌伤致右腕肿痛，活动障碍2天。检查：右腕压痛，可扪及骨擦感。X线片示：桡骨远端粉碎骨折，嵌插短缩。**诊断：** 右桡骨远端粉碎性骨折。中医分型：伸直嵌插型。AO分型：C3型。**治疗：** 予"拔伸、屈伸、抱迫、提按"等手法复位，四夹超腕固定。**随访：** 18年余。按《骨科疾病疗效评价标准》–Jakim桡骨远端骨折疗效评分系统**评分：** 优。图文演示治疗经过如下（图5-10-12）。

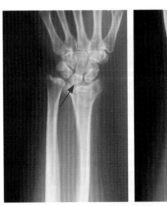 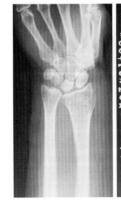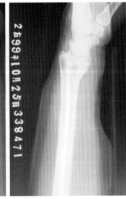

a. 1999-10-25 整复前：关节面塌陷　　　　b. 1999-10-25 整复后

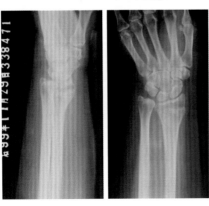 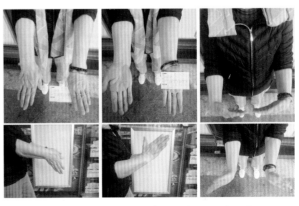

c. 1999-11-29 复查：关节面稍塌陷　　　　d. 2019-12-3 随访：功能正常，活动无痛

图5-10-12　桡骨远端骨折（伸直嵌插粉碎/C3型）拔伸抱迫手法夹板案

【随访】2017 年 12 月 7 日电话随访（13902413***）：18 年来，与健侧对比，伤肢外形正常，功能活动正常，可进行正常工作生活。

【按】手法特点及机制探讨。

1. 拔伸牵引　以筋带骨，通过关节韧带（如长、短桡月韧带，桡腕背侧韧带）和关节囊的牵拉调整，使塌陷的关节面骨碎复起。

2. 抱迫靠拢　横向抱迫产生内在的纵向挤压，使凹陷骨折端向关节面靠拢。

3. 屈伸展收　牵引下小幅度反复屈伸展收，研磨关节使关节面平整。

（江涌）

桡骨远端陈旧性骨折（屈曲脱位型/A2）对抗旋转夹板案

罗某，男，32 岁，佛山市中医院门诊病历号：3001345***。X 线片号：2875***。

主诉：跌伤左腕部肿痛，活动受限 38 天。外院石膏固定来诊。检查：左腕部轻肿胀，旋前位，"锅铲样"畸形。X 线片示：桡骨远端骨折，前移，下尺桡关节脱位。**诊断**：左桡骨远端陈旧性骨折并下尺桡关节脱位。中医分型：屈曲脱位型。AO 分型：A2 型。**治疗**：予"对抗旋转"手法复位，外敷伤科黄水纱，前臂四夹超腕背伸旋后位固定。3 周后，调整压垫，使腕关节屈曲，前臂中立位固定。4 周后，解除夹板固定，功能锻炼。**随访**：5 年余。按《骨科疾病疗效评价标准》–Jakim 桡骨远端骨折疗效评分系统**评分**：优。图文演示治疗经过如下（图 5-10-13）。

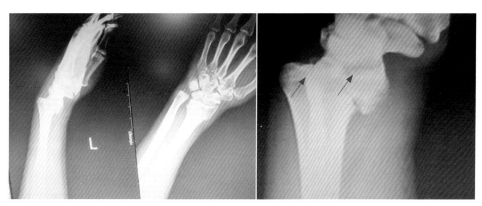

a. 2014-4-21 整复前外院 X 线片：骨折远端完全骨折前移，下尺桡关节脱位

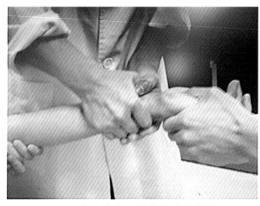

b. 手法录像：前臂旋后腕背伸

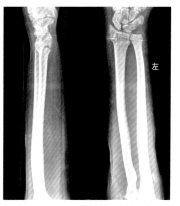

c. 2014-4-21 夹板旋后背伸固定

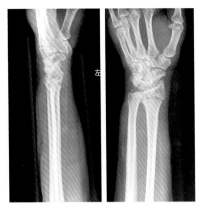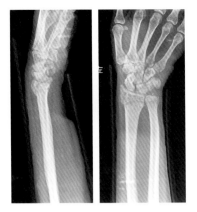

d. 2014-4-30 复查：夹板中立位　　　　　e. 2014-5-12 复查：夹板腕屈位

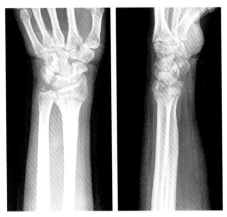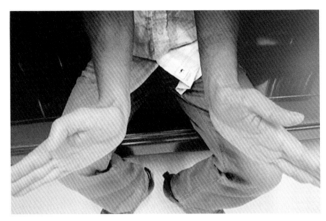

f. 2014-5-24 复查：骨折对位对线好　　　　g. 去除夹板 3 周，功能基本正常

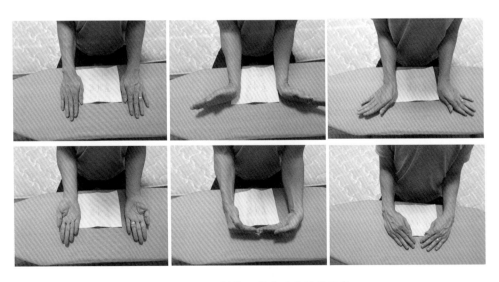

h. 2019-6-18 随访：关节功能活动正常

图 5-10-13　桡骨远端陈旧性骨折（屈曲脱位型 /A2）对抗旋转夹板案

【按】

1. 陈旧性骨折闭合手法及注意点　陈旧性骨折予"摇摆转动、对抗旋转、顶压折断"进行折骨。因手法力度较大，三种手法需反复操作，如果手法不当或过度，则可能发生原发骨折之外的骨折意外。手法前应予充分评估并与患者沟通，手法操作以短臂为着力点，用力恰当，由轻到重，见效则收，防范医源性骨折。

2. 正骨三期分治 骨折早期对位，中期对线，后期对位对线。即在正骨过程中，最理想的结果是首次复位骨折对位对线均达到满意。但临床实际上往往不尽人意，不能一步到位，需要分期调整，即正骨三期分治。本案复位后，骨折对位满意，轻度前角。但正是这个前角有助于维持骨折的对位（图5-10-13c）；约10天后，骨折端相对稳定，固定则由腕背伸改为中立位（图5-10-13d）；再10天后，骨折端稳定，固定则由腕中立位改为腕屈曲位（图5-10-13e），最终达到骨折对位对线满意，骨折愈合（图5-10-13f）。

（江湧）

桡骨远端陈旧性骨折（伸直/A2型）顶压折断夹板案

吴某，男，15岁，佛山市中医院门诊病历号：3003486***。X线片号：4322***。

主诉：跌伤右腕部肿痛，活动受限30天。检查：右腕畸形，局部轻压痛。X线片示：桡骨远端骨折，向前成角，中等量骨痂。**诊断**：右桡骨远端陈旧性骨折。中医分型：伸直型。AO分型：A2型。**治疗**：麻醉下予手法折骨及复位，外敷伤科黄水纱，前臂四夹超腕中立位固定，腕关节保持屈曲尺偏。4周后解除夹板，指导功能锻炼。**随访**：2个月余。按《骨科疾病疗效评价标准》–Jakim桡骨远端骨折疗效评分系统**评分**：优。图文演示治疗经过如下（图5-10-14）。

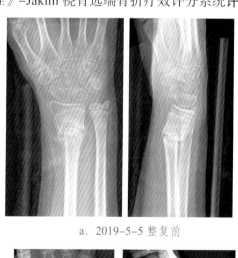

a. 2019-5-5 整复前

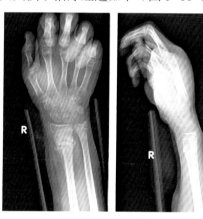

b. 2019-5-8 整复后

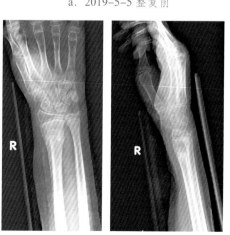

c. 2019-6-9 复查：骨折愈合

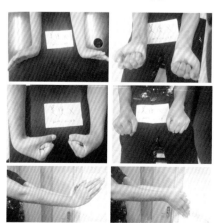

d. 2019-7 6 检查：功能正常

图5-10-14 桡骨远端陈旧性骨折（伸直/A2型）顶压折断夹板案

【按】伤肢旋后位，予"摇摆转动、对抗旋转"进行折骨，最后"顶压折断"（图 5-10-15j），再端提屈腕复位。

（郭跃明）

桡骨远端陈旧性骨折（伸直嵌插/A3 型）顶压折断夹板案

陈某，男，45 岁，佛山市中医院门诊病历号：3001690***。X 线片号：3027***。

主诉：跌伤右腕部肿痛，活动受限 49 天（复查）。检查：右腕轻肿，轻压痛，刺枪样畸形。2014 年 4 月 3 日复查 X 线片示：桡骨远端粉碎骨折，嵌插，下尺桡关节脱位。**诊断：**右桡骨远端陈旧性骨折并下尺桡关节脱位。中医分型：伸直嵌插型。AO 分型：A3 型。**治疗：**予"摇摆转动、对抗旋转、顶压折断、屈伸展收"手法折骨及复位，外敷伤科黄水纱，前臂四夹超腕背伸旋后位固定。26 天后，解除夹板，指导功能锻炼。**随访：**2 年 6 个月。按《骨科疾病疗效评价标准》–Jakim 桡骨远端骨折疗效评分系统**评分：**优。图文演示治疗经过如下（图 5-10-15）。

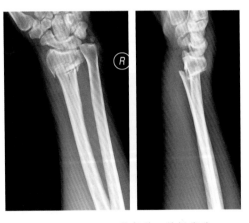

a. 2014-2-16 整复前：骨折背移

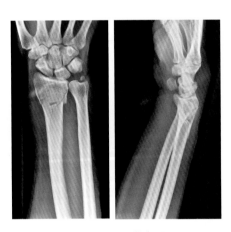

b. 2014-2-16 整复后

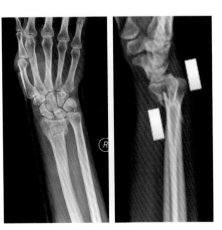

c. 2014-3-16 复查：压垫使骨折前移

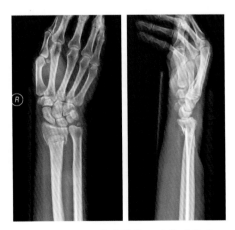

d. 2014-3-16 手法调整：对位对线可

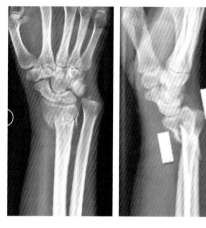
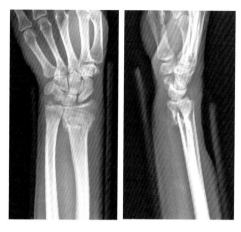

e. 2014-4-3复查：骨折再度前移 　　　　　　f. 2014-4-3复位后：轻度背伸

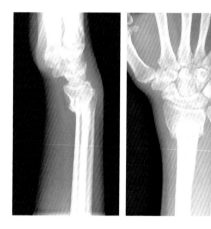
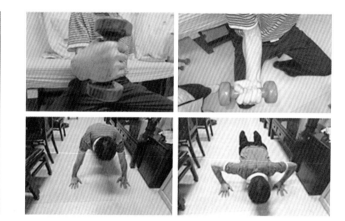

g. 2014-5-22复查：对位对线可，已愈合 　　h. 2016-8-30随访：功能正常

【按】

1. 压垫正误　本类骨折属稳定性骨折，由于按伸直型压垫过大，过度屈腕，骨折一个半月出现二次向前移位。手法折骨复位后，按屈曲型腕背伸加垫，骨折移位纠止。

2. 陈旧折骨　正骨十四法对于陈旧性骨折的治疗具有独到之处。先予摇摆转动、对抗旋转手法，利用纤维骨痂抗扭转力较弱的生物特点，把骨折端包裹的纤维骨痂旋断拧断，再寻找骨折端骨痂稀薄一侧，利用纤维骨痂抗剪切力较弱的生物特点，用"顶压折断"法，从稀薄骨痂对侧按压，把骨折折断。然后，用"内外推端、提按升降"等手法对移位骨折进行复位（图5-10-15i、j、k）。

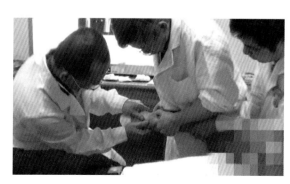
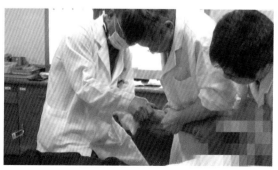

i. 对抗旋转

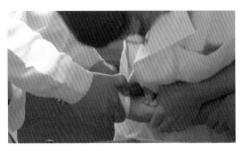
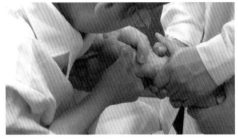

j. 顶压折断　　　　　　　　k. 内外推端

图 5-10-15　桡骨远端陈旧性骨折（伸直嵌插 /A3 型）顶压折断夹板案

3. 矫枉过正　陈旧性骨折的复位效果，最好是轻度的矫枉过正，以抵消陈旧性骨折复位后由于固有的"回弹力"产生的变形。复位前屈曲移位（图 5-10-15e），复位后轻度伸直移位（图 5-10-15f），2 周后，通过调整压垫，使骨折对位对线满意（图 5-10-15g）。

4. 麻醉　陈旧骨折尽量在麻醉下进行。本案骨折时间较长，建议患者住院麻醉下进行折骨复位，但患者耐受力好，要求在门诊非麻醉下进行。

5. 夹板　不稳定骨折必须 5 天一次更换夹板。每次换药必须触摸辨认，了解骨折对位对线，即"三辨认"：①辨认桡骨茎突和尺骨茎突落差约为 1cm，桡骨为下、尺骨为上。②辨认桡骨远端前侧凹弧度。③辨认桡骨外侧和背侧的平整度。根据骨折移位情况和肢体肿胀程度，及时调整夹板和压垫，纠正残余移位并防止骨折重新移位。不稳定骨折调整夹板时必须三人换药。在换药过程始终保持擒拿扶正，腕关节维持掌屈位 15°、尺偏位 30°，并施以适度的拔伸牵引力。

（江湧）

桡骨远端骨折（嵌插脱位 /A2 型）手法夹板畸形愈合案

张某，男，68 岁，佛山市中医院门诊病历号：3002494***。X 线片号：3810***。

主诉：跌伤右腕肿痛，活动障碍 2 天。检查：右腕压痛，刺枪样畸形。外院 X 线片示：桡骨远端骨折并下桡尺关节脱位，背侧移位。**诊断：**右桡骨远端骨折并下尺桡关节脱位。中医分型：伸直 - 嵌插型。AO 分型：A2 型。**治疗：**闭合治疗。随访：3 年 2 个月。按《骨科疾病疗效评价标准》–Jakim 桡骨远端骨折疗效评分系统评分：可。图文演示治疗经过如下（图 5-10-16）。

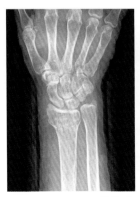
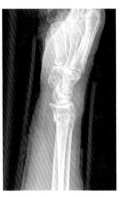
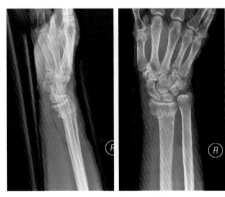

a. 2017-2-10 整复后：尺倾角减少，稍短缩　　　　　b. 2017-2-19 复查：短缩 2cm

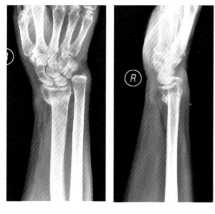
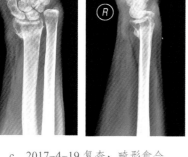

c. 2017-4-19复查：畸形愈合　　　　d. 2017-5-8检查：功能正常，活动无痛

图 5-10-16　桡骨远端骨折（嵌插脱位/A2型）手法夹板畸形愈合案

【随访】2019年6月28日、2020年4月23日电话随访（13534589***）：伤肢功能活动基本正常，活动无疼痛，可正常生活，如端水、拧毛巾。阴天或着凉时伤肢无疼痛不适。

【按】本案患者未遵医嘱定期复查，初诊9天后再次来诊复查X线片，显示桡骨短缩、桡偏移位。患者既往有高血压病史，且惧怕疼痛，拒绝再次手法调整或手术治疗。后期指导患者积极进行腕关节的屈曲、背伸和前臂的旋转功能锻炼，促进功能恢复。患肢外观虽然畸形，评分仅为"可"，但腕关节屈伸、前臂旋转功能活动基本正常，活动无疼痛，基本能满足日常生活需要。

（江湧）

桡骨远端骨折（伸直嵌插脱位粉碎/C3型）畸形愈合案

霍某，男，49岁，佛山市中医院门诊病历号：3000445***。X线片号：2707***。

主诉： 跌伤致左腕疼痛，活动受限1天。检查：左腕畸形、压痛。X线片示：桡骨远端粉碎性骨折，下桡尺关节轻度纵向分离。**诊断：** 左桡尺骨远端粉碎性骨折并下桡尺关节分离。中医分型：伸直型。AO分型：C3型。**治疗：** 予手法复位，前臂四夹超腕固定。10周后改前后二短夹板；14周后解除夹板外固定，指导功能锻炼。**随访：** 4年6个月。按《骨科疾病疗效评价标准》–Jakim桡骨远端骨折疗效评分系统**评分：** 良。图文演示治疗经过如下（图5-10-17）。

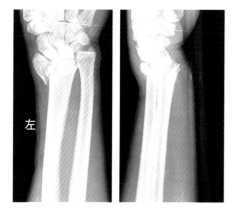
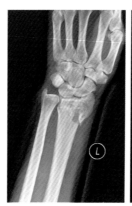
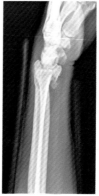

a. 2011-12-16整复前：桡骨远端粉碎　　　　b. 2011-12-16整复后

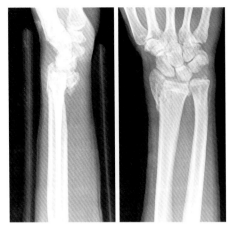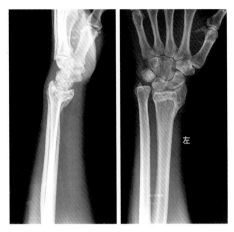

c. 2012-3-5复查：掌倾角加大　　　　　d. 2013-6-17复查：桡骨短缩约1cm

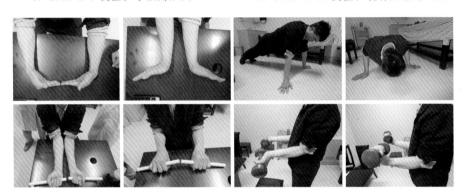

e. 2016-4-10检查：功能正常，活动无痛，可做俯卧撑

图 5-10-17　桡骨远端骨折（伸直嵌插脱位粉碎/C3型）畸形愈合案

【按】讨论：人类损伤后，机体代偿有一定的局限性。以现有的、科学的态度和方法，对创伤骨折治疗尽可能解剖对位，至少达到功能对位。从这两个桡骨远端骨折畸形愈合的案例看，一个是老年人，一个是成年人，其骨折愈合后远远达不到功能复位的标准，但却获得满意的功能。这也给我们骨科工作者提出一个研究的课题：人类损伤后，其机体代偿的极限在哪里？在临床实际工作中也给我们启示：对于部分特殊人群（高龄、孕妇、内科严重合并症等）以及少数对骨折对位要求不高的患者，不必过于强调骨折的对位。医师对在闭合治疗过程中难免出现的再移位，也可以做到心中有数，和患者一起做出较好的选择。

（江涌）

孕妇桡骨远端骨折触摸辨认手法夹板案

潘某，女，32岁，佛山市中医院门诊病历号：3002552***，超声号：201705***。

主诉： 跌倒致伤右腕肿痛，畸形，活动障碍2小时。检查：右腕关节肿胀，桡骨远端环形压痛，可及骨擦感及阶梯感，腕关节活动受限，指动、血运、感觉正常。超声检查结果：右桡骨远端骨组织连续性中断，两断端稍错位，相距4mm。**诊断：** ①右桡骨远端骨折。②早孕。**治疗：** 在患者可接受疼痛范围内行轻柔手法复位：予"拔伸牵引"手法，牵引力量逐渐增加，再行"内外推端、提按升降"分别纠正内外、前后移位。考虑患者早孕，手法力量缓缓增加，以患者疼痛耐受为度，外敷伤科黄水纱，前臂四夹板外固定；4周后桡骨远端无压痛，无纵轴叩击痛，骨干力恢复。予解除夹板外固定，指导功能锻炼。**随访**：2年余。按《骨科疾病疗效评价标准》-Jakim 桡骨远端骨折疗效评分系统**评分**：优。图文演示治疗经过如下（图5-10-18）。

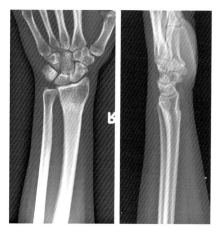

a. 2019-6-12 产后 X 线片：掌倾角变小

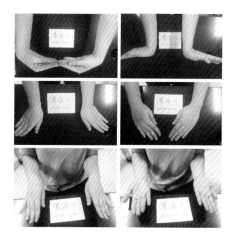

b. 2019-6-12 检查：功能完全正常

图 5-10-18　孕妇桡骨远端骨折触摸辨认手法夹板案

【按】

1. 妊娠骨折治疗　本例患者由于早孕，拒绝放射检查。孕妇骨折诊治更考验中医正骨基本功。从患者受伤史、症状、体征、触摸辨认等检查手法，辅助超声检查结果，可诊断为桡骨远端骨折。孕妇骨折患者，以保胎留人为先。患者如为高龄孕妇，胎元常不固，整复骨折时切忌暴力，力量应徐徐缓进，以患者能够忍受为度。解除夹板时机，关键在于"触摸辨认"和"骨干力"检查，指下感觉纤维骨痂硬度足够即可解除夹板，及早开展免负荷功能锻炼，逐步加强训练。

2. 骨干力检查　长骨骨折固定达到常规愈合时间后，骨折端无压痛，无纵向传导痛，可进行骨干力检查：分别固定骨折远近端，医生擒拿提按骨折端，骨折端有一定硬度，无异常活动，并能带动骨折远近端移动；前臂旋转有一定力度，或上肢抗阻力外展（平举1kg达1分钟），过程没有疼痛及异常活动，则表明骨干力恢复。此时，结合影像学结果，可有中等量骨痂，或骨折线模糊，即可以解除夹板外固定。有些部位的骨折，X线片虽然无明显梭形骨痂，但骨折线已模糊，实际上骨折已经愈合，此时骨干力的检查有助于判断骨折愈合的程度。

本案为孕妇骨折，应尽量避免放射性损害。用骨干力检查作为无影像学证据下的骨折愈合评价，有一定的临床价值。

（黎土明）

儿童桡骨远端骨骺骨折（伸直/Salter Ⅱ型）拔伸屈腕夹板案

黄某，男，7岁，佛山市中医院门诊病历号：3001686***。X线片号：2763***。

主诉：跌伤致左腕部肿痛，活动障碍 2 小时。**检查**：左腕部压痛、餐叉样畸形。X 线片示：桡骨下端骨骺骨折。**诊断**：左桡骨远端骨骺骨折。中医分型：伸直型。Salter-harris 分型：Ⅱ型。**治疗**：手法复位，外敷伤科黄水纱，前臂四夹屈腕固定。**随访**：近 6 年。按《骨科疾病疗效评价标准》–Jakim 桡骨远端骨折疗效评分系统评分：优。图文演示治疗经过如下（图 5–10–19）。

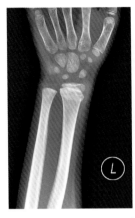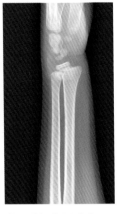　　　　　　　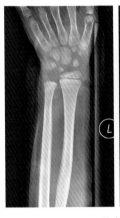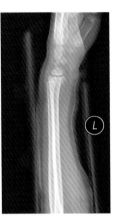

a. 2013-8-17 整复前：骨折背侧移位　　　　　　b. 2013-8-17 整复后：屈腕固定

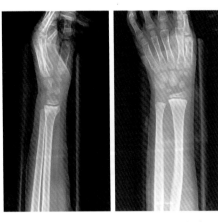　　　　　　　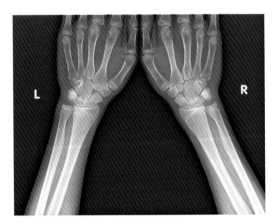

c. 2013-9-15 复查：骨骺无异常　　　　　　d. 2019-9-14 双侧对比：正常

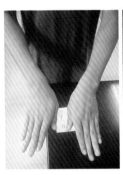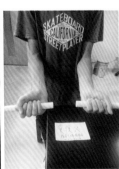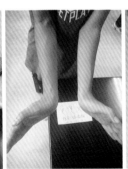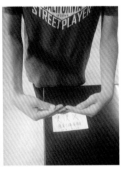

e. 2019-9-13 复查：外形正常，功能正常

图 5–10–19　儿童桡骨远端骨骺骨折（伸直 / Salter Ⅱ型）拔伸屈腕夹板案

　　【随访】2019 年 7 月 4 日电话随访（13679750***）：伤后近 6 年，与健侧对比，伤肢外形正常，功能活动正常，可进行正常体育活动。

　　【按】

　　1. 复位固定　先拔伸牵引，再提按屈腕，可单人操作，也可三人操作。复位后四夹固定，背侧夹板超过腕关节，保持屈腕固定。

2.骨骺损伤 小儿骨骺骨折手法宜轻巧，方法尽可能简单，避免反复和粗暴的手法整复。由于骨骺损伤可能会影响到骨骺的生长发育，日后可能出现生长迟缓甚至停滞，造成骨折端畸形等后遗症。作为跟踪随访研究，必要时复查照片。

（朱秋贤）

儿童桡骨远端骨骺骨折（屈曲/Salter Ⅱ型）牵引伸腕夹板案

陈某，男，13 岁，佛山市中医院门诊病历号：3001906***。X 线片号：3510***。

主诉： 跌伤致左腕部肿痛，活动障碍 1 小时。检查：左腕压痛、叩击痛，锅铲样畸形。X 线片示：桡骨远端骨折，前移。**诊断：** 左桡骨远端骨折。中医分型：屈曲型。Salter-harris 分型：Ⅱ型。**治疗：** 手法复位，前臂四夹超腕背伸固定，功能锻炼。**随访：** 1 年半。按《骨科疾病疗效评价标准》–Jakim 桡骨远端骨折疗效评分系统**评分：** 优。图文演示治疗经过如下（图 5-10-20）。

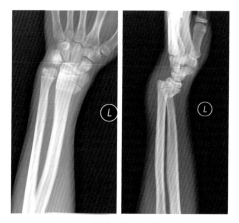

a. 2015-8-24 整复前：骨折前移、桡偏

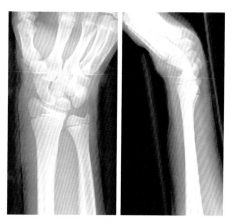

b. 2015-8-24 整复后：背伸尺偏固定

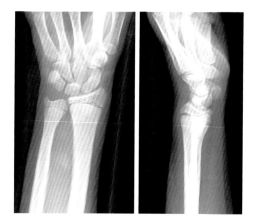

c. 2015-9-9 复查：骨折对位对线好

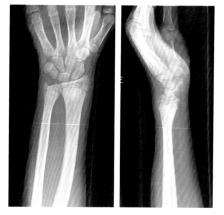

d. 2015-9-28 复查：骨折线模糊

图 5-10-20 儿童桡骨远端骨骺骨折（屈曲/Salter Ⅱ型）牵引伸腕夹板案

【随访】2017 年 4 月 29 日电话随访（15363605***）：伤肢外形和功能正常。

1.复位　术者先以"内外推端"手法纠正骨折侧方移位，再以提按升降，同时拔伸牵引使腕关节背伸，纠正骨折的前后移位。

2.固定　骨折远端掌侧放置压垫，骨折近端背侧放置压垫。前臂四夹超腕关节（掌、桡侧夹板超腕关节背伸、尺偏固定）。

（谭国昭）

儿童桡骨远端骨折（伸直背靠背/A2型）扩折反拔夹板案

蒙某，女，6岁，佛山市中医院门诊病历号：3001658***。X线片号：3015***。

主诉：跌伤右腕部肿痛，活动受限8小时。检查：右腕畸形，压痛。X线片示：桡骨远端骨折。**诊断**：右桡骨远端骨折。中医分型：伸直背靠背型。AO分型：A2型。**治疗**：予"扩折反拔"等手法复位，外敷伤科黄水纱，前臂四夹超腕固定。8周后解除夹板，功能锻炼。**随访**：2个月。按《骨科疾病疗效评价标准》–Jakim桡骨远端骨折疗效评分系统**评分**：优。图文演示治疗经过如下（图5-10-21）。

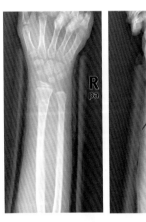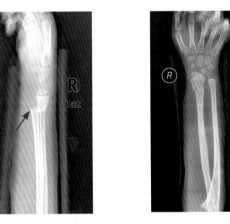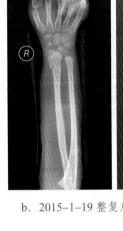

a. 2015-1-15整复前：骨折背靠背，骨锋　　　　b. 2015-1-19整复后：桡侧轻度移位

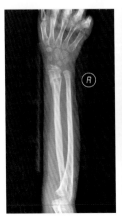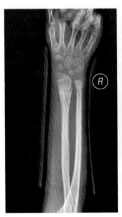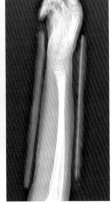

c. 2015-2-17复查：骨折愈合　　　　d. 2015-3-4复查：骨折塑形

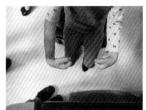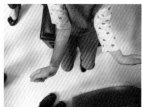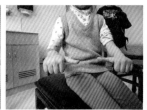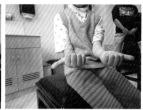

e. 2015-3-18 两个月去夹板后功能恢复

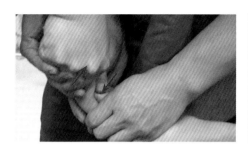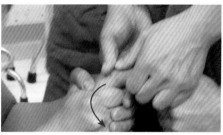

f. 录像截图：扩折反拔

图 5-10-21 儿童桡骨远端骨折（伸直背靠背 /A2 型）扩折反拔夹板案

【按】 本案先予旋翻回绕手法，可能由于骨折近端掌侧骨锋遮挡（图 5-10-21a），未获成功，遂改用扩折反拔（图 5-10-21f）手法。

（符名赟）

儿童桡尺骨远端骨折（伸直桡偏/A3 型）回旋提按夹板案

何某，男，7 岁，深圳市宝安某医院门诊病历号：15783**。X 线片号：6738**。

主诉： 跌倒致右腕肿痛，活动受限 1 小时。检查：右腕压痛、畸形。X 线片示：桡尺骨远端骨折。**诊断：** 右桡尺骨远端骨折。中医分型：伸直桡偏尺骨型。AO 分型：A3 型。**治疗：** 手法复位，前臂四夹超腕屈曲固定；4 周后，改二夹固定。5 周去除夹板，功能锻炼。**随访：** 4 个月。按《骨科疾病疗效评价标准》–Jakim 桡骨远端骨折疗效评分系统 **评分：** 优。图文演示治疗经过如下（图 5-10-22）。

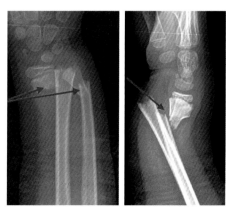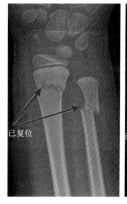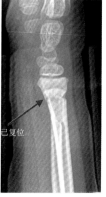

a. 2018-3-15 整复前：骨折完全移位　　　　　b. 2018-3-15 整复后

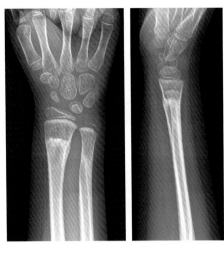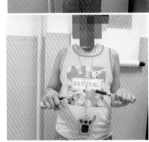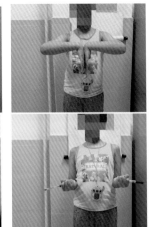

c. 2018–7–25 复查：骨折愈合　　　　　　　　　　d. 随访：功能正常

图 5–10–22　儿童桡尺骨远端骨折（伸直桡偏/A3 型）回旋提按夹板案

【按】手法复位：术者先以"旋翻回绕"纠正骨折侧方移位，再以"提按升降"，同时拔伸牵引屈腕，纠正骨折的前后、重叠移位。

（谭官峰）

附 1：Jakim 桡骨远端骨折疗效评分系统

[优：90 ～ 100 分；良：80 ～ 89 分；可：70 ～ 79 分；差：< 70 分]

1. 疼痛：A：无疼痛 [30]；B：偶尔轻度/轻度受限 [24]；C：中度，需服药/部分受限 [15]；D：严重/失能 [0]。

2. 腕关节活动范围：A：正常 [15]；B：丧失小于 30%[12]；C：最低限度的活动范围（背伸 45°、掌屈 30°、桡/尺偏各 15°、旋前/旋后各 50°）[7]；D：低于最低限度活动范围 [0]。

3. 抓握[#]：A：正常 [12]；B：功能丧失小于 15%[10]；C：功能丧失小于 16% ～ 30%[6]；D：功能丧失大于 30%[0]。（# 主使侧手可增加 15%）

4. 畸形：A：无 [3]；B：轻度 [1]；C：明显 [0]。

5. 尺倾角（°）：A：18 ～ 23 [15]；B：13 ～ 17 [12]；C：10 ～ 12[9]；D：< 10[0]。

6. 桡骨茎突位于尺骨茎突以远的距离（mm）：A：10 ～ 13[15]；B：7 ～ 9[12]；C：5 ～ 6 [9]；D：< 5[0]。

7. 掌倾角（°）：A：7 ～ 11[10]；B：3 ～ 6 [8]；C：0 ～ 2 [6]；D：负数 [0]。

8. 关节面对合不良（mm）：A：1 ～ 2 [-5]；B：> 2[-10]。

9. 下尺桡关节：A：半脱位 [-5]；B：脱位 [-10]。

10. 骨关节炎改变：A：轻度 [-5]；B：中度 [-10]；C：重度 [-20]。

附 2：临床总结

手法复位夹板固定腕套牵引治疗桡骨远端粉碎性骨折

1.临床资料 本组 45 例，男 18 例，女 27 例。年龄 16～85 岁。按 Jakim 法分类，Ⅱ 型 18 例，Ⅲ 型 16 例，Ⅳ 型 9 例，Ⅴ 型 2 例。其中双侧骨折 3 例，合并腰椎骨折 12 例。均为新鲜闭合性骨折。伤后至来诊时间 0.5 小时至 2 天，平均 8 小时。

2.治疗结果 本组 45 例，术后 X 线片示 44 例骨折对位良好，尺偏角及掌倾角均正常或接近正常；1 例为高龄患者，骨折严重粉碎，不能耐受大力量牵引，骨折对线对位欠佳。经 3～6 个月随访，骨折均愈合，愈合时间 1～1.5 个月，平均 35 天。无腕管综合征及压迫性溃疡发生。其中 1 例因牵引致桡神经浅支不完全损伤，随访 6 个月，恢复正常。腕关节功能按 dienst 功能评估标准评定，结果优 35 例，良 9 例，可 1 例。

3.腕套牵引术 佛山中医院根据皮肤牵引原理自行设计的一种简单的自制布质腕套，腕套前后延伸牵引带，牵引带连接牵引装置，配合夹板固定使用。牵引时上肢置于布朗氏架，牵引重量为 2～3kg。3 天进行夹板换药，检查皮肤情况，防止皮肤压迫性溃疡。牵引时间为 3 周左右，应密切注意指动血运情况，防止血管神经压迫性损伤及过度肿胀。牵引期间卧床，但由于有夹板保护，可以短暂离床。腕套牵引能较好地保持复位后桡骨的长度和角度，通过小重量持续牵引，对抗前臂肌的收缩力量，并根据骨折的移位方向和解剖特点，灵活调整牵引力线，从而避免了桡骨的短缩移位，协同小夹板外固定，纠正掌倾角和尺偏角，从而达到三维复位的目的。腕套牵引最大的优势在于牵引下能够有效进行早期功能锻炼，牵引、固定、练功三者同时并举。腕关节早期的屈伸活动有利于腕关节面的模造和塑形，有效减少腕关节创伤性关节炎和腕关节僵硬的发生。

[资料来源：中医正骨，2007，19（11）：30]

佛山正骨手法闭合治疗成人桡骨远端粉碎性骨折 93 例临床总结
——附桡骨远端骨折 C3 型 64 例疗效分析报告

方法： 选择 2010～2016 年佛山市中医院骨科门诊保守治疗桡骨远端粉碎性骨折有效随访病例 93 例，男 40 例，女 53 例；年龄 18～75 岁；其中桡骨远端骨折 C3 型 32 例。选取骨折类型相同（桡骨远端骨折 C3 型）、手术钢板内固定患者 32 例进行随机对照分析。通过门诊预约复诊或电话随访，评估两组患者在骨折复位、掌倾角、尺偏角、关节功能、疼痛、并发症发生率、疗效满意度等方面的差异，用 Jakim 桡骨远端骨折疗效评分系统进行评分。

结果： 所有患者均获得有效随访。随访年限：最长 4.5 年，短 8 个月，平均 2.5 年。按

Jakim 桡骨远端骨折疗效评分系统评分结果：保守治疗患者 93 例，优 80 例（86%），良 12 例（13%），可 1 例（1%）。其中 C3 型患者共 32 例，优 24 例（75%）、良 8 例（25%）、可 0 例；手术治疗患者 32 例：优 20 例（63%）、良 9 例（28%）；可 3 例（9%）。两种治疗方法对成人桡骨远端 C3 型骨折均能获得满意的疗效，但保守治疗方法具有并发症发生率低、医疗费用低，疗效优良率高等优点，值得临床推广应用。

讨论：桡骨远端骨折是腕部最常见的骨折。Colles 骨折占骨折的 6.7%～11%。随着社会发展，高能量损伤和老年人骨质疏松日益增加，桡骨远端骨折呈粉碎性的居多。桡骨远端骨折治疗方法繁多，治疗难度较大，各类方法的比较，更是各有千秋。归结起来主要是在骨折分型、治疗选择及对结果评估标准上一直存有争议，临床尚无统一标准。随着内固定技术的不断发展、改进，手术固定治疗桡骨远端骨折的方法得到了推广。但是手术并不是治疗桡骨远端骨折的首选方法。保守治疗桡骨远端粉碎性骨折，因骨折端粉碎，稳定性差、骨质疏松等因素的存在，手法复位要达到解剖学标准存在一定的难度，且复位后骨位再丢失或骨折端塌陷的问题也比较普遍。闭合组虽然影像学表现较手术组差，但是随访发现，患者的功能仍然得到满意的恢复，说明不满意的放射学结果并不与功能结果呈正相关，这和许多学者的研究结果相符合。但对于年轻及对运动和生活要求高的患者，仍应争取达到解剖学和影像学均满意的结果。

目前桡骨远端粉碎性骨折手术治疗主要包括切开复位内固定和闭合复位外固定支架。钢板螺钉内固定为切开复位内固定的主要方式，但其存在骨折干骺端及关节面粉碎无法为螺钉、钢板提供足够有效的把持和支撑面积，引起螺钉切出或钢板固定不稳的问题，导致个别不满意的临床病例。此外，由于广泛的软组织剥离，在一定程度上也增加了感染、软组织粘连使关节僵硬、骨折延迟愈合或者不愈合的风险。外固定架主要通过牵引复位达到并维持骨折复位，但复位的功能相对较小，强行复位时会造成外固定架的损坏；外固定架只存在轴向牵开作用，对侧方的稳定作用差，应用外支架将患腕固定于掌倾尺偏位时不能完全纠正骨折的侧方移位。对关节面塌陷的牵拉作用有限。此外，外固定架存在针道感染、克氏针退出、桡浅神经损伤、长时间固定导致关节僵硬等并发症的发生。

本研究通过运用佛山正骨十四法结合小夹板外固定治疗桡骨远端 C3 型骨折，以触摸辨认手法了解骨折位置，明确移位的方向；擒拿扶正和拔伸牵引以纠正骨折的重叠移位，恢复桡骨的高度；前后抱迫靠拢及内外推端挤压，使粉碎分离的骨碎片靠拢，凹陷的关节面复平，并纠正尺桡间隙分离，恢复下尺桡关节的解剖对应关系；屈伸展收加小幅度提按升降手法，利用关节囊和韧带牵拉，以筋带骨，使关节面凹陷骨折复起，恢复关节面的平整。内外推端、提按升降以纠正内外、前后移位，使掌倾角和尺偏角得到恢复。手法后通过小夹板及棉花垫的合理放置，纠正残余移位，达到解剖复位或功能复位。夹板换药时，以擒拿扶正、拔伸牵引维持骨折端稳定，防止桡骨短缩。骨折中后期做腕关节的积极活动，对关节面起着研磨作用，最终达到骨正筋柔，骨折生长与功能康复齐头并进。通过临床观察证明，运用佛山正骨手法闭合治疗桡骨远端粉碎性骨折，可以取得较为满意的疗效。

手法复位经皮穿针内固定治疗巴通氏骨折 50 例分析

徐志强，陈衍尧，黄文　佛山市中医院骨伤科

1. 临床资料　本组患者 50 例，均为闭合性骨折。其中掌侧巴通氏骨折 46 例，背侧巴通氏骨折 4 例；男性 38 例，女性 12 例，年龄 18～65 岁，平均年龄 42 岁；左前臂 12 例，右前臂 38 例；病程 3 小时至 15 天，平均 3 天；受伤原因：交通事故伤 23 例，工伤 8 例，运动伤 13 例，其他 6 例。

2. 治疗结果　50 例患者经随访复查，骨折复位好，伤肢功能恢复佳，无一例发生骨不连、骨化性肌炎或穿针口感染等并发症。具体如下：骨折复位优 46 例，良 4 例；脱位复位优 47 例，良 3 例；前臂旋转功能优 45 例，良 5 例；腕关节功能优 45 例，良 5 例；掌指关节功能优 48 例，良 2 例。疗效优占 92.4%，良占 7.6%，差占 0%。

［资料来源：第 11 届全国中西医结合骨伤科学术研讨会论文汇编：246］

手法复位小夹板加网状石膏治疗巴通氏骨折

劳永锵　佛山市中医院

1. 临床资料　本组 65 例中男 38 例，女 27 例，年龄 35～60 岁；左侧为 35 例，右侧为 30 例；传达暴力 52 例，直接暴力为 13 例，均为新鲜、明显移位的巴通氏骨折。

2. 治疗结果　本组 65 例，在复位固定及拆除夹板后摄 X 线片检查，对位对线优 54 例，良 5 例，另 6 例中途选择手术治疗。3 个月后随访，均无关节僵硬，功能恢复满意。

［资料来源：广东医学，2019，27（12）：1785］

第十一节　腕部骨折与脱位

（Wrist Fractures and Dislocations）

腕部损伤以骨折、脱位及不稳定居多，其中舟骨骨折是最常见的腕骨骨折，月骨周围背侧脱位及月骨掌侧脱位最多见，韧带损伤则常导致腕骨不稳定。

（一）移位机制

腕舟骨骨折损伤机制多为腕背伸、桡偏及旋前暴力所致。跌倒时，手掌撑地，人体重量及地面反作用力致腕背伸桡偏、造成舟骨骨折，向掌侧或背侧分离、断裂。损伤时，腕桡偏的程度越大，骨折越靠近舟骨的近侧，腕尺偏常引起舟骨结节部骨折。若为碾压、压榨及绞伤等直

接暴力，常导致严重的粉碎骨折。经月骨周围骨折－背侧脱位，常在背伸、桡偏间接暴力所致。骨折发生之后，暴力延续，骨折近断端维持与月骨、桡骨远端的正常或接近正常的解剖关系，远断端则与其他腕骨一起脱位向背侧，同时也可合并桡骨及尺骨茎突骨折。

（二）诊断分型

1. 中医分型　舟骨骨折临床常根据骨折部位分为：舟骨结节骨折；远侧 1/3 骨折；腰部骨折（最常见）；近侧下 1/3 骨折（不愈合及坏死常见）。月骨周围脱位绝大多数为背侧脱位。

2. 西医分型　临床常用 Herbert 分型（舟骨骨折）和汤锦波分型（月骨脱位）。

（三）治疗原则

1. 无明显移位的舟骨骨折多采用闭合治疗，腕轻度掌屈桡偏、拇指对掌位，前臂中立位超腕关节固定；因前臂旋转对骨折愈合产生不良影响，也可运用长臂管型石膏固定。或采用段胜如分型固定：桡斜形骨折应腕背伸尺偏固定，尺斜形骨折则宜腕背伸桡偏固定，横型骨折用腕中立位固定。至于舟骨结节骨折应以腕中立位或桡偏位固定，避免尺偏位固定。远侧 1/3 及腰部骨折固定 10～12 周多可愈合，近侧 1/3 骨折则要固定 12～20 周。骨折迟缓愈合，固定时间适当延长。定期复查 X 线片或 CT 检查，明确骨折生长情况。若经济条件和技术水平具备，患者不能耐受长时间固定，则可考虑行手术治疗。对于骨折明显移位、不稳定性、陈旧性及粉碎性骨折，可考虑手术治疗。骨不连，可根据症状与否，考虑手术治疗。

2. 月骨周围背侧脱位及月骨掌侧脱位，通常首选闭合手法复位，以夹板或石膏固定于腕关节屈曲 30°、前臂旋前或中立位。

3. 腕部不稳定主要是因为韧带损伤、骨折或骨折畸形愈合造成，对于损伤后不稳定并发腕关节运动及负荷传导疼痛等问题者，往往需行手术治疗。

腕舟骨粉碎性骨折（腰部）合并桡骨远端骨折擒拿扶正夹板案

袁某，女，46 岁，佛山市中医院门诊病历号：3002014***。X 线片号：3804***。

主诉：跌伤左腕部肿痛，活动障碍 7 天。检查：左腕部鼻烟窝和桡骨远端环形压痛，传导痛，指动、血运、感觉正常。X 线片示：左腕舟骨骨折、左桡骨下端骨折。**诊断**：①左腕舟骨骨折。②左桡骨远端骨折。中医分型：舟骨腰部骨折。Herbert 分型：B2 型。**治疗**：予"擒拿扶正"手法，外敷伤科黄水纱，前臂四夹加蘑菇头超腕，腕背伸 30°固定。5 周后改前臂二夹蘑菇头，腕背伸固定。10 周后，解除夹板固定，指导功能锻炼。**随访**：2 年半。按《骨科疾病疗效评价标准》–Jakim 桡骨远端骨折疗效评分系统、Jiranek 腕舟骨骨折客观评分系统**评分**：优。图文演示治疗经过如下（图 5-11-1）。

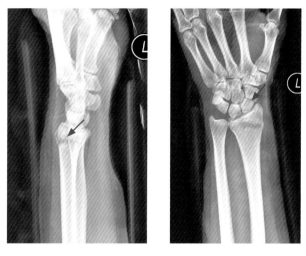

a. 2017–1–23 治疗前：二处骨折

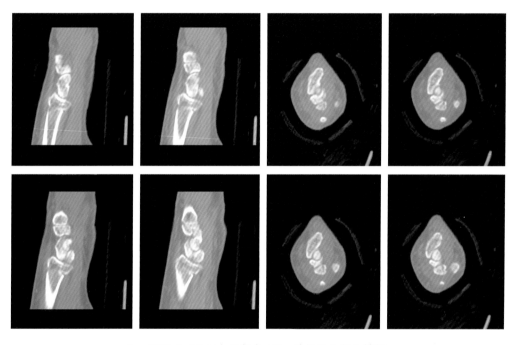

b. 2017–3–18 二个月复查 CT：骨折线大部分模糊

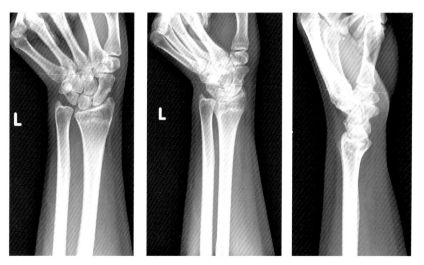

c. 2019–8–30 复查：骨折线基本消失

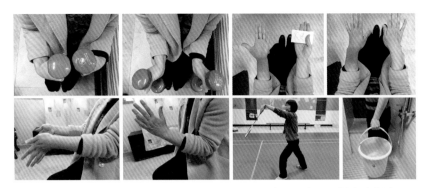

d. 2017-5-20、2018-2-24、2019-2-1 检查：功能正常，可提大半桶水

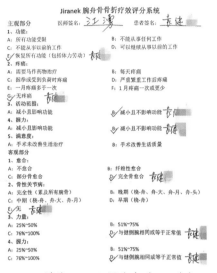

e. 随访 Jiranek 评分表（100 分）

图 5-11-1　腕舟骨粉碎性骨折（腰部）合并桡骨远端骨折擒拿扶正夹板案

【按】

1. 治疗选择　本案腕舟骨腰部骨折合并桡骨远端骨折，无明显移位。腕舟骨远侧有血管进入，近侧骨折块由骨内逆行血管供血，血液循环不良，不愈合率高达 30%，且愈合所需时间较长，新鲜骨折可以考虑手术内固定。由于合并桡骨远端骨折，无明显移位且骨折相对稳定，若行腕舟骨手术，桡骨远端因可能移位也难免需要同时进行手术内固定。若保守治疗，可以首先确保桡骨远端骨折愈合，腕舟骨在合理的外固定下，愈合概率较高。患者选择保守治疗，最终获得满意疗效。

2. 治疗方法　本案固定需同时兼顾两部位骨折，固定一体化。在不影响腕舟骨的前提下，远近端助手分别擒拿扶正患者掌腕部；术者行前臂四夹中立位固定（前臂掌侧长夹板超腕关节蘑菇头腕中立拇指对掌位）。

（江湧）

腕舟骨粉碎性骨折（腰部）接合碰撞夹板案

王某，男，33 岁，佛山市中医院门诊病历号：3002265***。X 线片号：3692***。

主诉：跌伤左腕肿痛，活动障碍 3 天。**检查：**左腕鼻烟壶压痛，传导痛。X 线片示：腕舟骨骨折，粉碎，分离。**诊断：**左腕舟骨骨折。中医分型：腰部骨折。Herbert 分型：B2 型。**治疗：**予"接合碰撞"手法复位，前臂蘑菇头超腕固定，12 周后解除夹板，功能锻炼。**随访：**3 年。按《骨科疾病疗效评价标准》–Jiranek 腕舟骨骨折客观评分系统**评分：**优。图文演示治疗经过如下（图 5–11–2）。

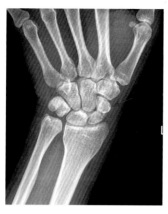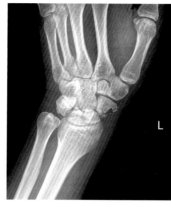

a. 2016–7–16 整复前：腕舟骨骨折，粉碎，分离

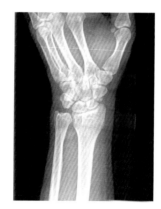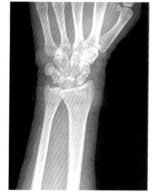

b. 2016–7–16 整复后：骨折移位改善

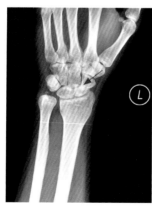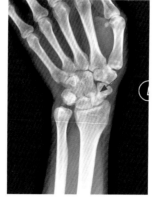

c. 2017–6–19 复查：骨折线模糊

图 5–11–2　腕舟骨粉碎性骨折（腰部）接合碰撞夹板案

【随访】2019 年 9 月 2 日电话随访（13392519***）：伤腕关节活动基本正常，可健身和拉单杠等运动。当地拍片复查结果：已经完全愈合。

【按】

1.手法复位 患者取仰卧位或坐位，前臂中立位，腕尺偏10°，术者一手擒拿扶正伤腕上部，拇指置于鼻烟窝处，示指置于腕掌端住舟骨，另一手环握拇指掌关节，向腕关节中心位轻柔纵向冲击，接合碰撞使骨折端吻合。

2.夹板外固定 前臂掌侧夹板（掌心蘑菇头）超腕固定，腕关节中立位拇指对掌，前臂中立位固定。固定的范围为前臂上1/3至拇掌指及指间关节。固定期间夹板必须牢靠，尽量不拆除夹板，尽量避免"惊动骨损处"。固定时间必须足够。必须定期复查X线照片或CT检查，以了解骨折愈合情况，证实骨折线基本或大部分消失，骨折端无压痛及纵向冲击痛，才能解除外固定。若骨折长时间不愈合且有明显的关节炎症状，影像学检查证实骨折不愈合或存在缺血征象，则需手术治疗。

3.中药治疗 辨证施治内服中药及本院制剂。早期用去伤片、三七口服液，中期用生骨片，后期用骨宝丸。早期外敷伤科黄水纱，后期外敷驳骨纱。中药熏洗。

4.功能锻炼 循序渐进指导患者进行握拳伸指功能锻炼，去除夹板后进行腕关节屈伸和尺偏桡偏等活动，后期适度进行纵向冲击，促进骨折愈合。

5.X线片拍摄体位 拍摄腕关节标准的正位、侧位和舟骨位，必要时拍摄腕关节后前位。

（谢韶东）

经桡骨茎突，三角骨、月骨周围骨折背侧脱位手法夹板案

汪某，男，58岁，佛山市中医院门诊病历号：3000998***。X线片号：2978***。

主诉：跌倒致右腕肿痛，活动障碍3小时。检查：右腕畸形，手腕向背侧隆突，压痛，传导痛，指动、血运、感觉正常。X线片示：桡骨茎突骨折，三角骨骨折，月骨周围背侧脱位。**诊断**：右腕经桡骨茎突、三角骨月骨周围骨折背侧脱位。中医分型：背侧脱位。汤锦波分型：ⅢA型。**治疗**：予手法复位，前臂四夹超腕屈腕固定。4周后解除夹板固定，指导练功。**随访**：4年半。按《骨科疾病疗效评价标准》–Cooney经舟骨、月骨周围骨折脱位评分系统**评分**：优。图文演示治疗经过如下（图5-11-3）。

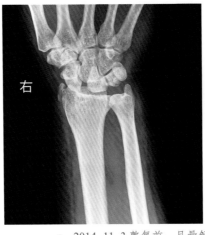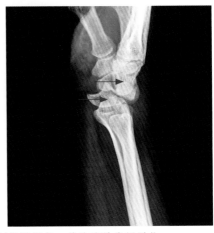

a. 2014-11-3整复前：月骨解剖位置不变，其他腕骨背侧脱位

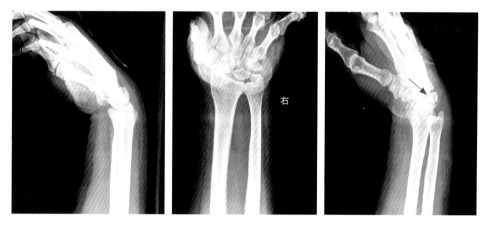

b. 2014-11-3 整复后：脱位纠正，屈腕固定

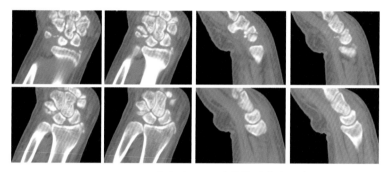

c. 2014-11-3 手法后 CT：腕骨排列基本正常

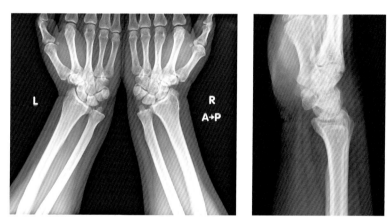

d. 2019-9-30 复查双侧正位：腕骨、关节间隙无异常

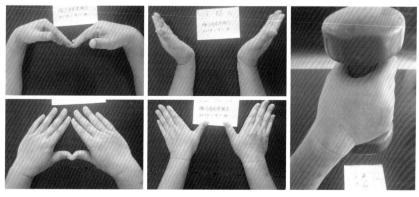

e. 2019-9-30 功能和握力检查

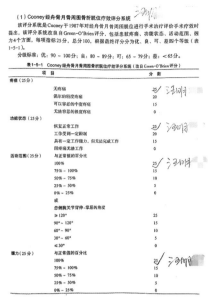

（1）Cooney经舟骨月骨周围骨折脱位疗效评分系统

该评分系统是Cooney于1987年对经舟骨月骨周围围脱位进行手术治疗评价手术疗效时提出，该评分系统改良自Green-O'Brien评分，包括患肢疼痛、功能状态、活动范围、握力4个方面，每项指标25分，总分100，根据最终评分分为优、良、可、差四个等级（表1-5-1）。

分级标准：优：90～100分；良：80～89分；可：65～79分；差：<65分。

表1-5-1 Cooney经舟骨月骨周围骨折脱位疗效评分系统（改良自Green-O'Brien评分）

项 目	分 数
疼痛（25分）	
无疼痛	25
偶尔的轻度疼痛	20
可以容忍的中度疼痛	15
无法容忍的极度疼痛	0
功能状态（25分）	
恢复正常工作	25
工作受到一定限制	20
具有一定工作能力，但无法完成工作	15
因疼痛无法工作	0
活动范围（25分）	
与正常值的百分比	
100%	25
75%～100%	15
50%～75%	10
25%～50%	5
0%～25%	0
或	
患侧腕关节背伸-掌屈的角度	
≥120°	25
90°～120°	15
60°～90°	10
30°～60°	5
≤30°	0
握力（25分）	
与正常值的百分比	
100%	25
75%～100%	15
50%～75%	10
25%～50%	5
0%～25%	0

f. 随访 Cooney 功能评定表（100 分）

图 5-11-3 经桡骨茎突，三角骨、月骨周围骨折背侧脱位手法夹板案

【随访】2019 年 7 月 17 日电话随访（13902806***）：伤腕关节活动完全正常，与健侧对比，外形和功能无异常，可提 50 斤大米。腕后伸使用纸巾时稍紧。2019 年 9 月 30 日返院随访：双腕活动基本对称，右手可正常活动，可抓起紧握哑铃（9 磅）。

【按】

1. 损伤与诊断 患者跌倒，手掌撑地，腕关节过度背伸致伤，致月骨背侧脱位、桡骨茎突骨折、三角骨粉碎性骨折，长桡月韧带、月三角掌侧韧带等腕骨周围韧带均有不同程度的损伤，骨骼连接松弛。X 线片显示：正位片见腕骨向桡侧移位，侧位片见月骨与桡骨解剖关系正常，其余腕骨相对于桡骨远端向背侧移位。诊断为：经桡骨茎突，三角骨、月骨周围骨折背侧脱位。

2. 复位与固定 患者仰卧位，患肢外展，前臂旋后位，近端、远端助手分别擒拿扶正患者手掌、前臂。手法复位步骤：

（1）扩折反拔：腕背伸扩大掌侧关节入路，并对抗拔伸牵引。

（2）触摸辨认：术者以双手拇指仔细辨认月骨脱位之远端，而非近端。

（3）推端屈腕：术者加大扩折反拔，以双手拇指推按腕骨远端向背侧，同时拔伸牵引屈腕，腕关节尺偏。

（4）触摸辨认：畸形消失，腕横纹原来骨突消失，腕关节可主动小范围屈伸，即告复位。

复位后前臂四夹背侧超腕达指掌关节，掌背侧夹板头用棉花蘑菇头固定，使腕关节屈曲 30°、尺偏 15°，前臂旋前位固定。4 周后解除夹板外固定。

（江湧）

经腕舟骨月骨周围骨折背侧脱位手法石膏外固定案

刘某，男，37 岁，佛山市中医院门诊病历号：3001643***。X 线片号：3008***。

佛山正骨医案集

406

主诉：撞伤致右腕肿痛不适，活动障碍 1 小时。**检查：**右腕关节畸形，局部压痛，指动、血运、感觉正常。X 线片示：右腕月骨经舟骨骨折周围性脱位，月骨向前翻转。**诊断：**右腕经舟骨月骨周围骨折脱位。中医分型：背侧脱位；汤锦波分型：Ⅱ A。**治疗：**予"屈伸展收"等手法复位，外敷伤科黄水纱，石膏外固定。循序渐进加强腕关节功能锻炼。**随访：**4 年半。按《骨科疾病疗效评价标准》–Cooney 经舟骨月骨周围骨折脱位评分系统评分：优。图文演示治疗经过如下（图 5-11-4）。

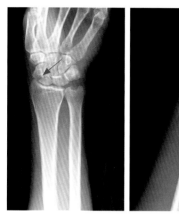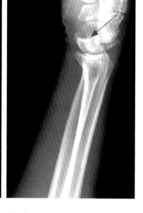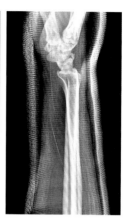

a. 2014-12-31 整复前：骨折脱位　　　　　b. 2014-12-31 整复后：骨折脱位纠正

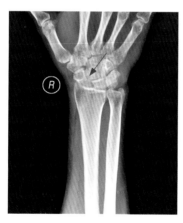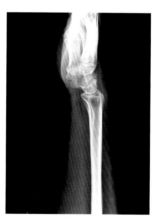

c. 2015-8-5 复查：舟骨愈合

图 5-11-4　经腕舟骨月骨周围骨折背侧脱位手法石膏外固定案

【随访】2019 年 9 月 16 日电话随访（13679750***）：与健侧对比，腕关节活动度正常，握力正常。伤肢功能基本恢复，可正常工作、生活，偶觉轻微不适。

腕月骨周围骨折脱位（开放性）手法石膏外固定案

刘某，女，48 岁，佛山市中医院门诊病历号：3002280***。X 线片号：3699***。

主诉：车祸致伤右腕、手部疼痛流血，活动障碍 2 小时。**检查：**右手部肿胀，畸形，手背部近第 5 掌骨处见 12cm×3cm 不规则创面，深达肌层，见肌腱外露，渗血，指动血运较差。X

线片、CT 示：①桡骨茎突骨折。②腕三角骨内缘骨折，腕大多角骨、钩骨粉碎性骨折。③腕部分腕骨间关节半脱位。④手第 2 掌骨近端撕脱骨折。**诊断：**①右桡骨茎突骨折。②右腕三角骨内缘骨折。右腕大多角骨、钩骨粉碎性骨折。③右腕部分腕骨间关节半脱位。④右手第 2 掌骨近端撕脱骨折。中西分型：骨折脱位。**治疗：**予清创缝合，血运恢复正常；手法复位，外敷伤科黄水纱，石膏固定。功能锻炼。**随访：**3 年余。按《骨科疾病疗效评价标准》–Cooney 经舟骨月骨周围骨折脱位评分系统评分：优。图文演示治疗经过如下（图 5-11-5）。

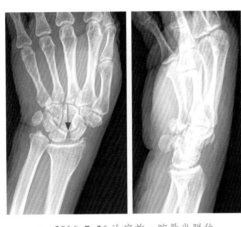
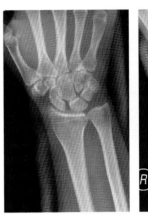
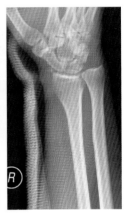

a. 2016-7-26 治疗前：腕骨半脱位　　　　　b. 2016-7-26 石膏固定

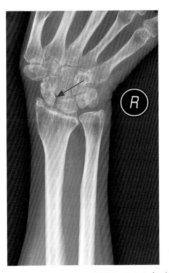
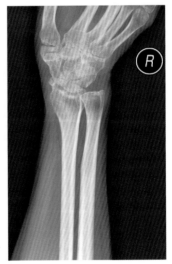

c. 2017-4-28 复查：腕关节排列正常

图 5-11-5　腕月骨周围骨折脱位（开放性）手法石膏外固定案

【随访】2019 年 9 月 16 日电话随访（13620831***）：双腕对称，腕关节活动度正常，无疼痛，可正常工作和生活。

【按】本案腕月骨半脱位，部分腕骨排列异常，为腕部韧带损伤所致。如果不进行有效固定，可能会引起日后腕关节失稳，导致腕关节运动及负荷传导疼痛。治疗宜轻度手法牵引，腕关节屈伸展收，石膏功能位固定。

（高峻青）

月骨掌侧脱位合并桡骨茎突、掌骨骨折手法夹板案

马某，男，26岁，佛山市中医院门诊病历号：3001038***。X线片号：3876***。

主诉：跌伤左腕肿痛，活动障碍9小时。检查：左腕畸形，掌侧隆突，压痛，指动、血运、感觉正常。X线片示：腕月骨脱位、桡骨茎突骨折、第4掌骨骨折。**诊断**：①左腕月骨脱位。中医分型：掌侧脱位。汤锦波分型：IB。②左桡骨茎突骨折。③左掌骨骨折。**治疗**：予"拔伸牵引、屈伸展收"等手法复位，外敷伤科黄水纱，前臂蘑菇头屈腕二夹固定，掌部二夹固定，伤肢三角巾悬吊。5周后解除夹板外固定，加强腕关节屈伸等功能锻炼。**随访**：2年4个月。按《骨科疾病疗效评价标准》–Cooney经舟骨月骨周围骨折脱位评分系统**评分**：优。图文演示治疗经过如下（图5-11-6）。

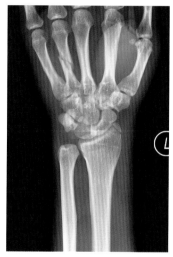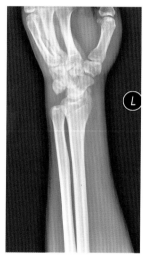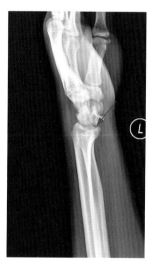

a. 2017–5–27整复前：腕月骨掌侧脱位

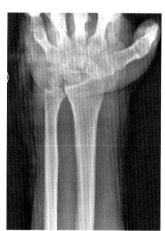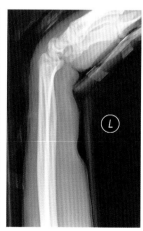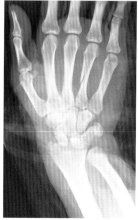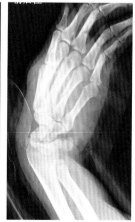

b. 2017–5–27整复后：骨折脱位纠正

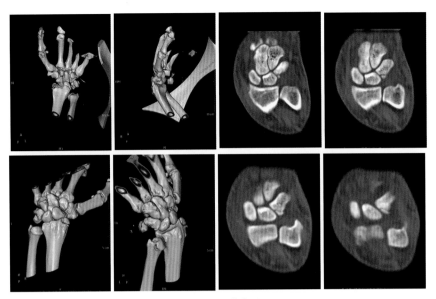

c. 2017–5–27 整复后 CT

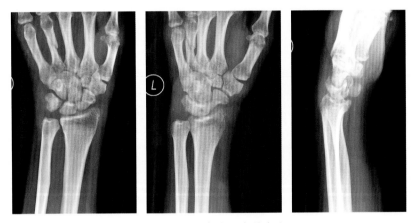

d. 2017–7–10 复查：掌骨愈合

图 5-11-6　月骨掌侧脱位合并桡骨茎突、掌骨骨折手法夹板案

【随访】2018 年 5 月 20 日、2019 年 9 月 30 日电话随访（13620139***）：伤肢活动正常，与健侧对比，外形和功能无异常，可正常工作。握拳正常有力。

【按】本案腕月骨脱位，不同于腕月骨周围脱位，但手法复位和固定基本相同。掌骨斜形骨折，应注意纠正旋转移位，予拔伸牵引、擒拿扶正。

（邓蕴源）

附 1：Jiranek 腕舟骨骨折疗效评分系统

主观分级标准：[优：90 ～ 100 分；良：80 ～ 89 分；可：70 ～ 79 分；差：< 70 分]

1. 功能：A：所有功能受限 [0]；B：不能从事任何工作 [10]；C：不能从事以前的工作 [20]；D：可以继续从事以前的工作 [30]；E：恢复所有功能（包括体力劳动）[40]。

2. 疼痛：A：需要马上药物治疗 [0]；B：每天疼痛 [6]；C：握拳或受到负荷时疼痛 [10]；D：

严重繁重工作后疼痛 [16]；E：1 个月疼痛多于一次 [22]；F：1 个月疼痛一次或更少 [26]；G：无疼痛 [30]。

3. 活动范围：A：减小且影响功能 [0]；B：减小但不影响功能 [10]。

4. 握力：A：减小且影响功能 [0]；B：减小但不影响功能 [10]。

5. 满意度：A：手术未改善生活质量 [0]；B：手术改善生活质量 [10]。

附 2：Cooney 经舟骨月骨周围骨折脱位疗效评分系统

[优：90 ～ 100 分；良：80 ～ 89 分；可：65 ～ 79 分；差：< 65 分]

1. 疼痛：A：无疼痛 [25]；B：偶尔的轻度疼痛 [20]；C：可以容忍的中度疼痛 [15]；D：无法容忍的极度疼痛 [0]。

2. 功能状态：A：恢复正常工作 [25]；B：工作受到一定限制 [20]；C：具有一定工作能力，但无法完成工作 [15]；D：因疼痛无法工作 [0]。

3. 活动范围：(本题两小问只取一问计分)

① 与正常值的百分比：A：100%[25]；B：75% ～ 100%[15]；C：50% ～ 75%[10]；D：25% ～ 50%[5]；E：0% ～ 25%[0]。

②患侧腕关节背伸 – 掌屈的角度：A：≥ 120° [25]；B：90°～ 120° [15]；C：60°～ 90° [10]；D：30°～ 60° [5]；E：≤ 30° [0]。

4. 握力 [与正常值的百分比]：A：100%[25]；B：75% ～ 100%[15]；C：50% ～ 75%[10]；D：25% ～ 50%[5]；E：0% ～ 25%[0]。

第十二节　掌指骨骨折

（Metacarpal and Phalangeal Fractures）

手是人的劳动器官，骨骼为其支架，关节为其枢纽。骨、关节常因外力作用而损伤，如骨折、关节脱位和韧带损伤等，致手运动功能障碍。

（一）受伤机制

1. 手部骨折　以指骨骨折最常见，多为直接暴力所致。指骨骨折常合并周围组织损伤，为复合损伤。其中，远节指骨是手与外界接触最频繁的部位，损伤概率远远高于手的其他部位，多为压砸伤所致。

2. 掌骨骨折　以掌骨颈、掌骨干骨折最多见。其中，掌骨颈骨折多发生于第 5 掌骨，其次是第 2 掌骨，多为作用于掌骨头的纵向暴力所致。掌骨干骨折多发生于第 3、4 掌骨，可为直接暴力、扭转暴力、挤压暴力所致。掌骨头骨折，多为直接暴力所致，如握拳时掌骨与物体的直接撞击等，以第2、5掌骨头骨折多见。手部骨、关节损伤，最常见的并发症是骨折的畸形愈合，其次是关节僵直，再次是骨折延迟或不愈合，关节不稳定较少见。

（二）分类及分型

1. 中医分型（参照《中医骨伤科病证诊断疗效标准》）

（1）指骨骨折：远节指骨骨折，按部位分为甲粗隆、指骨干和基底骨折三类；中节指骨骨折，根据部位，分头、颈、干和基底骨折四类；近节指骨骨折，根据部位，也分头、颈、干和基底骨折四类。

（2）掌骨骨折：掌骨骨折分头、颈、干和基底骨折四类。

2. 西医分型　AO分型（掌骨77A/B/C；指骨78A/B/C）。

（三）治疗

准确复位、有效固定、早期功能运动是治疗手部骨关节损伤的基本原则。治疗手部骨和关节损伤，能闭合复位的就不切开；能做外固定的就不用内固定，能单独疗法治疗的就不多法联合应用，能使用无创法的就不选用有创法。治疗手部骨关节损伤，方法甚多，需依据受伤情况、患者需求来定。治疗指骨骨折，应避免遗留旋转、侧方成角和大于10°的掌、背侧成角移位。前两种移位可改变伤指运动轨迹，使其在屈曲时与相邻手指发生推挤或叠罗，妨碍后者屈曲运动；后一种移位，可增大指骨周边肌腱滑动阻力，有引发后者断裂的可能。多数远节指骨骨折，用夹板固定即可。掌骨基底部骨折，首选闭合复位经皮穿针内固定或支架外固定。

（四）手法特点

根据不同的部位和移位，使用不同的手法术式。拔伸牵引以纠正重叠移位；抱迫靠拢纠正粉碎移位；提按升降、扣挤分骨纠正侧方移位；对抗旋转纠正旋转移位；屈伸展收纠正关节部位骨折脱位。

第5掌骨头骨折（嵌顿粉碎）手法夹板案

韦某，男，25岁，佛山市中医院门诊病历号：3001467***。X线片号：3546***。

主诉： 撞伤致右手掌部肿痛、活动障碍1小时。检查：右手第5掌骨远端压痛，短缩畸形。X线片示：第5掌骨头粉碎嵌顿骨折。**诊断：** 右手第5掌骨头骨折。中医分型：嵌顿粉碎。AO分型：A3型。**治疗：** 予"拔伸牵引、屈伸展收、抱迫靠拢"等手法整复，外敷伤科黄水纱，二夹固定。4周后解除夹板固定，功能锻炼。**随访：** 4年半。按《中西医结合治疗骨折临床经验集》骨折疗效标准**评级：** 优。图文演示治疗经过如下（图5-12-1）：

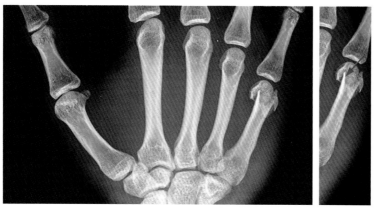

a. 2015-10-28 整复前：第 5 掌骨头粉碎嵌顿

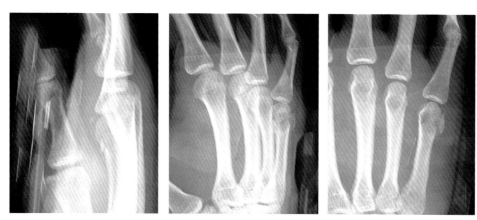

b. 2015-10-30 整复后：骨折对位对线好

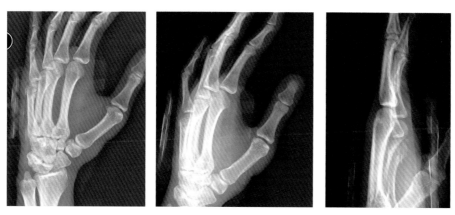

c. 2015-11-30 复查 X 线正、斜、侧位：骨折线模糊

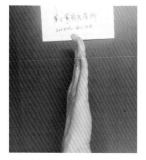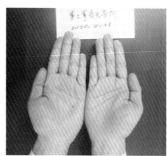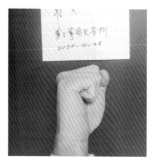

d. 2020-4-26 检查：小指稍短，功能正常

图 5-12-1 第 5 掌骨头骨折（嵌顿粉碎）手法夹板案

第五章 佛山正骨典型医案

413

第 1 掌骨颈陈旧性骨折（成角）手法夹板案

苏某，女，74 岁，佛山市中医院住院病历号：455***。X 线片号：2659***。

主诉： 车祸致左手拇指掌肿痛、活动障碍 16 天。检查：左手拇指掌畸形，压痛轻。X 线片示：第 1 掌骨颈粉碎性骨折，少量骨痂。**诊断：** 左第 1 掌骨颈陈旧性骨折。中医分型：成角。AO 分型：A3 型。**治疗：** 予"摇摆转动、顶压折断"等手法整复，四夹固定 3 周，功能锻炼。**随访：** 6 年。按《中西医结合治疗骨折临床经验集》骨折疗效标准**评级：** 优。图文演示治疗经过如下（图 5-12-2）：

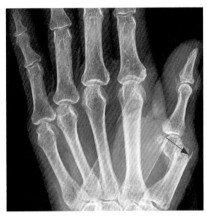 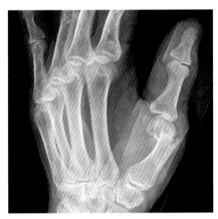

a. 2013-1-16 整复前：骨折向内前移位 2/3，向外后成角，少量骨痂生长

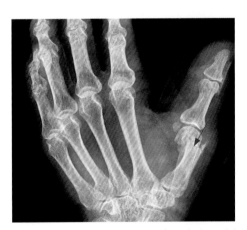 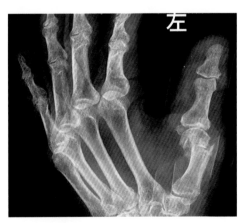

b. 2013-1-18 整复后复查：骨折对位尚可，对线好，少量骨痂生长

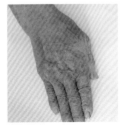 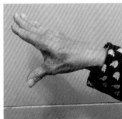 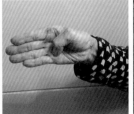 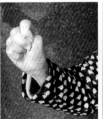 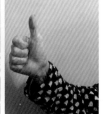

c. 2019-12-13 微信随访：功能正常，握力正常

图 5-12-2 第 1 掌骨颈陈旧性骨折（成角）手法夹板案

【按】患者因车祸致颅脑损伤、左手第 1 掌骨粉碎性骨折、右胫骨平台骨折于我院住院治疗。颅脑损伤早期因情绪不安，伤肢护理困难，伤后半月余，掌骨出现了明显移位，即行手法折骨复位。手法予擒拿拔伸、摇摆转动、顶压折断进行折骨并复位，纠正骨折成角，微型小夹板四夹固定，效果满意。

（江涌）

第 5 掌骨颈骨折（成角）手法夹板案

罗某，男，37 岁，佛山市中医院门诊病历号：3002194***。X 线片号：4010***。

主诉：撞伤致右手掌部肿痛、活动障碍 2 天。检查：右手第 5 掌骨远端压痛，畸形。X 线片示：右手第 5 掌骨颈粉碎性骨折。**诊断**：右第 5 掌骨颈骨折。中医分型：成角。AO 分型：A3型。**治疗**：予"拔伸牵引、提按升降"手法整复，外敷伤科黄水纱，二夹固定。5 周后解除夹板，功能锻炼。**随访**：2 年。按《中西医结合治疗骨折临床经验集》骨折疗效标准**评级**：优。图文演示治疗经过如下（图 5-12-3）：

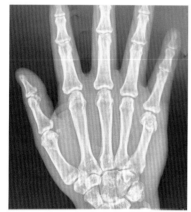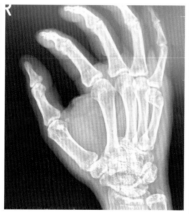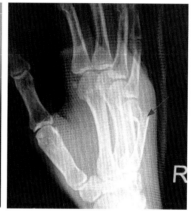

a. 2017-12-23 外院 X 线片

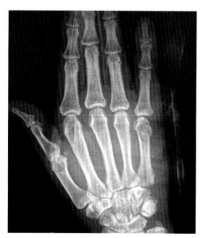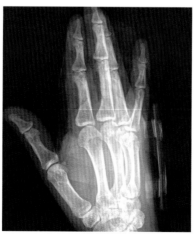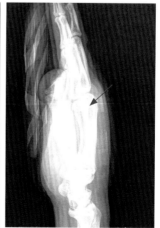

b. 2017-12-23 整复后 X 线片正、斜、侧位

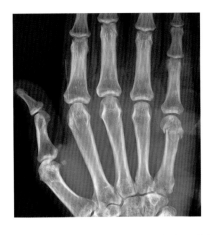
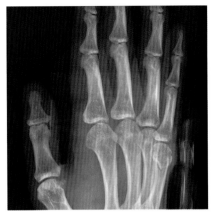

c. 2018-1-22复查：骨折对位对线好，骨折线模糊

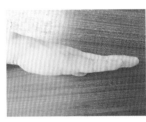
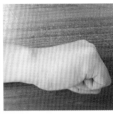

d. 2018-11-19随访：功能正常，握力正常

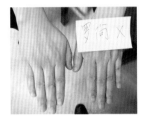
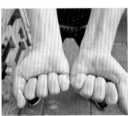

e. 2019-12-13随访：外形正常

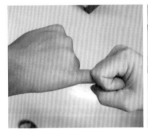
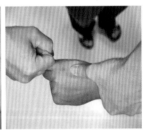

f. 蟹钳式牵引手法示范

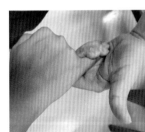
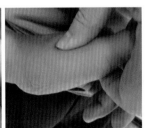

g. 手枪式牵引手法示范

图 5-12-3　第 5 掌骨颈骨折（成角）手法夹板案

【按】

1. 手法整复　单人复位。整复时，近端助手擒拿扶正腕部，术者以 3、4 指"蟹钳式"擒拿第 5 指行拔伸牵引，以另一只手拇指按压骨折端近端，纠正骨折向背成角和掌侧移位（图 5-12-3f）。或术者 4、5 指"手枪式"紧握患指拔伸牵引，拇指按压骨折近端向下，同时示指提骨折远端向上，即可同时纠正骨折向背成角和掌侧移位（图 5-12-3g）。

2. 夹板固定　掌背侧二夹固定（掌侧第 5 掌指关节长夹伸直位、背侧短夹）。由于掌骨颈骨折力臂短，掌侧必须超关节固定，防止掌屈造成骨折背侧成角，于背侧短夹加垫，才能有效纠正和防范掌骨背侧成角。

3. 掌指 X 线片侧位投照的意义　由于掌指部 X 线片侧位投照重叠，难以清晰显示侧位的骨折移位，因此，掌指部的斜位片，成了掌指部的拍照常规。但斜位片不是标准位，对骨折移位的程度会有误差。而侧位片往往可以隐约观察到骨折的前后移位或成角。侧位和斜位结合，才能对骨折的移位做出更准确的判断。

（江湧）

孕妇第3、4掌骨干骨折（粉碎）手法夹板案

钟某，女，25岁，佛山市中医院住院病历号：3003422***。X线片号：4291***。

主诉： 跌倒致右手掌部肿痛、活动障碍2天。检查：右手第3、4掌部畸形，压痛，可扪及骨擦感。X线片示：右手第3、4掌骨粉碎性骨折。**诊断：** 右第3、4掌骨骨折。中医分型：粉碎。AO分型：B型。**治疗：** 予"拔伸牵引、扣挤分骨"手法复位，外敷伤科黄水纱，二夹固定。8周后行彩超检查提示：右手第3、4掌骨表面光滑，连续性好，局部弯曲，向背侧凸，分别外凸约2.5mm、2mm，以第3掌骨弯曲明显。解除夹板，功能锻炼。**随访：** 近9个月。按《中西医结合治疗骨折临床经验集》骨折疗效标准**评级：** 优。图文演示治疗经过如下（图5-12-4）：

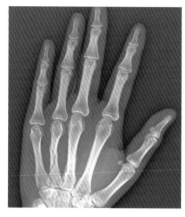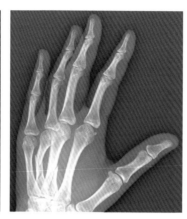

a. 2019-3-19治疗前：第3、4掌骨骨折

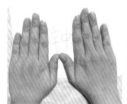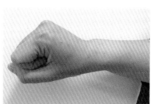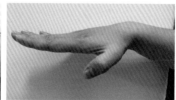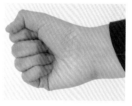

b. 2019-7-10、2019-12-12随访：功能和外形正常

图5-12-4 孕妇第3、4掌骨干骨折（粉碎）手法夹板案

【按】

1. 手法特点 ①触摸辨认：贯穿骨折治疗全过程，手摸心会，早期检查骨折的对位对线，特别是检查骨折的短缩和背侧隆突；后期检查骨干力，了解骨折端的硬度，判断骨折的愈合情况；②拔伸牵引：贯穿于复位、固定整个过程。患者平时适度牵引，可以纠正骨折的重叠和成角移位；③扣挤分骨：纠正掌骨的侧方移位和成角。

2. 彩超检查 孕妇尽可能避免或减少X线辐射，借助彩超检查，有助于骨折的诊断和愈合的判断。以下指标可以作为参考：骨组织连续性中断伴肿胀（骨折诊断）；隆突或弯曲（骨折对线）；两断端错位及相差距离（骨折对位）；骨表面光滑，连续性好（骨折愈合）。

本例骨折患者怀孕跌倒致右手第3、4掌骨骨折，应尽量避免X放射线的损害。予人性化的闭合治疗，最终获满意疗效。

（江涌）

第4掌骨干骨折（斜形）手法夹板案

谢某，男，25岁，佛山市中医院门诊病历号：3002541***。X线片号：3836***。

主诉：撞伤致右手掌部肿痛、活动障碍3天。检查：右手掌部明显肿胀，右手第4掌骨中段压痛，活动受限，指动、血运正常。X线片示：右手部第4掌骨骨折。**诊断**：右第4掌骨骨折。中医分型：斜形。AO分型：A2.2型。**治疗**：予"拔伸牵引、内外推端、提按升降"等手法整复，外敷伤科黄水纱，二夹外固定。4周后解除夹板固定，功能锻炼。**随访**：1个月。按《中西医结合治疗骨折临床经验集》骨折疗效标准**评级**：优。图文演示治疗经过如下（图5-12-5）：

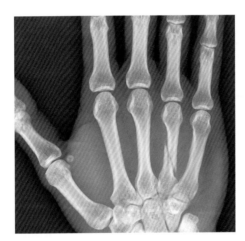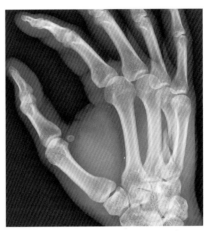

a. 2017-3-25整复前：短缩旋转、背侧移位

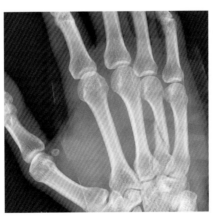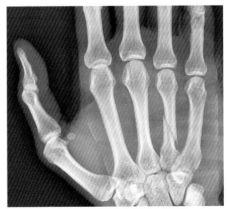

b. 2017-3-27整复后：骨折对位对线好

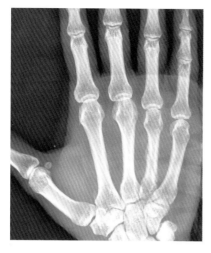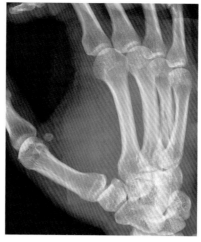

c. 2017-4-26 复查：骨折愈合

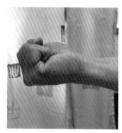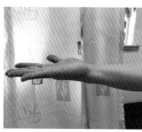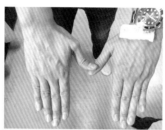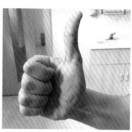

d. 2017-5-6 功能正常，握力正常

图 5-12-5 第 4 掌骨干骨折（斜形）手法夹板案

【按】

1. 掌骨干骨折后因受骨间肌作用，骨折易向背侧成角畸形；屈指肌、伸直肌的牵拉，骨折容易发生短缩和旋转畸形。若短缩大于 3mm，屈、伸指肌及骨间肌张力失调，引起手伸直功能障碍。背侧成角畸形若未矫正，除了影响手部外观外，严重者还会影响骨间肌张力或导致指伸肌腱自发性断裂。旋转畸形因骨间肌作用，手指会发生交叉，导致抓握功能丧失。故掌骨干骨折必须得到满意的复位，才能保证手部功能正常。本案骨折予正骨十四法的"拔伸牵引、内外推端、提按升降"等手法整复，最终获得满意疗效。拔伸牵引对纠正短缩旋转移位起着主要的作用。

2. 本案患者撞伤致右手掌部肿痛、活动受限 3 天来诊，右掌部中度肿胀，局部张力高，手法整复有一定难度。整复时，助手擒拿扶正前臂近腕部，术者站立于患侧，一手牵引患指，另一手施行手法。在拔伸牵引下，以拇指按压骨折端背侧突起成角处，再用示指和拇指在骨折的远近端提按升降，纠正骨折前后移位。最后，于第 4、5 掌骨之间扣挤分骨，纠正骨折侧方移位。

3. 掌背侧二夹外固定，4 周后解除夹板外固定，加强掌指关节的屈伸等功能锻炼。

（陈元荣）

第4掌骨干骨折（横形）手法夹板案

温某，男，33岁，佛山市中医院门诊病历号：2008404***。X线片号：4230***。

主诉： 撞伤致右手掌肿痛、活动受限半小时。检查：右手第4掌骨压痛，可及骨擦感及异常活动。X线片示：右手第4掌骨骨折。**诊断：** 右手第4掌骨骨折。中医分型：横形。AO分型：A2.3型。**治疗：** 予"内外推端、提按升降"等手法整复内外、前后及成角移位，外敷伤科黄水纱，二夹外固定。7周后解除夹板外固定，功能锻炼。**随访：** 6个月余。按《中西医结合治疗骨折临床经验集》骨折疗效标准**评级：** 优。图文演示治疗经过如下（图5-12-6）：

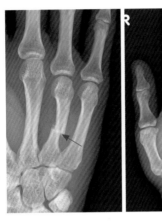 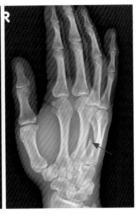

a. 2018-12-5 手法前

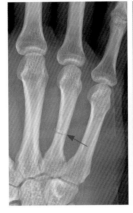 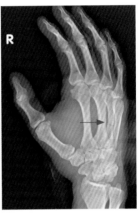

b. 2018-12-5 手法后

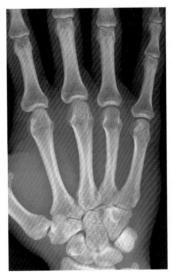 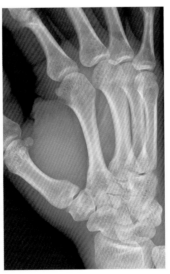

c. 2019-3-9 复查：骨折愈合

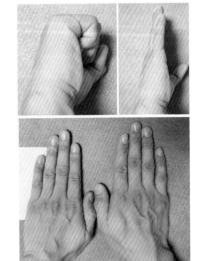

d. 检查：功能正常

图5-12-6 第4掌骨干骨折（横形）手法夹板案

第 1 掌骨基底部骨折脱位（斜形）手法夹板案

岑某，男，27 岁，佛山市中医院门诊病历号：3001589***。X 线片号：4411***。

主诉： 跌倒致右手拇指疼痛、活动受限 1 小时。检查：右手第 1 掌骨基底部隆突畸形，压痛，传导痛。X 线片示：右手第 1 掌骨基底部骨折，外侧移位成角，关节半脱位。**诊断：** 第 1 掌骨基底部骨折脱位。中医分型：斜形。西医分型：Bennett 骨折。**治疗：** 予"拔伸、推端"等手法整复，外敷黄水纱，四夹固定。6 周后改短夹代夹固定，早期指间关节功能锻炼。8 周后解除夹板固定，加强掌指关节功能锻炼。**随访：** 8 个月。按《中西医结合治疗骨折临床经验集》骨折疗效标准**评级：** 优。图文演示治疗经过如下（图 5-12-7）：

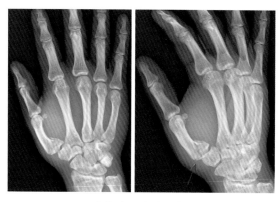
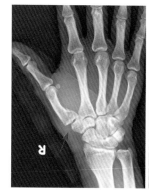
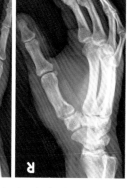

a. 2019-9-7 整复前：掌骨基底部骨折脱位　　　　b. 2019-9-7 整复后：轻度脱位

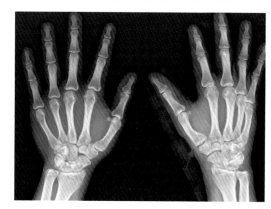
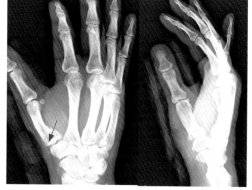

c. 2019-9-18 复查（正位左右对比）：骨折对位对线满意，脱位完全纠正

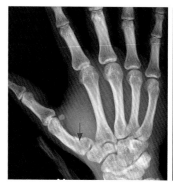
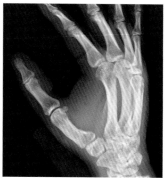
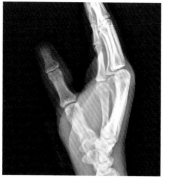

d. 2019-10-23 复查：压垫；骨折线模糊

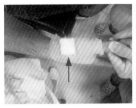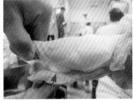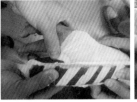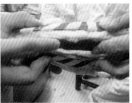

①骨折端外侧加垫　　②掌骨头底部加垫　　③四夹固定　　④四夹固定

e. 掌指四夹固定步骤

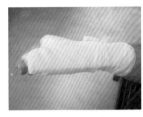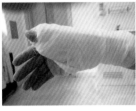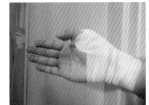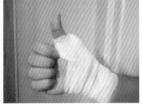

f. 拇指四夹固定外观　　　　　　g. 拇指背侧短夹固定练功

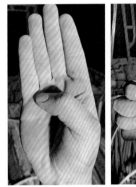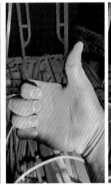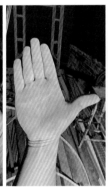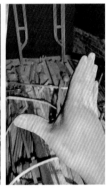

h. 2019-11-24、2020-5-31 工地微信随访：功能正常

图 5-12-7　第 1 掌骨基底部骨折脱位（斜形）手法夹板案

【按】

1. 手法复位　单人复位。整复时，近端助手擒拿腕部，术者擒拿患者第 1 指掌关节拔伸牵引并背伸，同时另一拇指按压骨折远端向掌心推挤，纠正第 1 掌骨背侧移位。

2. 夹板固定　行掌背侧四夹外固定。背侧和掌侧夹板由指间关节至桡骨远端水平固定，不宜背伸。因为第 1 掌指关节外形结构不规则，二夹固定容易松动，故于第 1 掌骨关节内外加二夹板加固。6 周后骨折尚未完全愈合，四长夹改为一短夹背侧固定，及时进行指间关节功能锻炼，舒筋长骨并进。

（江湧）

第 1 掌骨基底部骨折脱位（压榨伤）闭合复位外固定支架案

靳某，男，44 岁，佛山市中医院门诊病历号：3002195***。X 线片号：3658***。

主诉：机器绞伤致右手肿痛、流血，活动障碍 1 小时。检查：右手拇指基底部及第 2、3 指畸形，压痛。X线片示：手掌、腕部多发骨折。**诊断：**右手压榨伤（①第1掌骨基底部骨折伴第1腕掌关节脱位。②第2、3指骨远节骨折。）中医分型：粉碎。西医分型：Bennett骨折。**治疗：**第1掌骨闭合复位支架外固定、第2、3指克氏针固定、肌腱止点缝补术。**随访：**3年。按《中西医结合治疗骨折临床经验集》骨折疗效标准**评级：**优。图文演示治疗经过如下（图5-12-8）：

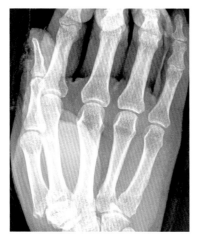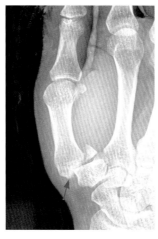

a. 2017-9-18 治疗前：第1掌骨基底部粉碎性骨折脱位

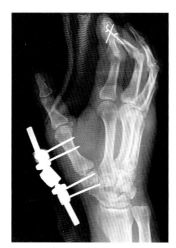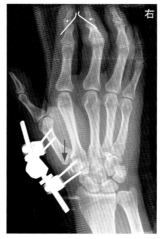

b. 2017-9-22 治疗后：骨折脱位纠正

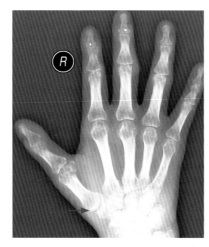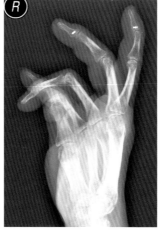

c. 2017-11-30 复查：骨折愈合

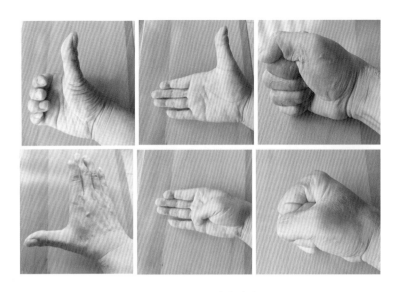

d. 2020-9-19 功能随访

图 5-12-8　第 1 掌骨基底部骨折脱位（压榨伤）闭合复位外固定支架案

【随访】2019 年 7 月 10 日电话随访（18933005***）：拇指掌活动基本正常。第 2、3 指活动稍受限，握拳欠力。2020 年 9 月 19 日功能随访：拇指掌关节活动正常。

【按】支架外固定：第 1 掌骨基底部骨折脱位特点是复位容易固定难。本案骨折十分不稳定，手开放损伤严重，故予手法复位外固定支架固定。

（王朝辉）

儿童第 2、3、4 掌骨基底部骨折（横形）手法夹板案

张某，男，5 岁，佛山市中医院门诊病历号：3001413***。X 线片号：2903***。

主诉：跌倒致右手肿痛、活动障碍 5 小时。检查：右手畸形，压痛。X 线片示：第 2、3、4 掌骨近端骨折。**诊断**：右第 2、3、4 掌骨基底部骨折。中医分型：横形。AO 分型：A1 型。**治疗**：予"拔伸牵引、内外推端"等手法整复，掌背二夹固定。4 周后解除夹板。**随访**：3 年余。按《中西医结合治疗骨折临床经验集》骨折疗效标准**评级**：优。图文演示治疗经过如下（图 5-12-9）：

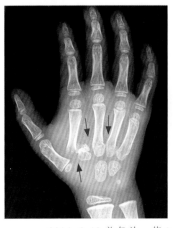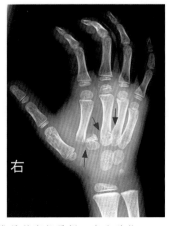

a. 2014-6-13 整复前：第 2 掌骨基底部骨折，完全移位

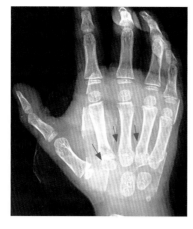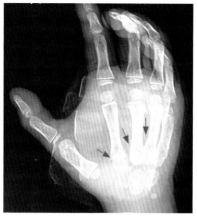

b. 2014-6-13 整复后：骨折对位对线好

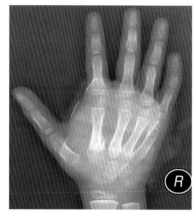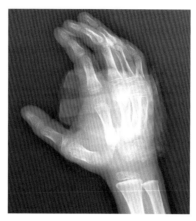

c. 2014-7-10 复查：骨折愈合

图 5-12-9　儿童第 2、3、4 掌骨基底部骨折（横形）手法夹板案

【随访】2017 年 8 月 20 日电话随访（15918136***）：与健侧对比，伤肢外形正常，功能活动正常，可进行日常体育活动。

【按】手法复位：单人复位。整复时，助手擒拿腕部，术者擒拿患者第 2、3、4 指掌关节拔伸牵引并外展，同时另一拇指按压骨折远端侧方向掌心推挤，纠正第 2 掌骨外侧移位；术者擒拿拔伸牵引并屈指，另一拇指按压掌部骨折远端向掌背推挤，纠正第 2 掌骨掌侧移位。因为小儿手掌薄小，术者手法着力点有限，复位主要来自拔伸牵引。

（王卫刚）

第 4、5 掌骨基底部骨折（粉碎）手法夹板案

韩某，男，19 岁，佛山市中医院门诊病历号：3001978***。X 线片号：3546***。

主诉： 跌伤致左掌部肿痛、活动障碍 4 天。检查：第 4、5 掌骨基底压痛，传导痛，畸形。X 线片示：第 4、5 掌骨基底部骨折。**诊断：** 左第 4、5 掌骨基底部骨折。中医分型：粉碎。AO 分型：B1 型。**治疗：** 予"拔伸牵引、内外推端"等手法整复，外敷伤科黄水纱，掌背二夹固定。

4周后解除夹板固定，功能锻炼。**随访**：3年余。按《中西医结合治疗骨折临床经验集》骨折疗效标准**评级**：优。图文演示治疗经过如下（图5-12-10）：

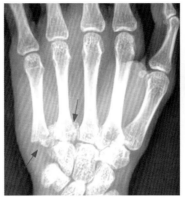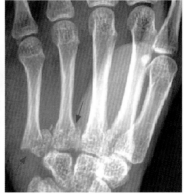

a. 2015-10-24整复前外院X线片

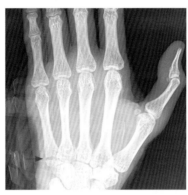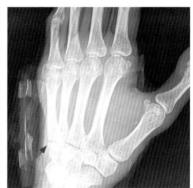

b. 2015-10-28整复后

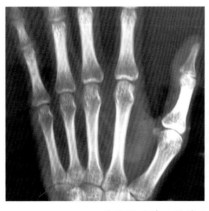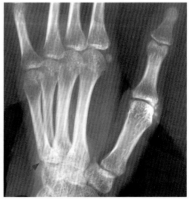

c. 外院X线片：治疗1个月后，骨折线模糊

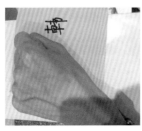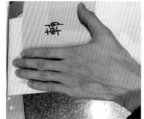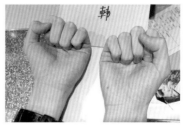

d. 2019-7-15随访：功能正常

图 5-12-10　第 4、5 掌骨基底部骨折（粉碎）手法夹板案

【按】

1. 手法特点　单人单手进行复位。整复时，术者以3、4指"蟹钳式"擒拿患者第5指行拔伸牵引并尺偏，同时另一只手拇指按压骨折远端向掌心推挤，纠正第5掌骨尺侧移位。

2. 夹板固定　行掌背侧二夹外固定。背侧掌骨夹板用可透X线胶布横向包缠，按掌部弧形塑形。背侧夹板应覆盖到尺侧，防止骨折尺侧成角。

（江湧）

示指近节指骨近端骨折（斜形）手法夹板案

黄某，男，46岁，佛山市中医院门诊病历号：3003048***。X线片号：4099***。

主诉： 机器卷伤致左手示指及小指肿痛、活动受限半天。检查：左示指畸形，压痛，可及骨擦感；左小指近节压痛。X线片示：示指、小指近节近端骨折。**诊断：** ①左示指近节指骨近端骨折。②左小指近节基底部骨折。中医分型：斜形。AO分型：A1型。**治疗：** 予"拔伸牵引、内外推端"等手法整复，第2、3指伸指并指二夹固定，5周后解除夹板固定，功能锻炼。**随访：** 半年。按《中西医结合治疗骨折临床经验集》骨折疗效标准**评级：** 优。图文演示治疗经过如下（图5-12-11）：

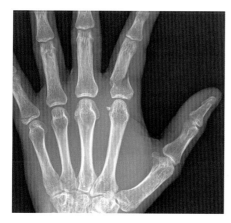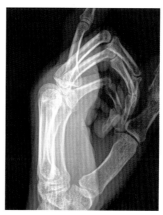

a. 2018-5-23 整复前：骨折侧移、成角

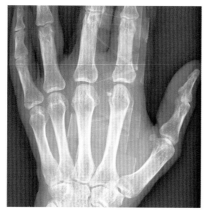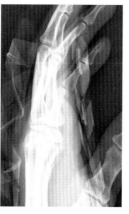

b. 2018-5-23 整复后，示、中指并指伸指夹板固定

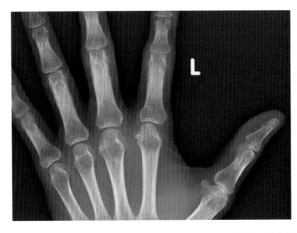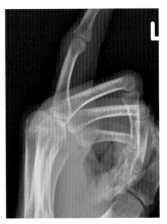

c. 2018-8-31复查：骨折愈合

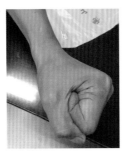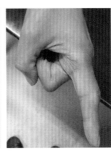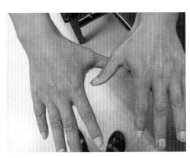

d. 2018-11-11随访：功能基本正常

图 5-12-11　示指近节指骨近端骨折（斜形）手法夹板案

【按】

1. 损伤特点　本案患肢受机器旋转滚动卷伤，产生扭转暴力，导致近节指骨斜形骨折，治疗过程中要注意在维持骨折稳定的同时，密切观察碾压皮肤情况，避免皮肤出现坏死。

2. 治疗原则　治疗近节指骨骨折时，要注重争取解剖复位，尽量纠正骨折侧方移位、成角畸形和旋转畸形，否则将产生肌腱粘连或肌腱张力失去平衡，或手指屈曲时与相邻手指交叉。

3. 夹板固定　本案为示指近节指骨骨折侧方移位成角，手法拔伸牵引后予示指中指并指固定，于示指内侧加垫，借助中指维持固定。注意观察血运情况。

（黎土明）

环指近节指骨干骨折（旋转）手法屈指并指固定案

罗某，男，21岁，佛山市中医院门诊病历号：3000900***。X线片号：4060***。

主诉：打球致伤右手肿痛、活动疼痛2小时。检查：右环指近节畸形，肿胀，压痛，可及骨擦感，骨干力丧失。指端血运、感觉可。X线片示：右环指近节骨折，稍内前移，转轴。**诊断：**右环指近节骨折。中医分型：旋转。AO分型：A2.2型。**治疗：**予"拔伸牵引、对抗旋转、内外推端"等手法整复，第3、4指屈指并指绷带包扎固定，5周后第3、4并指指套固定，功能锻炼。随访：3个半月。按《中西医结合治疗骨折临床经验集》骨折疗效标准**评级：**优。图文演示治疗经过如下（图5-12-12）：

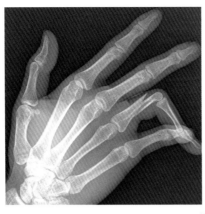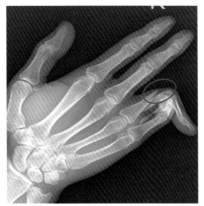

a. 2019-11-17 整复前：骨折旋转

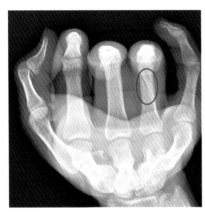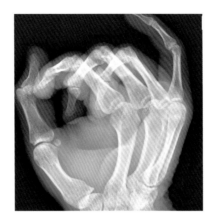

b. 2019-11-17 整复后：旋转纠正；中、环指屈指，并指固定

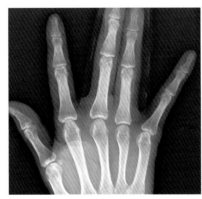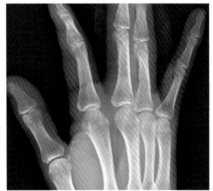

c. 2019-12-17 复查：骨折愈合

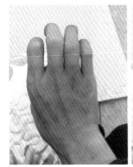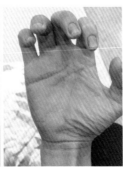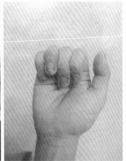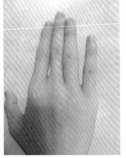

d. 2019-12-25 检查：环指旋转、交叠

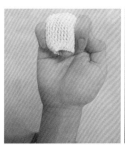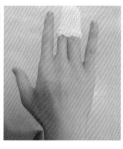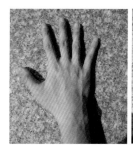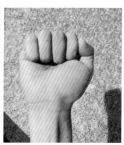

e. 2019-12-25 网套并指固定屈伸活动　　　　f. 2020-3-10 微信随访：屈伸和外形正常

图 5-12-12　环指近节指骨干骨折（旋转）手法屈指并指固定案

【按】

1. 手法复位　予"对抗旋转"复位，即骨折远端向掌、拇侧旋（为主），近端向背、拇侧旋，使其外形与中指平行，外观指甲无旋转，可稍矫枉过正。

2. 屈指并指固定控制旋转　伤指借助中指固定在指关节屈曲时，可获得曲线更多的支撑面，控制旋转力比伸指时大，能更好地维持骨折的对线，控制旋转。

3. 网套并指固定动静结合　富有弹性的网套并指固定，既能控制旋转，维持骨折对线，又可以进行指关节屈伸活动。

（黎土明　江湧）

小指近节指骨近端骨折（挫裂伤）清创手法绷带屈指固定案

潘某，男，18 岁，佛山市中医院门诊病历号：3001330***。X 线片号：2869***。

主诉：车祸致右小指肿痛、流血，活动障碍 1 小时。检查：右小指近节畸形，皮肤内前侧伤口约 0.3cm×0.2cm，扪及骨擦音。X 线片示：小指近节近端骨折。**诊断：**①右小指近节近端骨折。②挫裂伤。中医分型：斜形。AO 分型：A1 型。**治疗：**清创，外敷伤科黄水纱；予"内外推端、提按屈指"手法整复，绷带屈指并指固定。5 周后解除固定，功能锻炼。**随访：**8 个月余。按《中西医结合治疗骨折临床经验集》骨折疗效标准**评级**：优。图文演示治疗经过如下（图 5-12-13）：

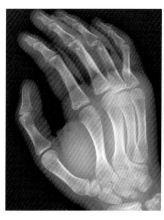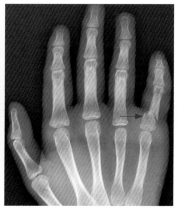

a. 2014-4-9 整复前

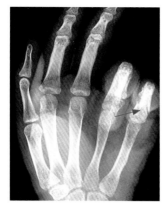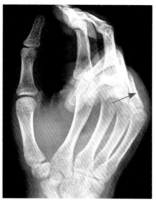

b. 2014-4-30复查

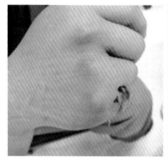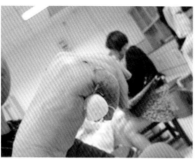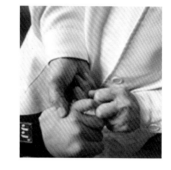

c.第 4、5 指绷带屈指并指固定　　　　　　　　d.蟹钳式擒拿示范

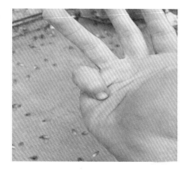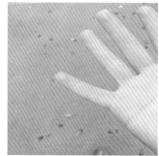

e. 2014-12-23随访：功能正常

图 5-12-13　小指近节指骨近端骨折（挫裂伤）清创手法绷带屈指固定案

环、小指近节基底部骨折合并指掌关节脱位手法夹板案

吴某，男，53 岁，佛山市中医院门诊病历号：3000154***。X 线片号：4371***。

主诉： 机器扭伤致右手掌部肿痛、活动障碍 1 小时。检查：右手第 4、5 指骨近端压痛，畸形。X 线片示：右手第 4、5 指近节指骨近端骨折，稍嵌插，第 5 指折端稍向掌侧成角，第 5 指掌关节对应关系欠佳。**诊断：** 右环、小指近节指骨基底部骨折合并第 5 指掌关节脱位。中医分型：横形，骨折脱位。AO 分型：A1 型。**治疗：** 予"拔伸牵引、提按升降"等手法整复，外敷伤科黄水纱，二夹固定。**随访：** 8 个月余。按《中西医结合治疗骨折临床经验集》骨折疗效标准

评级：优。图文演示治疗经过如下（图 5-12-14）：

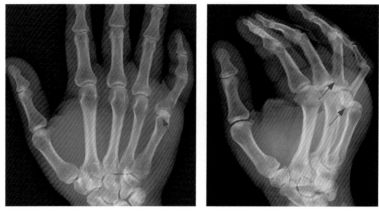

a. 2019-7-14 整复前：第 4、5 指近节指骨近端骨折；第 5 指掌关节脱位

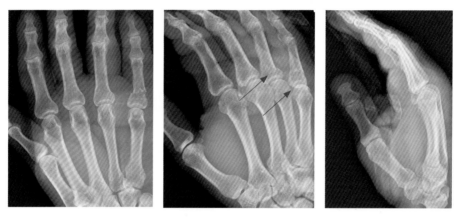

b. 2019-7-14 整复后：脱位纠正，骨折对位尚好

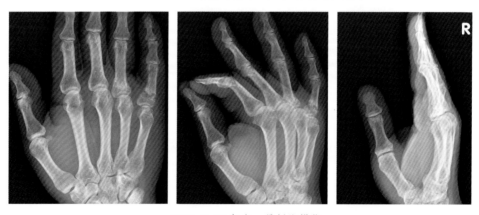

c. 2019-9-27 复查：骨折线模糊

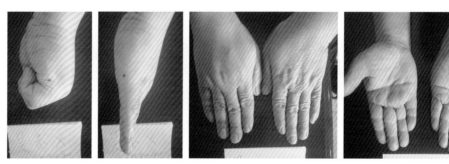

d. 2019-9-21 检查：功能正常

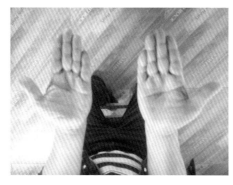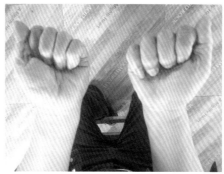

e. 2019-12-13、2020-4-5 随访：功能正常

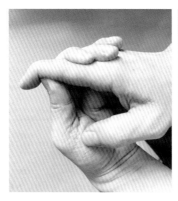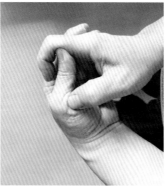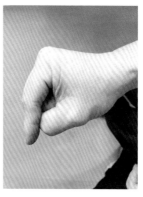

f. 指关节练功：分节功能锻炼（"节节胜利"）

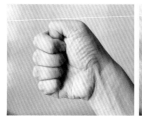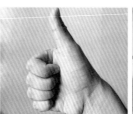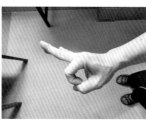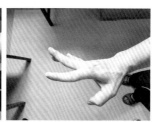

g. 指关节练功：主被动功能锻炼（"弹指一挥"）

图 5-12-14　环、小指近节基底部骨折合并指掌关节脱位手法夹板案

【按】

1. 治疗经过　患者伤后即急诊就诊，拟入院手术治疗，经手法复位效果满意。闭合治疗 2 个月余，伤肢外观未见明显畸形，功能正常。

2. 固定　手法后行二夹固定，2 周后 X 线片复查结果，骨折轻度掌侧成角，解除夹板外固定，改细实心绷带圈，行 3、4、5 指深屈指固定，纠正掌侧成角，并防止骨折侧方成角。5 周后去除固定。

3. 关节松动　因深屈指长时间固定，去除固定后立即进行关节被动松动，常常可感觉到屈肌腱松解。手部的关节功能锻炼，关键是分开各个关节主动屈伸（图 5-12-14f）和主被动弹指训练（图 5-12-14g）。弹指前，拇指压指端使指间关节被动屈曲；弹指时，指伸肌腱主动伸指训练。

（江湧）

儿童小指近节基底部骨折（骨骺）手法夹板案

李某，女，10岁，佛山市中医院门诊病历号：3003443***。X线片号：4298***。

主诉：挫伤致左小指肿痛、活动受限1小时。检查：左小指压痛，畸形。X线片示：左手部小指近节指骨基底部骨折。**诊断**：左小指近节指骨基底部骨折。中医分型：骨骺。AO分型：A1型；Salter-Harris损伤分型：Ⅱ型。**治疗**：予"内外推端"等手法整复，第4、5指并指二夹固定。4周后解除外固定，功能锻炼。**随访**：1年2个月。按《中西医结合治疗骨折临床经验集》骨折疗效标准**评级**：优。图文演示治疗经过如下（图5-12-15）：

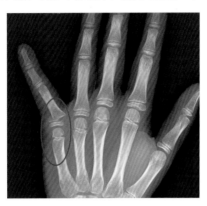 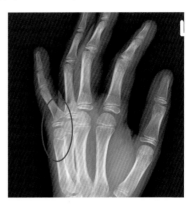

a. 2019-3-30 整复前

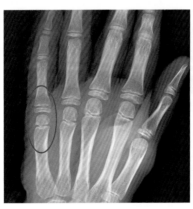 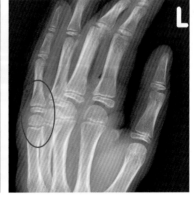

b. 2019-3-30 整复后

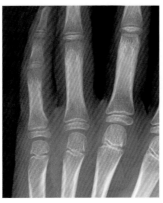 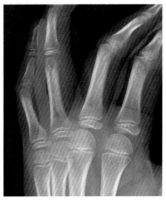

c. 2019-5-1 复查：骨折线模糊

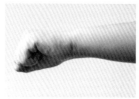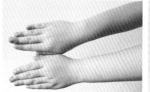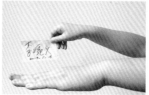

d. 2019-12-13 随访：功能正常

图 5-12-15　儿童小指近节基底部骨折（骨骺）手法夹板案

【随访】2020 年 5 月 31 日电话随访（13702558***）：小指外形和功能正常。

（朱秋贤）

环、小指中节基底部骨折脱位手法屈指固定案

胡某，女，71 岁，佛山市中医院门诊病历号：2008226***。X 线片号：3726***。

主诉： 跌伤致左手指肿痛、活动障碍 1 天。X 线片示：左手部第 4 指中节近端关节内骨折，半脱位；第 5 指中节近端基底部骨折。**诊断：** ①左环指中节近端关节内骨折合并半脱位；②左小指中节基底部骨折。中医分型：基底部骨折脱位。西医分型：第 4 指 Schenck 分型：Ⅳ型；第 5 指 AO 分型：A1 型。**治疗：** 予拔伸牵引、提按屈指手法整复，4、5 指屈指（约 30°）并指绷带固定。4 周后解除外固定，加强指间关节屈伸功能锻炼。**随访：** 3 年。按《中西医结合治疗骨折临床经验集》骨折疗效标准**评级：** 优。图文演示治疗经过如下（图 5-12-16）：

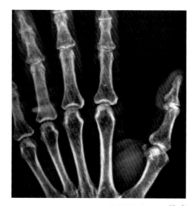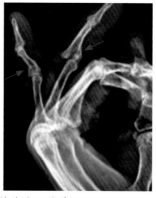

a. 2016-9-11 整复前外院 X 线片

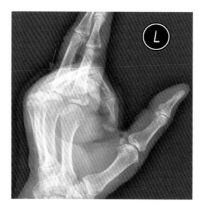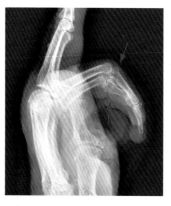

b. 2016-10-8 整复屈指固定后，骨折愈合

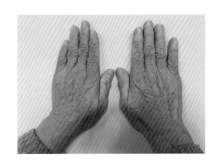
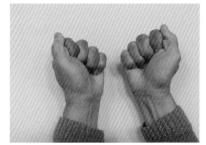

c. 2019-12-8 随访：功能正常

图 5-12-16　环、小指中节基底部骨折脱位手法屈指固定案

示指中节基底部骨折脱位手法夹板伸指固定案

黄某，男，20 岁，佛山市中医院门诊病历号：3002897***。X 线片号：4021***。

主诉：外伤致左手第 4 指中节肿痛、功能受限 1 小时。检查：左手第 4 指畸形，压痛，关节活动受限。X 线片示：左手第 4 指中节基底部骨折，碎骨分离；中节指骨向前上移，近端指间关节正常对应关系消失。**诊断**：左示指中节基底部骨折并指间关节脱位。中医分型：基底部骨折脱位。Schenck 分型：Ⅲ型。**治疗**：予"拔伸牵引、提按升降"等手法进行复位，外敷伤科黄水纱，左手第 4、5 指并指伸指二夹包扎固定。4 周后解除固定，功能锻炼。图文演示治疗经过如下（图 5-12-17）：

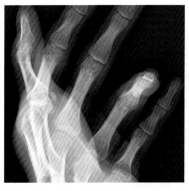
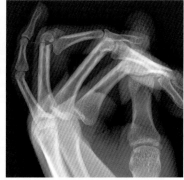

a. 2018-1-10 整复前：骨折脱位

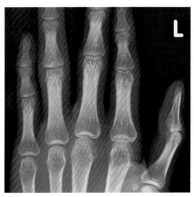
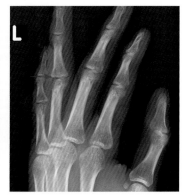

b. 2018-1-24 复查：第 4、5 指并指伸指固定

图 5-12-17　示指中节基底部骨折脱位手法夹板伸指固定案

小指中节基底部骨折脱位手法绷带屈指固定案

徐某，女，38岁，佛山市中医院门诊病历号：3001918***。X线片号：3516***。

主诉：外伤致左手肿痛，活动受限3小时。检查：左手第5指肿胀畸形，关节活动受限；左手第4指近节背侧见挫擦伤，少量渗血，指动血运好，各指感觉无异常。X线片示：左手小指中节基底部骨折，折块分离；伴指间关节向内后半脱位。**诊断：**左小指中节基底部骨折并指间关节半脱位。中医分型：基底部骨折脱位。西医分型：第5指Schenck分型：Ⅲ型。**治疗：**予"拔伸牵引、抱迫靠拢、屈伸展收"等手法进行复位，外敷伤科黄水纱，左手第4、5指并指屈指绷带包扎固定。4周后解除绷带外固定，加强指间关节屈伸等功能锻炼。**随访：**4年。按《骨科疾病疗效评价标准》评分系统评分：优。图文演示治疗经过如下（图5-12-18）：

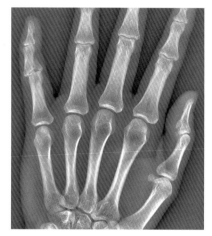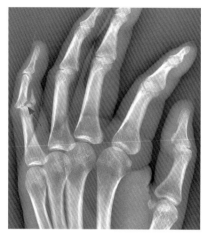

a. 2015-9-4 整复前

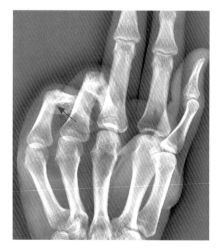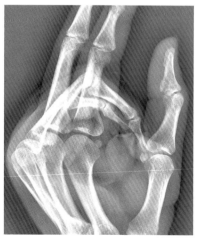

b. 2015-9-4 整复后

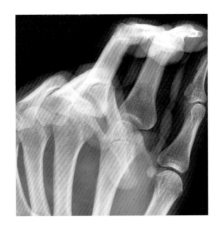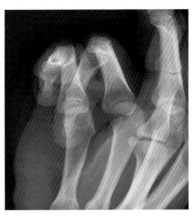

c. 2015-9-19 复查：骨折对位好

图 5-12-18　小指中节基底部骨折脱位手法绷带屈指固定案

【随访】2019 年 10 月 10 日电话（0757-85660***）：小指外形好，活动正常，无痛。握拳正常。

（谭国昭）

儿童拇指末节陈旧性骨折手法夹板案

周某，男，7 岁，佛山市中医院门诊病历号：3001491***。X 线片号：2938***。

主诉：外伤致右手拇指肿痛、活动障碍 14 天。检查：右手拇指畸形，局部压痛轻，关节活动受限。X 线片示：右手部拇指远节近端骨折。**诊断**：右拇指远节近端陈旧骨折。中医分型：横形。AO 分型：A1 型。**治疗**：予"摇摆转动、内外推端"等手法整复，外敷伤科黄水纱，微型四夹超指固定。2 周后解除夹板固定，加强掌指关节屈伸等功能锻炼。随访:2 个月余。按《中西医结合治疗骨折临床经验集》骨折疗效标准**评级**：优。图文演示治疗经过如下（图 5-12-19）：

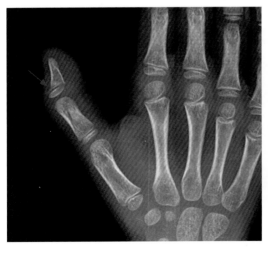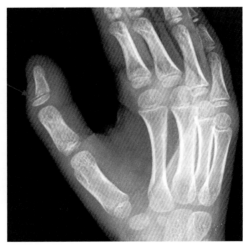

a. 2014-8-13 整复前

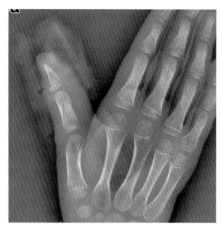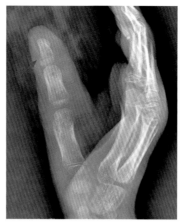

b. 2014-8-15 整复后

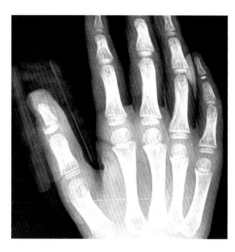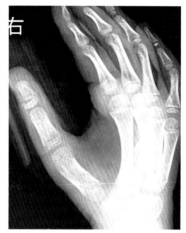

c. 2014-9-6 复查

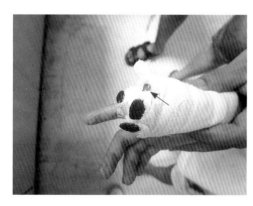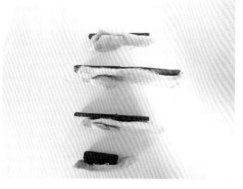

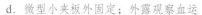

d. 微型小夹板外固定；外露观察血运　　　e. 微型小夹板，棉花压垫

图 5-12-19　儿童拇指末节陈旧性骨折手法夹板案

【随访】2014 年 10 月 22 日电话（13790054***）：拇指外形好，活动正常。

【按】本案特点：①以手法整复小儿陈旧性指骨骨折，时间长，力臂短，折骨难度较大。②以微型小夹板外固定。③去除夹板固定，即行"定骨舒筋"被动松动关节。④拇指为众指之首，主司手部精细活动，对位要求较高，若手术内固定，则可能损伤骨骺导致畸形风险。本案闭合复位使骨折移位明显改善，外形和功能较为满意。

（江湧）

附：《中西医结合治疗骨折临床经验集》骨折疗效标准

（一）第一掌骨骨折

优：骨折解剖或近乎解剖复位，拇指功能正常，主诉无不适。

良：1～2掌骨间夹角虎口较健侧差10°以内，拇指功能基本正常，劳累后有不适感。

尚可：1～2掌骨间夹角虎口较健侧差20°以内，有轻痛。

差：1～2掌骨间夹角虎口较健侧差20°以上，握力差，明显疼痛，需手术矫正者。

（二）其他掌骨骨折

优：骨折解剖或近乎解剖复位，其掌指关节伸屈正常者，主诉无不适。

良：骨折遗有轻度畸形，或无畸形而掌指关节伸正常，屈曲在60°以上，劳累后有不适。

尚可：骨折遗有中度畸形或无畸形而掌指关节伸正常，屈曲在30°～60°，伴有疼痛者。

差：骨折遗有严重畸形或无畸形而掌指关节于伸直位僵直，或骨折不愈合，均需手术治疗，主诉疼痛，握力小。

（三）指骨骨折

优：骨折解剖或近乎解剖复位，患指伸展正常，屈曲时其指尖距远侧掌横纹在1cm以内，主诉无不适。若为拇指则其指间关节伸展正常，屈曲时主动活动范围在80%以上者。

良：骨折遗有轻度畸形或无畸形而患指伸展正常，屈曲时其指尖距远侧掌横纹在1～3cm，劳累后不适。若为拇指其指间关节伸展正常，屈曲时主动活动范围在70%～80%者。

尚可：骨折遗有中度畸形成无畸形，而患指伸展轻度受限，屈曲时其指尖距远侧掌横纹在3～4cm，有疼痛者。若为拇指则指间关节伸展正常，屈曲主动活动范围在60%～70%。

差：骨折遗有严重畸形或无畸形但指伸展正常，屈曲时其指尖距远侧掌横纹在4cm以上，或指间关节僵直，骨折不愈合而需手术治疗者，若为拇指则指间关节伸展正常，屈曲时主动活动范围在60%以下者，均有疼痛。

第十三节　股骨粗隆间骨折

（Intertrochanteric Femur Fractures）

股骨粗隆间（转子间）骨折是指股骨颈基底至小转子水平以上部位的骨折。常见于老年人，女性居多。具有高发病率、病死率及致残率特点，手术风险大。

（一）受伤机制

1. 直接暴力　患者跌倒时身体侧向受力着地，或被外界坚硬物体直接撞击髋部发生骨折，如车祸伤、高处坠落伤等，常合并有其他部位的骨折。

2. 间接暴力　常由间接暴力引起，即使受轻微的外力也可导致骨折，如平地滑倒，身体扭转，臀部着地。髋部同时受到内翻和向前成角的应力作用，以小粗隆为支点，受到强烈挤压，髂腰肌牵拉，形成蝶形骨块，大粗隆受臀中肌牵拉而分离。90% 以上存在着不同程度的向前成角。

（二）诊断分型

1. 中医分型　（参照《中医骨伤科病证诊断疗效标准》）

（1）顺粗隆间型：伤肢短缩、内收、外旋畸形，骨折线自大粗隆顶点斜向内下方达小粗隆部。

（2）反粗隆间型：伤肢短缩、外展、外旋畸形，骨折线自大粗隆下方斜向内上方达小粗隆的上方。

（3）粗隆下型：骨折线经过大小粗隆的下方。

2. 西医分型　目前临床较常用的为 Evans 分型（参照张英泽《临床骨折分型》）

Ⅰ型：顺转子间骨折，无移位，稳定型骨折；

Ⅱ型：小转子骨折，轻度移位，但可复位，内侧皮质相互支撑，稳定型骨折；

Ⅲ型：小转子粉碎骨折移位，不可复位，内侧皮质不能支撑，不稳定型骨折；

Ⅳ型：Ⅲ型骨折加大转子骨折，不稳定型骨折；

Ⅴ型：逆转子间骨折，不稳定型骨折。

（三）治疗方法选择和优缺点

1. 闭合治疗　皮肤或骨骼牵引治疗，主要运用于少数患者，如伤前活动能力差或无负重需求，或存在严重意识障碍者；或合并严重内科基础疾病。非手术治疗方法简单易行，生理干扰小，骨折愈合快；牵引可调整颈干角及前倾角，可有效地达到功能及解剖复位。但保守治疗卧床时间长，护理任务繁重，并发症多，易发生骨折畸形愈合、骨质疏松和肌肉萎缩等，甚至会诱发褥疮、呼吸系统和泌尿系统感染、下肢深静脉血栓形成和肺栓塞等疾患。

2. 手术治疗　为患者尽早恢复关节功能，早期下地负重和功能锻炼，减少创伤后并发症发生，提高生活质量，目前积极的手术治疗多成为粗隆间骨折的治疗首选。临床常用的内固定主要有动力髋螺钉（DHS）、解剖锁定钢板、股骨近端髓内钉（PFN）、股骨近端防旋髓内钉（PFNA）及人工股骨头置换。

3. 微创治疗

（1）闭合复位 PFNA 内固定：术中牵引，手法复位，微切口 PFN 或 PFNA 内固定，是治疗股骨粗隆间骨折尤其是伴有骨质疏松患者的理想方式，创伤小，固定可靠，术后早期离床，功能恢复快，生存率较高。

（2）闭合复位支架外固定：以闭合手法复位为基础的微创治疗，固定可靠。针口局限感染和活动疼痛是其缺点。

4. 手法特点　主要运用正骨十四法中"拔伸牵引、提按升降、内外推端、屈伸展收"进行复位，以纠正骨折短缩、成角和侧方移位；用"对抗旋转"纠正骨折的旋转移位；用"接合碰撞"纠正骨折分离移位。

股骨粗隆间骨折（顺粗隆、Ⅳ型）骨牵引复位案

骆某，男，61岁，佛山市中医院门诊病历号：2007830***。X线片号：3805***。

主诉：跌倒致右髋部肿痛、活动受限30分钟。有类风湿病史。检查：右股骨大粗隆部及腹股沟压痛，可触及骨擦感及异常活动，纵轴叩击痛（＋），右下肢内收、短缩畸形。X线片示：右股骨粗隆间粉碎性骨折，碎块分离，内后移位，向外前成角。**诊断：**右股骨粗隆间粉碎性骨折。中医分型：顺粗隆间。Evans分型：Ⅳ型。**治疗：**局麻下予股骨髁上骨牵引6kg，置布朗氏架，伤肢中立位外展体位，外敷伤科黄水纱。6周拆除骨牵引，功能锻炼。**随访：**2年半。按《中西医结合治疗骨折临床经验集》骨折疗效标准**评级：**良。图文演示治疗经过如下（图5-13-1）：

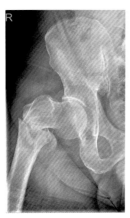
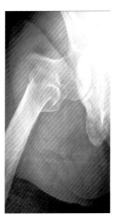

a. 2017-1-26 治疗前：颈干角接近90°

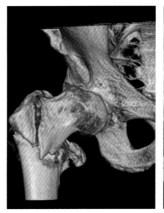
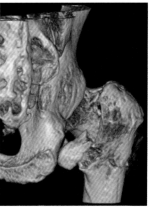

b. 2017-2-1 CT片

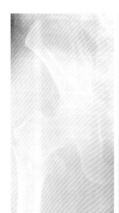
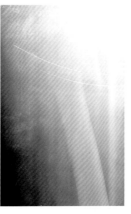

c. 2017-2-1 骨牵后：颈干角正常

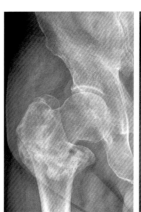
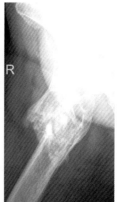

d. 2017-6-8 复查：骨折短缩1cm

图5-13-1　股骨粗隆间骨折（顺粗隆、Ⅳ型）骨牵引复位案

【随访】2019 年 8 月 7 日电话随访（13923186***）：伤肢功能基本恢复，可正常行走，轻度跛行，起步时明显，步行后基本无异常，无明显不适。有类风湿病史。入院时要求保守治疗。

【按】

1. 牵引复位　下肢牵引包括皮肤牵引和骨牵引；快速牵引和持续牵引。应根据 X 线片的结果和患者的承受程度而决定和调整。本案开始用皮肤牵引，效果欠佳，改为股骨髁牵引。

2. 纠正前角　伤肢中立位外展屈髋，置布朗架，腹股沟加压沙袋 3 ～ 5kg。

3. 颈干角　正常颈干角为 125°～ 135°。本案骨牵引后颈干角已恢复正常。后期颈干角减小的原因：①伤肢未能保持外展体位；②过早负重。

（陈衍尧）

股骨粗隆间粉碎性骨折（顺粗隆、Ⅳ型）手法骨牵案

李某，女，68 岁，湘潭市某中医院住院病历号：147***。X 线片号：10***。

主诉：车祸致右髋部肿痛、活动障碍 1 天。检查：右髋部外侧见瘀斑，右髋近端压痛，可扪及骨擦感及异常活动，右下肢短缩约 3cm，呈内收、外展畸形。X 线片示：右股骨粗隆间粉碎性骨折，小转子分离。**诊断**：右股骨粗隆间粉碎性骨折。中医分型：顺粗隆间。Evans 分型：Ⅳ型。**治疗**：予手法复位，维持骨牵引 4 ～ 5kg，布朗架中立位外展固定，外敷三黄肿痛散。60 天后复查 X 线片：骨折对位对线满意，见骨痂生长，予以拆除固定。**随访**：3 个半月。按《中西医结合治疗骨折临床经验集》骨折疗效标准**评级**：良。图文演示治疗经过如下（图 5-13-2）：

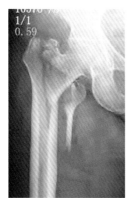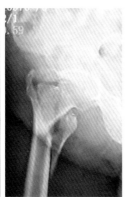

a. 2018-11-11 治疗前：短缩、小粗隆分离

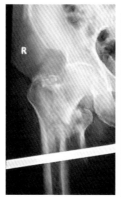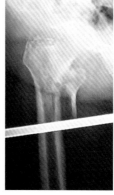

b. 2019-1-10 复查：短缩纠正、骨痂少许

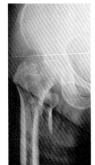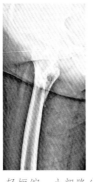

c. 2019-2-27 复查：轻短缩、小粗隆分离

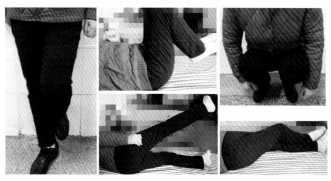

d. 复查：稍跛行，可单足站立，功能尚可

图 5-13-2　股骨粗隆间粉碎性骨折（顺粗隆、Ⅳ型）手法骨牵案

【按】

1. 股骨小粗隆骨折 患者经牵引治疗 2 个月，骨折对位对线尚好，骨痂生长，可扶拐逐渐步行，逐步负重。但小粗隆分离移位，愈合缓慢，仍未能形成牢固支撑。患者因过早完全负重，致骨折短缩约 1cm，出现轻度跛行。加鞋垫纠正后，跛行不明显。髋关节功能基本正常。

2. 股骨粗隆骨折愈合 股骨粗隆间骨折闭合治疗牵引时间至少一个半月。复查 X 线片有明显骨痂或骨折线模糊，局部无压痛、叩击痛、旋转痛，可考虑去除牵引观察（暂时保留牵引针），避免髋内翻。步行一周后拍片复查。

（汤智）

儿童股骨粗隆间骨折（顺粗隆、Ⅳ型）手法皮牵案

麦某，女，7 岁，佛山市中医院门诊病历号：3002320***。X 线片号：3718***。

主诉： 车祸致左髋部肿痛、活动受限 1 天。检查：左股骨大粗隆部及腹股沟中点压痛明显，可触及骨擦感及异常活动，纵轴叩击痛（+），左下肢外旋、短缩畸形。X 线片示：左侧股骨粗隆间粉碎性骨折，远端外上前移位缩短，向外前成角。小碎片稍分离。**诊断：** 左股骨粗隆间粉碎性骨折。中医分型：顺粗隆间。Evans 分型：Ⅳ型。**治疗：** 予提按、推端、外展等手法复位，皮肤牵引。外敷伤科黄水纱；6 周拆除牵引，指导功能锻炼。**随访：** 近 3 年，按《中西医结合治疗骨折临床经验集》骨折疗效标准**评级：** 优。图文演示治疗经过如下（图 5-13-3）：

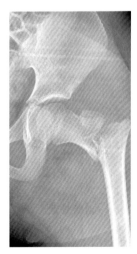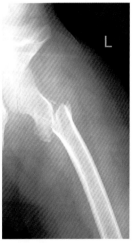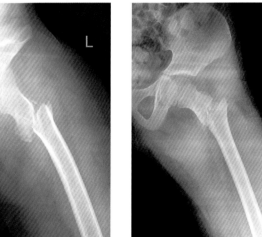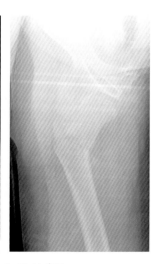

a. 2016-8-27 治疗前　　　　　　　　　　b. 2016-8-30 治疗后

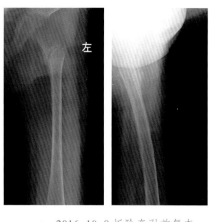
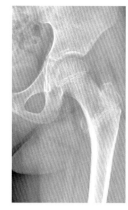
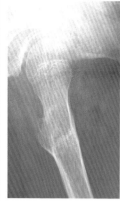

c. 2016-10-8 拆除牵引前复查　　　　　　d. 2017-6-6 复查：骨折愈合

图 5-13-3　儿童股骨粗隆间骨折（顺粗隆、Ⅳ型）手法皮牵案

【随访】2019 年 8 月 7 日电话随访（13711257***）：伤肢功能恢复，正常行走、活动，无不适，可正常进行体育课活动。与健侧对比，活动度和力量正常。

【按】手法复位：①拔伸牵引：一助手固定骨盆，另一助手行拔伸牵引。②内外推端：术者双手环抱骨折内侧近端，双拇指推骨折外侧远端向内，令助手拔伸牵引下外展髋关节约 45°。③提按升降：术者双手环抱骨折后侧近端上提，双拇指由骨折前侧远端下按，助手保持拔伸牵引下屈髋关节约 30°。骨折复位后行下肢皮肤牵引 3 ～ 4kg，伤肢置布朗架，保持中立外展屈髋位。

（郭跃明）

股骨粗隆间骨折（顺粗隆、Ⅳ型）手法外固定支架案

成某，男，46 岁，佛山市中医院门诊病历号：3002059***。X 线片号：3590***。

主诉：高处坠落致伤左髋部肿痛、活动受限 1 天。检查：左股骨大粗隆部及腹股沟压痛，左下肢短缩约 2cm，轻度内收、外旋畸形。X 线片示：左股骨粗隆间粉碎性骨折。**诊断：**左股骨粗隆间粉碎性骨折。中医分型：顺粗隆间。Evans 分型：Ⅳ型。**治疗：**在腰麻下行左股骨粗隆间骨折闭合复位支架外固定术。10 个月后拆除外固定支架，指导功能锻炼。**随访：**3 年半。按《中西医结合治疗骨折临床经验集》骨折疗效标准**评级：**优。图文演示治疗经过如下（图 5-13-4）：

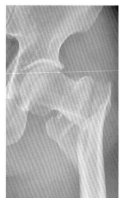
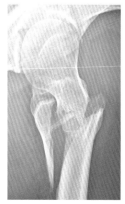
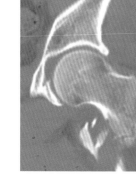
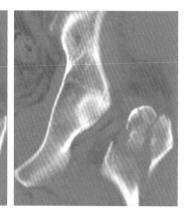

a. 2016-1-16 术前　　　　　　　　　b. 2016-1-18 术前 CT 片

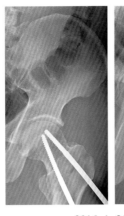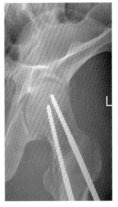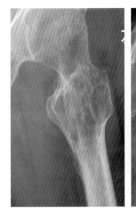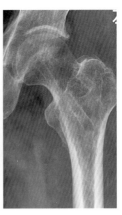

c. 2016-1-21 术后　　　　　　　　　　d. 2016-11-16 复查：骨折愈合

图 5-13-4　股骨粗隆间骨折（顺粗隆、Ⅳ型）手法外固定支架案

【随访】2019 年 8 月 7 日电话随访（13725369***）：伤肢功能基本恢复，可正常行走、活动，做保安工作。阴天针孔稍觉不适。

【按】闭合复位支架外固定是以闭合手法复位为基础的微创治疗，外固定可靠，创伤较少，骨折愈合较快。但外固定针口容易出现局限感染和活动疼痛，而针口感染和活动疼痛又互为因果：活动引发针孔疼痛和感染，针孔疼痛和感染又影响关节活动。个别由于针孔感染不得不提前拔除支架外固定。

（张念军）

股骨粗隆间骨折（顺粗隆、Ⅳ型）闭合复位内固定案

黎某，女，92 岁，佛山市中医院住院病历号：719***。X 线片号：4328***。

主诉： 跌倒致右髋部肿痛、活动受限 4 小时。检查：右股骨大粗隆部及腹股沟中点压痛明显，可触及骨擦感及异常活动，右下肢外旋、短缩畸形。X 线片示：右股骨粗隆间粉碎性骨折，远折端嵌顿，向外、前方成角，碎块分离。**诊断：** 右股骨粗隆间粉碎性骨折。中医分型：顺粗隆间。Evans 分型：Ⅳ型。**治疗：** 闭合复位，内固定，功能锻炼。**随访：** 4 个月余。按《中西医结合治疗骨折临床经验集》骨折疗效标准**评级：** 优。图文演示治疗经过如下（图 5-13-5）：

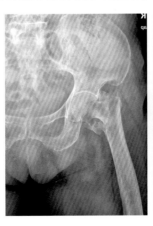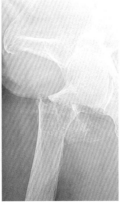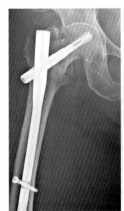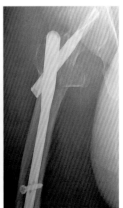

a. 2019-5-14 术前　　　　　　　　　　b. 2019-5-18 术后

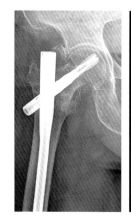
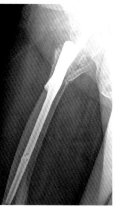
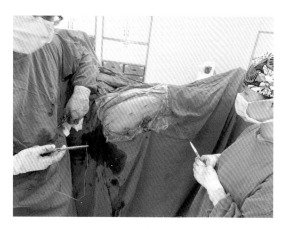

c. 2019-9-19复查：骨折线模糊，内固定位置好　　　　　　　d. 术中图片

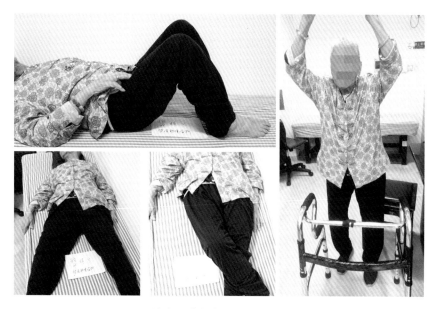

e. 2019-9-19检查：功能尚可；可扶拐步行，去拐站立

图5-13-5　股骨粗隆间骨折（顺粗隆、Ⅳ型）闭合复位内固定案

高龄双股骨粗隆间骨折（顺粗隆、Ⅳ）闭合复位内固定案

罗某，女，103岁，佛山市中医院住院病历号：469***。X线片号：2723***。

主诉：跌倒致左髋肿痛、活动受限5小时。检查：左髋压痛，左下肢外旋、短缩、纵轴叩击痛阳性。X线片示：左股骨粗隆间粉碎性骨折，嵌插，向外、前成角。**诊断：**左股骨粗隆间骨折。中医分型：顺粗隆间。Evans分型：Ⅳ型。**治疗：**腰麻下予左股骨粗隆间骨折闭合手法复位内固定。**随访：**6年。按《中西医结合治疗骨折临床经验集》骨折疗效标准**评级：**优。图文演示治疗经过如下（图5-13-6）：

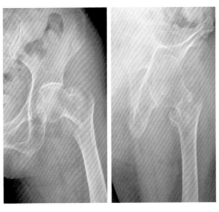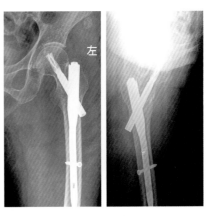

a. 2013-5-31 治疗前　　　　　　　　b. 2013-6-4 术后

2015 年患者复跌倒致右髋部疼痛、活动受限 3 小时。X 线片示：股骨粗隆间骨折，骨折端嵌插，旋转，向外成角。**诊断**：右股骨粗隆间骨折。中医分型：顺粗隆间。Evans 分型：Ⅳ型。**治疗**：予右股骨粗隆间骨折闭合手法复位内固定术。**随访**：4 年半。按《中西医结合治疗骨折临床经验集》骨折疗效标准**评级**：优。

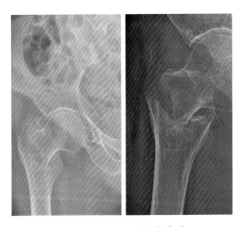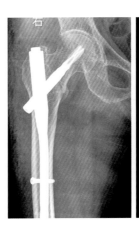

c. 2015-5-10 治疗前　　　　　　　　d. 2015-5-13 术后

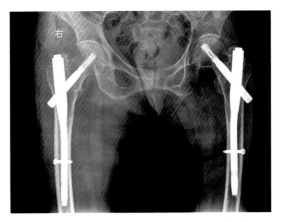

e. 2015-5-13 双髋内固定；左髋骨折愈合

图 5-13-6　高龄双股骨粗隆间骨折（顺粗隆、Ⅳ）闭合复位内固定案

【随访】2020 年 9 月 18 日电话随访（13302891***）：关节活动可，室内可自行。现年近 111 岁，生活仍然可以自理。

股骨粗隆间骨折（反粗隆、Ⅴ型）闭合复位内固定案

宋某，女，89岁，四川省喜德县人民医院住院号：2008***。X线片号：2010***。

主诉： 跌倒致右髋部肿痛、活动受限1小时。检查：右股骨大粗隆部及腹股沟压痛，可触及骨擦感及异常活动，右下肢短缩约2cm，轻度内收、外旋畸形。X线片示：右股骨粗隆间粉碎性骨折。**诊断：** 右股骨粗隆间粉碎性骨折。中医分型：反粗隆间。Evans分型：Ⅴ型。**治疗：** 在腰麻下行右股骨粗隆间骨折闭合复位髓内钉内固定术。术后预防感染，指导功能锻炼。图文演示治疗经过如下（图5-13-7）：

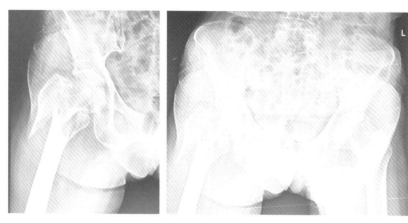

a. 2020-8-5 术前

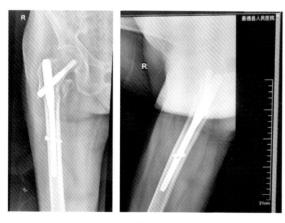

b. 术后复查X线片

图5-13-7　股骨粗隆间骨折（反粗隆、Ⅴ型）闭合复位内固定案

【按】四川省喜德县人民医院为广东省佛山市中医院对口帮扶单位。本案患者年老体弱，患糖尿病，经过支持疗法后术前评估，行麻醉下闭合复位髓内钉内固定术。在手术过程中，C臂X射线透视机发生故障，术者予"对抗旋转、屈伸展收、推端提按"手法进行骨折复位，经床边X射线机拍片显示骨折对位对线纠正，行PFNA内固定。术程约30分钟，术中出血约50ml，缝合术口约3cm×3cm。

（张念军）

幼儿股骨粗隆下骨折手法皮牵案

黄某，女，3 岁，湘潭市某中医院住院病历号：131***。X 线片号：83***。

主诉：楼梯摔伤致右髋肿痛、活动受限 1 天。检查：右髋压痛，可扪及骨擦感。X 线片示：右股骨近端骨折。**诊断**：右股骨粗隆下骨折。中医分型：粗隆下型。**治疗**：予牵引、提按、推端、屈展等手法复位，外敷膏药，下肢四夹加防旋板固定，中立位外展皮牵 4 周。指导功能锻炼。**随访**：5 个月余，按《中西医结合治疗骨折临床经验集》骨折疗效标准**评级**：优。图文演示治疗经过如下（图 5-13-8）：

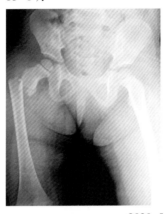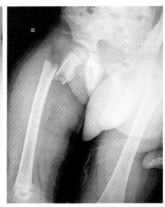

a. 2020-5-3 整复前

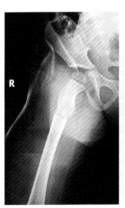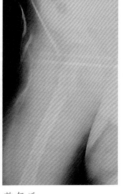

b. 2020-5-3 整复后

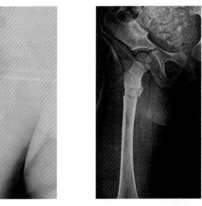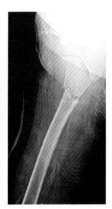

c. 2020-5-12 复查

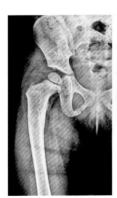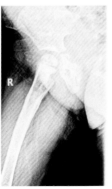

d. 2020-9-20 复查：骨折愈合

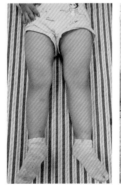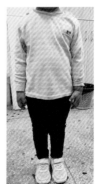

e. 2020-9-20 随访：下肢等长，步态正常

图 5-13-8　幼儿股骨粗隆下骨折手法皮牵案

附1:《中西医结合治疗骨折临床经验集》骨折疗效标准——股骨粗隆间骨折

优: 走路如伤前,无跛行及疼痛,骨折愈合,无髋内翻畸形。

良: 能走长路,有轻度跛行,负重时患肢有轻度不适或疼痛,骨折愈合,有10°以内髋内翻畸形,患肢有1cm以内缩短。

可: 走路跛行严重,只能走短路,走路时有中度疼痛,骨折愈合,有11°～25°髋内翻畸形,患肢缩短1～2cm。

差: 患肢不能负重,骨折愈合,有25°以上髋内翻畸形,患肢缩短在2cm以上,或骨折不愈合。

(作者评价:股骨粗隆间骨折,高龄患者术后功能评级应参考术前的功能状态。生存期是重要的指标。)

附2:临床总结

三种方法治疗高龄股骨粗隆间骨折的前瞻对照研究

我院2011—2012年采用前瞻对照的方法,分别使用保守牵引治疗、外固定支架、PFNA内固定3种不同的方法治疗高龄股骨粗隆间骨折。

其中牵引组40例,男17例、女23例;年龄60～83岁,平均71.3岁,按Evans分型:Ⅱ型20例、Ⅲ型20例,合并糖尿病10例、高血压病12例。支架外固定组40例,男18例、女22例;年龄63～84岁,平均73.0岁;按Evans分型:Ⅱ型22例、Ⅲ型18例,合并糖尿病6例、肺心病10例、高血压4例。PFNA组40例,男19例、女21例;年龄61～83岁,平均72.6岁;按Evans分型:Ⅱ型19例、Ⅲ型21例,合并糖尿病4例、肺心病5例、高血压12例。伤后至入院时间距手术时间1～3天,平均1.5天。所有患者均为跌倒致伤。受伤前生活能够自理。所有手术患者手术时间为入院后的3～7天,平均3天。

其中牵引组主要的并发症为肺部感染6例,心力衰竭4例(2例死亡),泌尿系感染3例,牵引松脱、水疱、皮肤溃烂4例,牵引针口感染4例,骨折不愈合2例,髋关节内翻3例;支架组针口感染5例,松动3例,髋关节内翻畸形4例,支架穿入关节1例,膝关节僵硬4例;PFNA组髋关节内翻4例,股骨远端骨折2例,螺旋刀片切出股骨头2例,松动1例。在相关并发症、Harris髋关节评分方面,牵引组最差,支架组次之,PFNA组最好($P < 0.05$)。

[资料来源:中国中医骨伤科杂志,2014,22(4):36-39]

第五章 佛山正骨典型医案

451

闭合复位在 PFNA 内固定治疗股骨粗隆间骨折中的应用

王全兵，冯宗权，等　佛山市中医院

自 2005 年 10 月—2009 年 3 月，我院应用闭合复位、PFNA 内固定治疗股骨粗隆间骨折 326 例，其中男 109 例，女 217 例；年龄 18 ～ 96 岁，平均 61 岁。本组均为受伤至手术时间小于 2 周的新鲜骨折，按 AO 分型：31.A1 型 43 例，31.A2 型 187 例，31.A3 型 96 例。跌倒伤 198 例，交通事故伤 94 例，其他伤 34 例。术中复位容易 214 例，复位平均行 C 臂 X 线机透视次数 5 次；复位困难 112 例，平均行 C 臂 X 线机透视次数 19 次，其中复位困难者改切开复位或采用器械辅助复位 52 例，平均失血量 90ml。术后 X 线片显示 267 例骨折接近解剖复位。内固定物平均尖顶距 19.8mm（8 ～ 36mm）。围手术期间 7 例出现并发症，包括 2 例肺炎、4 例心肌缺血及 1 例泌尿系感染，经系统治疗治愈后出院。本组 297 例获得随访，随访时间 9 ～ 36 个月，平均 16 个月。随访中 10 例死于骨折以外的疾病，67 例出现髋部疼痛，1 例内固定部位骨折，2 例螺旋刀片切割，2 例螺旋刀片退出股骨头。根据 Sanders 髋关节创伤后的功能评分：优 62 例，良 187 例，差 45 例，失败 3 例，优良率 83.8%。

［资料来源：中国骨与关节损伤杂志，2011，26（2）：142–143］

双向皮肤牵引治疗股骨粗隆间骨折

李国帅，赵育刚，等　成都军区八一骨科医院

本院从 2003—2005 年 7 月采用双向皮肤牵引法治疗股骨粗隆间骨折，取得满意效果。共计治疗 58 例，男 32 例，女 26 例；年龄 53 ～ 87 岁，平均 68 岁；右侧 28 例，左侧 34 例，均为不同程度粉碎性骨折。其中，顺粗隆间型 44 例，反粗隆间型 11 例，转子下型 3 例；合并同侧桡骨远端骨折 4 例，耻骨上、下支骨折 3 例。受伤原因：高处坠落伤 7 例，车祸伤 5 例，跌倒或扭转致伤 46 例。伤后就诊时间 1 ～ 72 小时。

治疗结果：本组 58 例，随访 52 例，住院时间 43 ～ 95 天，平均住院时间 67 天，并发褥疮 4 例，肺部感染 3 例，泌尿系感染 1 例，肾结石复发 1 例，随访时间 6 个月～ 1 年，平均 8 个月。治愈 48 例，好转 8 例。未愈 2 例（一例为肾结石发作转综合医院，一例为老年痴呆症不能配合转我院家庭病床），随访患者治愈率 92.3%。

［资料来源：按摩与康复医学，2012，3（7）：54–55］

八一骨科医院股骨粗隆间骨折骨牵引复位

李国帅　成都军区八一骨科医院

目前我院股骨粗隆间骨折约 47% 采用手法复位配合胫骨结节骨牵引治疗（部分移位不大，体重较轻，皮肤对医用胶布不过敏的也采用屈髋屈膝 30° 皮肤牵引或双向皮肤牵引，但最少半个月左右需更换皮肤牵引），近 3 年平均每年约 44 例采用保守治疗，按《中医病证诊断疗效标准》治愈率 91.5%。图文演示如下（图 5-13-9）：

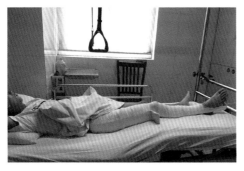
a. 皮肤牵引、防旋托板

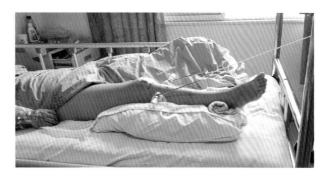
b. 骨牵引

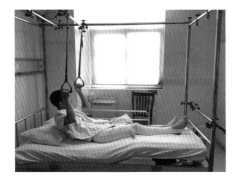

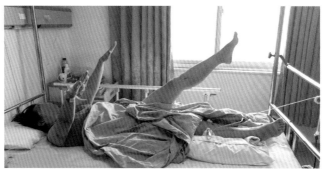
c. 功能锻炼

病例影像资料 1

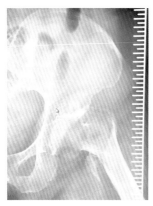

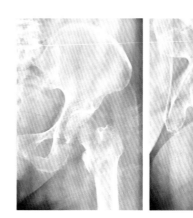

d. 治疗前

e. 愈合后

病例影像资料 2

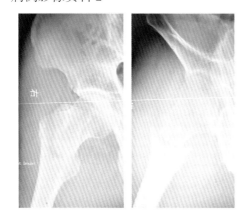

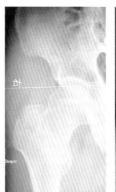

f. 治疗前

g. 愈合后

图 5-13-9 股骨粗隆间骨折骨牵引复位

第十四节　股骨干骨折
（Femoral Shaft Fractures）

股骨干骨折包括小粗隆下 5cm 的粗隆下骨折、骨干骨折及股骨髁上部位的骨折，约占全身骨折的 6%。多发于 20 ～ 40 岁的青壮年，其次为 10 岁以下的儿童。

（一）受伤、移位机制

股骨干骨折常由高能量的直接暴力创伤引起，多见于青年人因摩托车或汽车的交通事故伤，常引起横断或粉碎骨折；另一部分则由间接暴力所致，如杠杆扭转作用，或高处坠落等，常引起斜形或螺旋形骨折，多见于老年人。儿童股骨干骨折可为不全或青枝骨折。股骨干上 1/3 骨折时，骨折近端因受髂腰肌和臀中肌、臀小肌及外旋肌的作用，而产生屈曲、外展及外旋移位；远骨折段则向后上、内移位。股骨干中 1/3 骨折时，骨折端移位无一定的规律，若骨折端尚有接触而无重叠时，由于内收肌的作用，骨折向外成角。股骨干下 1/3 骨折时，由于膝后方的关节囊及腓肠肌的牵拉，骨折远端多向后倾斜，有压迫或损伤动静脉和胫腓总神经的可能，而骨折近端内收向前移位。

（二）诊断分型

1. 中医　（参照《中医骨伤科病证诊断疗效标准》）

（1）上 1/3 骨折：骨折近端屈曲、外展、外旋移位，远段向后、内、上移位。

（2）中 1/3 骨折：骨折端重叠，骨折远端多向外成角和向后、内移位。

（3）下 1/3 骨折：骨折远端多向后移位。

2. 西医　AO 分型（32A/B/C）。

（三）治疗原则

股骨干骨折治疗方法很多，必须根据骨折部位、类型及患者年龄等选择比较合理的治疗方法。不管采用何种方法治疗，必须遵循恢复肢体的力线及长度，纠正旋转、成角畸形，手术时尽量行微创术式，以保护骨折局部血供，促进愈合，以及生物学固定方法及早期康复的原则。儿童处于生长发育期，塑形能力强，能自行矫正 15°成角、短缩 2cm 移位；儿童骨膜较厚，骨折愈合快，因此儿童股骨干骨折多采用非手术治疗。主要包括下列方法：手法复位小夹板外固定法、悬吊皮牵引法（适用于 3 ～ 4 岁患儿）、水平皮牵引法（适用于 5 ～ 7 岁患儿）、骨牵引法（适用于 8 ～ 12 岁患儿）等。成人股骨干骨折治疗的金标准是髓内钉固定技术，可广泛运用于各个部位的股骨干骨折。中西医结合牵引夹板闭合治疗股骨干骨折，也能取得满意的疗效。

（四）闭合治疗的优势及短板

闭合复位夹板外固定结合下肢牵引的优势：①安全可靠，骨折端软组织损伤小，骨折愈合期短、骨愈合质量高，可以避免手术内固定可能出现的手术合并症如术后感染、血管神经损伤、内固定断裂、骨折不愈合或再骨折、术后粘连、内固定物不适感等。②对于部分年老体弱孕妇和合并内科疾病不适宜手术的患者，特别是儿童股骨干骨折，手法闭合治疗具有很大的优势。闭合治疗还可以解决手术内固定存在较高风险的病例如下肢静脉栓塞、骨感染等。③一般操作简便，设备简单易行。

闭合治疗存在的不足：①大腿肌肉丰厚力量强大，夹板固定的部位局限，骨折端难以达到较为坚强的固定，易造成骨折旋转、成角、短缩畸形。②夹板固定时间较长可能影响关节功能的恢复；骨牵引卧床时间长，易发生肺部和泌尿系感染、褥疮等并发症。③疗程较长，对于耐受力较差的患者，治疗过程比较痛苦，要求患者有一定的依从性和忍耐力；对医生的正骨技术水平和护理要求都比较高，因而难以推广。

（五）手法特点

主要运用正骨十四法中"擒拿扶正、拔伸牵引、内外推端、提按升降、旋翻回绕、接合碰撞、触摸辨认"进行复位；对于陈旧性骨折，则采用"摇摆转动、对抗旋转、顶压折断"进行折骨，然后复位。

股骨干上1/3骨折（斜形）（石骨症）手法骨牵夹板案

麦某，男，40岁，佛山市中医院门诊病历号：3002117***。X线片号：3620***。**主诉：**跌倒致左大腿部肿痛、活动受限11小时。检查：左大腿畸形，异常活动。X线片：左股骨上段骨折；左股骨粗隆下陈旧性骨折，考虑为石骨症。CT检查：脊柱、双侧肋骨、锁骨、肩胛骨、肱骨上端、骨盆诸骨及双侧股骨骨质密度普遍性增高、致密，小梁结构不清；左股骨上段骨折，远段内后移位、重叠，向内后成角；左股骨粗隆下陈旧性骨折，已愈合；左髋间隙变窄，边缘见骨质增生。**诊断：**①左股骨干上1/3骨折；中医分型：斜形。AO分型：A2型。②石骨症；③左髋退行性变。**治疗：**予"提按升降"等手法复位，外敷伤科黄水纱，骨牵引四夹板固定，功能锻炼。8周后去除牵引改四短夹板固定，10周去除夹板。**随访：**3年余，按《中西医结合治疗骨折临床经验集》疗效标准**评级：**优。图文演示治疗经过如下（图5-14-1）：

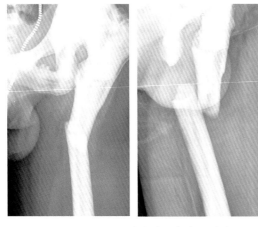 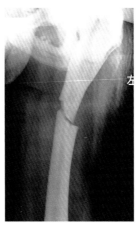 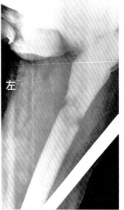

a. 2016-3-19手法前：内移、重叠　　　　　b. 2016-3-30手法、骨牵

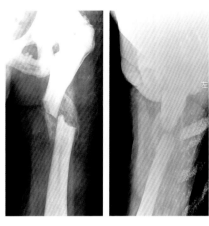
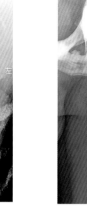
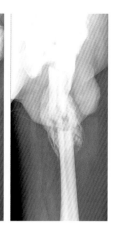

c. 2016-5-18 复查：过牵、后移　　　　d. 2016-8-26 复查：骨折对位对线尚可

图 5-14-1　股骨干上 1/3 骨折（斜形）（石骨症）手法骨牵夹板案

【随访】2019 年 7 月 15 日电话随访（18676031***）：伤肢外观无异常，功能活动正常，日常行走及阴天无疼痛，经常游泳。因患肢原有股骨粗隆间骨折及髋关节病变，步态稍跛行，但本次治疗后比治疗前跛行好转。

【按】

1. 手法复位　股骨干上 1/3 骨折，骨折近端屈曲、外展、外旋移位，骨折远端向前、向上、向内移位。手法步骤：①擒拿扶正：助手置患肢外展、外旋 30°；②内外推端：用双拇指或双掌根部，纠正侧方移位；③提按升降：用双拇指或双掌根部，分别按骨折远近端，同时拔伸牵引，纠正前后移位；④接合碰撞：骨折远端后侧放置长方方形木块，术者拇指按骨折近端前方，近侧助手固定髋关节，远侧助手轻柔缓慢纵向冲击骨折端，使骨折端紧密接合。术者根据骨折端对冲时的稳定度，判断骨折的对位情况。

2. 牵引固定　行股骨髁上牵引，负重 4～5kg，膝关节至髋关节四夹固定，骨折端前后内外四垫加压，伤肢置外展 30° 中立位。牵引时应每天测量伤肢的长度，防止过牵，并注意保持伤肢中立位，防止旋转，定期拍片检查。本案由于过牵等因素，使骨折远端后移。治疗 4 个月复查：骨折对位对线尚可，大量骨痂。

3. 治疗选择　石骨症又名大理石骨病、广泛性脆性骨质硬化症、粉笔样骨、先天性骨硬化等，其典型的临床特征为骨密度增高、骨骼畸形。对于骨折患者，多是进行保守治疗。闭合复位不满意，则采用手术治疗。股骨干骨折原则应用髓内钉治疗，但石骨症患者骨质较脆，髓腔变窄，扩髓过程中容易爆裂再骨折。而钢板固定，因骨质硬，手术难度较大，骨脆容易发生术中骨折而导致手术失败，术后可发生内固定周围骨质破碎，使内固定失效。本案用正骨十四法进行复位，骨折对位对线满意。尽管治疗过程中骨折端移位，但由于保持了良好的对线，纠正了短缩移位，仍获得较为满意的疗效。

（江涌）

股骨干中 1/3 骨折（粉碎）手法骨牵夹板案

欧某，男，25 岁，佛山市中医院住院病历号：329***。X 线片号：2950***。

主诉：车祸致左大腿肿痛、活动障碍 7 小时。检查：左大腿压痛，畸形。X 线片示：股骨中段粉碎性骨折。**诊断**：左股骨干中 1/3 骨折。中医分型：粉碎。AO 分型：B1 型。**治疗**：予"抱迫靠拢"等手法复位，外敷伤科黄水纱。股骨髁上牵引。大腿四夹固定。9 周后解除骨牵引，维持四长夹板负重；4 个月后改四短夹板屈膝练功，5 个月后解除夹板。**随访**：8 年 9 个月。按《中西医结合治疗骨折临床经验集》骨折疗效标准**评级**：优。图文演示治疗经过如下（图 5-14-2）：

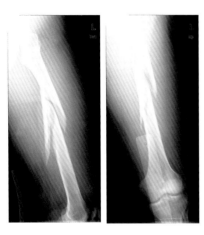

a. 2008-11-17 治疗前

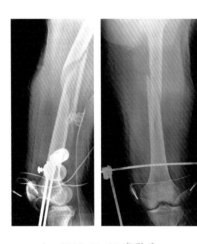

b. 2008-11-24 牵引后

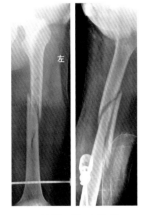

c. 2008-12-4 复查

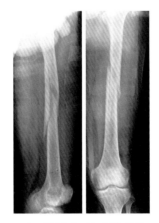

d. 2009-2-11 去除骨牵

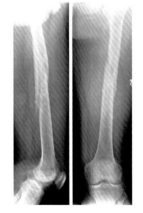

e. 2009-3-23 复查：骨折愈合

图 5-14-2　股骨干中 1/3 骨折（粉碎）手法骨牵夹板案

【随访】2017 年 8 月 1 日电话随访（13553984***）：与健侧对比，伤肢外观无异常，功能活动正常，行走无疼痛，步态无跛行，可正常工作生活。

【按】

1. 股骨干骨折的治疗方法有很多，如下肢牵引术后行小夹板等外固定、持续牵引、外固定支架术、钢板固定及各种髓内钉固定治疗。不管哪种治疗方法，其功能复位的标准为：股骨短缩小于 1 ～ 2cm、旋转畸形小于 10°、成角小于 15°。儿童骨折对位对线要求偏低，成人骨折要求较高。

2. 本案采取中西医结合的治疗方法，在股骨髁上牵引的基础上，予正骨十四法的"抱迫合拢"手法复位。并根据骨折的移位情况，合理放置压垫，纠正残余移位，大腿四夹板固定。牵引期间根据骨折移位适时调整牵引的重量和方向，调整压垫放置的位置和夹板的松紧度，使骨折成角、旋转移位及碎块分离移位得到纠正。

3. 本案采取骨牵引配合夹板的保守治疗，相对于手术治疗具有以下优点：①正骨手法复位，操作简单，创伤小，无手术瘢痕；②闭合治疗避免手术剥离软组织损害骨折周围血运，利于骨折愈合；③相对于切开复位钢板内固定和髓内钉固定，手法闭合复位感染率为零、脂肪栓塞风险较低；④对患者造成的经济负担较轻。

（陈衍尧）

股骨干中、下 1/3 骨折（粉碎）（HIV）骨牵夹板案

邓某，男，30 岁，佛山市中医院住院病历号：495***。X 线片号：2837***。

主诉： 跌伤致右大腿肿痛、活动障碍 10 小时。（患者 HIV 病毒阳性，正接受专科治疗。1 年前因外伤骨折，行右股骨下段骨折切开复位内固定术。）检查：右大腿压痛，畸形。X 线片示：股骨中段粉碎性骨折。**诊断：** ①右股骨干中 1/3 骨折。中医分型：粉碎。AO 分型：B1 型。② 右股骨髁上骨折术后骨折迟缓愈合。③ HIV。**治疗：** 予胫骨结节牵引维持 5kg，1 周后予"拔伸牵引、提按升降"等手法复位，外敷伤科黄水纱，中药辨证施治，维持大腿四夹固定。**随访：** 10 个月。按《中西医结合治疗骨折临床经验集》骨折疗效标准**评级：** 优。图文演示治疗经过如下（图 5-14-3）：

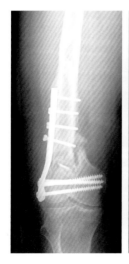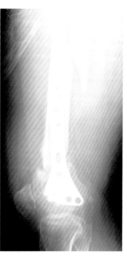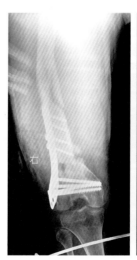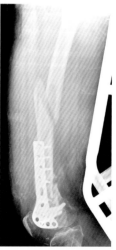

a. 2014-1-22 治疗前：重叠约 3cm　　　　b. 2014-1-29 复位后：前角约 30°

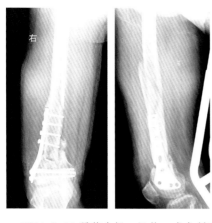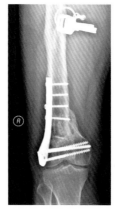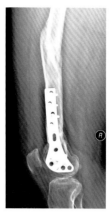

c. 2014-2-12 调整夹板、压垫，成角纠正   d. 2014-11-26 复查：骨折愈合

图 5-14-3 股骨干中、下 1/3 骨折（粉碎）（HIV）骨牵夹板案

【随访】跟踪治疗 10 个月，患者步态基本正常，膝关节伸直 0°，屈曲 100°，髋关节活动基本正常。

【按】

1. 个体化治疗 患者为 HIV 携带者，机体免疫力低，手术存在较高的感染风险以及骨折迟缓愈合甚至不愈合。本案采用传统中医正骨手法、骨牵引配合小夹板外固定、中药内外并治，注重扶正祛瘀，使骨折愈合，疗效满意，避免了较高的潜在风险，体现中医以人为本、因人制宜的个体化治疗优势。

2. 正骨牵引 本例患者由于 1 年前股骨髁上骨折行切开内固定，骨牵只能选择胫骨结节牵引。胫骨结节牵引更利于骨折端向前移位的纠正。跨膝关节牵引力量有限，需行"拔伸牵引"纠正短缩移位，同时行"提按升降"，纠正前后移位，并适时调整夹板及压垫，使骨折对位对线达到满意。

3. 扶正祛邪 由于患者为 HIV 携带者，久病致机体气血不足，免疫力低下，骨折愈合能力较差，早期宜益气活血为法，以本院复元饮与三七化瘀口服液并用，扶正祛邪并举。中后期补益肝肾，通补兼施，促使新鲜骨折止常愈合，而原骨折手术内固定迟缓愈合也出现了中等量骨痂生长。

4. 功能评定 本次骨折治疗关节功能已达 100°，考虑患者陈旧股骨髁上骨折术后内固定存留迟缓愈合对膝关节的影响，故本案股骨干骨折疗效评定为优。

（邹运璇 吴峰）

股骨干中 1/3 骨折（粉碎）手法闭合复位外固定支架案

丁某，男，32 岁，佛山市中医院住院病历号：164***。X 线片号：400***。

主诉： 车祸致左大腿肿痛、活动障碍 10 天。检查：左大腿压痛，畸形，可扪及骨擦感和异常活动。X 线片示：左股骨干中段骨折。**诊断：** 左股骨干中 1/3 骨折，中医分型：粉碎。**治疗：**

先予"拔伸牵引、内外推端、提按升降"等手法闭合复位，再行外固定支架固定，外敷伤科黄水纱，中药辨证施治。6个月去除支架外固定。**随访**：17年3个月。按《中西医结合治疗骨折临床经验集》骨折疗效标准**评级**：优。图文演示治疗经过如下（图5-14-4）：

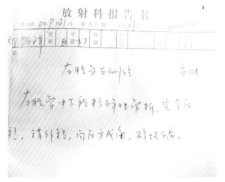 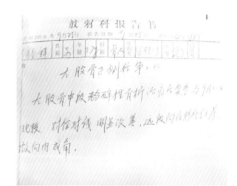

a. 2000-9-21 X线片报告：股骨中下段　　　b. 2000-9-25 X线片报告：骨折对位对
　　 粉碎性骨折，完全后移，后方成角　　　　　 线明显改善，后移约1/3，稍内成角

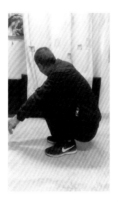 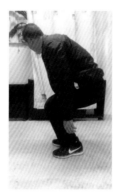 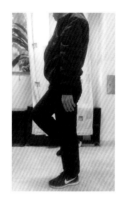

c. 2018-1-8随访：功能正常

图5-14-4　股骨干中1/3骨折（粉碎）手法闭合复位外固定支架案

【按】2000年9月21日患者受伤后即到我院就诊，拟麻醉下手法闭合复位支架外固定术，术后骨折对位对线良好。2000年9月29日出院。2个月后下地负重活动。现关节功能活动正常，无跛行，无疼痛。一直从事装修工作。

（江涌）

股骨干中1/3骨折（背靠背）手法骨牵夹板案

黄某，女，14岁，佛山市中医院住院病历号：589***。X线片号：3678***。

主诉：车祸致左大腿肿痛、活动障碍8小时。检查：左大腿压痛、畸形，可扪及骨擦感和异常活动。X线片示：左股骨中段骨折。**诊断**：左股骨干中1/3骨折。中医分型：背靠背。AO分型：A1型。**治疗**：予"旋翻回绕、内外推端、提按升降"等手法复位，外敷伤科黄水纱，大腿四夹固定，股骨髁上牵引。中药辨证施治。3个月后佩戴夹板负重活动，加强屈膝等功能锻炼。5个月后去除夹板外固定。**随访**：1年。按《中西医结合治疗骨折临床经验集》骨折疗效标准**评级**：优。图文演示治疗经过如下（图5-14-5）：

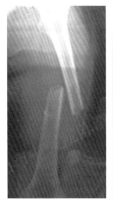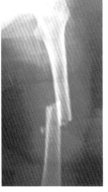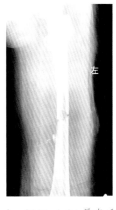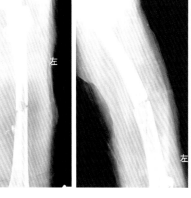

a. 2016-6-22 治疗前：骨折重叠约 4cm，　　　b. 2016-6-27 骨牵后手法整复：对位对线
远折端内、后移，背靠背移位　　　　　　好，碎片稍后分离，稍旋转

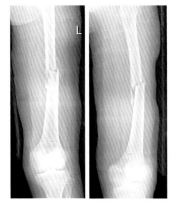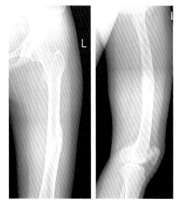

c. 2016-8-20 治疗 8 周后解除骨牵　　　　　d. 2017-7-12 复查：骨折愈合

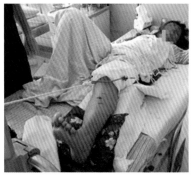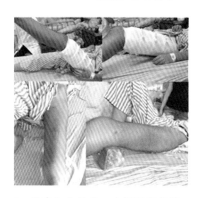

e. 四短夹板固定，股骨髁上牵引　　　　　f. 治疗 3 个月后，夹板固定抬腿

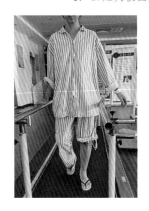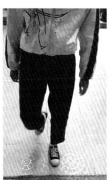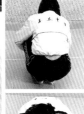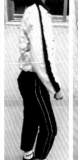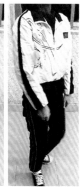

g. 2016-9-26：3 个月后康复训练　　　　h. 2017-1-3：6 个月后功能正常，参加体育运动

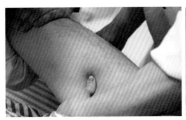 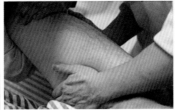 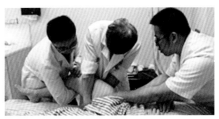

①拇指推端式　　　　②手掌推端式　　　　③前臂推端式

i. 内外推端手法示范

图 5-14-5　股骨干中 1/3 骨折（背靠背）手法骨牵夹板案

【按】本例股骨干骨折短缩完全移位，虽然是青少年骨折，但是骨骺发育已接近于成年人，手法复位难度较高，需要股骨髁上牵引。

1. 手法步骤　助手以挂臂抱膝式行伤肢"擒拿扶正""拔伸牵引"，术者"触摸辨认"骨折移位的方位；先采用"旋翻回绕"纠正骨折背靠背移位，在助手拔伸牵引下，再以内外推端纠正内外移位；以"提按升降"纠正前后移位。"触摸辨认"了解骨折合拢情况，最后术者以前后"抱迫靠拢"下，令助手行"接合碰撞"，即由骨折远端向近端纵向对冲，通过骨折端的稳定度，了解骨折端对位情况。

2. 手法技巧　①"拔伸牵引"由于大腿部肌肉丰厚，需要较强的牵引力，故助手"擒拿扶正"采取挂臂抱膝式，通过缩短力臂环抱膝部，作用力不超关节（图 5-14-5i ③），正如《仙授理伤续断秘方》所云："拔伸当相近本骨损处，不可别去一节骨上"。拔伸牵引注意充分利用自身重量持续稳定牵引，从而达到"欲合先离，离而复合"的效果。②术者行"提按升降、内外推端"，可采用前臂、拇指、掌根三种术式。拇指用力集中，但对术者指力要求高，若指力不足可采用掌根或前臂交错式对向发力（图 5-14-5i ①②③）。

3. 股骨干骨折复位后易产生向前成角　股骨干骨折，由于骨折远端后移，复位后要前后加垫维持，一般前垫厚度为压垫的 1/3，后垫为压垫的 2/3。由于后侧垫较厚，加上股骨干向前的生理弧度，后期很容易出现骨折向前成角。因此，在治疗的过程中，根据拍片复查的结果，逐步减薄后侧压垫。如果骨折向前成角超过 15°，则完全去除后侧压垫，保持前侧压垫，并在三点加压的夹板固定下，前侧加压沙袋。另外，股四头肌的反复收缩，在前方压垫的协同作用下，有助于纠正骨折向前成角移位。

4. 定骨舒筋　复位 8 周后改四短夹板外固定，运用"定骨舒筋"，进行膝关节被动松动，并下地负重步行，适当应力刺激，促进骨折愈合。

（劳永锵）

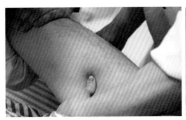

股骨干下 1/3 骨折（斜形粉碎）合并静脉血栓骨牵夹板案

何某，男，58 岁，佛山市中医院住院病历号：627***。X 线片号：3872***。

主诉： 车祸致右大腿肿痛、活动障碍 1 小时。检查：右大腿压痛、畸形，可扪及骨擦感和异常活动及足背动脉。X 线片示：股骨中下段粉碎性骨折。血管彩超显示：右股静脉远段至胫后静脉近段血栓形成，完全阻塞。**诊断**：①右股骨干下 1/3 骨折。中医分型：斜形粉碎。AO 分型：B1 型。②右下肢静脉血栓。**治疗**：予股骨髁上牵引，外敷伤科黄水纱，大腿四夹固定。半个月后彩超复查：右股静脉、胫后静脉管腔增宽。7 周后解除骨牵引，3 个月后改四短夹板固定，功能锻炼；4 个月后解除夹板，加强下蹲、慢跑等训练。**随访**：2 年 2 个月。按《中西医结合治疗骨折临床经验集》骨折疗效标准**评级**：良。图文演示治疗经过如下（图 5-14-6）：

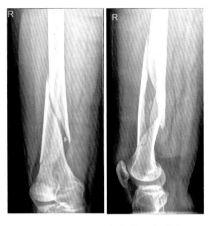

a. 2017-5-20 治疗前：短缩约 3cm

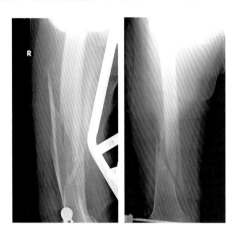

b. 2017-6-15 复查

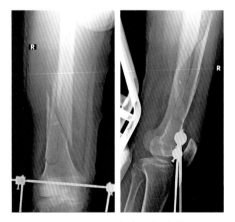

c. 2017-6-22 复查：短缩约 1cm

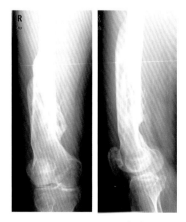

d. 2018-2-28 复查

图 5-14-6　股骨干下 1/3 骨折（斜形粉碎）合并静脉血栓骨牵夹板案

【随访】2019 年 7 月 19 日电话随访（15916572***）：与健侧对比，伤肢外观短缩约 1cm，步态轻跛行，下蹲活动正常，行走无疼痛，可正常工作生活。

【按】

1. 血管彩超检查　股骨干骨折合并下肢静脉血栓在临床上非常常见，血管彩超已成为术前常规检查必做项目。血管彩超对下肢静脉血栓的准确性、敏感性和特异性方面非常接近静脉造影。

2. 治疗选择　目前股骨干骨折合并下肢静脉血栓治疗，一般是卧床制动，药物抗凝 3～6 周，甚至更长，才进行手术，或是外科溶栓 1 周后进行骨科手术，或者是介入治疗后尽快骨科手术。本案骨折移位不大，仅用股骨髁上牵引。骨折合并静脉血栓不宜手法复位。本案考虑骨折位置较低，为了避免损伤腘部血管，股骨髁牵引针位置较低并偏前，限制了牵引重量，结果未能完全纠正骨折短缩。

3. 短缩畸形 本例股骨干骨折呈长斜形和蝶形移位，骨折短缩在 X 线片上比较隐蔽，较难观察，骨折愈合后造成轻度短缩畸形。牵引期间应测量伤肢的长度。去除牵引后，仍需夹板固定，加强膝关节活动，避免伤肢过早负重。

（劳永锵）

股骨髁上骨折（粉碎）合并骨感染手法骨牵夹板案

廖某，男，36 岁，佛山市中医院住院病历号：558***。X 线片号：3534***。

主诉： 车祸致右大腿肿痛、活动障碍 2 天。1 年前曾行右股骨骨折、右髌骨骨折内固定术。
检查： 右大腿见外院骨牵引针存留、压痛，股骨髁上可扪及骨擦感。右大腿外侧术口红肿，有波动感。彩超提示：皮下液性包块。细菌培养结果：革兰阴性杆菌生长；血常规：中性粒细胞升高。X 线片示：右股骨下段粉碎性骨折、股骨干骨折、髌骨骨折内固定存留。**诊断：** ①右股骨髁上骨折合并骨感染。中医分型：粉碎。AO 分型：C3 型。②右股骨干骨折、右髌骨骨折内固定术后。**治疗：** 胫骨结节牵引；外敷伤科黄水纱。3 周后扩创取出内固定；手法复位，维持胫骨结节骨牵引，外敷伤科黄水纱。术口愈合后，行右大腿四夹板固定。9 周后解除骨牵引，改四长夹板固定，扶拐下地；4 个月后改四短夹板固定，加强屈膝锻炼；5 个月后解除夹板，加强下蹲、步行等练功。**随访：** 近 4 年。按《中西医结合治疗骨折临床经验集》骨折疗效标准**评级：** 优。图文演示治疗经过如下（图 5-14-7）：

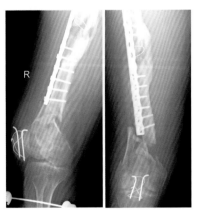
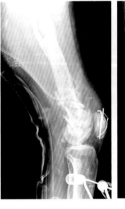
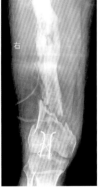

a. 2015-9-22 胫骨结节骨牵引　　　　b. 2015-10-8 取出钢板、维持骨牵

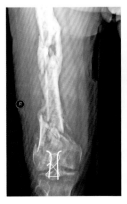
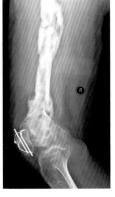
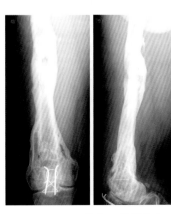

c. 2015-12-2 拆除牵引，骨痂生长　　　　d. 2018-4-9 复查：骨折愈合

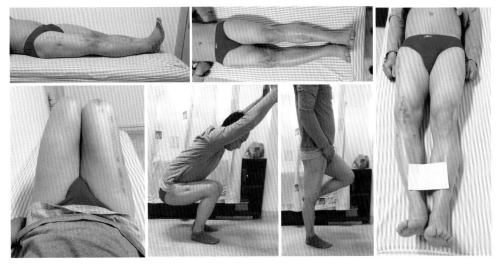

e. 2018-4-9 检查：功能和外形

图 5-14-7　股骨髁上骨折（粉碎）合并骨感染手法骨牵夹板案

【随访】2019 年 7 月 21 日电话随访（15323197***）：与健侧对比，伤肢外观短缩约 0.5cm，轻微跛行，下蹲约 15°受限，行走无疼痛，一次可行数千米，无疼痛不适。术口未见复发肿痛渗液。一直从事电工工作。

【按】

1. 诊断治疗　本案患者多次受伤，1 年前曾行右股骨骨折、右髌骨骨折内固定术，术后并发感染，并于 2015 年 9 月 20 日，再次因车祸受伤而致右股骨下段粉碎性骨折，右大腿外侧原术口下方红肿，并逐渐扩大，质地柔软，有波动感。彩超提示：皮下液性包块。细菌培养结果：革兰阴性杆菌生长。血常规：中性粒细胞升高。故诊断为：右股骨下段粉碎性骨折并感染。患者骨折并脓肿形成，骨折部位距感染区域较近，且骨折部位即为股骨钢板远端，极可能与感染区域相通，须分步处理。故于 9 月 24 日行右大腿扩创并负压引流术治疗。后于 9 月 28 日行扩创、原内固定物取出、骨水泥填充骨缺损、负压海绵吸引术。然后予拔伸牵引、内外推端手法复位，术后胫骨结节骨牵引，未行内固定治疗。本案选择保守治疗，未植入内固定物，很大程度上避免了感染的扩散，从而降低了出现膝关节腔感染和全身菌血症、脓毒血症危及生命的风险。

2. 手术记录　于右大腿原术口切开，逐层分离皮下、深筋膜，由股直肌与股外侧肌间隙进入，纵向分离股中间肌。显露内固定钢板，完整取出钢板、钢丝。术中注意暴露钢板下方时未显露股骨下端骨折端。见钢板下方、原骨折端少量黄色液性分泌物，骨折端见死骨形成，骨缺损、愈合不良，周围软组织血运差，骨折远端见钢板发生明显金属电离改变，散见黑色污物。彻底清理死骨、感染及坏死组织，用大量过氧化氢溶液、生理盐水、安尔碘冲洗伤口，更换手套和无菌单，创面广泛渗血，电刀止血。原股骨中段骨折端见一大小约为 5cm×2cm 的骨缺损区，用抗生素骨水泥填充。伤口内放置 2 条引流管，近端为进水管，远端为出水管，逐层缝合，棉垫包扎，石膏托外固定。手术后情况：术后生命体征平稳，术中出血 2000ml，输同型RBC4U，术后安返病房。

（劳永锵）

股骨髁上骨折（屈曲型）合并胫腓骨上段骨折手法骨牵案

黄某，男，53岁，佛山市中医院住院病历号：567***。X线片号：3565***。

主诉：跌伤致左大、小腿肿痛，活动障碍1天。检查：左膝上下大小腿压痛、畸形，可扪及骨擦感和异常活动，足背动脉可扪及。X线片示：股骨中下段粉碎性骨折，胫腓骨上段骨折。**诊断：**①左股骨髁上粉碎性骨折。中医分型：屈曲型。AO分型：B1型。②左胫骨上段骨折，腓骨头骨折。**治疗：**予手法复位，股骨髁上骨牵引，大腿四夹固定，小腿五夹固定，并指导进行股四头肌腱收缩锻炼。5周后解除骨牵引，屈膝功能锻炼。2个月后维持大腿、小腿短夹板固定，扶拐下地行走。3个月后解除夹板外固定，加强下蹲、负重等练功。**随访：**半年。按《中西医结合治疗骨折临床经验集》骨折疗效标准**评级：**优。图文演示治疗经过如下（图5-14-8）：

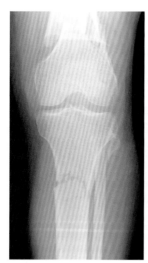 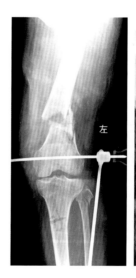 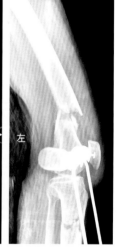

a. 2015-12-15 整复前　　　　　　　　　　b. 2015-12-19 牵引后

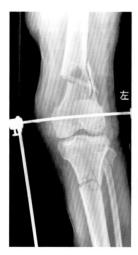 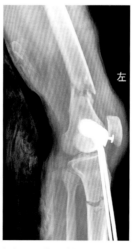 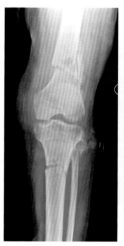 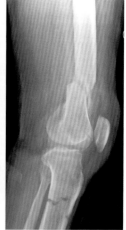

c. 2015-12-22 手法、压垫调整后　　　　　d. 2016-1-16 复查：拔除牵引

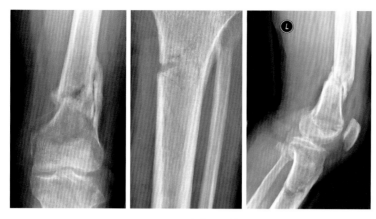

e. 2016-2-29 复查：骨折愈合

图 5-14-8　股骨髁上骨折（屈曲型）合并胫腓骨上段骨折手法骨牵案

【随访】门诊复查 4 个月，正常行走，无跛行，外形尚好，下蹲基本正常。

【按】

1. 损伤特点　本例损伤为同侧股骨干骨折合并胫骨骨折，又称为"漂浮膝"，是一种严重而复杂的损伤，应注意膝关节其他结构的损伤。股骨髁上骨折为典型的屈曲型骨折，即骨折远端由于受腓肠肌牵拉和关节囊收缩影响，向后移位，故其锋锐的骨折尖端有刺伤腘动脉的风险，这一点在治疗前必须引起足够的重视，常规检查腘窝是否存在严重血肿、足背动脉搏动是否存在。另外，应注意骨折近端突起可能刺破髌上囊及其附近皮肤。由于内收肌牵拉骨折远端，往往使骨折远端内旋、内翻移位，故在牵引时应使膝关节处于轻度外旋、外展位。

2. 手法要点　手法复位时应配三个助手，其中一助手"擒拿扶正"胫骨上段，维持骨折对位，并"拔伸牵引"，配合术者用"内外推端"纠正侧方移位，"升降提降"纠正前后移位。

3. 牵引练功　本案股骨髁上骨折屈曲型，采用股骨髁上骨牵引。通过骨牵纵向牵引力、骨折端压垫的持续正向压力、小夹板固定的杠杆力、股四头肌收缩的内在动力，可使骨折自动复位。尚天裕指出："功能锻炼是骨折自动复位力的来源"。

（陈衍尧）

儿童股骨干中 1/3 骨折（粉碎）手法皮牵夹板案

王某，女，7 岁，佛山市中医院门诊病历号：3001519***。X 线片号：2950***。

主诉：车祸致左大腿肿痛、活动障碍 1 天。检查：左大腿压痛、畸形，可扪及骨擦感和异常活动，足背动脉可扪及。X 线片示：股骨中段粉碎性骨折。**诊断：**左股骨干中 1/3 骨折。中医分型：粉碎。AO 分型：B1 型。**治疗：**予"内外推端、提按升降、抱迫靠拢"手法复位。外敷伤科黄水纱。下肢皮肤牵引，维持 5kg，大腿四夹外固定。4 周后解除皮肤牵引，改四长夹板固定；8 周后改四短夹板固定，开始屈膝功能锻炼，运用"定骨舒筋"方法进行膝关节被动松动，并下地负重，暂不步行；4 个月后解除夹板固定，加强下蹲负重步行等练功。**随访：**6 年余。按《中西医结合治疗骨折临床经验集》骨折疗效标准**评级：**优。图文演示治疗经过如下（图 5-14-9）：

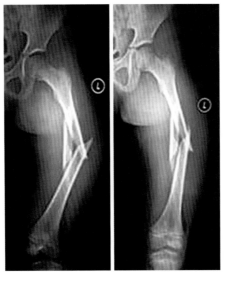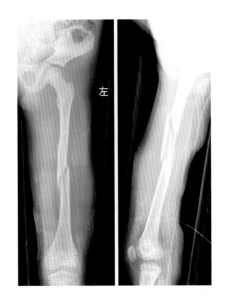

a. 2014-9-7 外院 X 线片：成角、短缩　　　　b. 2014-9-16 手法、压垫后复查

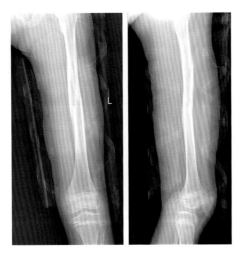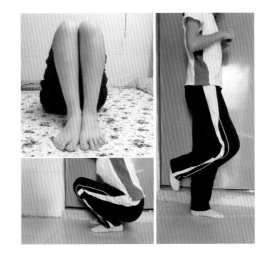

c. 2014-12-28 复查　　　　d. 2016-2-18、2020-10-27 随访：功能正常

图 5-14-9　儿童股骨干中 1/3 骨折（粉碎）手法皮牵夹板案

儿童股骨干下 1/3 骨折（背靠背）手法骨牵案

欧某，男，7 岁，佛山市中医院门诊病历号：3001666***。X 线片号：3018***。

主诉：跌伤致左大腿肿痛、活动障碍 4 小时。检查：左大腿压痛、畸形、异常活动。X 线片示：股骨中下 1/3 骨折。**诊断**：左股骨干下 1/3 骨折。中医分型：背靠背。AO 分型：A2.2 型。**治疗**：先予股骨髁上牵引，后予"旋翻回绕"等手法，纠正骨折背靠背移位，外敷伤科黄水纱。维持大腿四夹外固定。3 周后解除骨牵引，保持外固定；8 周后改四短夹板外固定，开始屈膝功能锻炼，运用"定骨舒筋"法进行膝关节被动松动，并下地负重步行；15 周后解除夹板外固定，加强下蹲慢跑等练功。**随访**：5 年 5 个月。按《中西医结合治疗骨折临床经验集》骨折疗效标准评级：优。图文演示治疗经过如下（图 5-14-10）：

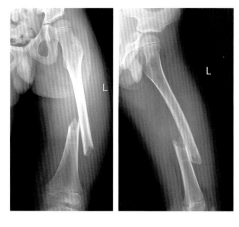
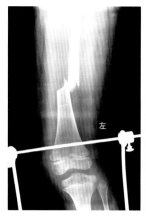
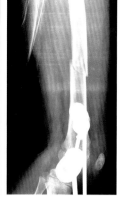

a. 2015-1-23 治疗前：重叠 5cm

b. 2015-1-28 骨牵后复查：重叠纠正，背靠背移位

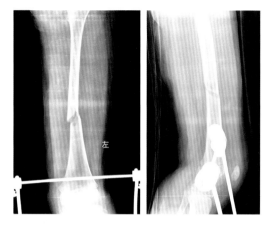
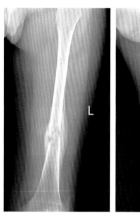
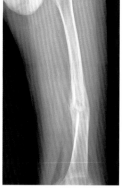

c. 2015-1-30 旋翻回绕复位，骨折对位对线尚好

d. 2015-3-24 复查：骨折临床愈合

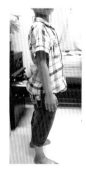
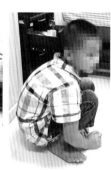
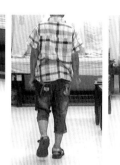
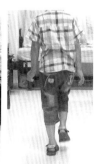

e. 2015-7-25 录像截图：无明显跛行

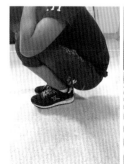
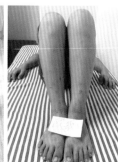
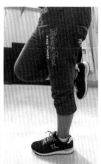
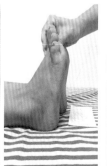
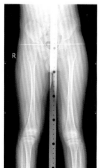

f. 2017-8-30 检查：功能正常，增长约 1.5cm

图 5-14-10　儿童股骨干下 1/3 骨折（背靠背）手法骨牵案

【随访】2020 年 5 月 17 日电话随访（15915175*** ）：与健侧对比，伤肢外观稍短缩，无明显跛行，下蹲正常，行走无疼痛，经常打篮球。

【按】

1. 骨牵 先予股骨髁上牵引，纠正骨折重叠移位，再进行手法复位。牵引期间要定期测量双下肢长度，防止过牵。骨牵引重量一般为体重 1/12 ～ 1/7。初期牵引力度宜稍大。根据拍片复查的结果，逐渐减轻牵引重量，防止过牵。

2. 手法复位 ①手法步骤：助手对伤肢"擒拿扶正"，术者先"触摸辨认"骨折移位的方向；然后采用"旋翻回绕、内外推端、拔伸牵引、提按升降"等手法复位；再"触摸辨认"了解骨折合拢的情况，最后进行"接合碰撞"，即由骨折远端向近端对冲，通过骨折端的稳定度，了解骨折端对位的情况。②手法要点：旋翻回绕把骨折远端由内向后回绕，纠正骨折背靠背移位变为前后移位；然后内外推端封住骨折原路返回，进行拔伸牵引，再提按升降，纠正骨折前后移位。

3. 伤肢增长 2017 年 8 月 30 日 X 线片复查及肢体测量，伤肢较健肢增长约 1.5cm，无明显跛行。上海第二医科大学附属新华医院小儿骨科专家、佛山中医院外聘教授汪启筹认为：小儿股骨干骨折伤肢增长是由于伤肢局部血液循环增加，使骨骺生长加快所致，经过骨生物应力改造塑型，一般双下肢可对称等长。

（李伟强）

附 1:《中西医结合治疗骨折临床经验集》骨折疗效标准——股骨干骨折

优：患肢缩短 0.5cm 以内，髋、膝关节伸屈各差 15°以内，X 线检查解剖复位或近解剖复位，成角在 15°以内者（即比生理弧度差 5 度以内）。

良：患肢缩短 0.6 ～ 1cm，髋、膝关节伸屈各差 15°～ 30°，不妨碍正常工作及生活，X 线检查骨折重叠 1cm 以内，成角在 16°～ 20°者。

尚可：患肢缩短 1.1 ～ 2cm，髋、膝关节屈伸各差 31°～ 45°，X 线检查骨折重叠 1.1 ～ 2cm，成角在 21°～ 25°者。

差：未能达到以上标准者。

附 2：临床总结

股骨干骨折治疗总结

钟广玲，等　佛山市中医院

我院自 1990—2000 年间共收治股骨干骨折患者 6452 例，其中闭合性新鲜骨折 4100 例，开放性骨折 1052 例，陈旧性骨折畸形愈合（未经手术）者 800 例，经外院手术治疗失败者（指术后合并畸形愈合或骨不愈合，但不含骨感染患者）500 例。在 4100 例闭合新鲜骨折患者中，共3000 例采用手法整复、骨牵引、小夹板固定的治疗方法；400 例患者采用切开复位梅花针、V

形针或克氏针固定；400例患者采用手法整复和外支架固定；300例患者采用切开复位和带锁髓内钉固定，该组患者临床骨折愈合的时间平均为4个月，治愈率为97%，继发远期膝关节疼痛者为30例，绝大部分为老年患者。1052例开放性骨折患者中有200例经清创后按闭合性骨折治疗，多采用手法复位和外支架固定，其余患者经一期清创复位和外支架固定或克氏针固定，继发膝关节僵硬者6例，继发骨不愈合者3例，继发骨感染者5例。800例陈旧性骨折畸形愈合者600例采用手法复位、支架外固定或骨骼牵引加小夹板固定；200例患者采用切开复位加带锁髓内钉固定或外支架固定，术后经远期观察，其治愈率达100%。采用非手术治疗的患者，其骨感染、骨不愈合和畸形愈合的发生率为0，极少遗留远期膝关节僵硬，尤其是陈旧性骨折畸形愈合者采用闭合手法折骨治疗取得很好疗效。

［资料来源：陈渭良骨伤科临床精要，2002：219-220］

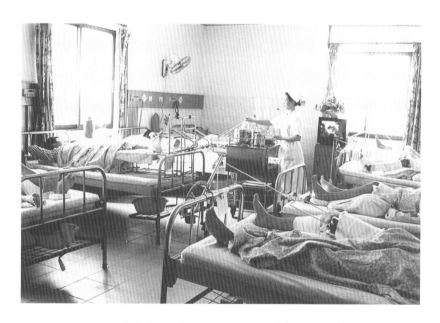

图5-14-11　佛山市中医院骨科病房骨牵引小夹板闭合治疗股骨干骨折

小儿股骨干骨折133例治疗体会

潘国铨，陈逊文，元启鸿　佛山市中医院

我院骨伤科自1993年6月至1995年5月期间，共收治小儿股骨干骨折133例，均获得满意效果。

临床资料：本组均为住院患儿。133例中，男性97例，女性36例，年龄最小1岁，最大14岁，平均9.5岁。骨折部位：上1/3者28例，中1/3者83例，下1/3者22例。合并其他部位骨折17例，陈旧性骨折21例，开放性骨折5例。

治疗结果：本组病例骨折愈合时间最长56天，最短22天，平均33.5天。骨折对位均达到解剖对位或功能对位，无一例骨折不愈合，远期随访无一例出现明显跛行，肢体功能恢复良好。

［资料来源：中国中西医结合外科，1996，2（5）：372］

手法折骨治疗小儿陈旧性股骨干骨折畸形愈合

元启鸿，潘国铨　佛山市中医院

我院骨伤科自 1994 年 6 月至 1997 年 6 月期间，共收治小儿陈旧性股骨干骨折畸形愈合 46 例，均获得满意效果。

临床资料：本组 46 例患儿中，男性 32 例，女性 14 例，年龄最小 1 岁，最大 14 岁，平均 10.6 岁，陈旧时间最长 45 天，最短 14 天，平均 23 天。46 例中，除 7 例符合对位对线要求仅做外固定处理外，其余 39 例均采用手法折骨，变陈旧骨折为新鲜骨折再处理。

治疗结果：折骨术全部成功，无诱发其他损伤，无一例手术治疗。

[资料来源：中国中西医结合外科，1999，5（1）：57-58]

手法复位牵引闭合治疗成人股骨干骨折 88 例（会议交流）

江湧　佛山市中医院

股骨干骨折系小转子下 2～3cm 至髁上 2～3cm 的骨折，占全身骨折的 6%。目前，在治疗上主要有闭合手法复位加牵引和手术切开复位内固定及外固定支架复位固定器三种方法。我院骨伤科采用传统的正骨手法、牵引夹板治疗成人股骨干骨折，取得很好的疗效。与中西结合的骨牵引治疗比较，皮牵具有愈合快、功能恢复完全的优点。

一般资料：本组 88 例为 1990 年 1～12 月我院康复区治疗的全部成人股骨干骨折的病例。其中。皮牵组 65 例，骨牵组 23 例。

表一　两组股骨干骨折一般情况

组别	例数	性别		年龄（岁）		
		男	女	最大	最小	平均
皮牵	65	54	11	56	16	36
骨牵	23	16	7	63	16	38.5

表二　两组股骨干骨折分类

组别	例数	横断（例）	斜形（例）	粉碎（例）	开放（例）	陈旧（例）	重叠（例）	多段（例）	双侧（例）
皮牵	65	20	15	28	2	4	20	3	2
骨牵	23	3	3	6	6	3	5	2	1

表三　二组骨折疗效和愈合时间比较

组别	例数	治疗结果					愈合时间（天）		
		优（例）	良（例）	中（例）	差（例）	优良率	最短	最长	平均
皮牵	65	62	2	1	0	98.46%	45	90	52.61
骨牵	23	19	3	1	0	95.65%	55	130	58.61

治疗方法

1. 手法复位　采用我院正骨十四法进行闭合手法复位。先"触摸辨认"，结合 X 线片，得出骨折移位的立体方位。再在助手"擒拿扶正"的基础上，顺势"拔伸牵引"纠正骨折重叠移位。术者以双拇指或双掌根部或双前臂行"提按升降""内外推端"使骨折端相互靠拢，然后以"抱迫靠拢"纠正残余移位或分离碎片。对骨折重叠较多的横形、短斜形骨折采用"扩折反拔"和"屈伸展收"方法综合运用。对骨折背靠背移位的则用"旋翻回绕"，即在松弛下把骨折端沿移位的走向原路还原旋转，使骨折面相对。"接合碰撞"即沿着骨干的纵轴对冲，使骨折端紧密结合，也是检查复位后骨折的对位情况。对于陈旧性骨折，以"摇摆转动""顶压折断"和"对抗旋转"等手法，把陈旧骨折变为新鲜骨折，再用上述各法给予复位。

2. 夹板固定　采用杉树皮四长夹板超膝关节固定，并根据骨折移位方向加垫。

3. 牵引　根据骨折类型选择骨牵或皮牵。一般认为：重叠移位较大和不稳定性骨折及陈旧性骨折选用骨牵；皮肤情况好和骨折相对稳定及年幼者选用皮牵。

第十五节　髌骨骨折
（Patellar Fractures）

髌骨骨折是一种常见的关节内骨折，其发生率约为 1.05%，中年及壮年居多。

（一）受伤机制

引起髌骨骨折的受伤机制主要包括间接暴力和直接暴力。前者为髌骨骨折主要的受伤机制，可引起横断骨折，即患者跌倒时，股四头肌强力收缩牵拉髌骨，导致髌骨横形骨折，髌骨上极或下极骨折。直接暴力多由髌骨直接受打击或跌到倒时髌骨直接撞击地面所致，常导致粉碎压缩性髌骨骨折。

（二）诊断分型

1. 中医分型　（参照《中医骨伤科病证诊断疗效标准》）

（1）无移位型：骨折端无移位，可有纵行、横行、斜行、边缘、星状及粉碎等多种形态的骨折线出现。

（2）移位型：以髌骨的中 1/3 或下 1/3 为多见，骨折端分离，骨折远端可向前下方翻转。

2. 西医分型 （Rookwood 分型）

Ⅰ型：骨折移位距离在 3mm 以下、髌骨关节面移位在 2mm 以下，或者虽然存在移位但是骨折处于髌骨下极位置，未涉及关节面；

Ⅱ型：髌骨横断骨折，骨折为两块，骨折线呈横行、纵行或者斜行，位于中部位置，位移距离较大；

Ⅲ型：发生于髌骨下部或者下极的骨折，骨折块多；

Ⅳ型：粉碎性骨折，但无明显移位现象；

Ⅴ型：粉碎性骨折且发生移位，距离在 5mm 以上；

Ⅵ型：垂直型骨折；

Ⅶ型：骨软骨骨折。

（三）治疗原则

临床治疗髌骨骨折的方法较多，可分为手术治疗和非手术治疗，目前以手术内固定为主要治疗手段。内固定方式选择较为多样，其临床疗效优缺点各有差异。保守治疗主要运用于无移位的骨折，或髌骨骨折关节面台阶 < 2mm，分离移位 < 3mm，且伸膝支持带完整者可以选择非手术治疗，使用超关节长夹板或长腿石膏伸膝位固定 3 ～ 4 周。固定期间指导患者进行功能锻炼。

（四）手法特点

髌骨骨折大多数是分离移位和粉碎性骨折，主要采用"抱迫靠拢"和"接合碰撞"等手法。在伸膝的同时，克服股四头肌和髌腱的牵拉力，通过抱迫髌骨上下极或周围粉碎骨折块向中心靠拢，使骨折复位。如骨折关节面不平整，抱迫靠拢下反复屈伸膝关节，以使关节面研磨平整。

髌骨骨折（分离、Ⅱ型）抱迫靠拢夹板案

谭某，女，70 岁，佛山市中医院住院病历号：205***。X 线片号：589***。

主诉： 跌伤右膝关节肿痛、活动受限 4 小时。检查：右膝部压痛，可扪及明显骨擦感及异常活动，髌骨面凹陷。X 线片示：右髌骨骨折，分离 2 ～ 3cm。**诊断：** 右髌骨骨折。中医分型：分离。Rookwood 分型：Ⅱ型。**治疗：** 予"抱迫靠拢、接合碰撞"等手法复位，外敷伤科黄水纱，下肢后侧夹板伸膝固定；3 ～ 4 周带夹板下地负重；6 ～ 8 周解除夹板固定，指导膝关节屈伸和股四头肌收缩及弓步锻炼。**随访：** 5 个月余。按《骨科疾病疗效评价标准》Levack 髌骨骨折临床疗效评分系统**评分：** 优。图文演示治疗经过如下（图 5-15-1）：

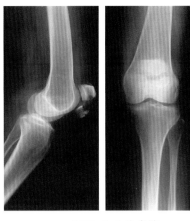
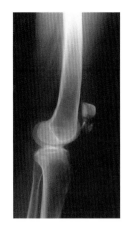
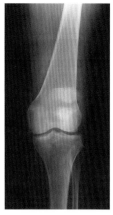

a. 2003-1-5 治疗前　　　　　　　　　b. 2003-1-11 治疗后

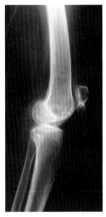
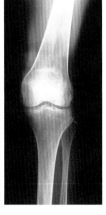
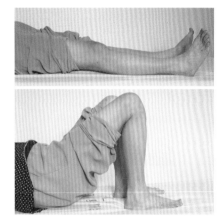

c. 2003-6-21 复查：骨折愈合　　　　d. 2003-6-21 检查：功能正常

图 5-15-1　髌骨骨折（分离、Ⅱ型）抱迫靠拢夹板案

【按】

1. 手法特点　抱迫靠拢：术者双拇示指分别固定髌骨上下四角，纵向抱迫靠拢，同时伸膝；触摸辨认骨折端无明显凹陷，表面平滑；行下肢后侧单夹板固定。

2. "定骨舒筋"　关节松动：即手法"抓髌器"，向心性抱迫固定髌骨下进行主动和被动的关节松动。促进膝关节屈曲功能和股四头肌肌力的恢复。

（江湧）

髌骨骨折（横形、Ⅰ型）手法夹板"抱膝"绷带固定案

王某，女，80岁，佛山市中医医院门诊病历号：3003411***。X线片号：4282***。

主诉： 跌伤致右膝部肿痛、活动障碍1天。检查：右膝部压痛，可及骨擦感及异常活动。X线片示：右髌骨骨折，分离移位。**诊断：** 右髌骨骨折。中医分型：横形。Rookwood分型：Ⅰ型。**治疗：** 予"抱迫靠拢"等手法复位。外敷伤科黄水纱，伸膝代夹"抱膝"绷带固定。6周后解除夹板固定，行"定骨舒筋"关节松动训练。**随访：** 1年余。按《骨科疾病疗效评价标准》Levack髌骨骨折临床疗效评分系统**评分：** 优。图文演示治疗经过如下图（图5-15-2）：

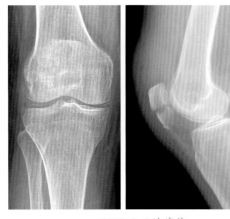
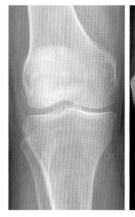

a. 2019-3-6 治疗前

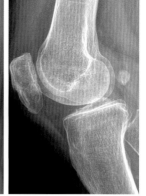

b. 2019-9-4 复查

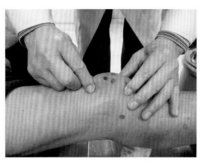

①手法抱迫靠拢

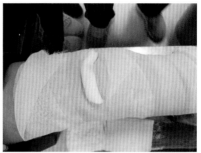

②半环抱骨垫

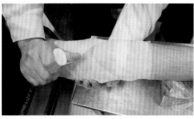

③绷带菱形包扎

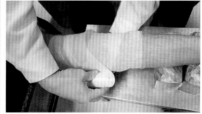

④绷带菱形包扎

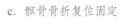

c. 髌骨骨折复位固定

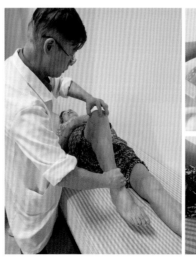
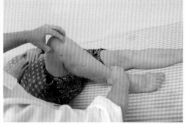
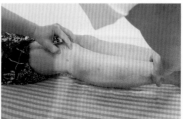

d. 手法抓髌，定骨舒筋，关节松动

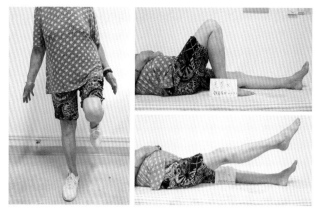

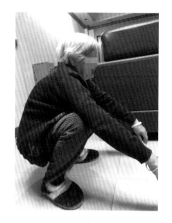

e. 2019-9-4 检查：功能正常   f. 2020-3-18 随访：下蹲正常

图 5-15-2 髌骨骨折（横形、Ⅰ型）手法夹板"抱膝"绷带固定案

髌骨骨折（粉碎、Ⅳ型）抱迫靠拢夹板案

李某，女，74 岁，佛山市中医院门诊病历号：3000616***。X 线片号：2970***。

主诉： 外伤致左膝肿痛不适、活动障碍 1 天。检查：左髌骨压痛，可及骨擦感，浮髌试验阳性。X 线片示：左髌骨粉碎性骨折，稍下移，小碎块分离。**诊断：** 左髌骨粉碎性骨折。中医分型：粉碎。Rookwood 分型：Ⅳ型。**治疗：** 予手法复位，外敷伤科黄水纱，夹板固定。**随访：** 5 年。按《骨科疾病疗效评价标准》Levack 髌骨骨折临床疗效评分系统**评分：** 优。图文演示治疗经过如下（图 5-15-3）：

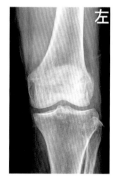
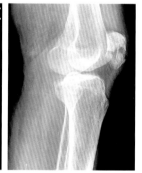
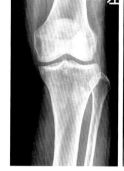
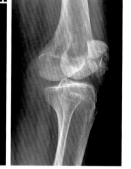

a. 2014-9-12 治疗前   b. 2014-9-23 复查

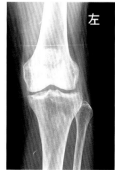
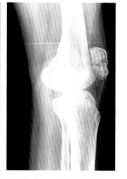
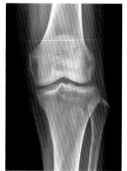
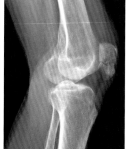

c. 2014-10-23 复查：骨痂生长   d. 2014-11-4 复查：骨折愈合

图 5-15-3 髌骨骨折（粉碎、Ⅳ型）抱迫靠拢夹板案

【随访】2019 年 9 月 19 日电话随访（13925952***）：伤肢功能基本恢复，活动无疼痛，肌力基本正常，阴天无疼痛。

孕妇髌骨骨折（横形、Ⅱ型）触摸辨认夹板案

梁某，女，40 岁，佛山市中医院门诊号：3002439***。彩超号：20161212***。

主诉：跌伤致右膝部肿痛 1 天。检查：右膝关节肿胀，局部肌肉紧张，髌骨压痛，浮髌试验阳性，可及骨擦感及异常活动，膝关节屈伸活动受限。彩超示：右髌骨骨折（右外上区见多处分离，表面分离最宽处约 12mm，关节面分离最宽处约 5mm）。**诊断**：①右髌骨骨折。中医分型：横形。Rookwood 分型：Ⅱ型。②妊娠。**治疗**：予外敷伤科黄水纱，患肢伸膝位单夹固定。6 周后解除夹板外固定，开始屈膝功能锻炼，运用"定骨舒筋"方法进行膝关节被动松动，并下地负重步行；产后 X 线片检查：髌骨骨折，对位对线满意，骨折线模糊。**随访**：8 个月。按《骨科疾病疗效评价标准》Levack 髌骨骨折临床疗效评分系统**评分**：优。图文演示治疗经过如下（图5-15-4）：

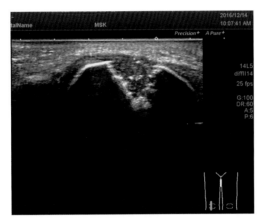 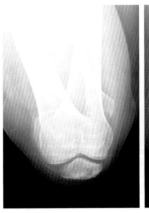 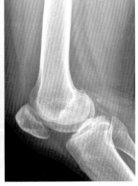

a. 2016-12-12 治疗前彩超：关节面分离 0.5cm　　　b. 2017-8-13 产后 X 线检查：骨折愈合

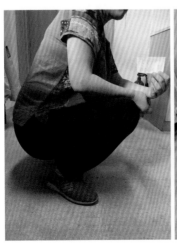 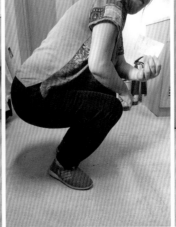 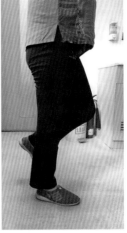

c. 2017-8-13 功能检查：下蹲、半蹲、站立

图 5-15-4　孕妇髌骨骨折（横形、Ⅱ型）触摸辨认夹板案

【按】患者妊娠 2 个月时不慎跌倒，膝盖着地，导致髌骨骨折，诊断以"触摸辨认"为主，结合彩超检查，明确骨折。予抱迫靠拢复位后，行患肢夹板外固定。治疗后骨折愈合，功能正常，取得满意疗效。

（江涌）

附 1：Levack 髌骨骨折评价

[优：9 分以上；可：6 ~ 9 分；差：< 6 分]

1.疼痛　A：无疼痛 [3]；B：活动时轻微疼痛 [2]；C：休息时即出现持续性 / 剧烈疼痛 [1]。

2.日常活动受限程度　A：无 [3]；B：活动受限，尤其是运动时 [2]；C：活动能力明显下降 [1]。

3.股四头肌肌力下降　A：肌力正常 [3]；B：肌力下降 30% ~ 45%[2]；C：肌力下降 45% 以上 [1]。

4.主观功能评价　A：75% ~ 100%[3]；B：50% ~ 74%[2]；C：0% ~ 49% [1]。

附 2：临床总结

髌骨骨折

钟广玲，等　佛山市中医院

我院自 1990—2000 年间收治髌骨骨折 3000 余例，其中采用切开复位加双 10# 丝线缝合固定的方法治疗者 2000 余例（包括术后功能锻炼中继发骨折再移位或再骨折者 60 例），采用闭合手法整复者 800 例，采用张力带钢丝固定者 100 例，不予整复的老年患者 100 例。上述骨折除不予整复的老年患者外，治疗皆一期获得理想复位，无一例患者因继发膝关节僵硬而需要行松解术，远期观察无一例患者继发创伤性关节炎，治愈率达 95% 以上。

［资料来源：陈渭良骨伤科临床精要，2002：306］

第十六节　胫腓骨骨折

（Tibia and Fibula Fractures）

胫腓骨骨折为人体最常见的长骨骨折之一，其骨折约占全身骨折的 12%，而且多为双骨同时骨折。胫骨表面软组织覆盖少，其滋养动脉系统容易受损，导致骨折延迟愈合或骨折不愈合。筋膜间隙室综合征是小腿骨折的严重并发症。

（一）受伤、移位机制

1.直接暴力 由重物打击或挤压造成，多为横断、短斜形、粉碎性骨折。胫、腓骨两骨折线常在同一水平面，常见有一块三角形碎骨片。软组织损伤较严重。

2.间接暴力 多由高处跌下，足先着地，或小腿向一侧过度扭转产生传导暴力或扭转暴力所致，多为斜形或螺旋形骨折。双骨折时，腓骨的骨折线较胫骨为高，软组织损伤轻。骨折可以出现重叠、成角或旋转。中上 1/3 骨折时，股四头肌和腘绳肌分别附着在胫骨上段的前侧和内侧，而使骨折近端向前、向内移位。

（二）诊断分型

1.中医分型 （参照《中医骨伤科病证诊断疗效标准》） 胫腓骨上段骨折；胫腓骨中段骨折；胫腓骨下段骨折。

2.西医分型 AO 分型：41/42/43A、B、C 分型，A 为单纯骨折，B 为楔形骨折，C 为复杂骨折。

（三）治疗原则

目前，髓内钉、骨外固定器等治疗胫腓骨骨折开展迅速。对于严重开放骨折、软组织广泛挫灭、皮肤套脱伤、多段骨折、严重粉碎骨折甚至骨缺损，外固定支架的使用往往是唯一的选择。另外，随着微创理念和锁定钢板技术的发展，锁定板内固定得以广泛应用。闭合复位外固定，对于稳定的移位轻的简单骨折，是目前常用的治疗手段。不稳定性骨折治疗可用骨牵引或外固定支架。胫、腓骨干骨折的治疗原则主要是恢复小腿的长度和负重功能，骨折成角和旋转移位必须完全纠正。不能达到解剖复位的，应达到功能复位。功能复位的标准是：骨折短缩小于 1cm，成角小于 10°，侧方移位小于 1/4。

（四）闭合治疗和手术治疗的优缺点

成年人胫腓骨骨折，由于骨折多不稳定及早期负重需要，现代多采用手术内固定治疗。手术可能带来的并发症主要是感染、不愈合及内固定断裂。胫腓骨骨折感染的发生主要发生于开放骨折，尤其是行钢板内固定者。一旦出现术后感染，就会给后续治疗带来非常大的困难。外固定支架闭合复位外固定，有效地降低了开放损伤的感染，更由于其灵活可调性，可获得良好的骨折对位对线。骨折分离时，还可以通过反向加压，克服骨折端的分离移位，促进骨折愈合。

闭合复位夹板固定治疗胫腓骨骨折安全可靠，骨折端软组织损伤极小，骨折感染率为零，骨折愈合率较高，但不稳定性骨折需要 4～7 周时间卧床进行骨牵引，时间较长，容易出现各种合并症；长时间留针有不适感，护理不当可能造成针孔局部感染；在治疗过程中，骨折可能会发生再移位。保守治疗首先对医护人员的正骨技术水平有一定的要求，同时对患者的依从性要求较高。

（五）手法特点

擒拿扶正对于纠正和维持胫骨的对线十分重要，可避免旋转移位。触摸辨认在小腿前内侧容易辨认胫骨侧方移位。内外推端、提按升降用于纠正骨折侧方移位，接合碰撞用于分离移位或齿状面骨折，抱迫靠拢用于粉碎性骨折，对抗旋转用于骨折明显的旋转移位。对于陈旧性骨折，则采用"摇摆转动、对抗旋转、顶压折断"进行折骨，然后复位。

胫腓骨开放粉碎性骨折清创闭合复位跟骨牵引夹板案

李某，男，38岁，佛山市中医院住院病历号：209***。X线片号：610***。

主诉： 车胎爆炸致左小腿疼痛、流血、活动障碍7小时。检查：左小腿压痛、畸形，伤口长约8cm，边缘不齐、污染，胫前肌上段断裂，见部分骨质外露。X线片示：胫腓骨中上段粉碎性骨折。**诊断：** 右胫腓骨中上段开放性骨折。中医分型：粉碎。AO分型：C3型。**治疗：** 麻醉室下行清创缝合，予"拔伸牵引、内外推端、抱迫靠拢"等手法复位，跟骨牵引，伤口消毒伤科黄水纱外敷，小腿五夹板固定。使用抗生素，中药辨证施治。**随访：** 14年余。按《中西医结合治疗骨折临床经验集》胫腓骨折疗效标准**评级：** 优。图文演示治疗经过如下（图5-16-1）：

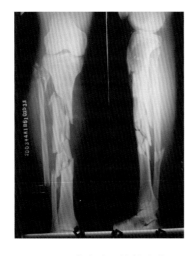
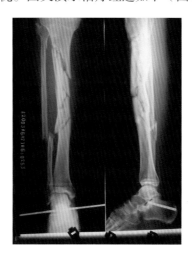

a. 2003-4-1 治疗前：骨折重叠3cm　　　　b. 2003-5-27 复查：胫骨对位对线良好

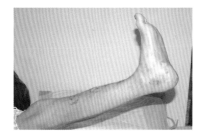
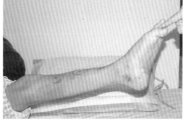
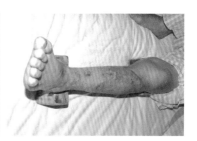

①可主动抬起伤肢　　　　②抗阻力下可抬起伤肢　　　　③伤肢外观

c. 治疗3个月检查

图5-16-1　胫腓骨开放粉碎性骨折清创手法骨牵夹板案

【随访】2017年电话随访（0751-2259***）：14年以来，伤肢功能外形正常，无跛行，可慢跑、可挑一般重物，阴天及久步行后略感不适。现从事保安工作。

【按】本案开放损伤时间较长，伤口污染，骨折严重粉碎，手术内固定感染风险较高，内固定较复杂，骨折愈合较慢。予伤口清创，手法复位，跟骨牵引，夹板固定，获得较好的疗效。现代处理可用外固定支架治疗，集复位固定于一体，可早期进行功能活动。

（沈楚龙　江湧）

胫腓骨粉碎性骨折闭合复位踝上骨牵夹板案

张某，男，34 岁，佛山市中医院住院病历号：919***。X 线片号：114***。

主诉：车祸致右小腿肿痛、活动障碍 2 小时。**检查：**右小腿压痛、畸形。X 线片示：右胫腓骨中上段粉碎性骨折。**诊断：**右胫腓骨中上段骨折。中医分型：粉碎。AO 分型：C1 型。**治疗：**予手法复位，踝上骨牵引，外敷伤科黄水纱，小腿五夹超踝固定。**随访：**24 年。按《中西医结合治疗骨折临床经验集》胫腓骨折疗效标准**评级：**优。图文演示治疗经过如下（图 5-16-2）：

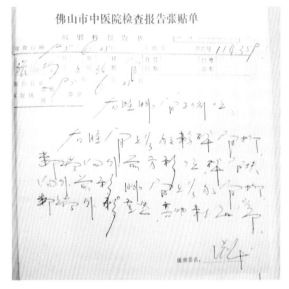

a. 1995-6-25 整复前 X 线片报告

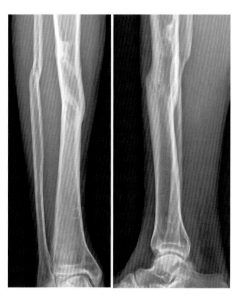

b. 2019-8-20 复查

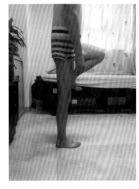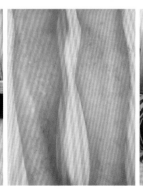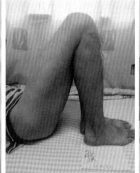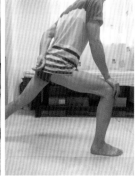

c. 2019-8-20 检查：功能正常、下肢等长。弓步训练

图 5-16-2 胫腓骨粉碎性骨折闭合复位踝上骨牵夹板案

【随访】2019 年 8 月 7 日电话随访（13902892***）：24 年以来，伤肢功能正常，外形正常，无跛行，踝关节背伸约 15°，下蹲稍受限，阴天无疼痛。

【按】本案骨折重叠移位，予手法复位，踝上骨牵引，夹板外固定。

（黄狄）

胫腓骨开放粉碎性骨折闭合复位跟骨牵引骨钳外固定案

陈某，男，35岁，佛山市中医院住院病历号：989***。X线片号：142***。

主诉：车祸致右小腿肿痛、流血，活动障碍10小时。检查：右小腿及内踝约4cm缝合伤口，中下段压痛，畸形。X线片示：右胫腓骨中段粉碎性骨折、内踝骨折。**诊断**：①右胫腓骨中段骨折；②右内踝开放性骨折。中医分型：粉碎。AO分型：C1型。**治疗**：予"抱迫靠拢"等手法复位，右跟骨牵引，外敷消毒黄水纱，骨折端无菌骨钳复位外固定，使用抗生素。2个月后，去除骨钳，行小腿五夹固定，功能锻炼。**随访**：23年余。按《中西医结合治疗骨折临床经验集》胫腓骨折疗效标准**评级**：优。图文演示治疗经过如下（图5-16-3）：

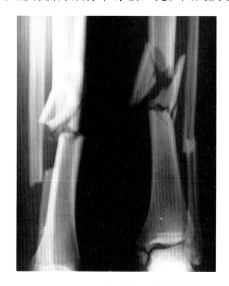

a. 1996-2-25 治疗前：骨块分离

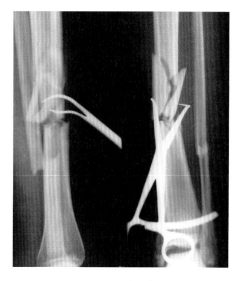

b. 1996-3-18 骨嵌复位固定复查

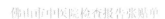

c. 1996-6-25 复查X线片报告单

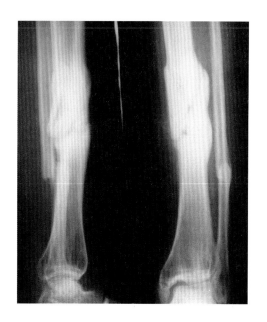

d. 1996-10-11 复查：骨折愈合

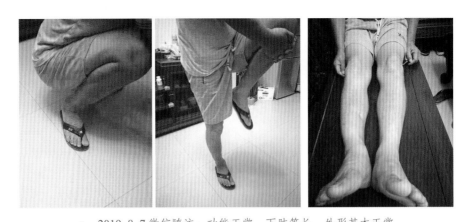

e. 2019-8-7 微信随访：功能正常，下肢等长，外形基本正常

图 5-16-3　胫腓骨开放粉碎性骨折闭合复位跟骨牵引骨钳外固定案

【随访】2019 年 8 月 7 日电话随访（13066457***）：23 年以来，伤肢功能正常，外形正常，无跛行，下蹲正常，阴天无疼痛。现从事汽车教练工作。

【按】本案开放损伤时间较长，伤口已缝合，若手术内固定则感染风险较高。骨折严重粉碎，予手法复位，跟骨牵引，粉碎骨块用骨钳复位固定，最终骨折愈合，取得较好的疗效。

（黄狄）

胫骨中下段骨折（斜形）内外推端骨牵夹板案

郭某，男，47 岁，佛山市中医院住院病历号：642***。X 线片号：3953***。

主诉：撞伤致右小腿肿痛、活动障碍 2 小时。检查：右小腿中下段压痛，畸形，纵轴叩击痛，可扪及骨擦感及异常活动。X 线片示：右胫骨中下段骨折。**诊断：**右胫骨中下段骨折。中医分型：斜形。AO 分型：A2 型。**治疗：**踝上骨牵引，予"触摸辨认、内外推端"等手法复位，小腿五夹平踝固定。10 周后拆除夹板，功能锻炼。**随访：**1 年 4 个月余。按《中西医结合治疗骨折临床经验集》胫腓骨折疗效标准**评级：**优。图文演示治疗经过如下（图 5-16-4）：

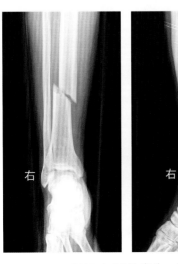

a. 2017-9-25 治疗前：斜形骨折

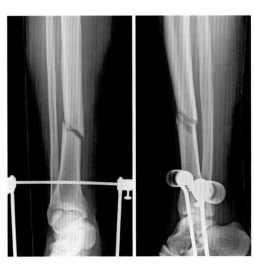

b. 2017-9-29 牵引、手法、夹板固定

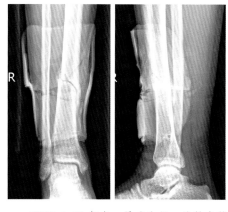
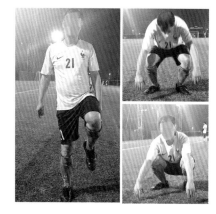

c. 2018-1-13 复查：骨痂生长，外敷中药   d. 2019-1-25 微信随访：活动正常，可踢足球

图 5-16-4　胫骨中下段骨折（斜形）内外推端骨牵夹板案

【按】

1. 治疗方案　本案属闭合损伤，骨折移位较小，但骨折不稳定，容易移位。予骨牵引，负重 3～5kg，消肿后手法复位，小腿五夹固定。

2. 纠正成角　按正骨三期辨治（早期对位、中期对线、后期对位对线），手法复位后，骨折对位改善；10 天左右，于骨折近端内侧加垫，形成四点加压，五夹固定，纠正骨折向内成角，达到骨折对位对线满意，骨折愈合。

（陈衍尧）

胫腓骨中下段骨折（旋转）对抗旋转骨牵夹板案

王某，男，27 岁，佛山市中医院住院病历号：546***。X 线片号：3455***。

主诉： 踢球致右小腿肿痛、活动障碍 7 小时。**检查：** 右小腿压痛、畸形。X 线片示：胫腓骨中下段粉碎性骨折。**诊断：** 右胫腓骨中下段骨折。**中医分型：** 旋转。**AO 分型：** B2 型。**治疗：** 予"对抗旋转"手法复位，小腿五夹固定，跟骨牵引；7 周后拔除跟骨牵引；4 个月后去除夹板固定，指导功能锻炼。**随访：** 2 年 2 个月。按《中西医结合治疗骨折临床经验集》胫腓骨折疗效标准**评级：** 优。图文演示治疗经过如下（图 5-16-5）：

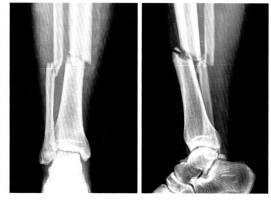
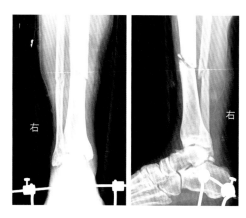

a. 2015-5-29 治疗前：胫骨旋转、前移   b. 2015-6-1 牵引整复后

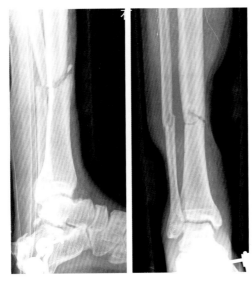
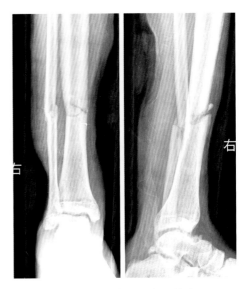

c. 2015-7-21 复查：骨折对位对线好　　　　　　　d. 2015-8-17 复查：少量骨痂

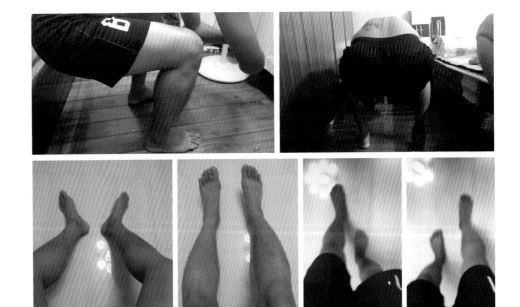

e. 2017-8-15 微信随访：下蹲已恢复到受伤之前，无跛行，可踢足球

图 5-16-5　胫腓骨中下段骨折（旋转）对抗旋转骨牵夹板案

【按】

1. 手法特点　根据骨折线走向和骨折后踝关节自然外旋的特点，本案为骨折远端外旋。术者分别端骨折远近端，在二助手拔伸牵引下，令骨折近端外旋、远端内旋。然后"内外推端"纠正内外移位，"提按升降"纠正前后移位。

2. 固定牵引　复位后保持轻度内旋，小腿五夹超踝固定，内外夹板中间剪裁成 V 形，套入跟骨牵引针，可维持踝关节保持中立位，即膝关节和踝关节中心轴保持"两点一线"，防止骨折旋转移位。牵引期间应定期测量伤肢长度和拍片复查，了解骨折对位，及防止过度牵引导致骨折端分离。

（傅强）

486

孕妇胫腓骨中下段骨折（螺旋形）触摸辨认夹板案

陈某，女，34岁，佛山市中医院门诊病历号：3002008***。X线片号：3605***。

主诉： 扭伤致右小腿肿痛、活动障碍2小时。检查：右小腿中下段压痛，纵轴叩击痛阳性，可扪及骨擦感及异常活动。2015年11月27日彩超报告：胫骨连续性中断，两断端错位，约5mm，中断区软组织肿胀。2016年2月22日产后X线片示：右胫腓骨下段骨折。**诊断：** 右胫腓骨中下段粉碎性骨折。中医分型：螺旋形。AO分型：B1.2型。**治疗：** 患者2015年11月22日受伤，当时怀孕22周，不适宜进行X线片检查和手术治疗。运用"触摸辨认"手法，了解局部软组织肿胀情况、骨折移位的大致情况，行"拔伸牵引"手法纠正重叠移位，并合理放置压垫，行小腿五夹超踝关节固定。治疗3个月，产后检查X线片：骨折对位对线满意，中等量骨痂。下地负重2周后复查X线片：骨折对位对线好，骨折线模糊。**随访：** 4个月余。按《中西医结合治疗骨折临床经验集》胫腓骨折疗效标准**评级：** 优。图文演示治疗经过如下（图5-16-6）：

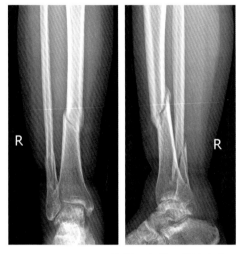

a. 2016-2-22 治疗3个月：骨痂生长

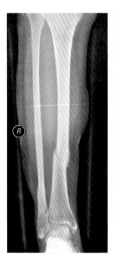
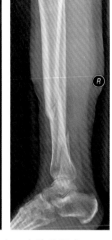

b. 2016-3-9 复查：去除外固定

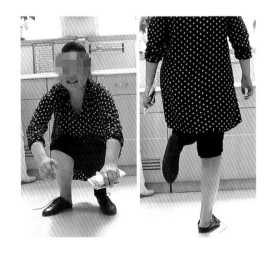

c. 2016-4-23 检查：下蹲、独立功能基本正常

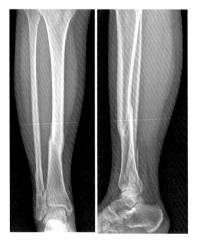

d. 2016-5-21 复查：骨折线模糊

图5-16-6 孕妇胫腓骨中下段骨折（螺旋形）触摸辨认夹板案

【按】

1.手法夹板 本例骨折患者，怀孕 22 周时受伤，未行 X 线照片检查，用"触摸辨认"以"手摸心会"了解骨折局部软组织肿胀情况及骨折移位情况；施患者可承受范围内的"拔伸牵引"，纠正重叠移位；合理放置压垫，行小腿五夹超踝关节固定；根据局部软组织肿胀消退情况和骨折位置的变化，及时合理地调整压垫位置和夹板的松紧度。

2.骨干力检查正常标准 ①局部无压痛，无纵向叩击痛；②局部无异常活动；③功能测定：在解除外固定情况下上肢能平举 2kg 物品不小于 1 分钟，下肢能连续徒步行走不少于 3 分钟，且不少于 30 步。④连续观察 2 周，骨折处无变形（张安桢《中医骨伤科学》）。⑤端提骨折端上下左右摆动，可带动上下关节移动。

（江湧）

胫腓骨远端骨折脱位（Pilon 骨折）提按升降骨牵夹板案

方某，男，34 岁，佛山市中医院住院病历号：224***。X 线片号：686***。

主诉： 高处坠落致伤左踝肿痛、活动障碍 1 小时。检查：左踝远段压痛，可扪及骨擦感及异常活动。X 线片示：左胫腓骨远端骨折。**诊断：** 左胫腓骨远端骨折（Pilon 骨折）。中医分型：斜形、脱位。Ruedi-Allgower 分型：Ⅱ型。**治疗：** 予"内外推端、提按升降"等手法复位，外敷伤科黄水，小腿五夹固定；跟骨牵引。**随访：** 13 年 11 个月。按《骨科疾病疗效评价标准》Cedell 踝关节骨折疗效评分系统**评分：** 优。图文演示治疗经过如下（图 5-16-7）：

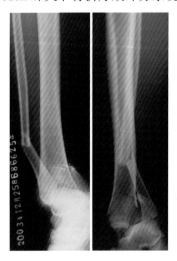 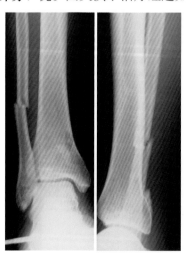 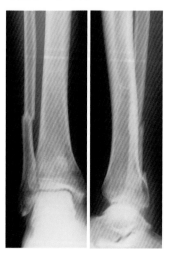

a. 2003-12-25 治疗前：骨折脱位　　b. 2003-12-30 治疗后　　c. 2004-3-23 复查

图 5-16-7　胫腓骨远端骨折脱位（Pilon 骨折）提按升降骨牵夹板案

【随访】2017 年 9 月 6 日患者因病曾于我院内科住院，体查：四肢关节活动正常。2017 年 12 月 3 日电话随访（13702628***）：伤肢外形无异常，功能活动正常，无跛行，远步行无疼痛。可胜任日常工作。

【按】

1.手法特点 二助手擒拿扶正，术者在拔伸牵引下行内外推端，同时纠正胫骨内侧移位和腓骨外侧成角；术者拇指按胫骨折端前侧，环抱跟部，行提按升降，助手加大拔伸牵引并背伸踝关节。触摸辨认骨折端前、内侧平整。

2.夹板骨牵 复位后予前后、内外加垫，五夹内外超踝固定，踝关节8字绷带保持踝背伸外翻位固定，跟骨牵引维持。

3.功能锻炼 2周后踝小幅度屈伸，研磨关节；4周内保持踝关节背伸活动，避免跖屈；1个月后加强弓步训练，逐渐下蹲锻炼；2个月后上下坡行走。

（潘国铨）

儿童胫腓骨中下段骨折（成角）内外推端夹板案

潘某，男，8岁，佛山市中医院门诊病历号：3002400***。X线片号：3757***。

主诉：撞伤致左小腿肿痛、活动障碍4小时。检查：左小腿中段压痛，纵轴叩击痛。X线片示：左胫腓骨骨折。**诊断：**左胫腓骨中下段骨折。中医分型：成角。AO分型：A3型。**治疗：**予"内外推端"等手法复位，外敷伤科黄水纱，小腿五夹超踝关节固定。**随访：**3年6个月。按《中西医结合治疗骨折临床经验集》腓骨折疗效标准**评级：**优。图文演示治疗经过如下（图5-16-8）：

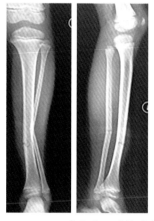
a. 2016-11-2整复前：腓骨成角

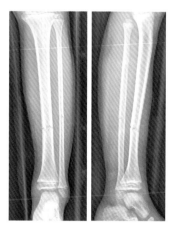
b. 2016-11-2整复后

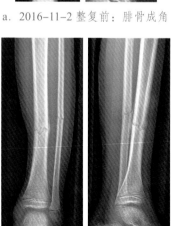
c. 2016-11-29复查：骨痂生长

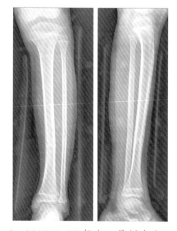
d. 2017-1-17复查：骨折愈合

图5-16-8 儿童胫腓骨中下段骨折（成角）内外推端夹板案

【随访】2017年1月17日电话随访（15089711***），伤肢外观正常，行走无疼痛，膝、踝关节屈伸活动均正常。2020年6月28日电话随访：完全正常。

【按】

1. 手法特点 本例患者诊断为胫、腓骨中段骨折，从X线片看胫骨骨折对位对线好，轻微成角；腓骨骨折向内成角畸形，予"内外推端"手法复位。手法具体步骤：患者仰卧位，远近端助手分别擒拿扶正踝关节和膝关节，膝关节屈曲30°，术者触摸辨认腓骨向内侧凹陷，拇指从胫骨下方由内侧往外侧推端，同时助手拔伸牵引，使小腿内翻；术者再触摸辨认腓骨，见凹者复起，行内外三点加压，五夹超踝关节固定。

2. 儿童骨折 无论是否伴有腓骨骨折，通常都可选择闭合手法复位和小夹板或石膏外固定进行治疗。儿童长骨干骨折，骨折部位的旋转移位必须完全纠正，成角移位与关节活动方向一致，日后可在骨痂改造塑形期有一定的矫正和适应。长骨干骨折成角移位，儿童不宜超过15°；对位至少应达1/3以上，干骺端骨折对位至少应达3/4左右。儿童处于生长发育时期，下肢骨折短缩2cm以内者可由骨折后的快速生长全部或部分代偿。

3. 腓骨骨折 一般观点认为，胫骨是主要负重骨，而腓骨是次要的，可不予复位，忽略了腓骨的辅助支撑作用。腓骨的长度对维持胫骨骨折的稳定性有积极的作用，因此胫腓骨双骨折，应重视腓骨的复位。

（黄文）

儿童胫腓骨下段骨折（横形）闭合复位外固定支架案

胡某，男，7岁，佛山市中医院住院病历号：543***。X线片号：3438***。

主诉：汽车撞伤致左小腿肿痛、活动受限2小时余。**检查：**左小腿下端压痛，局部可扪及骨擦感。X线片示：左胫腓骨下段骨折，向外后移位，向内、前成角。**诊断：**左胫腓骨下段骨折。中医分型：横形。AO分型：A3型。**治疗：**麻醉消毒铺巾后，助手行拔伸牵引，术者予提按升降、内外推端手法行骨折闭合复位支架外固定术。针口外敷酒精纱、消毒黄水纱，石膏托固定。4周后解除石膏固定。3个月后去除外固定支架，功能锻炼。**随访：**4年余。按《中西医结合治疗骨折临床经验集》胫腓骨骨折疗效标准**评级：优。**图文演示治疗经过如下（图5-16-9）：

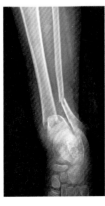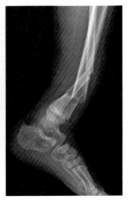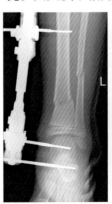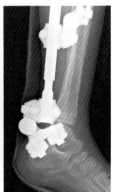

a. 2015-4-30 治疗前   b. 2015-5-5 闭合整复支架外固定

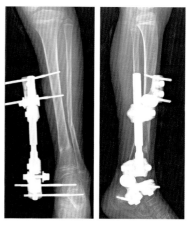

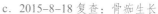

c. 2015-8-18 复查：骨痂生长

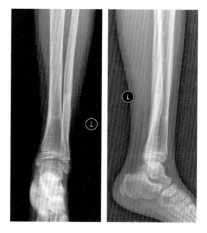

d. 2017-8-1 复查：骨折愈合

图 5-16-9 儿童胫腓骨下段骨折（横形）闭合复位外固定支架案

【随访】2019 年 9 月 14 日电话随访（13728023***）：伤肢未见畸形，步行无跛行，行走无疼痛，膝踝关节活动均正常，能正常参加体育活动。

（郭跃明）

儿童胫骨远端骨骺、腓骨骨折内外推端夹板案

何某，男，13 岁，佛山市中医院门诊病历号：3002513***。X 线片号：3821***。

主诉：扭伤致左踝部肿痛、活动障碍 2 小时。检查：左踝内外侧压痛，畸形。X 线片示：左胫骨下端骺离骨折、腓骨下段骨折。**诊断：**左胫骨远端骺离骨折并腓骨下段骨折。中医分型：斜形。Salter-Harris 分型：Ⅱ型。**治疗：**予"内外推端"等手法复位，外敷伤科黄水纱，小腿五夹超踝固定。随访：3 年 4 个月。按《骨科疾病疗效评价标准》Cedell 踝关节骨折疗效评分系统**评分：**优。图文演示治疗经过如下（图 5-16-10）：

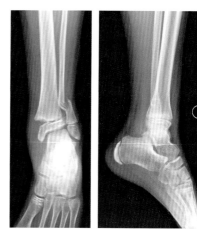

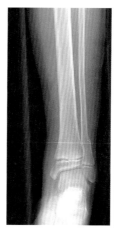

a. 2017-2-28 整复前：胫骨远端骨骺分离

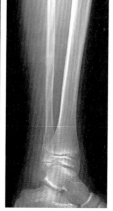

b. 2017-3-1 整复后

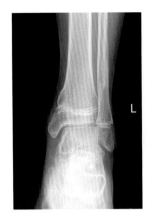
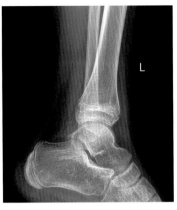

c. 2017-8-20 复查：骨折愈合

图 5-16-10　儿童胫骨远端骨骺、腓骨骨折内外推端夹板案

【随访】2020 年 6 月 28 日微信随访（15915221***）：外观未见畸形，步行无跛行，行走无疼痛不适，膝踝关节活动均正常，能正常参加体育活动。

【按】手法特点：二助手擒拿扶正，术者内外推端，纠正胫骨内侧成角和腓骨外侧移位：术者拇指按胫骨骨折近端内侧，环抱踝部外侧，行内外推端，助手加大拔伸牵引并内翻踝关节。触摸辨认骨折端内、外侧平整，内、外侧加垫，五夹超踝关节固定，踝关节保持内翻位。

（陈元荣）

儿童胫骨远端骨骺、腓骨骨折提按升降袜套牵引案

龚某，男，11 岁，佛山市中医院门诊病历号：3001029***。X 线片号：3426***。

主诉：玩滑板跌伤致左踝肿痛、活动受限 2 小时。检查：左踝部远端压痛，畸形。X 线片示：左胫骨远端骺板骨折，左腓骨下段骨折。**诊断：**左胫骨远端骺板骨折并腓骨下段骨折。中医分型：横形、长斜形。Salter-Harris 分型：Ⅰ 型。**治疗：**手法整复，袜套牵引，五夹超踝关节固定；4 周后去除牵引，五夹超踝关节固定。随访：5 年 2 个月。按《骨科疾病疗效评价标准》Cedell 踝关节骨折疗效评分系统**评分：**优。图文演示治疗经过如下（图 5-16-11）：

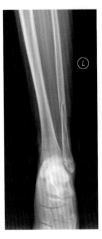
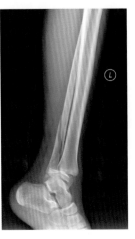
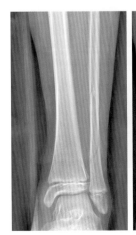
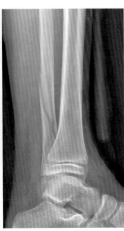

a. 2015-4-12 整复前　　　　　　　　　　b. 2015-4-12 整复后

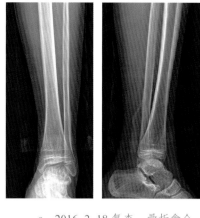
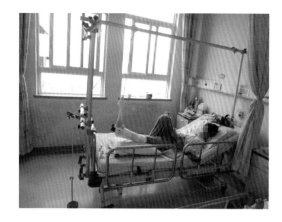

c. 2016-2-18复查：骨折愈合　　　　　　　　d. 袜套牵引装置

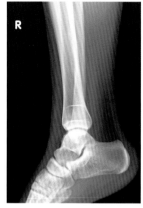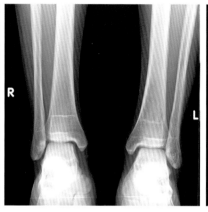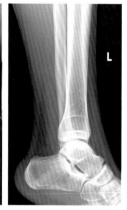

e. 2019-9-13复查：双侧骨骺对比正常

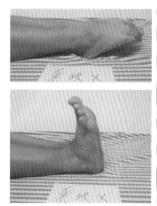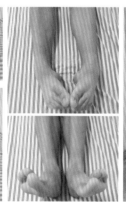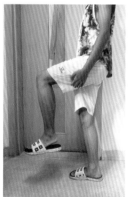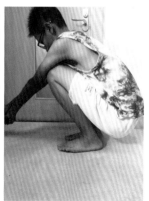

f. 2019-9-13检查：功能正常

图5-16-11　儿童胫骨远端骨骺、腓骨骨折提按升降袜套牵引案

【随访】2020年6月28日微信随访（13539318***）：外观和功能正常。

【按】

1.手法特点　术者拇指按胫骨折端前侧，行提按升降手法，助手环抱跟部，拔伸牵引并背伸踝关节；触摸辨认骨折端前侧平整，予袜套牵引，五夹超踝关节固定，踝关节保持背伸位。小儿骺板骨折的复位要在充分拔伸牵引的基础上，尽量做到一次复位，避免反复操作引起骺板损伤。

2. 袜套牵引　袜套牵引对骨折远端产生持续向前的牵引力，既可抵消骨折远端向后移位的趋势，又可避免后侧夹板压垫造成的跟部压疮。

3. 定期随访　小儿骺板骨折应定期随访，了解骨骺生长修复情况。

（李伟强）

儿童胫骨远端骨骺、腓骨骨折提按升降夹板案

聂某，女，12岁，佛山市中医院门诊病历号：3002667***。X线片号：3900***。

主诉：跌倒致左踝部肿痛、活动障碍7小时。检查：左踝压痛，畸形。X线片示：左胫骨远端骺离骨折、腓骨下段骨折。**诊断**：左胫骨远端骨骺骨折并腓骨下段骨折。中医分型：横形、斜形。Salter-Harris分型：Ⅱ型。**治疗**：予"提按升降"等手法复位，外敷伤科黄水纱，小腿五夹超踝关节固定；8周后去除夹板固定，佩戴支具负重行走，弓步训练。**随访**：近3年。按《骨科疾病疗效评价标准》Cedell踝关节骨折疗效评分系统**评分**：优。图文演示治疗经过如下（图5-16-12）：

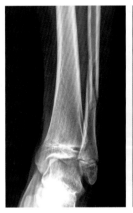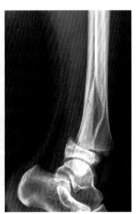

a. 2017-7-4 整复前

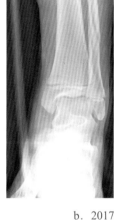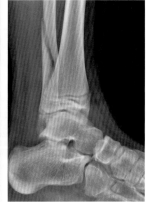

b. 2017-7-4 整复后

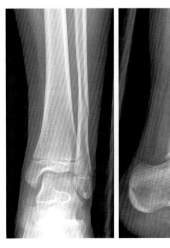

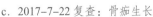

c. 2017-7-22 复查：骨痂生长

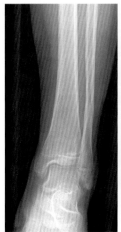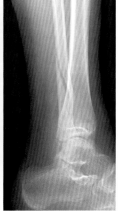

d. 2017-8-26 复查：骨折线模糊

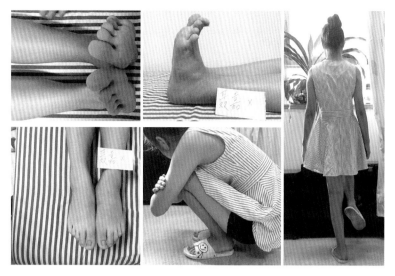

e. 2017-9-9 检查：功能正常

图 5-16-12　儿童胫骨远端骨骺、腓骨骨折提按升降夹板案

【随访】2019 年 7 月 22 日电话随访（13534388***）：伤肢外观未见畸形，步行无跛行，行走无疼痛不适，膝、踝关节活动均正常，能正常参加体育活动。2020 年 6 月 28 日电话随访：外观和功能完全正常，经常练习舞蹈。

【按】

1. 儿童骨折和成人骨折有着许多不同之处，儿童长骨具有骨骺和骺板，而骺板是儿童骨骼中最薄弱的部位，也是儿童许多骨折的好发部位，这些部位损伤必须尽量使其恢复接近正常的结构，以免出现日后畸形。

2. 干骺端骨折不宜进行反复多次复位，以免对骺板造成损伤，引起骺板生长停滞，导致肢体短缩畸形，行走跛行，故临床处理须十分谨慎。

3. 踝关节为人体负重量和活动量较大的关节，涉及踝部的骨折为关节内骨折，如治疗不当，则容易发生创伤性关节炎。

4. 本案患者为 12 岁儿童，诊断为胫骨远端骺离骨折并腓骨下段骨折。手法整复一次成功，纠正了骨折的成角和旋转移位，恢复了踝关节面的平整。骨折相对稳定，复位后行小夹板固定，配合中药外敷内服，最终获得满意的疗效。

（朱秋贤）

儿童胫骨远端骨骺、腓骨骨折闭合复位外固定支架案

冯某，男，15 岁，佛山市中医院住院病历号：675***。X 线片号：4119***。

主诉： 高处跌落致左小腿肿痛、活动受限 3 天。检查：左小腿、踝关节压痛，可扪及骨擦感及异常活动。X 线片示：左胫骨下段粉碎性骨折，干骺端碎片及骨骺稍后移，左腓骨下段粉碎性骨折，完全内后移。**诊断：**①左胫骨下段粉碎性骨折伴远端骨骺分离；②左腓骨下段粉碎件骨折。中医分型：螺旋形；Salter-Harris 分型：Ⅱ型。**治疗：** 麻醉消毒铺巾后，助手行拔伸牵

引，术者予提按升降、内外推端等手法，行骨折闭合复位、支架外固定术，外敷酒精纱、消毒黄水纱，石膏托外固定。4周后解除石膏托固定。10周后去除外固定支架。功能锻炼。**随访**:2年。按《骨科疾病疗效评价标准》Cedell 踝关节骨折疗效评分系统**评分**：优。图文演示治疗经过如下（图 5-16-13）：

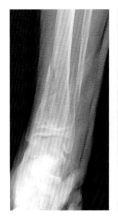
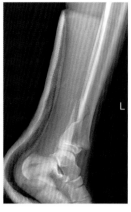

a. 2018-6-23 治疗前

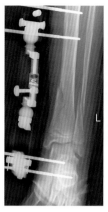
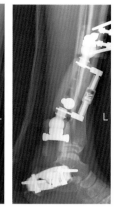

b. 2018-6-26 支架外固定后

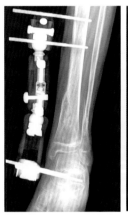
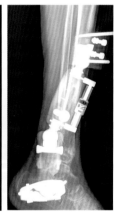

c. 2018-9-6 复查

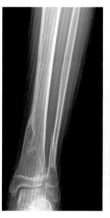
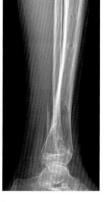

d. 2018-11-8 复查：骨折愈合

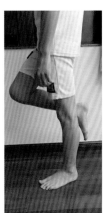
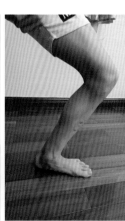
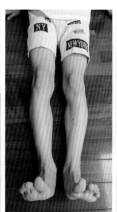
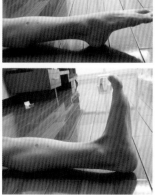

e. 2020-6-28 微信随访：外观和功能正常

图 5-16-13　儿童胫骨远端骨骺、腓骨骨折闭合复位外固定支架案

【随访】2019 年 9 月 14 日电话随访（13728023***）：外观未见畸形，步行无跛行，行走无

疼痛不适，膝、踝关节活动均正常，能参加打篮球等体育活动。2020 年 6 月 28 日微信随访：外观和功能完全正常。

【按】

1. 损伤机制 胫腓骨远端骨骺骨折，按 Carothers 分类，外展、外旋和跖屈通常引起 Salter–Harris Ⅰ、Ⅱ型骨折；内收可引起 Salter–Harris Ⅲ、Ⅳ型骨折。

2. 闭合治疗 胫腓骨远端骨骺骨折，根据损伤分类、骨折移位，可采用手法闭合整复，五夹超踝关节固定；对于前后移位不稳定骨折，手法闭合整复后采用袜套牵引或支架外固定术。如不能达到复位标准（移位小于 2mm）则是切开复位和内固定的指征。

（郭跃明）

胫腓中下段骨折闭合复位微创钢板内固定案

徐某，女，65 岁，佛山市中医院住院病历号：503***。X 线片号：2872***。

主诉：跌倒致左小腿疼痛、活动障碍 10 小时。**检查：**左小腿畸形，中下段压痛。X 线片示：左胫腓骨中下段粉碎性骨折。**诊断：**左胫腓骨中下段粉碎性骨折。中医分型：斜形、粉碎。AO 分型：C1 型。**治疗：**胫骨闭合复位钢板内固定术、左腓骨骨折闭合弹性钉内固定术。**随访：**5 年 5 个月。按《中西医结合治疗骨折临床经验集》胫腓骨折疗效标准**评级：**优。图文演示治疗经过如下（图 5-16-14）：

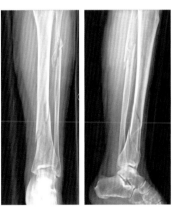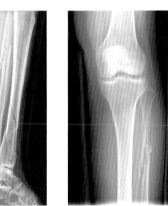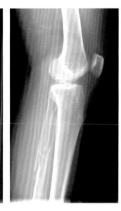

a. 2014-4-15 术前

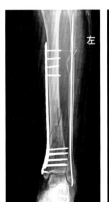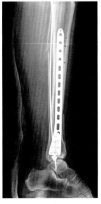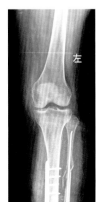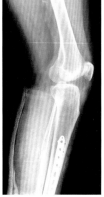

b. 2014-4-23 术后

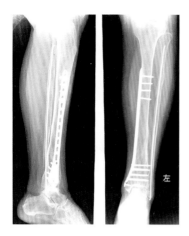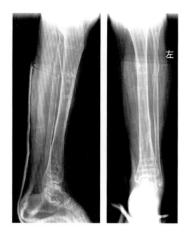

c. 术后 18 个月复查　　　　　　d. 2015-10-19 内固定物取出后

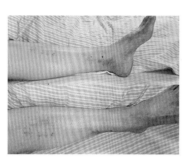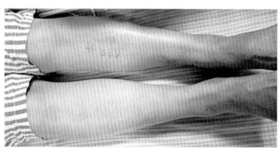

e. 外观

图 5-16-14　胫腓中下段骨折闭合复位微创钢板内固定案

【随访】2020 年 1 月 3 日电话随访（13509998***）：膝、踝关节活动均正常，下蹲正常，外观未见畸形，步行无跛行，行走无疼痛不适，能上下楼梯。

【按】手术方式：腓骨远端切开皮肤 1cm，2.5mm 克氏针开孔并 2.5mm 弹性钉置入腓骨至骨折远端髓腔内，在助手持续拔伸牵引下，术者于腓骨骨折端持续内外推端维持对位，推入弹性钉至近端固定腓骨骨折，维持腓骨长度及对位。体表测量选择胫骨钢板长度，于内踝前缘切开 5cm，扩展骨膜外隧道后，使用锁定套筒作把手，置入钢板至近端皮下；近端 2cm 切口探寻钢板且用 2.0mm 克氏针临时固定预置孔，借足部牵引及钢板向近端推送对抗，恢复胫骨长度；近端置入锁定螺钉一枚，持续牵引、对抗旋转手法下，远端置入锁定螺钉一枚；透视确认胫骨长度恢复，旋转恢复，施予内外推端、提按升降手法纠正残余成角及侧方移位；透视骨折对位满意后，持续手法维持下，经皮置入锁定螺钉。

（林晓光）

胫骨下段骨折闭合复位带锁髓内钉内固定案

罗某，女，48 岁，佛山市中医院住院病历号：523***。X 线片号：2971***。

主诉：扭伤致右小腿肿痛、活动障碍 2 天。检查：右小腿中下段压痛敏锐，可扪及骨擦感。

X 线片示：胫骨中下段粉碎性骨折。**诊断：**右胫骨中下段粉碎性骨折。中医分型：螺旋形、粉碎。AO 分型：C1 型。**治疗**：闭合复位，带锁髓内钉内固定术。一年后骨折愈合，取出内固定。

随访：4 年 11 个月。按《中西医结合治疗骨折临床经验集》胫腓骨折疗效标准**评级**：优。图文演示治疗经过如下（图 5-16-15）：

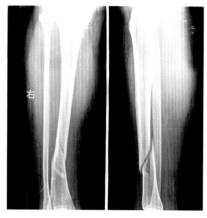

a. 2014-10-21 术前

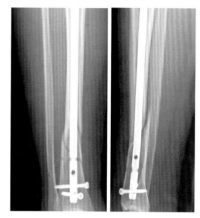

b. 2014-10-25 术后

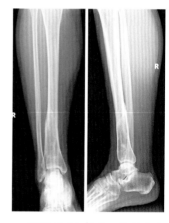

c. 2019-9-21 复查：骨折愈合

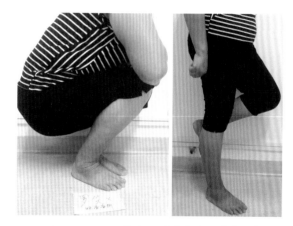

d. 2019-9-21 检查：下蹲独立，功能正常

图 5-16-15 胫骨下段骨折闭合复位带锁髓内钉内固定案

【按】手术步骤：腰麻成功后，患者取仰卧位，上止血带，常规消毒铺巾，驱血。取右膝髌下韧带偏内做一约 5cm 纵向切口，逐层切开，取适当位置，以开路器开孔，以 7～10# 扩髓器扩髓腔，以 19 号钛胫骨髓内钉 315mm，顺利钻入胫骨髓腔内；予内外推端、提按升降、擒拿扶正手法进行闭合复位；髓内钉顺利通过骨折端，以外定位器定位分别钻入 4 枚交锁钉，固定骨折端。

（劳永锵）

附 1:《中西医结合治疗骨折临床经验集》骨折疗效标准——胫腓骨骨折

优：患肢等长，成角＜ 5°，膝关节屈伸活动差 15°以内，踝关节跖屈、背伸各差 1°～ 5°，X 线片显示解剖复位或成角＜ 5°者。

良：患肢缩短＜ 1cm，成角＜ 10°，膝关节屈伸各差 16°～ 30°，踝关节跖屈背伸各差 6°～ 10°，X 线片显示侧移位＜ 1/4 骨折面，重叠＜ 1cm，成角＜ 10°者。

可：患肢缩短 1～2cm，成角 15°以内，膝关节活动度差 31°～45°，踝关节跖屈背伸各差 11°～15°，X 线片显示：侧移位＜1/2 骨折面，成角＞15°，重叠＜2cm 者。

差：不能达到上述标准者。

附 2：临床总结

胫腓骨干骨折

钟广玲，等　佛山市中医院

我院 1994—1999 年收治 6124 例胫腓骨骨折患者，闭合骨折 5015 例，开放骨折 1109 例。治疗方法：小夹板加手法整复 3274 例，支架外固定 1335 例，开放复位内固定 1515 例。随机随访 1502 例，其中闭合骨折 850 例，开放性骨折 652 例（有颅脑损伤及内脏损伤的除外）。随访时间 12～36 个月，平均 24 个月。随访的 1502 例患者的疗效，治疗方法以传统手法整复加小夹板固定为主，占 53.46%，通过合理选择治疗方法，临床治疗优良率达 95.27%。

[资料来源：陈渭良骨伤科临床精要，2002：230–231]

第十七节　踝部骨折脱位

（Ankle Fracture and Dislocations）

踝关节常见的骨折损伤包括单踝骨折、双踝骨折、三踝骨折、腓骨骨折以及胫腓骨下端联合韧带损伤等，约占全身所有骨折的 9%。骨折后治疗不当可造成踝关节不稳定和踝关节骨性关节炎的发生。

（一）受伤机制

造成踝关节骨折的受伤机制主要包括低能量旋转暴力和高能量垂直或旋转暴力。前者是踝关节骨折的主要受伤机制，而后者往往是造成复杂或特殊踝关节骨折的重要机制。

（二）诊断分型

1. 中医分型

张安桢《中医骨伤科学》根据损伤机理分为：

（1）外旋型骨折：当小腿不动而足部强力向外旋转，或足部不动而小腿强力向内旋转时，即可发生外旋型骨折。

第一度：腓骨下段斜形或螺旋形骨折。骨折线由下胫腓关节前、内、下方斜向后、外、上方。

第二度：腓骨下段斜形或螺旋形骨折，合并内踝骨折和距骨向外侧移位，内踝撕脱性骨折，骨折线多为横行。

第三度：内、外、后三踝骨折合并距骨向后、外侧移位或脱位。

（2）外翻型骨折：暴力使足强力外翻，沿前后轴由内下方向外上方成弧形旋转，即可发生外翻型骨折。

第一度：内踝撕脱骨折，骨折线基本呈横行。

第二度：内、外踝骨折合并距骨向外侧移位。

第三度：内踝骨折合并下胫腓关节脱位，腓骨下段骨折及距骨向外侧脱位，且腓骨下段的骨折线较高。

（3）内翻型骨折：暴力使足强力内翻，沿前后轴由外下方向内上方成弧形旋转，即可发生内翻型骨折。

第一度：外踝撕脱骨折，骨折线基本呈横行。

第二度：内、外踝骨折合并距骨向内侧移位。

第三度：三踝骨折，距骨向后侧脱位。

（4）垂直压缩型骨折：高处跌落足着地致胫骨下端垂直压缩，呈 T 形或 Y 形。

（5）直接暴力型骨折：暴力打击或挤压踝部致双踝粉碎性骨折及皮肤损伤。

2. 西医分型

（1）Lauge-Hansen 分类，以旋后 – 外旋型最为常见。分类如下：

旋后 – 外旋型：受伤时足呈跖屈内收内翻位，小腿内旋。特点：腓骨螺旋骨折，骨折线从后上向前下。严重时造成韧带的断裂，内踝、后踝骨折，关节脱位。

旋后 – 内收型：受伤时足呈跖屈内收内翻位。特点：内踝骨折线倾向垂直。

旋前 – 外展型：受伤时足旋前位，距骨外展，挤压腓骨，造成腓骨的横形或短斜形骨折、内踝横形骨折。特点：腓骨骨折线位于胫腓韧带平面或平面以上。

旋前 – 外旋型：受伤时足处于旋前背伸外展位，距骨外旋。腓骨受到向外向后的旋转应力，造成腓骨的螺旋性骨折。特点：腓骨受外旋力大，向上传导，骨折位于下联合上方，可以达到腓骨颈部，造成下胫腓后韧带断裂或后踝撕脱骨折。

旋前背屈型：受伤时足处于旋前背屈位，造成内踝骨折，胫骨前缘骨折、后侧横形骨折，腓骨踝上骨折。

（2）Danis-Weber 分型，较为实用，主要根据腓骨骨折水平，与胫腓联合韧带的损伤有关。腓骨骨折位越高，胫腓联合韧带损伤越重，移位可能越大。其分为：

A 型：韧带联合平面以下的腓骨骨折。A1 孤立性骨折；A2 伴内踝骨折；A3 伴胫骨后内侧骨折。

B 型：韧带联合平面的腓骨骨折。B1 孤立性骨折；B2 伴内侧损伤（踝部或韧带）；B3 伴内侧损伤及胫骨后外侧骨折。

C 型：韧带联合平面以上的腓骨骨折。C1 腓骨简单骨折；C2 腓骨干复杂骨折；C3 腓骨近端骨折。

（3）Bosworth骨折：特殊类型踝关节骨折脱位之一。其特点是外旋暴力导致踝关节骨折脱位，伴腓骨近端骨折移位并交锁于胫骨后嵴处，闭合手法复位比较困难，常需手术切开复位。

Lauge-Hansen分类按受伤机制分型，是目前应用比较广泛的踝关节损伤分类。Danis-Weber分类根据X线片腓骨骨折水平分型，比较明确，较为实用。但对严重损伤的骨折合并脱位的描述有一定的局限性。Bosworth骨折是踝关节骨折脱位的一种损伤严重移位复杂的特殊类型，是目前创伤骨科治疗的难点之一。

（三）治疗原则

1.无移位的或闭合复位满意的骨折可保守治疗。Burwell复位的标准如下。

（1）优：①内踝或外踝无向内或外移位；②无成角；③内踝或外踝纵向移位不超过1mm；④后踝骨折块向后移位不超过2mm；⑤距骨无移位。

（2）良：①内踝或外踝无向内或外移位；②无成角；③外踝向后移位2～5mm；④后踝骨折块向后移位2～5mm；⑤距骨无移位。

（3）差：①内踝或外踝向内或外移位；②外踝向后移位大于5mm；③后踝向后移位大于5mm；④距骨移位。

2.手术适应证

（1）不稳定的踝关节骨折。

（2）复位后位置达不到复位标准的骨折。

（3）垂直压缩的骨折，关节面不平整，闭合复位又达不到复位标准。

（4）骨折端有软组织嵌入。（参考《骨与关节损伤》第5版）

切开复位内固定是处理踝关节骨折脱位的主要方式之一。手术方式存在诸如切口愈合不良、创面感染以及下肢静脉血栓形成等并发症，但术后预后总体良好，并发症发生率较低。

（四）闭合治疗的优势及短板

1.闭合治疗具有以下优点：①手法闭合复位容易操作；②闭合复位对踝关节周围的软组织如神经、韧带、肌肉、筋膜、骨膜等保护较好，避免二次损伤；③骨折不愈合率低，感染率为零；④避免二次手术取出内固定物。

2.闭合治疗的不足：①对于严重粉碎、移位明显、损伤复杂、软组织嵌顿的骨折，部分难以达到解剖复位；②骨折外固定后，部分出现不同程度的再移位。后期可能遗留骨折畸形愈合、关节失稳等问题，造成创伤性关节炎。

（五）手法特点

运用正骨十四法中"擒拿扶正、拔伸牵引、提按升降、内外推端、屈伸展收、抱迫靠拢、对抗旋转"手法进行复位。抱迫靠拢用于纠正下胫腓联合分离，对抗旋转用于纠正旋转移位，外旋损伤用内旋手法，内旋损伤用外旋手法。擒拿扶正在维持复位和固定上十分重要，按骨折类型和移位方向，保持踝关节内翻位或外翻位，后踝骨折脱位则应极度背伸踝关节并有效地维持。

三踝骨折脱位（外旋型第三度）手法夹板案（一）

黄某，男，29岁，佛山市中医院门诊病历号：3001760***。X线片号：3420***。

主诉： 跌倒致右踝肿痛、活动受限1小时。检查：右踝关节压痛，畸形。CT、X线片示：右内、外、后踝骨折，踝关节向外、后方脱位，腓骨近端交锁于胫骨后嵴。**诊断：** 右三踝骨折脱位。中医分型：外旋骨折第三度。Lauge-Hansen分型：旋后－外旋型Ⅳ度；Danis-Weber分型：B3；Bosworth骨折。**治疗：** 予"拔伸牵引、内外推端、提按升降、屈伸展收"等手法复位。外敷伤科黄水纱，二夹超踝关节内翻内旋背伸"8"字绷带固定。10周后解除夹板固定，按三期功能锻炼。**随访：** 5年5个月。按《骨科疾病疗效评价标准》Cedell踝关节功能评分系统**评分：** 优。图文演示治疗经过如下（图5-17-1）：

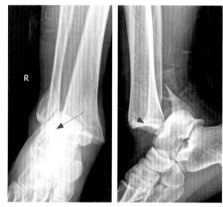
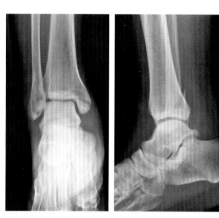

a. 2015-4-1整复前：内外后踝骨折并关节脱位　　　b. 2015-4-1整复后：骨折脱位基本纠正

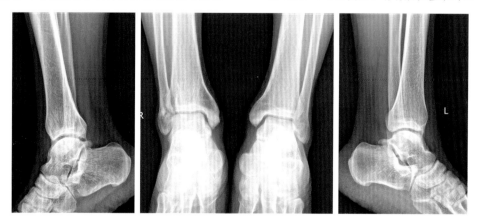

c. 2019-9-16复查：双侧对比，踝关节面光滑平整，踝穴基本等宽，下胫腓联合密度减低

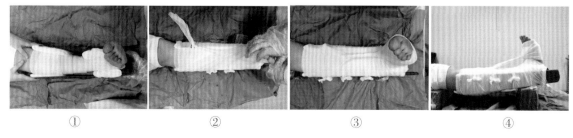

①　　　　　②　　　　　③　　　　　④

d. 小腿内外二夹超踝关节"8"字绷带内翻内旋背伸固定

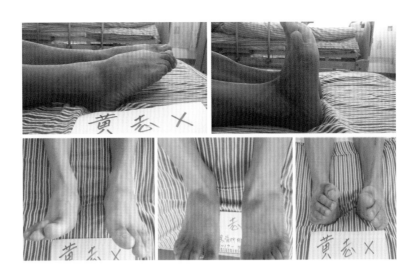

e. 2019-9-6检查：功能正常

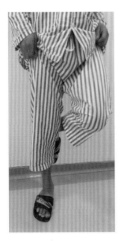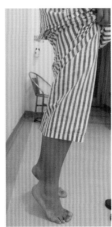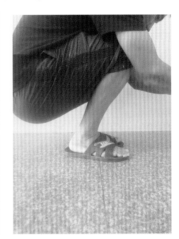

f. 2019-9-6检查：站立、踮脚、下蹲正常

Cedell 踝关节骨折疗效评分表

1、疼痛：
A：无疼痛
B：剧烈活动时轻度疼痛
C：日常活动时轻度疼痛
D：负重时疼痛
E：休息时疼痛

2、工作：
A：日常工作不受限
B：重体力活动受限
C：日常工作轻度受限
D：工作能力部分受限，选择性工作
E：无法工作

3、行走：
A：远距离行走无疼痛及跛行
B：远距离行走时轻度疼痛或跛行
C：行走功能中度受限
D：只能短距离行走
E：无法行走

4、跑步：
A：远距离跑步无疼痛及跛行
B：远距离跑步时轻度疼痛或跛行
C：跑步功能中度受限，伴中度疼痛
D：只能短距离跑步
E：无法跑步

5、稳定性
A：无临床不稳定
B：体育活动时不稳定
C：日常活动时不稳定

6、活动度：
A：较正常减少 10° 以内
B：较正常减少 15° 以内
C：较正常减少 20° 以内
D：较正常减少 50° 以内，或背屈小于 5°

7、X线结果
A：踝穴解剖正常（踝关节间隙清晰，无距骨倾斜）
B：踝关节区域轻度反应性改变
C：胫距关节间隙轻度减小（关节间隙>2mm），或距骨倾斜>2mm
D：胫距关节间隙中度减小（关节间隙 1~2mm）
E：胫距关节间隙重度减小（<1mm），内踝间隙增宽，关节性质密度反应性改变（软骨下骨硬化和骨赘形成）

项目	选项及对应得分				
1、疼痛	A：15	B：12	C：8	D：4	E：0
2、工作	A：10	B：8	C：6	D：3	E：0
3、行走	A：15	B：12	C：8	D：4	E：0
4、跑步	A：10	B：8	C：6	D：3	E：0
5、稳定性	A：15	B：5	C：0		
6、活动度	A：10	B：7	C：4	D：0	
7、X结果	A：25	B：15	C：10	D：5	E：0

记录医师签名：汪潭　　随访患者签名：黄吞

g. 2019-9-6 Cedell 踝关节功能评分表（100分）

图 5-17-1　三踝骨折脱位（外旋型第三度）手法夹板案（一）

【随访】2020年9月18日电话和微信随访（13242113***）：伤肢活动正常，关节稳定，下蹲正常，可久步行，每天跑步约10km，阴天无不适。现在加油站工作。伤后未出现反复扭伤。

【按】

1. 手法复位　①擒拿扶正：助手一手抱患肢足跟，一手握足背；②内外推端：术者双拇指把外踝向内推挤，双手环抱内踝上端往外扣拉，同时拔伸牵引，并内翻踝关节，纠正内外踝侧方移位和踝关节外侧脱位；③术者双拇指在踝关节前方向下按，在助手拔伸牵引下，把踝关节往上提并背伸，一提一按，纠正后踝移位和内踝分离，擒拿扶正保持踝关节内翻内旋背伸位。

2. 夹板固定　两夹超踝关节"8"字绷带固定，保持踝关节内翻内旋背伸位。小腿上方绷带应在内侧打节，"8"字绷带从内侧到足部外侧，绕足部内侧过小腿上方外侧，使踝关节内翻，同时背伸踝关节固定。由于踝关节背伸使跟腱收缩，背伸固定容易松弛，使内踝向下分离，可用丁字鞋或石膏托保持踝关节背伸位（图5-17-1d）。

（江涌）

三踝骨折脱位（外旋型第三度）手法夹板案（二）

李某，男，67岁，佛山市中医院门诊病历号：3002182***。X线片号：3654***。

主诉：跌倒致右踝肿痛、功能障碍2小时。检查：右踝压痛，畸形。X线片示：三踝骨折并踝关节外后脱位。**诊断：**右三踝骨折脱位。中医分型：外旋骨折第三度。Lauge-Hansen分型：旋后－外旋型Ⅳ度。**治疗：**予手法复位，二夹超踝关节内翻内旋背伸"8"字绷带固定。**随访：**4年。按《骨科疾病疗效评价标准》Cedell踝关节骨折疗效评分系统**评分：**优。图文演示治疗经过如下（图5-17-2）：

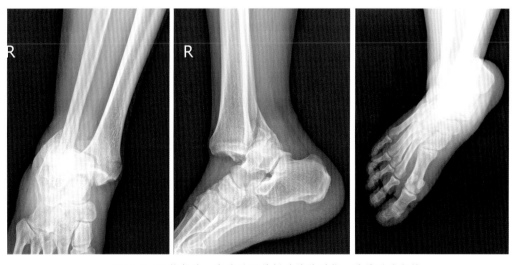

a. 2016-5-15整复前：内外后踝骨折并关节脱位，腓骨近端交锁

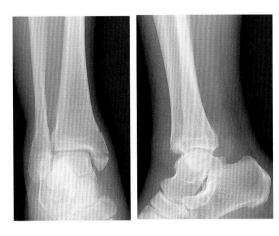
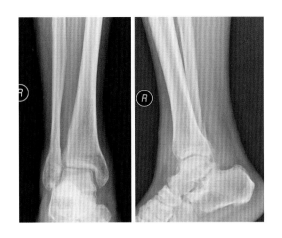

b. 2016-5-16 整复后：骨折脱位基本纠正　　　c. 2016-8-31 复查：胫腓联合稍增宽

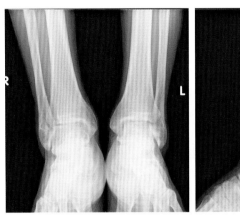
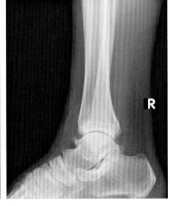

d. 2019-11-13 复查：双侧正位对比，关节对应基本正常，距骨增生改变

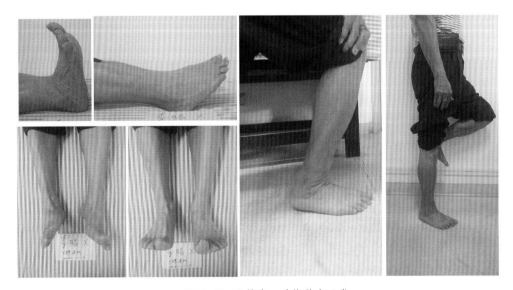

e. 2019-11-13 检查：功能基本正常

图 5-17-2　三踝骨折脱位（外旋型第三度）手法夹板案（二）

【随访】2020 年 5 月 19 日电话随访（13802462***）：伤肢活动正常，下蹲稍受限，阴天无不适，可久步远行，上下坡正常。

（劳永锵）

三踝骨折脱位（外旋型第三度）手法夹板案（三）

李某，女，59岁，湘潭市某中医院门诊病历号：00942***。X线片号：44***。

主诉：跌伤左踝肿痛、活动障碍1小时。检查：左踝瘀斑、压痛，畸形，可扪及骨擦感及异常活动。X线片示：左三踝骨折并踝关节脱位，骨折端移位。**诊断：**左三踝骨折脱位。中医分型：外旋骨折第三度。Lauge-Hansen分型：旋后-外旋型Ⅳ度。Bosworth骨折。**治疗：**予"拔伸牵引、提按升降、内外推端、屈伸展收、抱迫靠拢"等手法复位。外敷三黄肿痛散，小腿二夹超踝关节"8"字绷带内翻固定。6周后解除夹板，功能锻炼。**随访：**1年余。按《骨科疾病疗效评价标准》Cedell踝关节功能评分系统**评分：**优。图文演示治疗经过如下（图5-17-3）：

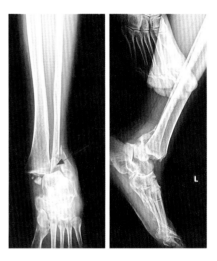

a. 2019-4-22 整复前：三踝骨折脱位，腓骨近端交锁

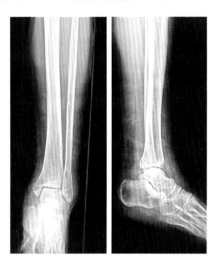

b. 2019-4-22 整复后：骨折脱位纠正

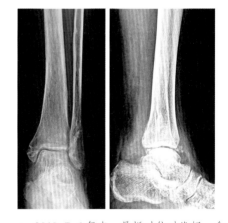

c. 2019-7-6 复查：骨折对位对线好，愈合

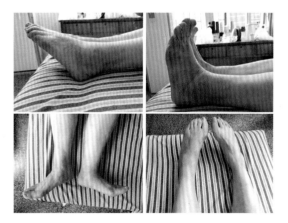

d. 检查：功能尚可

图 5-17-3　三踝骨折脱位（外旋型第三度）手法夹板案（三）

【随访】2020年5月19日微信随访：踝关节活动好，下蹲正常，步行二、三万步无疼痛。嘱定期随访，拍片复查。

【按】三踝骨折脱位的闭合治疗，手法复位、夹板固定、功能锻炼三个环节都十分关键。手法复位后，应在拔伸牵引下，小范围屈伸展收，使关节面磨合平整，并保持踝关节内翻内旋背伸位。踝关节内外侧加垫宜宽且厚，踝关节"8"字绷带固定应保持踝关节背伸位并时时加固。踝关节早期功能活动，对于踝关节的模造有积极的作用，有利于关节软骨的修复，但早期不宜长时间步行站立。后期应加强弓步训练和下蹲练习及上下坡步行。

（汤智）

三踝骨折脱位（外旋型第三度）手法夹板袜套牵引案

华某，女，63 岁，佛山市中医院门诊病历号：3002564***。X 线片号：2379***。

主诉：扭伤致右踝肿痛、活动障碍 1 天。检查：右踝压痛，畸形。X 线片示：右外、内、后踝骨折并踝关节外后脱位。**诊断：**右三踝骨折脱位。中医分型：外旋骨折第三度。Lauge-Hansen 分型：旋后 – 外旋型Ⅳ度。**治疗：**手法复位，二夹超踝关节固定，袜套悬吊滑动牵引，功能训练。**随访：**6 年。按《骨科疾病疗效评价标准》Cedell 踝关节骨折疗效评分系统**评分：**优。图文演示治疗经过如下（图 5-17-4）：

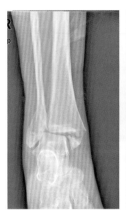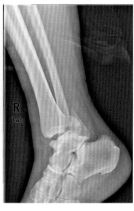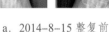

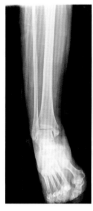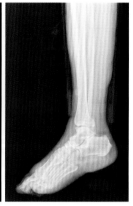

<table>
<tr><td>a. 2014-8-15 整复前</td><td>b. 2014-8-19 整复后</td></tr>
</table>

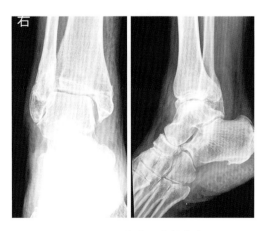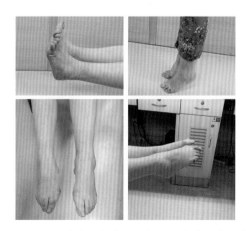

<table>
<tr><td>c. 2015-5-20 复查：骨折愈合</td><td>d. 2018-3-20 随访：背伸、跖屈、踮脚等功能正常</td></tr>
</table>

图 5-17-4　三踝骨折脱位（外旋型第三度）手法夹板袜套牵引案

【随访】2019年3月13日电话随访（13809214***）：活动正常，下蹲正常，可久步行、旅游，可爬山和下坡，阴天轻微不适。2020年10月8日电话随访：旅游、步行无明显不适。

【按】袜套悬吊牵引：复位后擒拿扶正保持踝关节内翻背伸位，放置小腿袜套，内外夹板固定；袜套尾连接牵引绳和滑轮，牵引绳与小腿水平线形成约呈30°的夹角，保持踝关节背伸；膝关节以布兜连接另一牵引绳及滑轮。踝关节以"踩单车"形式练功。袜套悬吊牵引，一方面保持踝关节背伸，防止内踝分离和后踝移位；另一方面，由于踝关节反复研磨，可以模造关节，恢复关节的平整度，减少创伤性关节炎的发生。袜套牵引装置见胫腓骨折章节（图5-16-11d）。

（傅强）

三踝骨折（外旋型第二度）手法夹板内翻背伸固定案（一）

张某，女，18岁，佛山市中医院住院病历号：373***。X线片号：2309***。

主诉： 跌倒致右踝肿痛、活动障碍10小时。检查：右踝压痛，畸形，可扪及骨擦感及异常活动。X线片示：右胫骨后踝骨折，后移分离；内踝骨折，折块下移分离。右外踝骨折，外移约1/4。**诊断：** 右三踝骨折。中医分型：外旋骨折第二度。Lauge-Hansen：旋后-外旋型Ⅳ度。**治疗：** 予手法复位，二夹板超踝内翻固定，功能训练。**随访：** 9年余。按《骨科疾病疗效评价标准》Cedell踝关节骨折疗效评分系统**评分：** 优。图文演示治疗经过如下（图5-17-5）：

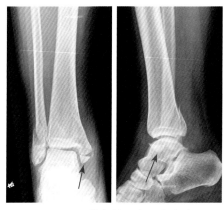
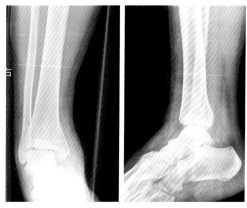

a. 2010-6-29 整复前：内踝分离约3cm　　　　b. 2010-6-29 整复后：内翻固定

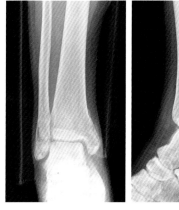
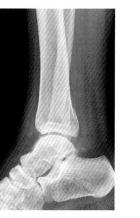

c. 2010-8-8 复查：骨折线模糊　　　　d. 2012-2-7 复查：关节面尚光滑

第五章　佛山正骨典型医案

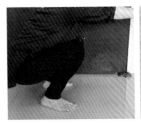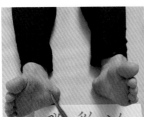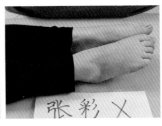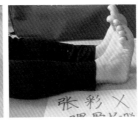

e. 2019-11-8 随访：功能基本正常

图 5-17-5　三踝骨折（外旋型第二度）手法夹板内翻背伸固定案（一）

三踝骨折（外旋型第二度）手法夹板内翻背伸固定案（二）

蔡某，女，48 岁，湘潭市某中医院门诊病历 ‌‌02879***。X 线片号：24***。

主诉： 跌伤右踝部肿痛、活动障碍 1 小时。检 ‌‌右踝畸形、压痛，可扪及骨擦感。X 线片示：右三踝骨折并踝关节脱位。**诊断：** 右三踝骨‌‌中医分型：外旋骨折第二度；Lauge-Hansen 分型：旋后 - 外旋型Ⅳ度。**治疗：** 手法复位，外‌‌黄肿痛散，两夹超踝关节"8"字绷带固定。6 周后解除夹板固定。三期功能锻炼。**随访：** 2 年‌‌按《骨科疾病疗效评价标准》踝关节功能评分系统**评分：** 优。图文演示治疗经过如下（图 5-‌‌）：

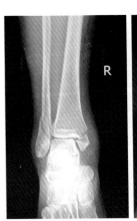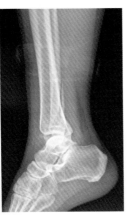

a. 2018-4-12 整复前

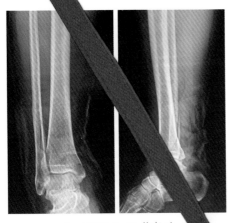

b. 2018-4-12 整复后

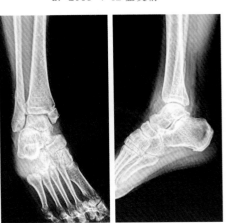

c. 2018-9-20 复查：少许骨痂生长

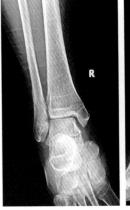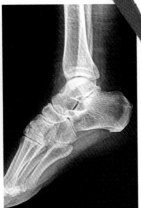

d. 2019-3-24 复查：骨痂生长愈合

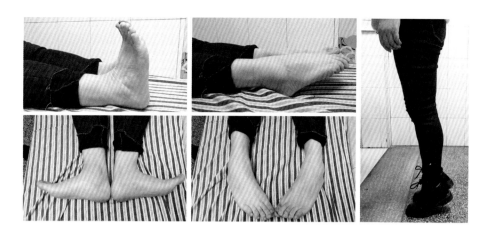

e. 2019-12-1、2020-5-19复诊：关节活动正常，可踮足尖

图 5-17-6　三踝骨折（外旋型第二度）手法夹板内翻背伸固定案（二）

【按】

1. 复位固定　患者仰卧位，患肢膝关节屈曲 90°。一名助手握住患足并使踝关节微跖屈，另一名助手用肘部及前臂夹住患侧大腿并抱紧膝关节，两助手对抗拔伸牵引踝关节。踝关节被充分牵开后，助手内翻内旋踝关节，术者同时内外推端使内踝复位；两助手维持拔伸牵引，术者一手按住踝关节前方向下挤压，助手扣住足跟向前上方端提，使向上移位的后踝复位。握住患足的助手在维持牵引的同时内翻背伸踝关节，术者双手第 2 至第 5 指交叉，将双手掌及鱼际放在踝关节两侧，向中间抱迫靠拢，纠正外踝移位与胫腓联合分离。继续保持牵引维持踝关节于内翻背伸位，在踝关节内外侧各放置 1 个塔形棉垫，并各放置 1 块超踝关节夹板，"8" 字绷带包扎固定。每 3～5 天调整 1 次夹板固定的松紧度，固定 6～8 周拆除夹板。

2. 要点分析　①术前详细了解骨折损伤机制（外旋），做到心中有数，以提高骨折复位的成功率。②先复位内踝，内踝骨折块的位置直接影响着踝穴的宽度和关节面的平整。③在纠正后踝骨折片移位时，两助手维持牵引并背伸踝关节，使跟腱紧张，通过"筋束骨"预防后踝骨折片的再次上移，以维持关节面的平整。④尽量纠正外踝的移位，外踝复位后，再复位下胫腓联合。⑤超踝关节夹板固定时，踝关节两侧应加塔形棉垫以防止夹板对骨突处的压迫。

（汤智）

外后踝骨折脱位（外旋型第二度）手法夹板案

何某，女，45 岁，佛山市中医院门诊病历号：3002559***。X 线片号：3847***。

主诉：重物压伤致左踝部肿痛、活动障碍 1 天。检查：左踝压痛，畸形，踝关节活动受限。X 线片示：左外踝、后踝骨折并踝关节半脱位。**诊断：**左外后踝骨折脱位。中医分型：外旋型第二度。Lauge-Hansen 分型：旋前 - 外旋型Ⅳ度。**治疗：**予手法复位，外敷伤科黄水纱，二夹超踝关节内翻固定。6 周后解除外固定，进行前弓后箭和下蹲旋转等训练。**随访：**8 个月余。按《骨科疾病疗效评价标准》Cedell 踝关节骨折疗效评分系统**评分：**优。图文演示治疗经过如下（图 5-17-7）：

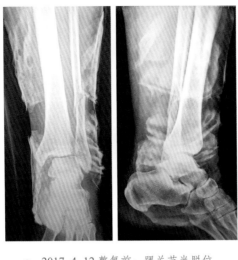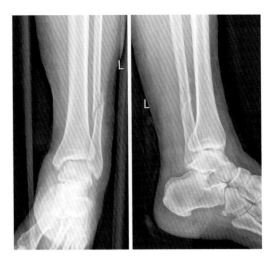

a. 2017-4-12 整复前：踝关节半脱位　　　　　　　b. 2017-4-12 整复后：脱位纠正

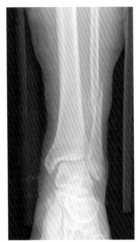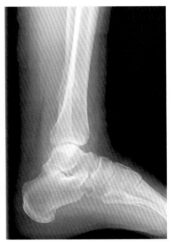

c. 2017-6-7 复查：骨痂生长

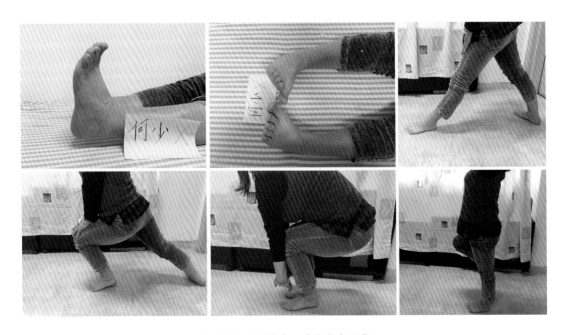

d. 2018-1-3 检查：功能基本正常

图 5-17-7　外后踝骨折脱位（外旋型第二度）手法夹板案

外后踝骨折脱位（外旋型第二度）（糖尿病）手法夹板案

杨某，女，73岁，佛山市中医院门诊病历号：3002142***。X线片号：3632***。

主诉：扭伤致左踝部肿痛13天。检查：左踝压痛，畸形，踝关节活动受限。X线片示：外踝、后踝骨折并左踝关节脱位。**诊断**：①左外后踝骨折脱位。中医分型：外旋骨折第二度。Lauge-Hansen分型：旋后-外旋型Ⅳ度。②糖尿病。**治疗**：因患者素有糖尿病史，正在接受专科治疗，故要求闭合治疗骨折。予手法复位，外敷伤科黄水纱，二夹超踝内翻固定。6周后解除外固定，进行前弓后箭和下蹲旋转等训练。**随访**：近1年。按《骨科疾病疗效评价标准》Cedell踝关节骨折疗效评分系统**评分**：优。图文演示治疗经过如下（图5-17-8）：

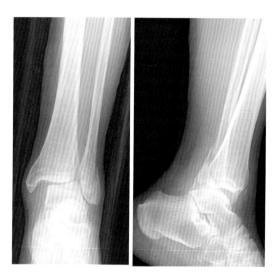
a. 2016-4-23整复前：踝关节半脱位

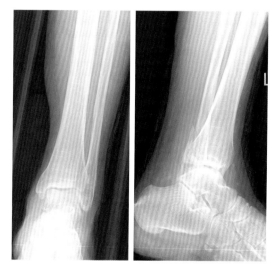
b. 2016-4-23整复后：脱位纠正

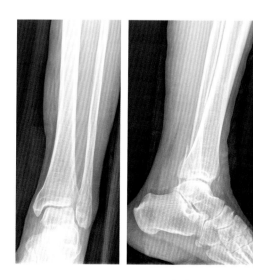
c. 2016-5-7复查

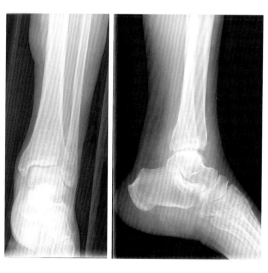
d. 2016-5-28复查：骨折愈合

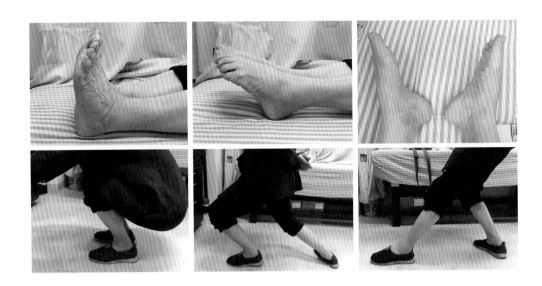

e. 2017-4-2 随访：功能正常

图 5-17-8　外后踝骨折脱位（外旋型第二度）（糖尿病）手法夹板案

外踝骨折（外翻型第二度）夹板固定再移位手法案

区某，男，16 岁，佛山市中医院门诊病历号 3003364***。X 线片号：4257***。

主诉：扭伤左踝肿痛，活动受限 4 小时。检查：左踝压痛。X 线片示：左外踝骨折，对位对线尚好。**诊断**：左外踝骨折。中医分型：外翻骨折第二度。Lauge-Hansen 分型：旋前 - 外展型Ⅲ度。**治疗**：予夹板固定、外敷伤科黄水纱。复查时发现外踝轻度外移，踝关节内侧间隙增宽。予"内外推端、抱迫靠拢"等手法整复，外敷伤科黄水纱，二夹内翻固定。**随访**：3 个月余。按《骨科疾病疗效评价标准》Cedell 踝关节骨折疗效评分系统**评分**：优。图文演示治疗经过如下（图 5-17-9）：

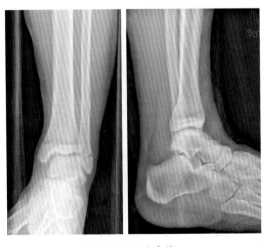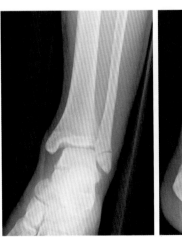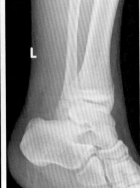

a. 2019-1-19 治疗前　　　　　　　　　　b. 2019-2-2 复查：踝关节半脱位

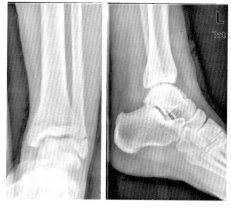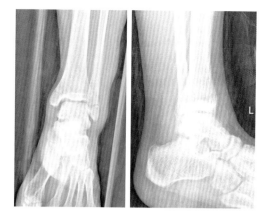

c. 手法后足内翻夹板固定　　　　　　　　　d. 去除夹板前复查

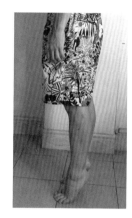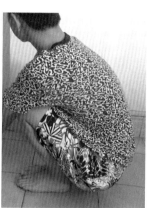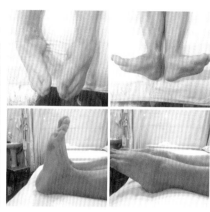

e. 2019-7-20 微信随访：功能正常

图 5-17-9　外踝骨折（外翻型第二度）夹板固定再移位手法案

附1：Cedell 踝关节骨折疗效评分系统评分

[优：96～100分；良：91～95分；可：81～90分；差：<80分]

1. 疼痛　A：无疼痛 [15]；B：剧烈活动时轻度疼痛 [12]；C：日常活动时轻度疼痛 [8]；D：负重时疼痛 [4]；E：休息时疼痛 [0]。

2. 踝关节稳定性　A：无不稳定 [15]；B：体育活动时不稳 [5]；C：日常活动时不稳 [0]。

3. 行走　A：远距离行走无疼痛跛行 [15]；B：远距离行走时轻度疼痛或跛行 [12]；C：行走功能中度受限 [8]；D：只能短距离行走 [4]；E：无法行走 [0]。

4. 跑步　A：远距离跑步无疼痛、跛行 [10]；B：远距离跑步时轻度疼痛或跛行 [8]；C：跑步功能中度受限，伴疼痛 [6]；D：只能短距离跑步；[3]E：无法跑步 [0]。

5. 工作能力　A：日常工作不受限 [10]；B：重体力活动受限 [8]；C：工作轻度受限 [6]；D：工作能力部分受限，选择性工作 [3]；E：无法工作 [0]。

6. 踝活动度　A：较正常减少 10°以内 [10]；B：较正常减少 15°以内 [7]；C：较正常减少 20°以内 [4]；D：较正常减少 50°以内或背屈小于 5° [0]。

7. X 线结果 A：踝穴解剖正常（踝关节间隙清晰，无距骨倾斜）[25]；B：踝关节区域轻度反应性改变 [15]；C：胫距关节间隙轻度减小（＞2mm），或距骨倾斜＞2mm[10]；D：胫距关节间隙中度减小（1～2mm）[5]；E：胫距关节间隙重度减小（＜1mm），内踝间隙增宽，关节区域重度反应性改变（软骨下骨硬化和骨赘形成）[0]。

附 2：临床总结

袜套牵引在三踝骨折治疗中的应用

吴峰，方耀忠　佛山市中医院

我院于 1994 年 7 月至 1999 年 12 月采用袜套持续滑动牵引，配合我院传统的正骨十四法小夹板固定治疗三踝骨折 69 例，疗效满意。

本组 69 例，牵引时间 3～4 周，解除夹板时间 8～12 周，随诊 0.5～1 年，骨折均愈合，参照齐斌评定标准分为，优良：踝关节功能完全恢复正常，无痛，X 线片示骨折解剖复位，踝穴正常，无骨性关节炎改变；可：踝关节功能尚可，走路时踝关节有轻度肿胀、疼痛，X 线片示踝穴内侧间隙加宽，无骨性关节炎改变；差：有负重痛，行走时肿胀、疼痛，X 线片示踝穴不对称，内侧间隙增宽超过 2mm。本组优良 61 例，可 6 例，差 2 例，优良率 88%。

[资料来源：广东医学，2002，23（3）：311]

踝关节骨折脱位

钟广玲，等　佛山市中医院

佛山市中医院自 1990 年到 2002 年，通过手法整复夹板固定治疗踝关节骨折脱位 120 例，均进行随访和复查。其中 116 例效果满意，无酸痛，活动正常，负重步行无疼痛，无跛行，仅 4 例发生踝关节轻度活动受限。整复后在小夹板外固定下结合袜套悬吊牵引，踝关节可做早期的屈伸活动锻炼，研磨模造关节，使关节面平整光滑，促进了踝关节功能的恢复，减少了创伤性关节炎和关节僵硬的发生。

[资料来源：陈渭良骨伤科临床精要，2002：414]

第十八节　跟骨骨折

（Calcaneus Fractures）

跟骨骨折是足部常最常见的跗骨骨折，约占全部跗骨骨折的 60%，占全身所有骨折的 2%，以青壮年最多，严重损伤后易遗留许多并发症。跟骨骨折特别是关节内骨折的治疗效果一直不能令人满意，至今仍没有一种能普遍被大家接受的分类及治疗方法。

（一）受伤、移位机制

跟骨因受伤时足踝部的姿势和受伤暴力不同，可引起不同的骨折类型。具体有以下几种：①撕脱应力：足踝部在跖屈位时受暴力而突然背伸、内翻或突然内翻，引起腓肠肌、跟腱、叉状韧带的强烈收缩，导致跟骨结节、跟骨前突、载距突发生撕脱骨折。②垂直应力：跟骨骨折大多是由距骨在跟骨上的直接垂直暴力造成的，最常见的原因是高处坠落，足跟着地，身体向下的重力与足跟向上的反作用力对足跟形成压缩力，引起跟骨结节纵形骨折、体部的关节外骨折或关节面的塌陷骨折。③剪切力：高处落地时，足常呈不同程度的内、外翻位，使跟骨受到剪切暴力。足内翻位落地时，距跟的偏心性负载形成对载距突和后关节面的剪力，可引发关节内骨折，骨折线与距骨后外侧缘平行地将跟骨分成后外侧骨折块和前内侧骨折块两部分。足外翻位落地时，跟骨外侧受剪力作用发生粉碎性骨折，距跟将跟骨丘部的骨折块压入跟骨体部，形成更为严重的关节内骨折。

（二）诊断分型

1. 中医分型　（参照《中医骨伤科病证诊断疗效标准》）

（1）不波及跟距关节面的骨折：结节部纵形骨折或呈"鸭嘴样"骨折，骨折片可向后上方移位，甚至翻转移位，但不触及跟距关节面。

（2）关节面轻度受累的骨折：跟骨体部粉碎性压缩性骨折，结节关节角减少，但骨折线未直接进入关节面。

（3）关节面严重受累的骨折：严重移位的粉碎性骨折，碎骨片挤压关节面，结节关节角减少、消失或成为负角，跟骨横径变宽，甚至将距骨挤压至跟骨之中，形成摇椅状。

2. 西医分型

（1）Essex-lopresti 分型：基于 X 线分型，以跟骨侧位和轴位 X 线为依据。Ⅰ型：骨折未累及距下关节，包括跟骨结节骨折和累及跟骰关节的骨折。Ⅱ型：骨折累及距下关节，原始骨折线多经过关节后半部或内侧部。

（2）Sanders 分型：根据冠状面的 CT 扫描，从冠状面上选择距骨后跟关节面最宽处，从外向内分成 3 等分，形成 4 部分骨折，而将跟骨关节内骨折划分为 4 型和不同亚型，Ⅰ型：所有无移位的骨折，关节内骨折移位 < 2mm，无论后关节面骨折线多少和位于何处；Ⅱ型：骨折明显移位（≥ 2mm），后关节面含一条骨折线两个移位骨折块（根据原发骨折线位置可分为ⅡA、ⅡB 和ⅡC）；Ⅲ型：骨折移位明显，后关节面有两条骨折线 3 个移位骨折块，又分为ⅢAB、ⅢAC 和ⅢBC 三个亚型，各亚型均有一中央凹陷骨折块；Ⅳ型：后关节面为 4 部分及以上移位的骨折，ⅣABC，包括严重粉碎性骨折。

3. 中西医分型（尚天裕分型） 按照骨折的部位、形态分为以下几型。

（1）跟骨周围边缘骨折：①跟骨结节纵形骨折；②跟骨结节横形骨折；③载距突骨折；④跟骨前外侧撕脱骨折。

（2）跟骨体压缩骨折：①轻度跟骨体压缩骨折：Bohler 角减小，但骨折线未进入关节面；②中度跟骨体关节压缩骨折：Bohler 角减小，部分跟距关节面塌陷；③重度跟骨体关节压缩骨折：Bohler 角明显减小或消失，跟距关节面严重粉碎塌陷。

（三）治疗原则

由于缺乏统一的分类方法和评价标准，关于跟骨骨折治疗方案的选择临床上尚无统一标准，一直存在争论。一般认为，跟骨轻、中度骨折、Sanders Ⅰ型、Ⅱ型可手法复位闭合治疗；跟骨重度骨折、Sanders Ⅲ型为手术适应证，也可先试行手法复位，达不到要求则手术治疗。对于关节内骨折，大量病例已证明要获得良好的功能，应该解剖复位跟骨关节面及跟骨外形，但即使达到解剖复位也不能保证一定可以获得好的功能。目前，所有针对跟骨骨折的治疗方法目的都是强调恢复跟骨解剖形态，恢复跟骰、跟距关节面的解剖关系，减少距下关节受损，尽可能减少患者的功能障碍，并恢复跟骨的长度、高度（Bohler 角）及宽度和后足的负重轴线。对跟骨治疗方式的选择应从跟骨骨折移位等实际情况出发，结合患者的年龄、全身情况、局部情况、受伤时间、功能要求、医师的经验和条件等方面，综合考虑选择适合患者的个体化治疗方案。

（四）闭合治疗和手术治疗

跟骨属于松质骨，血运较丰富，骨折后很少发生骨折不愈合情况；因目前尚无统一的骨折分类方法和评价标准，跟骨骨折的治疗临床效果仍无法进行有效的对比；感染率方面，跟骨骨折切开手术钢板内固定治疗主要存在术后长期疼痛，术口愈合不良、感染，个别术后严重感染出现伤口反复不愈合，甚至跟骨骨块感染吸收。随着现代骨科创伤手术技术的提高和内固定器的改良，感染率较前下降。而闭合治疗不易达到解剖复位，从而出现足跟增宽、高度丢失，关节面塌陷或错位等情况，导致距下关节活动度减小、距下关节炎和跟骰关节炎等。无论闭合治疗还是手术治疗，少部分病例后遗不同程度和不同表现的慢性疼痛、肿胀、活动受限等症状，并且恢复的时间相对较长。

（五）闭合治疗的优势

①手法复位操作成熟而规范。②骨折复位后相对稳定。③夹板下可扶拐单足下地。④轻、中度骨折闭合治疗效果较好。⑤安全，无感染等手术并发症和后遗症。

（六）手法特点

主要运用正骨十四法中"抱迫靠拢、屈伸展收、拔伸牵引"手法进行复位。其中，抱迫靠拢基本贯穿手法全过程，通过挤压跟骨内外侧，恢复跟骨横径，间接使塌陷的粉碎关节面趋向平复；足跟同向拔伸牵引，恢复跟骨结节关节角。

跟骨骨折（重度）抱迫靠拢夹板案

吴某，男，31岁，佛山市中医院门诊病历号：3002190***。X线片号：3658***。

主诉：跌伤致右足跟部疼痛、活动障碍3天。检查：右足跟部畸形，压痛。外院X线片、CT示：右足跟骨粉碎骨折，波及关节面。**诊断**：右跟骨粉碎骨折。中西医分型：重度。Essex-Lopresti分型：Ⅱ型。Sanders分型：Ⅱ型。**治疗**：予"抱迫靠拢、内外推端、屈伸展收、摇摆转动"等手法进行复位；外敷伤科黄水纱，二夹超踝关节跖屈固定；8周后解除夹板外固定，指导功能锻炼。**随访**：4年余。按《骨科疾病疗效评价标准》改良Rowe跟骨骨折疗效评分系统**评分**：优。图文演示治疗经过如下（图5-18-1）：

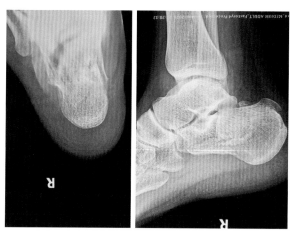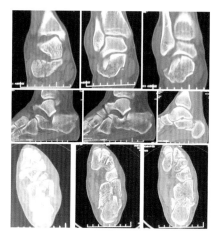

a. 2016-5-19整复前外院X线片、CT：严重粉碎，波及关节面

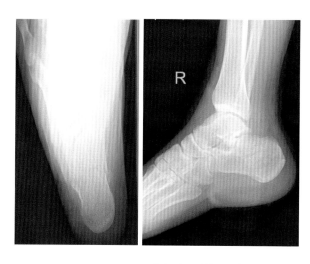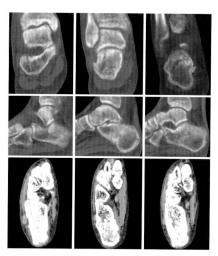

b. 2016-5-21整复后：近解剖对位　　　　c. 2016-8-15复查CT：骨折愈合

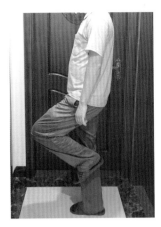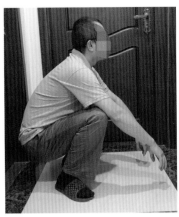

d. 2020-10-27 微信随访

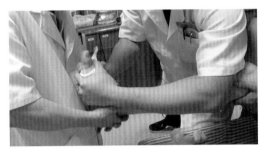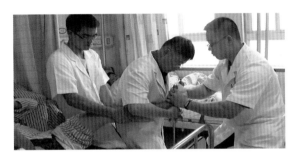

e. 抱迫靠拢整复跟骨骨折手法录像之一　　　　　f. 抱迫靠拢整复跟骨骨折手法录像之二

图 5-18-1　跟骨骨折（重度）抱迫靠拢夹板案

【随访】2019 年 7 月 25 日电话随访（18127860***）：远距离步行和跑步无痛，下蹲等关节活动正常，可上下坡，受伤前后在广州从事教师工作。

【按】

1. 手法复位步骤　患者仰卧或俯卧位，屈膝 90°。①擒拿扶正：一助手双手环抱足背，一助手抱膝。②触摸辨认：术者辨足弓深浅，辨外侧隆突的骨突。③抱迫靠拢：术者十指紧紧相扣，大鱼际掌根部置于跟骨两侧，反复对向抱迫挤压。④屈伸展收：助手在术者抱迫靠拢下反复屈、伸、展、收踝关节。⑤内外推端：术者四指扣住跟骨结节内侧，掌根顶压跟骨外侧，抱迫错开用力外翻，纠正跟骨向外成角和隆突。⑥摇摆转动：术者抱迫靠拢时进一步左右摇摆，使骨折碎块紧密靠拢，陈旧骨折则得以松解。⑦拔伸牵引：术者抱迫紧扣跟骨结节，助手环抱足部，同时向下牵引，恢复跟骨结节角。⑧再触摸辨认：了解足弓是否恢复、外侧隆突的骨突是否消失。正如《医宗金鉴·正骨心法要旨》："相其形势，徐徐接之，使断者复续，陷者复起，碎者复完，突者复平"。

2. 夹板练功负重　小腿二夹板超足跟固定。跟骨内外加垫，踝关节自动跖屈。跟骨需承受人体的重力，骨折临床愈合后方能负重。外固定时间以 6～8 周为宜。由于跟腱收缩力对跟骨的牵拉，早期 1 个月内，不宜强力背伸踝关节。2 个月内不宜下地负重。负重时应平足着地，不宜足尖跖地（跟腱收缩使跟骨结节角丢失），不宜先足跟着地（应力集中于骨折端造成慢性移位）。或穿戴跟骨靴保护下负重。

（江湧）

双跟骨骨折（重度）抱迫靠拢夹板案

吴某，男，42岁，佛山市中医院门诊病历号：3002418***。X线片号：3768***。

主诉： 高处坠落致双足跟部肿痛、功能受限3小时。检查：双足跟部畸形，压痛。X线片示：双跟骨粉碎性骨折。**诊断：** 双跟骨粉碎性骨折。中西医分型：重度。Essex-Lopresti分型：Ⅱ型；Sanders分型：右Ⅲ型，左Ⅱ型。**治疗：** 予"抱迫靠拢、内外推端"等手法复位；外敷伤科黄水纱，二夹超踝跖屈固定。9周后解除夹板，功能锻炼。**随访：** 2年余。按《骨科疾病疗效评价标准》改良Rowe跟骨骨折疗效评分系统**评分：** 优。图文演示治疗经过如下（图5-18-2）：

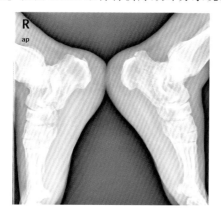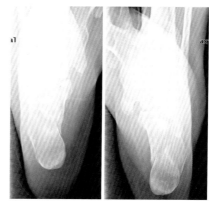

a. 2016-9-24双侧跟骨整复前

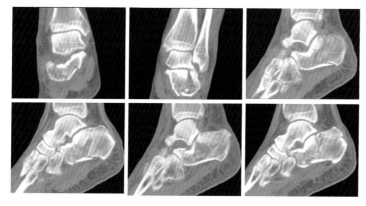

b. 2016-10-1整复后双侧跟骨复查

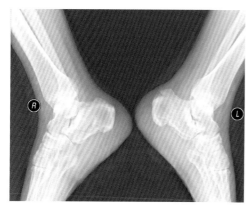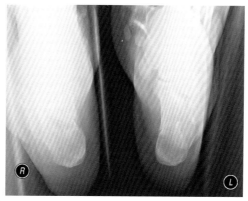

c. 2016-10-6复查：对位满意

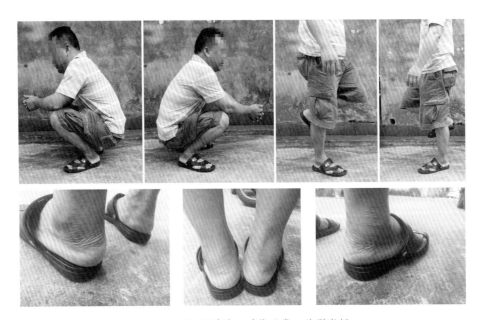

d. 2018-9-10随访：功能正常，外形尚好

图 5-18-2　双跟骨骨折（重度）抱迫靠拢夹板案

【随访】2018 年 9 月 10 日工地现场随访：双足跟无肿痛，活动无痛，远距离步行、跑步无疼痛；下蹲正常，踝关节活动正常；可单足站立。受伤前后均从事市场生猪搬运工作。

（吴峰　江湧）

跟骨骨折（重度）抱迫推端畸形愈合案

刘某，男，42 岁，佛山市中医院门诊病历号：3001919***。X 线片号：3517***。

主诉：高处坠落致左足跟部疼痛、活动障碍 10 天。检查：左足跟部畸形、压痛，纵向叩击痛。外院 X 线片示：跟骨粉碎骨折。**诊断**：左跟骨粉碎骨折。中西医分型：重度。Essex-Lopresti 分型：Ⅱ型；Sanders 分型：Ⅲ型。**治疗**：予"抱迫靠拢、内外推端、屈伸展收、摇摆转动"等手法复位；骨折对位欠佳，建议手术治疗。外敷伤科黄水纱，二夹超踝关节跖屈固定。患者返当地治疗，5 周后解除夹板。**随访**：4 年余。按《骨科疾病疗效评价标准》改良 Rowe 跟骨骨折疗效评分系统**评分**：良。图文演示治疗经过如下（图 5-18-3）：

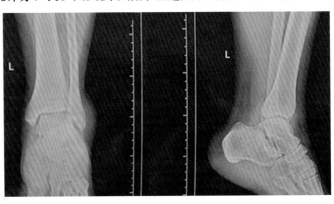

a. 2015-8-25外院 X 线片：缺跟骨轴位。可疑跟骨骨折，应常规拍跟骨轴位片

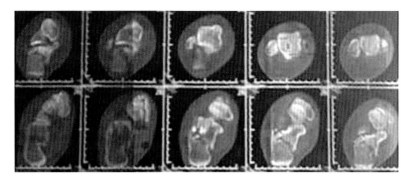

b. 2015-8-25整复前外院CT：粉碎性骨折，跟骨体外侧移位成角，波及关节面

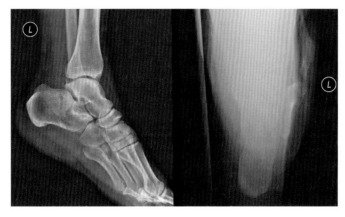

c. 2015-9-5整复后跟骨侧轴位：骨折无明显移位，需CT进一步检查

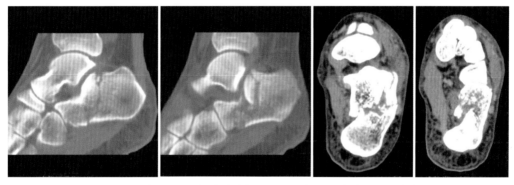

d. 2015-9-5整复后CT：粉碎性骨折移位，移位明显改善，部分关节面塌陷

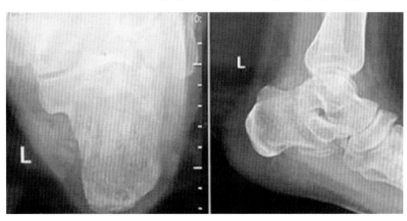

e. 5周后外院复查X线片：骨折横径增宽；

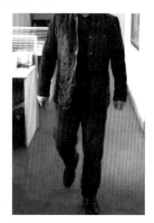

f. 微信回访：可以下地负重

图5-18-3 跟骨骨折（重度）抱迫推端畸形愈合案

【随访】2017 年 1 月 20 日微信回访：患者因私人原因，在当地医院外固定保守治疗。5 周后复查 X 线片：骨折愈合，横径增宽。拆除夹板。2016 年 8 月出国远行仍疼痛。现伤肢下地无疼痛，可上下坡，每天晨跑 2km。关节活动基本正常，远行疼痛。2019 年 10 月 17 日微信随访：步行 15000 步左右出现轻微疼痛。嘱患者复查，必要时手术治疗。

【按】

1. 手法复位时机　跟骨骨折复位时机越早越好，超过 1 周复位效果欠佳。由于伤后未能及时复位和下地负重时间过早，本案效果欠佳。跟骨横径增宽造成跟骨外侧骨突对腓骨长短肌腱的压迫，是慢性疼痛常见的原因。

2. X 线片和 CT 检查　可疑跟骨骨折，要常规拍跟骨轴位 X 线片。由于 X 线片投照和显像的局限性，对于外伤严重、明显畸形，或经手法复位后外形欠佳的跟骨骨折，仍需 CT 进一步检查。

（江湧）

跟骨骨折（中度）抱迫靠拢夹板案（一）

李某，男，42 岁，佛山市中医院门诊病历号：300259***。X 线片号：2205***。

主诉： 高处坠落致左足跟部肿痛、活动障碍 10 天。检查：左足跟部畸形，压痛，纵向叩击痛。X 线片示：左足跟骨粉碎骨折。**诊断：** 左跟骨粉碎骨折。中西医分型：中度。Essex-Lopresti 分类法：Ⅱ 型。**治疗：** "抱迫靠拢" 等手法复位；外敷伤科黄水纱，二夹超踝关节跖屈固定。9 周后解除夹板固定，指导功能锻炼。**随访：** 6 年余。按《骨科疾病疗效评价标准》改良 Rowe 跟骨骨折疗效评分系统**评分：** 优。图文演示治疗经过如下（图 5-18-4）：

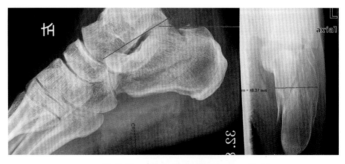

a. 2010-2-27 整复前：跟骨结节角 32.8°；横径 48.37mm

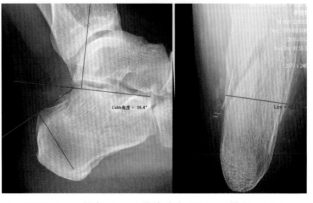

b. 2010-2-27 整复后：跟骨结节角 39.4°；横径 43.46mm

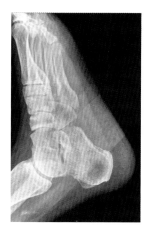
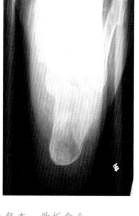
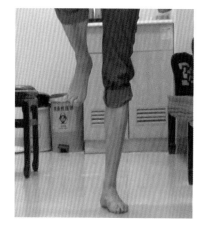

c. 2010-4-30复查：骨折愈合　　　　　d. 2016-5-16检查：功能正常

图5-18-4　跟骨骨折（中度）抱迫靠拢夹板案（一）

【随访】2016年5月16日电话随访（13536629***）：远距离步行和跑步无痛，下蹲等关节活动正常，可上下坡、跑跳，受伤前后从事净水器安装工作。

（江湧）

跟骨骨折（中度）抱迫靠拢夹板案（二）

周某，男，44岁，佛山市中医院门诊病历号：3002669***。X线片号：3901***。

主诉： 跌伤致右足跟部疼痛、活动障碍1小时。检查：右足跟部畸形、压痛。X线片示：右足跟骨粉碎骨折，波及关节面。**诊断：** 右跟骨粉碎骨折。中西医分型：中度。Essex-Lopresti分类法：Ⅱ型。Sanders分类法：Ⅲ型。**治疗：** 予"抱迫靠拢、内外推端、屈伸展收、摇摆转动"等手法复位；外敷伤科黄水纱，二夹超踝关节跖屈固定；8周后解除夹板外固定，指导功能锻炼。

随访： 3年余。按《骨科疾病疗效评价标准》改良Rowe跟骨骨折疗效评分系统**评分：** 优。图文演示治疗经过如下（图5-18-5）：

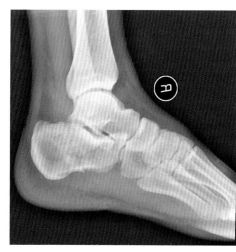
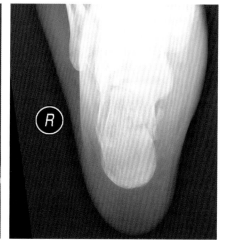

a. 2017-7-6整复前：右足跟骨粉碎，波及关节面，横径增宽，结节角变小

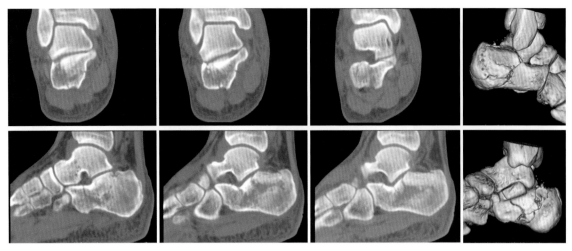

b. 2017-7-6 整复后 CT：近解剖对位

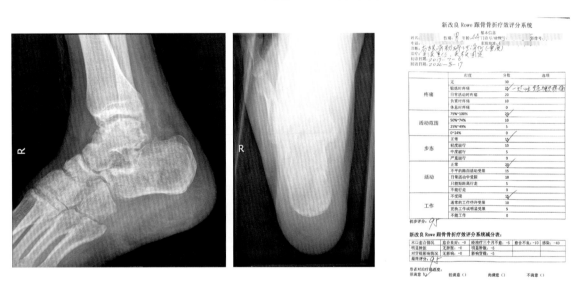

c. 2017-9-9 复查：骨折愈合，骨质疏松

d. 2020-8-17 随访评分

图 5-18-5　跟骨骨折（中度）抱迫靠拢夹板案（二）

儿童跟骨骨折（中度）抱迫靠拢夹板案

廖某，男，7 岁，佛山市中医院门诊病历号：3002228***。X 线片号：3677***。

主诉：跌伤致左足跟部疼痛，活动障碍 12 小时。检查：左足跟部压痛、畸形，纵向叩击痛。X 线片示：左足跟骨粉碎骨折。**诊断：**左跟骨粉碎骨折。中西医分型：中度。Essex-Lopresti 分类法：Ⅱ型；Sanders 分类法：Ⅱ型。**治疗：**予"抱迫靠拢"等手法复位；外敷伤科黄水纱，二夹超踝跖屈固定；8 周后解除夹板，功能锻炼。**随访：**3 年余。按《骨科疾病疗效评价标准》改良 Rowe 跟骨骨折疗效评分系统**评分：**优。图文演示治疗经过如下（图 5-18-6）：

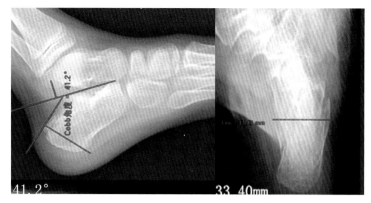

a. 2016-6-22 整复前：跟骨横径增宽

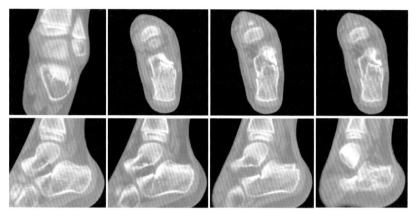

b. 2016-6-22 整复后 CT：跟骨横径正常，距下关节面塌陷

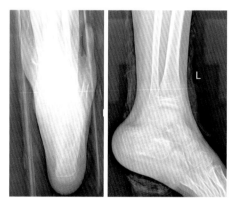

c. 2016-8-6 复查：跟骨对位好，距下关节面恢复，骨折愈合

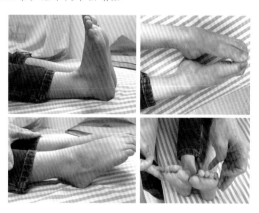

d. 2016-10-30 检查：功能活动正常

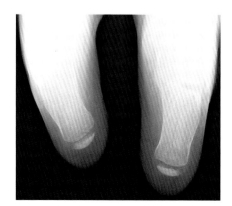

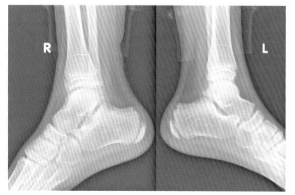

e. 2019-9-4 复查：双侧对比，伤肢无异常，距下关节面塑形

图 5-18-6 儿童跟骨骨折（中度）抱迫靠拢夹板案

【随访】2019 年 9 月 3 日电话随访（13702986***）：踝关节活动正常，活动无痛，下蹲正常，远距离步行、跑步无疼痛。参加学校跑步比赛获小组第一名。

【按】本案手法复位后跟骨横径恢复正常，跟距关节轻度塌陷。经早期功能锻炼等综合治疗，距下关节面塑形，功能和解剖完全恢复正常。

（江涌）

跟骨陈旧性骨折（重度）（肝癌）功能疗法案

吴某，男，70 岁，佛山市中医院门诊病历号：3002188***。X 线片号：3671***。

主诉： 高处坠落致右足跟部疼痛，活动障碍 28 天。有肝癌病史。检查：右足跟部畸形、压痛，纵向叩击痛。外院 X 线片示：右足跟骨粉碎骨折。**诊断：** 右跟骨粉碎骨折。中西医分型：重度。Essex-Lopresti 分类法：Ⅱ型。**治疗：** 功能疗法，外敷伤科黄水纱，功能锻炼。**随访：** 4个月余。按《骨科疾病疗效评价标准》改良 Rowe 跟骨骨折疗效评分系统**评分：** 良。图文演示治疗经过如下（图 5-18-7）：

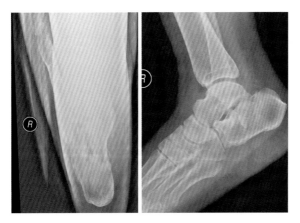
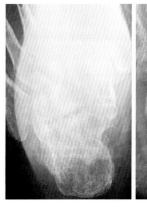

a. 2016-6-14 治疗前：跟骨结节角明显变小；关节面塌陷　　b. 2016-9-24 复查：骨折对位同前，基本愈合

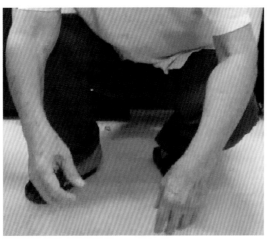
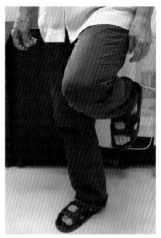

c. 4 个月后随访：可下蹲，短距离步行，单足站立

图 5-18-7　跟骨陈旧性骨折（重度）（肝癌）功能疗法案

【按】

1. 个体化治疗　跟骨骨折复杂多样，在确定治疗方案时，需综合考虑各个方面情况，选择对患者受益最大的治疗方案。本案患者有以下几个主要方面：①全身情况：患者合并肝癌病史，正在接受介入治疗，身体较虚弱，全身状况较差，不宜手术治疗；②年龄：患者70岁，骨折后关节易僵硬，且骨质疏松，内固定难牢固；③需求：患者年龄较大，功能要求不高，生活较为贫困，故选择保守治疗。

2. 功能疗法　功能疗法即是对骨折本身不做任何处理，而是采用卧床休息，加压包扎，冷敷或外敷药物和早期功能活动等措施来促进伤肢的功能恢复。对于骨折无移位或移位较少，或年龄较大，功能要求不高，或有内科基础病、合并症不适宜手术的患者，可考虑功能疗法。跟骨骨折治疗至今仍存在很大的分歧，大量病例已证明即使达到解剖复位也不能保证一定可以获得好的功能。本案功能疗法也可获得较为满意的疗效。

（江湧）

跟骨骨折（重度）复位器闭合复位内固定案

聂某，男，71岁，佛山市中医院住院病历号：740***。X线片号：4450***。

主诉：跌倒致左足跟肿痛、活动受限2天。检查：左足跟部畸形，周围压痛，足弓变浅。X线片、CT示：左足跟骨粉碎骨折，关节面塌陷。**诊断**：左跟骨粉碎性骨折。中西医分型：重度。Essex-Lopresti 分类法：Ⅱ型。Sanders 分类法：Ⅱ型。**治疗**：跟骨撑开器闭合复位内固定。外敷伤科黄水纱，踝关节跖屈小腿石膏托外固定；8周后解除外固定，指导功能锻炼。**随访**：7个月。按《骨科疾病疗效评价标准》改良 Rowe 跟骨骨折疗效评分系统**评分**：优。图文演示治疗经过如下（图5-18-8）：

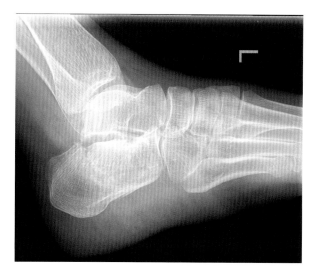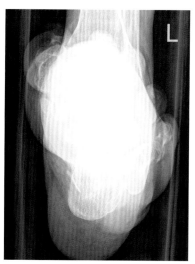

a. 2019-11-2 术前：横径增宽，关节面塌陷

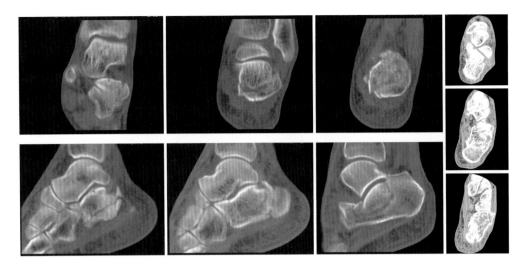

b. 2019-11-5 术前 CT：关节面粉碎、塌陷

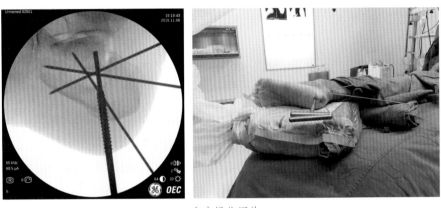

c. 术中操作图片

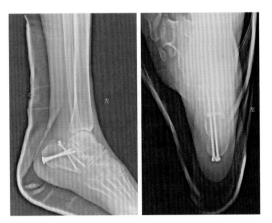

d. 2019-11-8 术后：近解剖对位

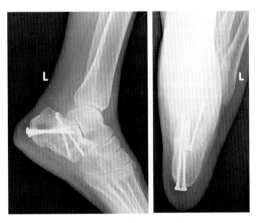

e. 2020-6-14 复查：骨折愈合

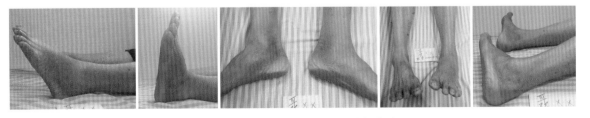

f. 2020-6-14 检查功能和外观：活动轻度受限

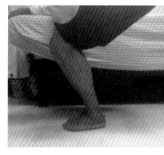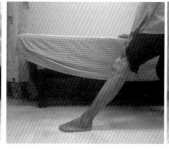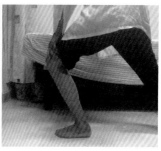

①下蹲受限；箭、弓步训练

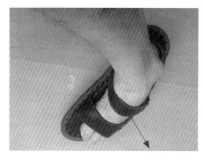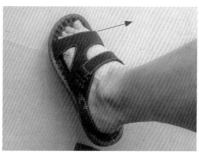

②内、外翻训练（示范）

g. 功能训练

图 5-18-8　跟骨骨折（重度）复位器闭合复位内固定案

【随访】2020 年 6 月 14 日检查：踝关节活动轻度受限，下蹲部分受限。步行基本正常，可上下坡，无疼痛，活动尚可。足趾轻微麻木。

【按】

1. 手术记录　腰麻下用跟骨撑开器复位，透视下见骨折复位满意，用 3 枚直径 2.0mm 克氏针临时固定，更换导针后以空心螺钉 2 枚 + 皮质骨螺丝 2 枚拧入固定。跖屈位小腿石膏托外固定。

2. 适应证　跟骨撑开器复位内固定适用于跟骨粉碎大块骨块关节面塌陷的病例。由于创伤小，皮肤、骨感染等合并症减少，骨折愈合较快。

3. 功能锻炼　跟骨的功能主要是负重，踝关节的功能容易被忽视。踝关节长时间跖屈体位会造成跟腱和跖筋膜挛缩，如果早期未能及时进行踝关节的屈伸活动，会造成踝关节活动受限，尤其是踝关节背伸受限，影响正常下蹲功能。足内外翻和旋转训练往往需要医师指导，患者才能掌握其要领，从而获得较好的功能恢复（见图 5-18-8g）。

（邹运璇）

跟骨骨折（中度）手法外固定及损伤机制分析案

李某，男，37 岁，佛山市中医院门诊病历号：3004022***。X 线片号：4619***。

主诉：重物压伤致右足跟部肿痛、活动受限 7 小时。检查：右足跟部畸形、压痛，足弓变浅，跟骨横径增宽，踝关节活动受限。X 线片示：右足跟骨粉碎骨折，波及关节面。**诊断：**右跟骨粉碎骨折。中西医分型：中度。Essex-Lopresti 分类法：Ⅱ型。Sanders 分类法：Ⅱ型。**治疗**：闭合治疗。**随访**：3 个月余。按《骨科疾病疗效评价标准》改良 Rowe 跟骨骨折疗效评分系统评**分**：优。图文演示治疗经过如下（图 5-18-9）：

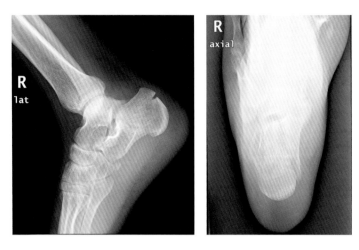

a. 2020-8-19 手法前：跟骨粉碎，折块外移、嵌插，横径增宽，累及关节面

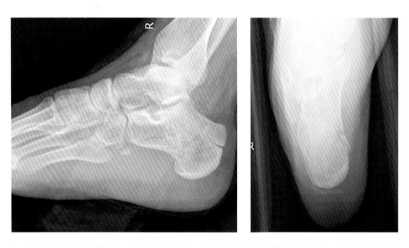

b. 2020-8-19 整复后：骨折对位好，跟骨体横径和结节角恢复，关节面平整

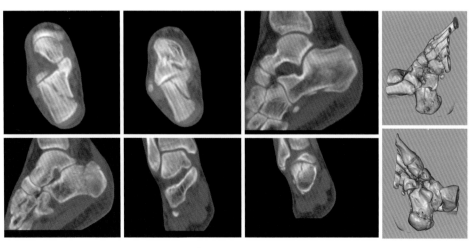

c. 2020-8-23 检查 CT：跟骨粉碎，折端稍嵌插，关节面基本平整

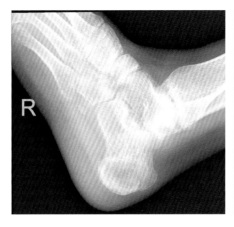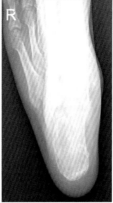

d. 2020-11-6 复查：骨折愈合

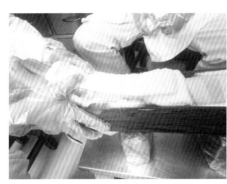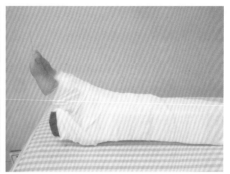

e. 跖屈位三夹固定

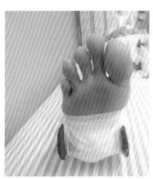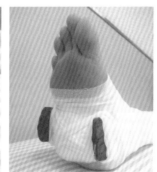

f. 足弓垫绷带固定

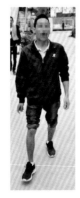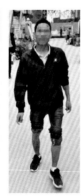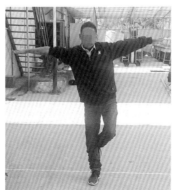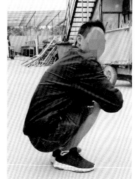

g. 2020-11-30 随访：步态、站立、下蹲等功能基本正常

图 5-18-9　跟骨骨折（中度）手法外固定及损伤机制分析案

【按】

1. 损伤机制　本案患者平地滑倒，侧身倒向地面，踝跟部内侧接触地面时，外踝和跟骨外侧壁受钢瓶重物直接撞击和地面的反作用力（外踝作支点），跟骨瞬间外翻。跟骨后关节面外缘碰撞距骨轻度塌陷，跟骨体部受外踝纵向劈裂作用及跟腱牵扯相向作用，致跟腱附着点远端形成舌形骨块，跟骨结节远端骨块继续受外翻应力作用外移。这种由侧向暴力导致的跟骨骨折比较少见。

2. 复位要点　①擒拿扶正，触摸辨认跟骨横径、外侧骨突，足弓对比畸形。②助手足内翻扩大外侧间隙，术者内外推端将外移骨块向内上方翻转推移，恢复关节面平整；踝中立位内外推端，纠正跟骨结节远端骨块外移；触摸辨认外侧壁隆起处，双手大鱼际持续抱迫靠拢下，助手于跖屈 0～40°反复屈伸踝关节 3～5 次，恢复跟骨横径；术者一手握足尖，一手握足跟，同时往下牵拉，恢复跟骨结节角，最后保持跖屈位 40°左右。

3. 夹板固定　跟骨内外侧置厚平垫，注意避开内外踝骨突。足弓部加足弓厚棉垫，两夹超跟绷带协同固定。踝关节前侧加弧形短夹板固定，维持跖屈位 4 周。8 周后拍片，骨折愈合则去除固定，在跟骨靴保护下逐渐下地负重。

（林晓光）

附 1：改良 Rowe 跟骨骨折疗效评分系统

[优：90～100 分；良：80～89 分；可：70～79 分；差：＜70 分]

1. 疼痛　A：无疼痛 [30]；B：锻炼时疼痛 [25]；C：日常活动时疼痛 [20]；D：负重时疼痛 [10]；E：休息时疼痛 [0]。

2. 活动范围　A：75%～100%[20]；B：50%～74%[10]；C：25%～49%[5]；D：0～24%[0]。

3. 步态　A：正常 [15]；B：轻度跛行 [10]；C：中度跛行 [5]；D：严重跛行 [0]。

4. 活动　A：正常 [20]；B：不平的路面活动受限 [15]；C：日常活动中度受限 [10]；D：只能短距离行走 [5]；E：不能行走 [0]。

5. 工作　A：日常工作不受限 [15]；B：通常的工作些许受限 [10]；C：更换工作或明显受限 [5]；D：不能工作 [0]。

附 2：临床总结

手法复位配合小夹板外固定治疗 Sanders II 型跟骨骨折的效果

赵崇智，徐志强，侯军杰　佛山市中医院

1. 临床资料　选择 2013 年 6 月至 2014 年 12 月佛山市中医院收治的 Sanders II 型跟骨骨折的患者，纳入标准为：①符合跟骨骨折的诊断标准并符合 CT 检查中 Sanders II 型分型者；② 2 周以内的新鲜闭合性骨折，无合并症；③年龄 18～60 岁。排除标准：① 2 周以上的陈旧性骨折、开放性骨折或病理性骨折；② Sanders I 型或粉碎塌陷的 Sanders III、IV 型骨折；③合并同侧下肢神经、血管损伤及其他部位严重损伤者；④年龄＜18岁或＞60岁者、妊娠或哺乳期妇女；⑤合并严重内科疾病者。共有66例患者纳入本研究，按随机数字表法分成对照组（手法外固定）和观察组（手术内固定）。两组患者治疗前在性别、年龄、病程、部位及致伤原因等方面比较，差异均无统计学意义，具有可比性（P＞0.05）。

2. 治疗结果 所有患者均获得随访，观察组随访（12.26±1.16）个月，对照组随访（11.85±1.23）个月。两组患者随访时间比较差异无统计学意义（P＞0.05）。观察组并发症发生率（14.70%）低于对照组（40.64%），住院时间〔（6.28±2.32）天〕短于对照组〔（13.25±2.66）天〕，治疗费用（4362.50±932.74）元〕低于对照组〔（38675.26±1080.53）元〕，差异均有统计学意义（P＜0.05）。所有骨折在9～12周内愈合，平均10.30周，两组间愈合时间比较，差异无统计学意义（P＞0.05）。末次随访两组间AOFAS评分比较，在疼痛、日常活动功能、X线评分和总分上差异均无统计学意义（P＞0.05）。两组间疗效比较，优良率均在80%以上，差异无统计学意义（P＞0.05）。

〔资料来源：广东医学，2016，37（17）：2591〕

佛山正骨闭合治疗跟骨中重度骨折25例临床疗效总结

江湧，陈元荣，邓蕴源 佛山市中医院

目的： 探讨佛山正骨十四法治疗跟骨体压缩骨折的临床疗效。**方法：** 对佛山市中医院2016年1月～2018年6月收治的25例跟骨体骨折患者进行回顾性分析。年龄2～68岁；男21例，女4例；按尚天裕中西医结合跟骨骨折分度：重度9例，中度16例。

治疗： 手法复位14例，其中5例重度转轻度（优）；7例中度转轻度（优）；1例重度转中度（良）；1例中度无改善（良）。对随访患者跟骨体宽度、跟骨高度、跟骨结节角、医疗费用、并发症、患者满意度等方面进行评估，用改良ROW跟骨骨折疗效评分系统评分。

结果： 患者获得4个月～4年的有效随访。结果：优23例，良2例，可0，差0。

结论： 佛山正骨十四法闭合复位结合小夹板外固定治疗跟骨体骨折疗效较高、并发症少、费用较低，值得推广。

讨论：

1. 疗效分析 ①运用手法复位小夹板外固定治疗跟骨体骨折，优良率达100%，手法有效率达96%。手法复位对跟骨骨折重、中、轻度（不做统计）均有明显改善，甚至对于重度塌陷的跟骨骨折，手法复位可以达到近解剖复位。② 骨折严重程度、骨折类型、骨折的解剖对位与疗效密切相关，但跟骨骨折的疗效比较复杂，个别跟骨骨折结构基本恢复，甚至手术解剖复位，却无法获得应有的疗效，相反，部分骨折对位对线欠佳的病例，则获得较好的疗效。本组25例中，重度2例手法复位效果欠佳；重度1例和中度9例未行手法复位，通过保守治疗或功能疗法，全部获得优良的效果。③跟骨骨折修复时间较慢，在早期随访中疗效较差的病例，3～4年后的跟踪随访发现，大多数评分有不同程度的提升。④跟骨骨折后遗症比较多且复杂，常见为：疼痛（包括负重时痛、或静止时痛、或阴天着凉痛、或久步行后痛、或走不平路面痛等）；踝关节功能受限（如下蹲受限、定足转身受限、上下楼梯困难）；术后慢性感染（另一组手术25例中，线头反应感染1例，浅表感染1例）。通过随访病例表明，跟骨骨折手法复位闭合治疗由于无手术合并症，其疗效评分较高，但由于样本量有限，需要继续增加闭合治疗的病例数量，建立纳入更加细化的标准和分型，使研究更加深入和细致。

2. 诊断分型 无论是中医分型，还是西医分型，在临床上都有一定的局限性。我们采用中西医结合分型（尚天裕分型），把跟骨体压缩骨折按严重程度分为三度：①轻度：Bohler角减小，但骨折线未进入关节面；②中度：Bohler角减小，部分跟距关节面塌陷；③重度：Bohler角明显减小或消失，跟距关节面严重粉碎塌陷。该分型针对跟骨骨折的关键性治疗，就是恢复跟骨结节角、跟骨体横径和关节面平整。对于跟骨骨折的治疗，特别是手法复位闭合治疗有积极的指导意义，但缺乏细化量化指标。因此，在尚天裕分型的基础上，我们对治疗跟骨骨折进行回顾和总结，根据骨折后关节面状况、跟骨结节角、横径宽度、跟骨交叉角的改变情况，结合X线片和CT检查结果，提出跟骨体压缩骨折损伤分度的量化标准，指导跟骨骨折的治疗方案选择。具体分度如下：①轻度：骨折未波及关节面；跟骨结节角和跟骨交叉角减少 < 10°；横径增宽 < 0.5cm；骨折移位 < 2mm。②中度：骨折后关节面部分塌陷；10° < 跟骨结节角和跟骨交叉角减少 < 25°；0.5cm < 横径增宽 < 1.0cm；骨折明显移位（> 2mm）。③重度：骨折后关节面严重粉碎塌陷；跟骨结节角和跟骨交叉角减少 > 25°；横径增宽 > 1.0cm。

这个有量化指标分度的分型，有助于闭合治疗的指导和对预后的判断：轻度：可以保守治疗，或手法复位达到解剖复位，预后较好；中度：通过手法复位纠正移位，达到轻度或解剖复位，达不到轻度的考虑手术治疗，或保守治疗，一般预后尚好；重度：可试行手法复位，达不到中度的则需要手术治疗，明显畸形愈合者可能会造成不同程度的疼痛和功能障碍。

3. 抱迫靠拢手法复位方法和力学原理探讨 ①助手以双手扣住前足跖屈踝关节并屈膝，在跟腱松弛状态下，术者以双手掌根及大鱼际置于跟骨的两侧向中间施以横向晃摇的"抱迫靠拢"手法，反复数次，结合"内外推端"，纠正跟骨成角，彻底矫正跟骨横径增宽、外侧壁突起、跟骨结节内翻（轴线）畸形；②术者一手紧抱跟骨结节，一手紧握前足尖跖趾关节，同时向下牵拉，恢复跟骨结节关节角。

双手合抱跟骨骨折体内外相对用力时，围绕骨折端四周各个接触点向中心各产生一个压力，改变了骨折局部压力分布，使分离的碎片慢慢向中心靠拢复位，这时双手对抱压部位的作用力等于使骨折碎片移位的张力。抱迫挤压提供了一个约束力或约束条件，在拔伸牵引、屈伸展收等手法配合下，使分离的骨折碎片逐渐复位。

把跟骨当作一个封闭的胶性容器，跟骨骨折塌陷犹如外力作用下平塌的气球，由于垂直压缩的外力，跟骨骨折后呈粉碎性、塌陷性改变，使跟骨体横径增宽，关节面塌陷。通过跟骨体内外施以反复多次横向挤压抱迫，跟骨在内压作用下驱使粉碎的骨折碎片纵向推挤向上靠拢，加上组织受压变形后存在恢复原形的内在驱动力，使骨碎片重新排列，关节面恢复平整。

4. 文献综述 跟骨骨折可有跟骨体增宽、高度减低，跟骨结节关节角变小或消失、成负角、跟骨结节内外翻等移位情况，移位较大且未得到纠正，造成跟骨畸形愈合。常会出现跟骨外侧壁骨突增大，发生腓骨肌腱撞击、脱位或半脱位，引起疼痛和踝关节不稳定；跟骨高度丧失使肢体长度不等，跟骨体部轴线未纠正使后足发生内外翻等对线异常，导致穿鞋困难和步态异常等并发症。因此，跟骨体骨折治疗的核心原则仍应像其他类型跟骨骨折一样，主要是恢复跟骨的长度、宽度和跟骨结节关节角，纠正轴侧向成角，彻底还原足的整体外形和力学稳定，使患者早期负重和功能锻炼，减少并发症的发生，达到理想的治疗效果。此外，除了常规拍摄跟骨正侧轴位片外，跟骨体骨折常须结合 CT 检查明确是否波及关节面，尽可能恢复跟骨的解剖关系。

文献研究发现，关于跟骨体骨折的手术治疗方案，主要包括传统的外侧扩大"L"形切口入路切开复位内固定术和微创技术内固定术两种。其中以传统的外侧"L"形切口入路切开复位内固定最为常见，经典的"L"型经外侧扩大入路的切开复位内固定术，几乎可以应对各种复杂类型的跟骨骨折。术中可以充分显露跟骨结节、外侧壁、距下关节及跟骰关节，能够避免损伤腓骨长短肌腱和腓肠神经，进而获得满意复位，且没有明显的复位丢失；还可以对关节内骨折进行满意复位和坚强的内固定，被认为是最有效和安全的入路。但其存在破坏局部软组织的血运、范围广、损伤重，且易出现术口坏死、感染、内固定外露等并发症。Ding（2013 年）等报道，其并发症发生率为 25%，其中再次手术率为 21%。其最大的并发症是伤口延迟愈合和伤口感染。Lim（2001 年）等报道浅表感染在 10%～27%，深部感染在 11.3%～21.5%。术后并发症严重影响了跟骨骨折手术疗效，如何保护术区软组织血运、减少术后并发症成了跟骨骨折手术的瓶颈。

随着现代影像学技术、麻醉技术、内固定技术和关节镜技术的发展，近年来很多学者应用闭合复位经皮撬拨内固定技术、有限切开复位内固定技术、关节镜辅助跟骨骨折复位技术、外固定架治疗跟骨骨折技术、球囊扩张复位跟骨成形术、特制跟骨髓内钉微创内固定技术等微创技术治疗跟骨骨折，取得了满意的临床疗效。微创技术的应用优势明显，如避免外侧扩大切口造成的广泛软组织剥离破坏血供、瘢痕形成，进而影响跟骨骨折后体部的畸形。通过经皮的闭合操作或小切口切开复位，对跟骨高度、宽度、长度及轴线（内外翻）进行恢复，软组织干扰小，皮肤并发症发生率低。但是微创技术需要大量经验的积累和较长的学习曲线，需要充分理解跟骨骨折机制和病理解剖等基础知识，并在有扩大外侧切口治疗临床操作经验的基础上完成。尚且有学者报道，微创的手术方式无法维持骨折术后坚强的内固定和解剖复位，进而影响术后关节的重建，导致内固定的失败。此外，微创技术的应用具有明确的适应证，不适应于复杂、严重粉碎的关节内骨折，应用受到限制。且部分微创技术的临床疗效尚有待大量循证医学证据加以证实。

参考文献

（见 P621）

跟骨骨折手法闭合复位治疗组

序号	姓名	性别	年龄	联系电话		X线号	分度	评分	手法及效果	疗效主要存在问题
1	杨小	女	55岁	135	33853	4009	重度	优	无手法	晨起数分钟疼痛
2	邹思	男	51岁	137	7091、	3998	重度	优	手法改善	久步行后疼痛
3	吴	男	31岁	181	50878	3658	重度	优	手法、好	无
4、5	吴开（双侧）	男	42岁	075 139	8339076、.749	3734	重度	优+优	手法、好	无
6	刘胜	男	42岁	132 150	50236、81189	3517	重度	良	手法、稍改善，对位欠佳	负重始痛，一过性痛，可步行一万步后轻痛
7	任凤	女	65岁	138	33077	3870	重度	优	手法、好	无
8	周耀	男	44岁	288	86	3901	重度	优	手法、好	一过性轻微痛
9	廖梓	男	8岁	138	50832	3677	重度	优	手法、好	无
10	高木	男	27岁	135	24421	3643	中度	优	无手法	无
11	曾潮	男	38岁	139	86801	2516	中度	优	手法、好	无
12	陆达	男	43岁	135	52843	2904	中度	优	手法、好	无
13	涂进	男	29岁	136	77875	3656	中度	优	手法、好	无
14	梁杏	男	47岁	189	50678	4113	中度	优	无手法	阴天轻痛
15	李国	男	62岁	180	51628	4076	中度	优	无手法	步行轻痛
16	高兴	男	46岁	130	95922	3809	中度	优	无手法	久步行轻痛
17	陈上	男	41岁	136	29311	3931	中度	优	无手法	无
18	林伟	男	68岁	133	54972	4021	中度	优	手法、可	无
19	刘清	女	50岁	136	37424	4131	中度	优	无手法	无
20	李富	男	42岁	139	29477	3846	中度	良	无手法	久行痛、阴天痛明显
21	马秀	男	50岁	136	31132	3924	中度	优	无手法	无
22	杨卓	男	23岁	137	79857	4109	中度	优	无手法	无
23	张其	男	51岁	136	52861	3505	中度	优	无手法	无
24	李德	男	36岁	无		2265	中度	优	手法、好	无
25	冯卓	女	2岁	076	202507	2847	中度	优	手法、好	无
26	余国	男	55岁	138	31763	2895	轻度	优	手法、好	无
27	梁旦	男	50岁	135	55210	3653	轻度	优	手法、好	无

图 5-18-10　跟骨骨折手法闭合复位治疗组原始资料

（注：此图为主编提供）

第十九节　足部骨折

（Foot Fractures）

　　足部由众多骨性组织、韧带、软组织等组成，是人体最复杂精细的结构之一。足在日常的生产和生活活动中起着至关重要的作用，足部损伤临床极为常见，而跖骨骨折是足部最常见的骨折。跖骨作为足弓的重要组成部分，在足部应力传导及负重方面起着不可替代的作用。由于足部解剖结构的复杂性，损伤多种多样，其中第5跖骨骨折约占跖骨骨折的70%，其中约80%为近端骨折，多由摔伤、扭伤等低能量损伤引起。踝关节背伸暴力导致前足外侧损伤所致的足部骨折，因受腓骨短肌腱、第三腓骨肌腱和跖腱膜外侧束牵拉，骨折容易分离移位，发生骨折延迟愈合或不愈合；Lisfranc 损伤是足部的复杂骨折，闭合治疗难度较高，处理不当易导致多种并发症。保守治疗采用复位后夹板或石膏固定，但由于骨折端之间的相互限制作用，骨折复位极为困难，复位后由于屈肌及骨间肌的牵拉作用，常导致骨折的侧方移位及背侧成角，影响治疗效果，故一般运用于无移位骨折或移位小的稳定骨折。对移位较明显或手法复位达不到复位标准的骨折，则采用手术治疗。

第 1 ～ 5 跖跗关节骨折脱位（Lisfranc 损伤）手法二夹案

冯某，男，20 岁，佛山市中医院门诊纸质病历（遗失）；X 线片号：1087***。

主诉： 跨栏高处坠落扭伤致右足部疼痛、活动障碍 1 天。检查：右足畸形、压痛，纵向冲击痛。X 线检查示：①右足第 1 ～ 5 跖跗关节脱位；②右足第 2、5 跖骨基底部骨折。**诊断：** 右第 2 ～ 5 跖骨基底部骨折并跖跗关节全脱位。中医分型：骨折脱位。Lisfranc 分类：A 型。**治疗：** 予"拔伸牵引、内外推端、抱迫靠拢"等手法复位，外敷伤科黄水纱，足部二夹固定；功能锻炼。**随访：** 12 年余。按《骨科疾病疗效评价标准》AOFAS 第一跖骨、跖趾关节功能评分系统**评分：** 良。图文演示治疗经过如下（图 5-19-1）：

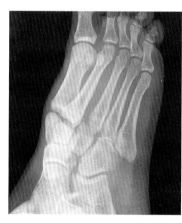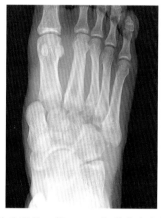

a. 2007-11-17 整复前：第 1 ～ 5 跖跗关节脱位，第 2 ～ 5 跖骨基底部骨折

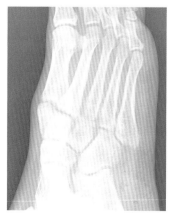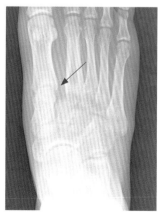

b. 2007-12-6 整复后：第 1 跖跗关节脱位矫正，第 2 ～ 5 跖跗关节半脱位

图 5-19-1 第 1 ～ 5 跖跗关节骨折脱位（Lisfranc 损伤）手法一夹案

【随访】2019 年 9 月 19 日电话随访（15899575***）：与健肢对比，无明显畸形，足踝活动可，从事会展布置工作，可长时间走动。远步行易累，阴天微痛。

【按】

1. 手法复位　助手一手擒拿踇趾，一手擒拿第 2 ～ 5 趾，向内侧约 30° 拔伸牵引，同时，术者内外推端，拇指向外推第 1 跖骨，余指向内端第 5 跖骨，纠正外侧的骨折脱位。

2. 夹板固定　由于足部结构特殊，外固定稳定性有限，仅用足部前后二夹，未能彻底纠正跖跗关节向外移位。

（江湧）

第 3、4 跖骨基底部骨折脱位（Lisfranc 损伤）手法四夹案

郭某，男，34 岁，佛山市中医院门诊病历号：3002974***。X 线片号：4061***。

主诉：扭伤致左足部肿痛、活动障碍 1 天。检查：左足压痛，纵向冲击痛。X 线片示：① 左足第 3、4 跖骨近端骨折；②第 2、3 跖跗关节半脱位。**诊断**：①左第 3、4 跖骨基底部骨折脱位。中医分型：基底部骨折。Lisfranc 分类：B2 型。**治疗**：予"抱迫靠拢"等手法复位，外敷伤科黄水纱，足四夹固定。随访：1 年余。按《骨科疾病疗效评价标准》AOFAS 第 2 ～ 4 跖骨、跖趾关节功能评分系统评分：优。图文演示治疗经过如下（图 5-19-2）：

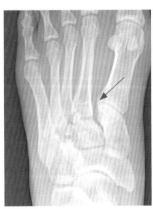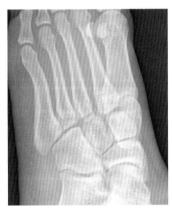

a. 2018-3-26 整复前：第 2、3 跖跗关节半脱位

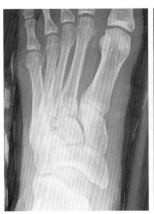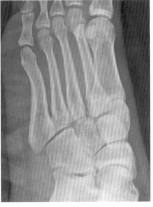

b. 2018-4-2 整复后：脱位改善

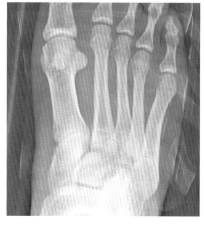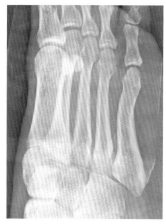

c. 2018-5-23复查：骨折线模糊

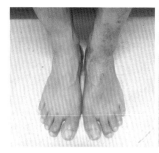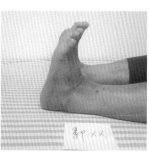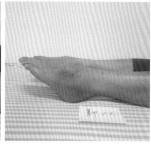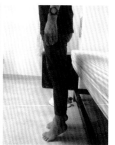

d. 2019-7-13检查：屈伸、踮脚功能正常

图 5-19-2　第 3、4 跖骨基底部骨折脱位（Lisfranc 损伤）手法四夹案

【随访】2019 年 7 月 11 日电话随访（13823413***）：足踝部活动正常，久步行旅游、篮球运动无疼痛不适，但晨起稍有不适感。

【按】

1. 关于解剖　Lisfranc 关节（跗跖关节复合体）由第 1、2、3 跖骨基底部与内、中、外楔骨之间和第 4、5 跖骨基底部与骰骨之间构成，该结构较复杂，参与足的纵弓和横弓的构成，在维持足弓的稳定中起重要作用。

2. 诊断、治疗和预后　此类骨折容易漏诊或误诊，当中足处出现弥漫性疼痛、肿胀、增宽、扁平足畸形、足底瘀斑，触诊中足横向挤压跗跖关节和被动旋前外展前足引起疼痛，或触及"琴键征"，则提示 Lisfranc 损伤。治疗时，应尽可能解剖复位和稳定固定，以获得良好的疗效。

3. 手法特点　"纵向拔伸牵引"下的"横向抱迫靠拢"，以纠正基底部骨折的重叠嵌插，同时纠正跗跖关节间的横向（外侧移位）半脱位。

4. 外固定　以足部的前后内外四夹固定，受力均匀，固定牢靠，可避免骨折、脱位发生再次侧向移位。从损伤机制（垂直压缩）和解剖特点（足弓）看，足部侧方的固定对此类损伤非常重要。也可以采用足 - 踝部石膏中立位固定。

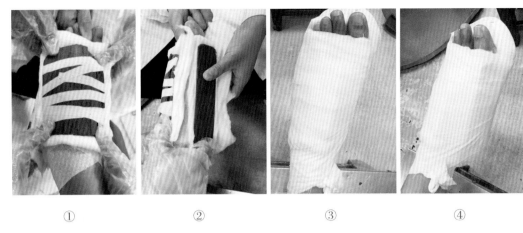

① ② ③ ④

e.足部四夹固定示意效果

图 5-19-2　足第 3、4 跖骨基底部骨折（Lisfranc 损伤）手法四夹案

（江湧）

第 2～4 跖骨远端骨折（横形）拔伸牵引夹板案

石某，男，56 岁，佛山市中医院门诊病历号：3003158***。X 线片号：4154***。

主诉：高处跌倒致右足部肿痛 10 天。检查：右足部压痛，可及骨擦感。X 线检查示：右足第 2～4 跖骨远端骨折，稍外下移。**诊断：**右第 2～4 跖骨远端骨折。中医分型：横形。AO 分型：A3 型。**治疗：**予"拔伸牵引、扣挤分骨"手法复位，外敷伤科黄水纱，足部二夹固定；功能锻炼。**随访：**1 年余。按《骨科疾病疗效评价标准》Mayo 前足评分系统**评分：**优。图文演示治疗经过如下（图 5-19-3）：

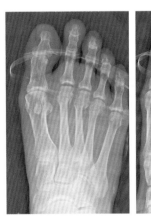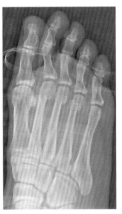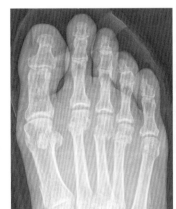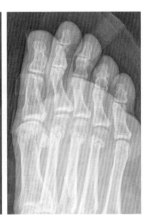

a. 2018-8-13 整复前：第 2～4 跖骨远端骨折　　　　b. 2018-9-9 复查：骨折对位对线尚可，骨痂生长

图 5-19-3　第 2～4 跖骨远端骨折（横形）拔伸牵引夹板案

【随访】2019 年 10 月 8 日电话随访（13226783***）：足趾主被动活动正常，无疼痛，穿鞋无受限，关节稳定，无畸形，无胖胀。

（朱秋贤）

儿童第3、4跖骨远端骨折（粉碎）扣挤分骨夹板案

关某，男，6岁，佛山市中医院门诊病历号：3001716***。X线片号：3415***。

主诉：跌倒扭伤致右足部肿痛、活动受限6天。检查：右足第4跖骨远端压痛，可扪及骨擦感。X线检查示：右足第4跖骨远端骨折，远折端外移，右足第3跖骨远端外侧皮质皱褶、成角。**诊断**：①右第3跖骨远端青枝骨折；②右第4跖骨远端骨折。中医分型：粉碎。AO分型：A3、B2型。**治疗**：予"拔伸牵引，内外推端、扣挤分骨"等手法复位，外敷伤科黄水纱，右足二夹固定；5周后解除夹板外固定，指导功能锻炼。**随访**：4年余。按《骨科疾病疗效评价标准》Mayo前足评分系统**评分**：优。图文演示治疗经过如下（图5-19-4）：

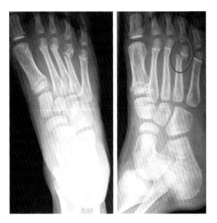
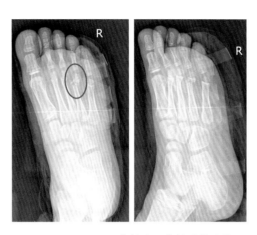

a. 2015-3-21 整复前外院X线片　　　　b. 2015-3-25 整复后：骨折对位改善

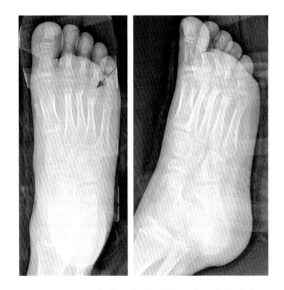
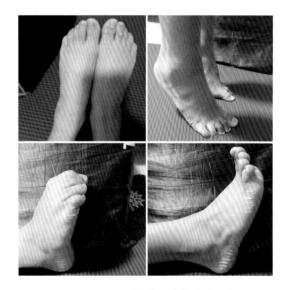

c. 2015-5-8 复查：扣挤分骨复位，骨折愈合　　d. 2019-10-10 随访：功能活动正常

图5-19-4　儿童第3、4跖骨远端骨折（粉碎）扣挤分骨夹板案

【随访】2019年10月10日电话随访（18675751***）：足趾主被动活动正常，步行无疼痛，穿鞋无受限，关节稳定，关节之间无肿胀。已参加多种体育运动。

【按】手法特点：本案伤后 6 天，为外地转诊患者。因肿胀明显，而儿童伤肢体位小，术者手指着力点有限，手法复位有一定困难。先故予伤肢固定，外敷伤科黄水纱。第 4 天予拔伸牵引、内外推端手法复位，骨折重叠移位基本纠正。3 天后肿胀消退，于第 3、4、5 跖骨头之间予扣挤分骨手法复位，骨折侧方移位基本纠正。

（江湧）

第 5 跖骨基底部骨折（分离）合并外踝骨折手法夹板案

施某，女，54 岁，佛山市中医院门诊病历号：3003416***。X 线片号：4286***。

主诉：扭伤致右踝、足部疼痛，活动障碍 10 天。检查：右踝、右足部散在瘀斑，压痛，纵向冲击痛。X 线片示：①足部第 5 跖骨基底部骨折，分离移位；右足外踝骨折，无明显移位。**诊断：**①右第 5 跖骨基底部骨折；②右外踝骨折。中医分型：分离。Dameron 分型：2 区（Jone 骨折）。**治疗：**予"母寻子"推端手法复位，外敷伤科黄水纱，足、踝二夹压垫固定 5 周。**随访：**3 个月。按《骨科疾病疗效评价标准》Mayo 后足评分系统**评分：**优。图文演示治疗经过如下（图 5-19-5）：

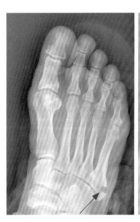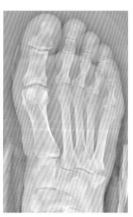

a. 2019-3-13 整复前

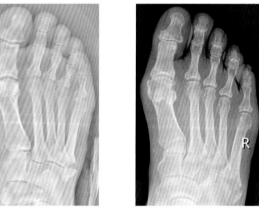

b. 2019-4-24 手法压垫后

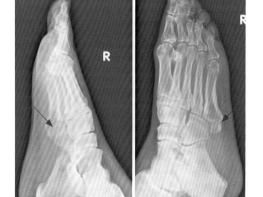

c. 2019-6-12 复查：骨折愈合

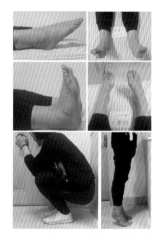

d. 2019-6-12 检查：屈伸、踮脚功能正常

图 5-19-5　第 5 跖骨基底部骨折（分离）合并外踝骨折手法夹板案

【按】本案为外院转诊患者，要求闭合治疗。第 5 跖骨基底部骨折分离移位约 1cm，采用多次手法和持续压垫，使分离的骨块逐渐接拢，最终愈合，功能完全恢复。

（江涌）

第 5 跖骨基底部骨折（分离）手法夹板案

李某，男，51 岁，佛山市中医院门诊病历号：3003155***。X 线片号：4152***。

主诉：扭伤致左足部肿痛、活动受限 7 天。**检查：**左足部压痛。X 线片示：左足第 5 跖骨基底部骨折，折块分离移位。**诊断：**左第 5 跖骨基底部骨折。中医分型：分离。西医分型：Dameron 分型：2 区（Jone 骨折）。**治疗：**予"母寻子"推端手法复位，外敷伤科黄水纱，足部二夹固定 6 周。**随访：**近 1 年。按《骨科疾病疗效评价标准》Mayo 前足评分系统**评分：**优。图文演示治疗经过如下（图 5-19-6）：

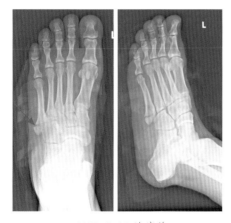 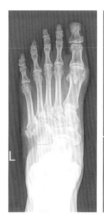 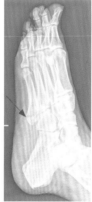

a．2018-8-15 治疗前   b．2018-10-1 复查：骨折愈合

图 5-19-6 　第 5 跖骨基底部骨折（分离）手法夹板案

【随访】2019 年 7 月 25 日电话随访（13702374***）：足踝部活动正常，下蹲正常，可步行 1 小时，可上下坡，可踮脚。足踝无畸形，穿鞋无影响。

（江涌）

第 1 ～ 3 趾骨骨折（分离）手法夹板案

黎某，男，50 岁，佛山市中医院门诊病历号：3002534***。X 线片号：4027***。

主诉：外伤致左足趾肿痛、活动受限 2 天。**检查：**左足第 1 ～ 3 趾瘀斑，压痛，可扪及骨擦感。X 线检查示：①左足第 1 趾远节粉碎性骨折；②左足第 2 趾中节骨折；③左足第 3 趾远节骨折。**诊断：**左第 1 ～ 3 趾骨骨折。中医分型：分离。AO 分型：A2。**治疗：**予"拔伸牵引、接合碰撞"等手法复位，外敷伤科黄水纱，足部二夹固定；功能锻炼。**随访：**1 年半。按《骨科疾病疗效评价标准》Mayo 前足评分系统**评分：**优。图文演示治疗经过如下（图 5-19-7）：

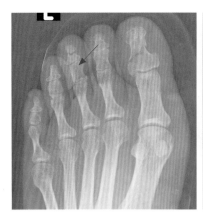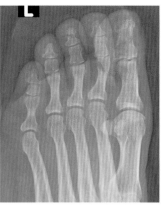

a. 2018-1-22 治疗后：左足第 3 趾骨折分离

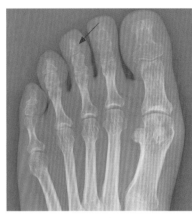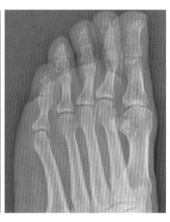

b. 2018-6-4 复查：骨折愈合

图 5-19-7　第 1 ～ 3 趾骨骨折（分离）手法夹板案

【随访】2019 年 10 月 8 日电话随访（15277542***）：足趾主被动活动正常，步行无疼痛，穿鞋无受限，关节稳定，无胼胝。洗凉水时足部稍不适。

【按】患者足部压榨伤致第 1 ～ 3 趾骨骨折，第 1 趾骨短斜形骨折，宜适度拔伸牵引；第 3 趾骨骨折分离，予接合碰撞手法，纠正分离。趾骨骨折分离较难愈合，如果出现分离，则采用二夹微型夹板，加胶带弹性纵向加压包扎固定。

（黄文）

儿童第 5 趾骨骨折（骨骺）手法夹板案

关某，男，4 岁，佛山市中医院门诊病历号：3002181***。X 线片号：4056***。

主诉：扭伤致右足部肿痛、活动障碍 1 天。检查：右足部外侧压痛、畸形。外院 X 线片示：右足第 5 趾骨近节近端骨折。**诊断**：右第 5 趾骨近节近端骨折。中医分型：骨骺。西医分型：Salter-Harris Ⅱ 型。**治疗**：予"拔伸牵引、扣挤分骨"手法复位，外敷伤科黄水纱，右足二夹固定；。随访：2 年余。按《骨科疾病疗效评价标准》Mayo 前足评分系统**评分**：优。图文演示治疗经过如下（图 5-19-8）：

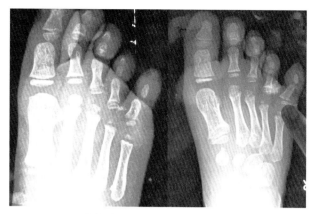

a. 2018-3-19 整复前外院 X 线片：第 5 趾骨近节骨骺骨折

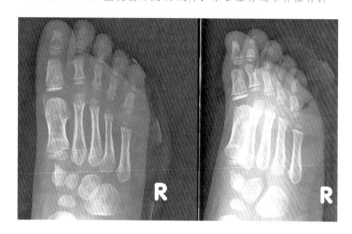

b. 2018-3-19 整复后：骨折对位对线好

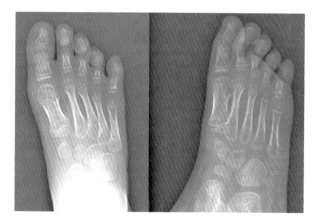

c. 2018-5-1 复查：骨折愈合

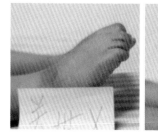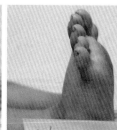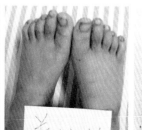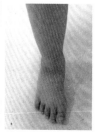

d. 2018-6-1 检查：功能活动和外形基本正常

图 5-19-8　儿童第 5 趾骨（骨骺）骨折手法夹板案

【随访】2020 年 6 月 5 日微信随访（18620479***）：足趾主被动活动正常，步行无疼痛，可参加跑、跳等体育运动。穿鞋无受限，无胼胝。

（江涌）

附 1：AOFAS 足第一跖骨、趾骨及跖趾关节、趾间关节功能评分系统

[优：90 ～ 100 分；良：80 ～ 89 分；可：70 ～ 79 分；差：＜ 70 分]

1. 疼痛　A：无疼痛 [40]；B：轻微，偶尔疼痛 [30]；C：中等，每天疼痛 [20]；D：严重、一直疼痛 [0]。

2. 主动活动是否受限　A：无活动受限 [10]；B：无日常活动受限，但文体活动受限 [7]；C：日常活动和文体活动均受限 [4]；D：日常活动和文体活动严重受限 [0]。

3. 穿鞋的要求　A：不受限制 [10]；B：需传舒适的鞋，需软底 [5]；C：特制的鞋或支具 [0]。

4. 跖趾关节活动度（跖屈加背伸）　A：正常或轻度受限（75°或更大）[10]；B：中等受限（30°～ 74°）[5]；C：严重受限（小于 30°）[0]。

5. 指间关节活动度 [跖屈]　A：正常无受限 [5]；B：严重受限 [小于 10°][0]。

6. 跖趾关节、趾间关节稳定性（所有方向）　A：稳定 [5]；B：不稳定或易脱位 [0]。

7. 跗趾跖趾关节、指间关节胼胝　A：无胼胝或无症状胼胝 [5]；B：有胼胝，有症状 [0]。

8. 对位对线　A：好，第一跖骨、趾骨及跖趾关节指间关节排列好，无畸形 [15]；B：中，明显排列成角，无症状 [8]；C：差，排列紊乱畸形，有症状 [0]。

附 2：Mayo 前足评分系统

[优：70 ～ 75 分；良：60 ～ 65 分；差：＜ 60 分]

1. 疼痛　A：无疼痛 [30]；B：偶尔、疼痛较轻 [20]；C：每天、疼痛较重 [10]；D：一直疼痛，需要药物控制 [0]。

2. 功能受限　A：无功能受限，不需要助行工具 [15]；B：日常和文体活动轻度受限 [10]；C：无法进行问题活动，日常活动部分受限 [5]；D：大部分日常活动受限，需辅助工具 [0]。

3. 穿鞋的限制　A：无受限或轻微受限，可以选择一些流行款式的鞋 [10]；B：无法穿流行款式的鞋 [5]；C：需要穿特制的鞋 [0]。

4. 一触即痛或有疼痛的胼胝　A：无 [10]；B：有 [0]。

5. 畸形　A：无或有可以勉强接受的畸形 [5]；B：无法接受的畸形 [0]。

6. 僵直　A：无 [5]；B：有 [0]。

第二十节　胸腰椎体压缩性骨折

（Thoracolumbar Compression Fractures）

单纯胸腰椎体压缩性骨折是脊柱骨科的常见病、多发病，易患人群主要为青壮年和老年人，90% 以上脊柱骨折是胸 11/12 和腰 1/2 椎体压缩性骨折，其中大部分又是以未波及后柱的胸腰椎压缩性骨折、且无明显椎管占位及神经症状的单纯胸腰椎压缩性骨折为主。

（一）中医分型（参照张安桢《中医骨伤科学》）

根据骨折损伤程度主要分为稳定性骨折（单纯脊柱前缘压缩性骨折，占 70%）和不稳定性骨折（合并关节突骨折或后关节脱位，占 30%）。屈曲型骨折约占 95%。

（二）西医分型

1. Denis 分型　根据受伤机制及骨折形态将胸腰椎骨折分为：Ⅰ 型：压缩型；Ⅱ 型：爆裂型；Ⅲ 型：屈曲 - 牵张型；Ⅳ 型：骨折脱位型。

2. TLICS 分型　TLICS 分型提出了简单、易于使用的系统，由三类参数组成：①形态学损伤（X 线、CT 评价骨折类型）；②后部韧带复合体完整性（MRI 评价韧带损伤程度）；③神经学状态（体格检查确定神经学状态）。每一类参数可评 0 ～ 4 分，总分为三项参数总和，最多为 10 分，据总分值来决定手术的必要性。

（三）治疗原则

矫正脊柱后凸畸形、恢复椎体正常解剖结构和生物力学强度、避免压缩骨折进行性加重和缓解疼痛。治疗方法选择主要根据骨折是否稳定，是否有脊髓和神经压迫症状，骨折损伤程度，患者的年龄、基础疾病情况、内脏及软组织损伤程度等决定。胸腰椎压缩性骨折椎体压缩 ≤ 1/3、青壮年、对疼痛耐受性好、可以较长时间卧床且依从性较高，能坚持练功者，建议保守治疗；胸腰椎压缩性骨折椎体压缩 ≥ 1/2、不稳定性骨折、MRI 提示后部韧带复合体完整性损伤，或患者基础疾病较多、状态较差、高龄、不能耐受长时间卧床者，建议手术治疗。根据 TLICS 分型 - 评分系统：评分 ≤ 3，保守治疗；评分 ≥ 5 分，手术治疗；评分 =4 分，根据情况，如伴神经或其他损伤，则考虑手术治疗。

（四）保守治疗

主要包括手法整复、卧床腰部垫枕、腰部牵引、中药内服外敷、功能锻炼等。元·危亦林《世医得效方》首创用过伸牵引悬吊法治疗脊柱骨折、脱位。保守治疗临床应用相当广泛，适合在基层推广应用，具有安全、无创伤、费用低、临床疗效好等优点。但保守治疗需患者长时间卧床，后期坠积性肺炎、褥疮、泌尿系感染等并发症较多，且存在椎体高度复位不理想等缺点。佛山市中医院自行研制腰椎牵引程控气枕，不仅对脊柱前后压缩骨折有良好的复位效果，对于部分"不可复性"的脊柱侧方压缩骨折，也取得较好的疗效。

（五）手术治疗

经皮椎体成形术（PVP）和球囊扩张经皮椎体后凸成形术（PKP），是一种能够迅速缓解疼痛，恢复椎体的稳定性，操作简便、安全有效的微创新技术，也是目前临床主流的手术治疗方法。但两者均存在少数病例出现穿刺针破坏椎弓根内侧皮质、损伤脊髓和神经根、撕裂硬膜外或硬膜内骨静脉丛，引起的出血、椎弓根骨折、骨水泥外溢、骨水泥过敏、肺栓塞等并发症。另外，PKP技术价格昂贵，穿刺针较难达到理想位置，极少数发生球囊将骨质胀破，发生骨水泥渗漏，导致严重并发症。对于不稳定性骨折，则采用椎弓根螺钉内固定术。

腰 2 椎体压缩性骨折腰椎程控气枕复位案

王某，女，40岁，佛山市中医院住院病历号：206***。X线片号：2521***。**主诉：**跌伤致腰部疼痛2小时。检查：腰肌紧张，腰2椎体棘突叩击痛，脊柱纵向传导痛，双下肢无放射痛，鞍区感觉无异常。趾动、血运、感觉正常。MRI提示：腰2椎体压缩性骨折，椎体后部骨块后移，椎管稍变形。**诊断：**腰2椎体压缩性骨折。中医分型：稳定性屈曲型。Denis分型：Ⅰ型。**治疗：**卧硬板床，外敷伤科黄水纱，腰2椎体棘突部放置程控气枕，指导功能锻炼，6周后腰围保护下离床运动。**随访：**9年。按《中西医结合治疗骨折临床经验集》骨折疗效**评定：**良。图文演示治疗经过如下（图5-20-1）：

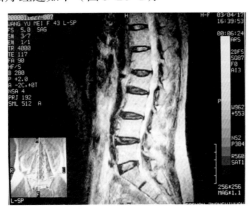

a. 2003-4-17 治疗前 MRI：椎体压缩 1/2

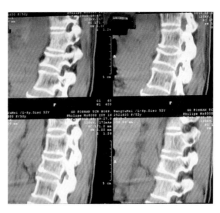

b. 2012-2-3 CT 复查：轻度楔形，较前改善

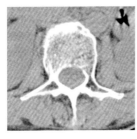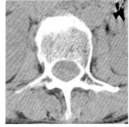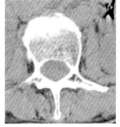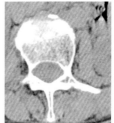

c. 2012-2-3 复查 CT：骨折愈合

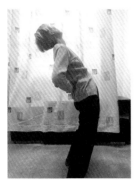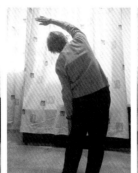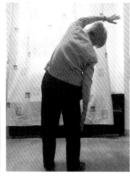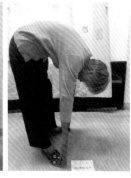

d. 2019-12-2 检查：功能基本正常

图 5-20-1 腰 2 椎体压缩性骨折腰椎程控气枕复位案

【随访】2019 年 8 月 16 日电话随访（0757-85759***），腰椎活动好，活动无腰痛，无放射痛。出院至今，生活质量无明显下降，腰椎活动度基本正常。

（江湧）

腰 1 椎体压缩性骨折腰枕练功复位案

劳某，女，47 岁，佛山市中医院住院病历号：108***。X 线片号：170***。

主诉： 跌倒致伤腰部肿痛、活动受限 4 小时。检查：腰 1 椎体压痛，后凸畸形，脊柱纵向叩击痛，双下肢无放射痛，感觉无异常。X 线片提示：腰 1 椎体压缩性骨折。**诊断：** 腰 1 椎体压缩性骨折。中医分型：稳定性屈曲型。Denis 分型：Ⅰ型。**治疗：** 腰椎外敷伤科黄水纱，卧硬板床，腰部放置程控气枕，指导功能锻炼，6 周后腰围保护下离床运动。**随访：** 23 年。按《中西医结合治疗骨折临床经验集》骨折疗效**评定：** 良。图文演示治疗经过如下（图 5-22-2）：

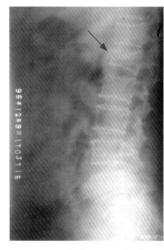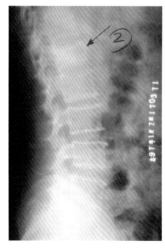

a. 1996-12-9 治疗前：腰 1 椎体压缩 1/2　　b. 1997-1-7 复查：腰 1 椎体复张

图 5-20-2 腰 1 椎体压缩性骨折腰枕练功复位案

【随访】2020 年 1 月 6 日电话随访（0757-83825***）：腰活动无痛，无放射痛。腰椎活动度基本正常，弯腰时双手手指可触摸足尖。23 年来一直料理家务，并照顾 3 个孙儿长大。

【按】胸腰椎体压缩性骨折的诊断：①外伤史：一般有外伤史，多见于高处坠落足跟着地或平地滑跌臀部着地，但对于高龄骨质疏松症的患者，外伤史有时仅仅是反复的剧烈咳嗽，或喷嚏，或突然弯腰转身，或弯腰提拿较轻的物体，或老人为了保护和照顾老伴拉拽时造成骨折。②症状特点：胸腰椎体压缩性骨折，除了腰部疼痛，活动受限，绝大多数患者伤后数天还会出现腹胀、大便不解等腹膜后血肿刺激征。③体征：部分轻度压缩性骨折，骨折椎体虽无明显压痛，但往往有纵向叩击痛和纵向挤压传导痛，腰椎轻度后隆。

（江湧）

腰 2 椎体压缩性骨折腰枕练功复位案

蓝某，女，28 岁，佛山市中医院住院病历号：83***。X 线片号：28***。

主诉： 跌伤致腰部疼痛、功能受限 2 小时。检查：腰部肿胀，腰 2 椎体压痛敏锐，脊柱明显后凸，向左侧弯，纵轴叩击痛（＋），双下肢感觉轻度麻痹，趾动尚可，生理反射存在，病理反射未引出。X 线片提示：腰 2 椎体压缩性骨折。CT（NO：04175）检查：腰 2 椎体呈粉碎性压缩性骨折，腰 2 右侧椎板完全断裂，移位显著，椎管内硬膜腔和脊髓明显受压，腰椎 1～2 处向后凸弯畸形，腰 2 左侧横突骨折。**诊断：** 腰 2 椎体压缩性骨折。中医分型：不稳定性屈曲型。Denis 分型：Ⅱ型。**治疗：** 卧硬板床，垫腰，外敷本院制剂白药膏，中药辨证施治，指导功能锻炼。2 个月后腰围保护下离床步行。**随访：** 25 年。按《中西医结合治疗骨折临床经验集》骨折疗效**评定：** 可。图文演示治疗经过如下（图 5-20-3）：

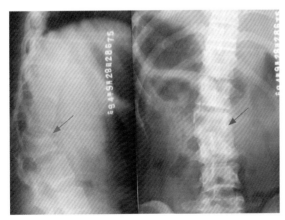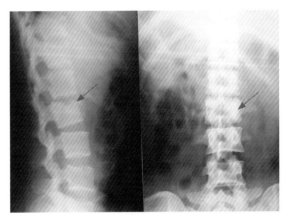

a. 1994-9-28 治疗前：腰 2 椎体后、侧压缩 1/2，　　　b. 1997-1-7 治疗后复查：腰 3 椎体复张，后凸、
　　　　Cobb 角 40°　　　　　　　　　　　　　　　　　　　　侧弯基本纠正

图 5-20-3　腰 2 椎体压缩性骨折腰枕练功复位案

【随访】2020 年 1 月 8 日电话随访（13926010***）：患者住院期间，腰部活动基本无痛，约 2 个月后佩戴软质腰围下地负重，练习腰部活动。出院后腰部仍轻微疼痛，坚持工作。约半年后，腰部原来骨折部位逐渐后凸，腰部疼痛持续。现腰部活动轻度受限，指尖仅仅可触及双膝，疲劳后腰部酸软无力，无放射痛。

【按】

1. 闭合治疗 ①手法复位：对脊柱稳定性单纯压缩骨折，大多不需要施行手法治疗；对单纯性椎体压缩严重且后凸畸形较大者，采用上下对牵，拉开椎间隙，再由后向前推压突起部位，使之平伏。②卧床垫腰：患者绝对卧床，硬板床仰卧位休息。在骨折突起部位放置3cm厚、15cm宽、45 cm长的长方形硬布垫，用胶布粘牢。或腰部放置程控气枕，动态牵引复位。③功能锻炼：1周后开始做头部和双肘仰卧拱桥锻炼，进行"五点式""三点式""两点式"腰背肌功能锻炼。在脊柱过伸锻炼过程中，由于前纵韧带间隙性紧张、牵拉，可使被压缩的椎体复原。4～6周复查X线片了解骨折复位情况。6周后检查：椎体无压痛，无纵向冲击痛，离床负重腰无疼痛，腰围保护下离床运动。如果仍然有疼痛症状，应以继续卧床练功为主，佩戴定制的塑料过伸支具，在保护下逐渐负重。定期复查X线片，CT检查了解骨折愈合情况。④辨证施治：中药三期辨证施治。早期宜祛瘀通下，行气消胀，用桃核承气汤加减；中期宜活血祛瘀，行气止痛，用复元活血汤加减；后期宜补益肝肾，强筋壮骨，用左归丸、右归丸。早期外敷本院制剂白药膏，后期外敷本院制剂生骨膏。

2. 本案疗效分析 本案腰2椎体后、侧压缩近1/2，Cobb角约40°，椎板完全断裂，患者经过积极的腰部功能锻炼，在椎间盘和前纵韧带的张力下椎体复张，生理弧度基本恢复正常。但由于患者骨折粉碎严重，骨折不稳定，愈合缓慢，过早下地负重，并持续繁重的文书工作，使骨折潜移压缩、后凸变形，导致慢性腰痛。脊柱后方张力带（脊柱后方韧带复合体）断裂损伤后，修复能力差，长期稳定性丧失，导致腰椎失稳，逐渐出现腰椎后隆畸形。限于当时MRI检查尚未普及，本案未能对损伤进行更深入的判断，影响了对治疗方法的选择和对预后的判断。

3. 骨折愈合判断 X线片可以观察胸腰椎体压缩性骨折的复张情况，但仅凭X线片诊断骨折是否愈合比较困难，因为骨小梁的修复在X线片上观察需要较长时间。CT对于胸腰椎体压缩性骨折的愈合显示比较清晰，包括骨皮质的骨痂连接和骨小梁的修复排列。椎体压缩性骨折闭合治疗患者应卧床至少1个半月，严重者应2个月为宜。但如果骨折端仍然有压痛、纵向冲击痛、下地负重疼痛时，应做CT和MRI检查，更准确地了解骨折愈合的情况，必要时继续卧床治疗。

（关宏刚）

附1：《中西医结合治疗骨折临床经验集》——胸腰椎压缩骨折疗效标准

良： 脊柱无后凸畸形，腰部活动良好，无明显症状，能胜任原工作，X线检查原压缩的椎体已复原或相当于正常高度4/5以上，椎体排列正常，椎板骨折已愈合，脱位已整复。

尚可： 轻度后凸畸形，腰部活动基本正常或仅在前屈时发生板硬，劳累时腰背痛尚能坚持轻工作，X线检查压缩之椎体复位达2/3以上，椎板骨折已愈合，前后脱位已整复。

差： 明显后凸畸形，腰部活动严重受限，因腰痛不能劳动，X线检查椎体仍有1/3以上压缩及脱位者。

附 2：临床总结

胸腰椎压缩骨折气囊垫高复位研究——附 58 例报告

陈逊文　佛山市中医院

临床资料： 本组共 58 例，其中男性 39 例，女性 19 例。年龄 20～68 岁，平均 48.3 岁。受伤机制分别为：自行摔倒 9 例，高处坠落 17 例，车祸 16 例，重物砸伤 8 例，其他 8 例。骨折分布：胸 12 骨折 7 例，腰 1 骨折 24 例，腰 2 骨折 19 例，腰 3 骨折 6 例，腰 4 骨折 2 例。椎体矢状面骨折程度分布：Ⅰ度 19 例、Ⅱ度 27 例、Ⅲ度 12 例。侧方压缩骨折占胸腰骨折总数的 95.9%（受累椎体两侧高度相差＞1mm）。患者平均卧床时间 5.7 周。

治疗结果： 58 例患者治疗过程中无褥疮、肺部感染发生。复位前后 X 线片测量复位，优良率 87.3%，平均复位时间 3 周。随访 9 个月～1.5 年，平均 1.3 年。椎体两侧高度之差复位前后比较，经 t 检验，$P<0.05$，具有显著的差异。

［资料来源：中国中西医结合外科杂志，1999，5（3）：163–164］

手法整复治疗椎体压缩超 1/3 的胸腰椎压缩性骨折的临床研究

谭伟欣，等　佛山市中医院

临床资料： 对 30 例无神经症状的单个椎体压缩超 1/3 椎体高度的胸腰椎压缩性骨折患者行手法整复，手法后予以患者腰部垫塔形垫，指导患者行腰背肌功能锻炼，卧床 4 周，随访 12 个月。30 例患者随访均疗效显著，可恢复椎体的高度，避免手术风险，减少并发症。30 例均为我院收治的新发骨折患者，其中男 19 例，女 11 例；年龄 39～62 岁，平均（46.2±5.1）岁。致伤原因：交通伤 14 例，高处坠落伤 9 例，重物压伤 7 例。患者入院后行常规 X 线片、CT 或 MR 等影像学检查，受伤椎体：T12：10 例，L1：14 例，L2：6 例。骨折波及椎体前柱，为楔形压缩性骨折，椎体压缩高度超过 1/3，伤椎后凸畸形 Cobb 角（22.87°±6.38°），伤椎前缘高度比值（37.5%±10.56%），VAS 评分（8.8 分±1.6 分）。

治疗结果： 患者手法前后 Cobb 角、椎体前缘高度比值与 VAS 评分比较，手法后椎体后凸 Cobb 角、伤椎前缘高度比值、VAS 评分均较手法前有明显改善，差异有统计学意义（$P<0.05$）。30 例患者均随访 12 个月，其中治愈 22 例，好转 7 例，未愈 1 例，随访有效率为 96.67%（29/30）。

［资料来源：临床医学工程，2015，22（6）：703–704］

第二十一节　脱位

（Dislocations）

（一）定义

脱位是指构成关节的各骨端关节面脱离正常解剖对应位置并引起功能障碍。

（二）分类

临床上根据脱位的原因、方向、程度、时间及脱位是否与外界相通等不同的参照标准，分为不同类型的脱位。

（三）病因

脱位大致为外因和内因所致：外伤性脱位多由直接或间接暴力作用所致，尤以间接暴力引起者较多见（如传达、杠杆、扭转暴力等）。内因主要指先天性关节发育畸形。

（四）特有体征

1. 关节畸形　如肩关节的方肩畸形；肘关节后脱位的靴样畸形；髋关节后脱位下肢的短缩、屈曲、内收和内旋畸形等。髋关节前脱位见下肢增长。

2. 关节盂空虚　如肩关节脱位时肩峰下空虚感，肘关节脱位时肘后空虚感。

3. 弹性固定　被动活动有一定活动度，去除外力后，关节又回到原来的位置。

4. 骨端脱出　关节周围可扪及突出的骨端。

（五）并发症

脱位常见的早期并发症，如骨折、神经损伤、血管损伤、感染；晚期并发症，如关节僵硬、骨化性肌炎（肘、膝、肩好发）、骨缺血性坏死（股骨头、腕周骨、月骨）、创伤性关节炎（膝）等。

（六）治疗原则

脱位治疗首选手法闭合复位。整复操作手法要轻柔准确，忌用暴力，以免发生合并损伤。脱位治疗的目的是恢复关节的正常解剖结构对应关系及功能，包括使构成关节的骨端复位和为维持关节稳定性的软组织修复提供条件：

1. 复位要早。早期易整复，日后功能恢复好。

2. 复位手法要根据脱位的部位、生理解剖结构、脱位类型、发生机制等不同，选择不同的复位方法。

3. 复位前注意评估合并损伤，如骨折、神经血管损伤。

4. 复位后，将伤肢固定在功能位或关节稳定的位置。一般上肢固定 2～3 周，下肢固定

3～4周；复位后尽早开始功能锻炼，避免发生关节僵硬和肌肉萎缩。

5.当复位困难时，不可强行复位，应及时检查原因，特别是复位失败的病例。必要时麻醉下复位。闭合复位失败则应手术切开复位。

6.复位后关节不稳定的或容易复发脱位的，应进行 CT、MRI 检查，根据软骨及软组织损伤的情况，考虑关节手术修补。

（七）常见脱位的处理原则

1. 肩关节脱位　首先进行闭合复位，并评估复位前和复位后的神经、血管状态。所有闭合复位失败的患者可以在手术室麻醉下进行复位。复位后需必要的固定。前脱位通常固定 2～4 周，后脱位需要更长的时间。对于持续性的肩关节疼痛、关节不稳定、大的 Hill-Sachs 缺损或大的（骨性）Bankart 损伤，则需要外科手术治疗恢复肩关节的稳定性。肩关节脱位治疗后，仍可继发慢性疼痛、活动受限、关节僵硬和复发脱位。这些常见并发症可能需要手术治疗。在盂唇和软骨损伤、慢性复发脱位之后，还可能继发退行性关节病。

2. 肘关节脱位　新鲜脱位应进行闭合复位，固定 2～4 周。手术治疗包括：①切开复位内固定（冠状突、桡骨头、尺骨鹰嘴）、外侧韧带修补，必要时内侧副韧带修补。适应证为急性复杂肘关节脱位复位后持续不稳定（需要屈肘大于 50°～60°才能维持复位）、闭合复位失败（通常是由于卡压的软组织或骨软骨碎块）的患者。②切开复位、关节囊松解和可调式肘关节铰链外固定架固定。适应证为陈旧性脱位。

3. 髋关节脱位　髋关节脱位较罕见，无合并骨折的单纯脱位为简单脱位。髋臼或股骨近端骨折合并脱位为复杂脱位。前脱位或后脱位 6 小时内急诊闭合复位，禁忌证为股骨颈骨折。手术治疗包括：①切开复位和 (或) 取出嵌顿碎片。②切开复位内固定术。适应证为合并骨折，如合并髋臼骨折、股骨头骨折、股骨颈骨折。③关节镜手术。适应证为关节内游离体、部分髋臼骨折、股骨头骨折等，还可评估关节内软骨损伤、关节囊损伤和髋臼盂唇损伤。

4. 膝关节脱位　膝关节脱位应急诊复位，复位后夹板固定下肢，保持患肢抬高。影像学确认恢复对应关系并考虑血管造影。对所有撕裂结构的早期或后期修补，以及用自体和同种异体移植物对交叉韧带损伤的重建，有利于伤膝稳定性和功能恢复。其并发症较多，包括关节僵硬或不稳定、筋膜室综合征、血管损伤（腘动脉损伤、腘静脉损伤）和腓总神经麻痹等。

（八）正骨十四法在脱位手法复位的运用

1. 触摸辨认　根据脱位后四肢弹性固定和强迫体位，手法前触摸辨认，全方位了解脱位移位方向和程度，弥补 X 线片的不足，特别是容易出现漏诊的，如肩关节后脱位，可疑者应双肩后侧对比触摸。手法治疗后，了解脱位是否纠正。

2. 拔伸牵引　最常用的手法。根据脱位后骨端移位方向和部位，有正拔、斜拔，由于肌腱等软组织阻挡、缠绕，有旋拔、反拔；有轻拔、重拔、先轻后重拔。

3. 推端提按　根据脱位后骨端和关节的移位，进行内外推端、提按升降手法。

4. 屈伸展收　根据脱位后骨端移位的前后左右，配合拔伸、推端、提按等手法。

5. 折顶旋转　运用杠杆原理、滚动翻转原理，达到省力效果的手法。

6. 摇摆转动　用于陈旧性脱位的关节松解。

肩关节前脱位合并肱骨大结节骨折过肩折顶复位案

曾某，男，79 岁，佛山市中医院门诊病历号：3003799***。X 线片号：4495***。

主诉：跌伤致左肩肿痛、活动障碍 7 小时余。**检查**：左肩方肩畸形，搭肩试验（＋）。X 线片示：肩关节喙突下脱位合并肱骨大结节骨折。**诊断**：左肩关节前脱位合并肱骨大结节骨折。肩关节脱位分型：喙突下型。**治疗**：手法复位，外敷伤科黄水纱，肩肘"8"字绷带固定 4 周，功能锻炼。**随访**：5 个月。按《骨科疾病疗效评价标准》Gill 临床上肢功能评分系统评分：优。图文演示治疗经过如下（图 5-21-1）：

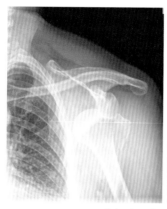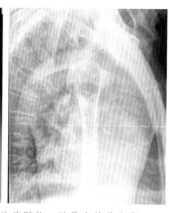

a. 2020-1-1 整复前：肩关节脱位，肱骨大结节分离

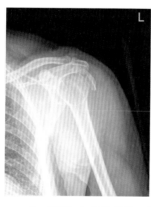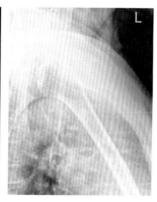

b. 2020-1-1 整复后：脱位纠正，大结节轻分离

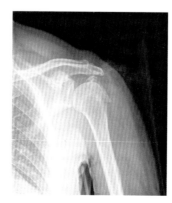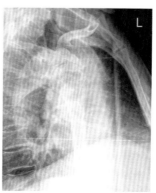

c. 2020-1-10 复查：肩关节在位，大结节轻分离、旋转

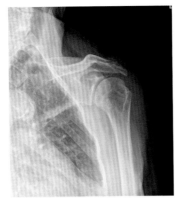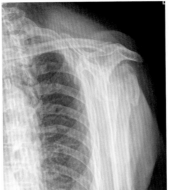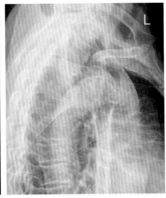

d. 2020-6-12复查X线正、斜、侧位片：骨折愈合

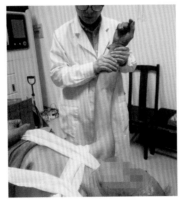

①上举放松

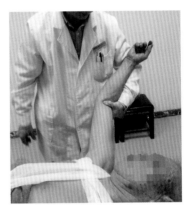

②拔伸过肩

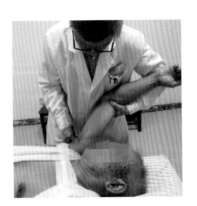

③拇指推按

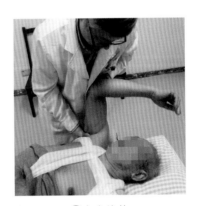

④左右旋转

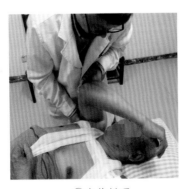

⑤内收折顶

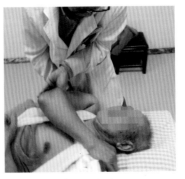

⑥内旋搭肩

e.过肩折顶单人整复肩关节前脱位步骤示意

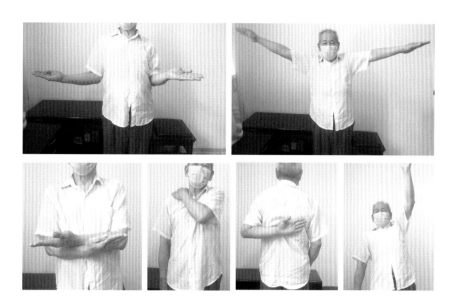

f. 2020-6-12 功能随访：上举160°，外展、外旋20°受限，活动无明显疼痛

图5-21-1 肩关节前脱位合并肱骨大结节骨折过肩折顶复位案

【按】

1. 过肩折顶单人复位法 ①术者一手牵引患肢腕部，使肩关节处于稍外展，上举前屈约90°位，此过程宜缓慢，以患者疼痛轻微或无痛为佳。一手触其胸大肌，令肌肉松弛；②一手改握其肘部，屈肘过肩，顺势牵引；③肱骨头与肩盂间有松动感时，迅速内旋内收肩关节，同时拇指推送肱骨头，形成折顶；④继续内旋内收上肢，同时拇指推顶肱骨头；⑤触摸辨认：肩峰饱满，搭肩试验（-），复位成功；⑥肩肘"8"字绷带固定，维持肩关节内收内旋位。此法操作关键在于患者配合，充分与之交流，告知其为无痛操作，以取得患者信任，令其克服恐惧心理。胸大肌松弛后，大结节所受牵拉减轻，即复位，多可成功。

2. 手法机制探讨 《医宗金鉴》云："拽之离而复合，推之就而复位""法之所施，使患者不知其苦，方称为手法也"。过肩折顶法整复肩关节脱位是中医正骨手法的具体运用。其机制为：①省力：顺力而非抗力，滚动而非滑动。传统的大牵引力复位，由于同时引发肱二头肌和三角肌的拮抗，牵引力要大于肌肉收缩力和各种阻力之和。而且，牵引力愈大，肌肉收缩力、阻力也愈大。过肩法在外展上举前屈过程中，胸大肌、三角肌和肱二头肌均松弛，顺势柔和的牵引，不至于引起肌肉紧张。过肩法在肩展举旋屈时，肱骨头在回路上近似一个滚动过程。而传统方法基本上是滑动过程，因而摩擦阻力较大。肩关节脱位打破肩部肌肉静力平衡，前后肌肉的张力有恢复原有肌力平衡的趋势。过肩法常常在轻拽轻推时便复了位，调动了稳定肩关节中起主要作用的冈上肌、冈下肌和大圆肌、小圆肌的应力，使肱骨头回纳。②解决复位难题——关节囊纽扣状关闭和肱二头肌腱交锁：关节囊破裂后，如同衣服纽扣，用力牵引则紧张而关闭，放松则张开。肱骨头在松弛下更容易回纳。当肩外展上举前屈时，肱骨头旋转，可避开肱二头肌腱的缠绕。③基本适用于各类型新鲜的肩关节前脱位。

3. 疗效评价 本案肱骨大结节骨折旋转分离移位较大，有手术指征。但患者高龄，要求保守治疗，并获得较好的近期疗效。本案仍需进行远期随访。

（江湧）

肩关节后脱位屈伸展收复位案

庄某，男，24岁，佛山市中医院门诊病历号：3001280***。X线片号：4484***。

主诉：跌伤致右肩部肿痛、活动受限30分钟。检查：右肩前方空虚，后方隆突、压痛。右上肢指动、血运、感觉正常。X线片示：右肩关节后脱位，肱骨头后移，位于关节盂后。**诊断：**右肩关节后脱位。肩关节脱位分型：后脱位。**治疗：**手法复位，肩后伸固定。图文演示治疗经过如下（图5-21-2）：

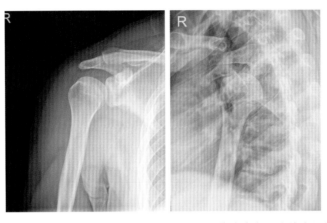

a. 2019-12-17整复前：正位肱骨大结节变小，小结节消失，肱骨头呈灯泡状；
侧位肱骨头后移，位于关节盂后、胸椎之前

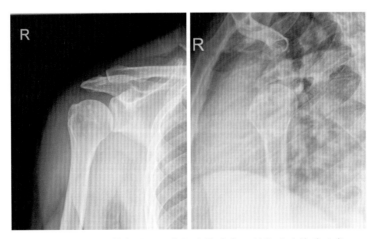

b. 2019-12-17整复后：正位灯泡状消失，侧位肱盂关系正常

图5-21-2　肩关节后脱位屈伸展收复位案

【按】复位：患者取坐位。方法一：一助手固定肩关节，另一助手拔伸牵引下内旋内收肩关节，术者由后往前推顶肱骨头，同时嘱助手后伸肩关节，可触及肩关节回纳感。方法二：患者卧位，术者右手拔伸牵引右上肢，左手拇指于右侧肩关节盂作支点，余四指把肩后肱骨头向前端提，同时肩前屈使其复位。复位后外敷黄水纱，肩关节后伸30°位绷带包扎固定，伤肢三角巾悬吊。

（黎土明）

肩关节后脱位（陈旧性）摇摆转动复位案

梁某，男，47岁，佛山市中医院住院病历号：452***。X线片号：2640***。

主诉： 久坐执鼠标后出现右肩部肿痛、活动受限40余天。无外伤史；既往无肩关节脱臼史。**检查：** 肩前方变平，肩向前突出，喙突及肩峰较健侧向前显露，上臂处于内旋位，肩胛冈下可摸到肱骨头。**X线片示：** 肩关节向后脱位，肱骨头向内后方移位，肩胛盂下缘骨折。**CT检查：** 肱骨头内后方压缩骨折，肩胛盂撕脱骨折，肩关节后脱位。**诊断：** 右肩关节陈旧性后脱位（肱骨头反Hill-Sachs损伤、肩胛盂骨折、肩关节盂唇损伤）。肩关节脱位分型：后脱位。**治疗：** 麻醉下闭合复位，外敷黄水纱，贴胸绷带肩后伸包扎固定，伤肢三角巾悬吊。1个月后解除绷带固定，加强肩关节上举、后伸等功能锻炼。**随访：** 近7年。按《骨科疾病疗效评价标准》Gill临床上肢功能评分系统**评分：** 优。图文演示治疗经过如下（图5-21-3）：

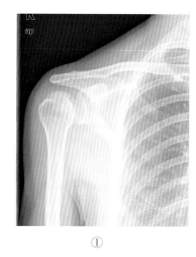 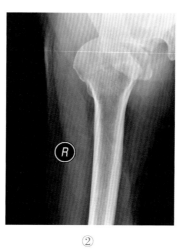 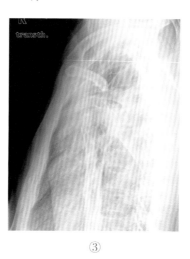

① ② ③

a. 2012-11-22整复前：①正位灯泡状；②腋位肱骨头后移；③侧位肱骨头和关节盂重叠

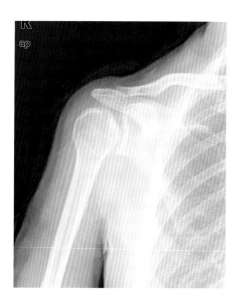 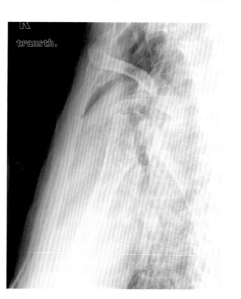

b. 2012-11-26整复后：肱骨头仍旋转；肱骨头和关节盂无明显重叠

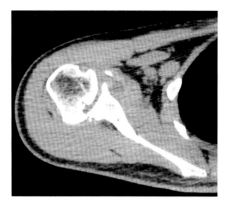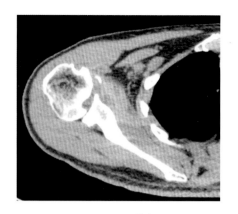

c. 2012-11-22 整复前 CT：肩关节后脱位　　　　d. 2012-11-27 整复后 CT

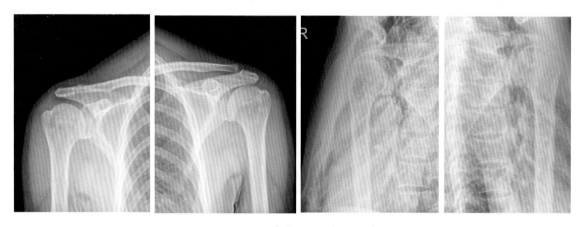

e. 2019-11-26 复查：正、侧双侧对比

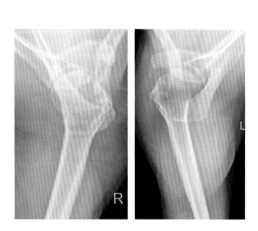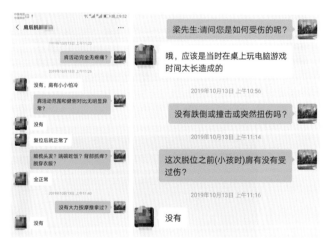

f. 2019-11-26 复查：轴位双侧对比　　　　g. 2019-10-13 微信随访：功能正常；无外伤史

图 5-21-3　肩关节后脱位（陈旧性）摇摆转动复位案

【随访】2019 年 10 月 12 日电话微信随访（13509958***）：与健侧对比，伤肢外形正常，功能活动正常，无疼痛，无静息痛。能自行做梳头、穿衣、端饭、挠背等日常生活。治疗后未出现过复发情况。

【按】

1. 诊断　肩关节后脱位极易漏诊，体格检查应注意肩外形和重视触诊，一般在患肩后方可触及隆突肱骨头（双侧对比），可疑者除摄肩关节正侧位片外，还应加摄肩关节轴位片，必要时行 CT 检查，了解是否合并骨折。

2. 复位　麻醉下先行肩关节反复"摇摆转动"和肱骨头"提按升降、内外推端"等手法松解肩关节。关节松动后，一助手固定肩关节，另一助手拔伸牵引下内旋肩关节，术者四指置腋下扩张肩关节，使肩关节外移并内收，肱骨头由内往外移，然后由术者从后往前推顶肱骨头，同时助手后伸肩关节，即可扪及肱骨头有回纳感。搭肩试验检查阴性，肩后隆突消失，复位成功。

3. 讨论　肩关节是由肱骨头与肩胛骨关节盂构成，为球窝状关节，由于肱骨头大，肩关节盂浅，关节囊和韧带装置较薄弱，故外伤后容易脱位，又因肩上方有肌腱帽和喙肩弓的加强保护，故临床上肩关节前脱位多见，肩关节后脱位则极为少见。伤侧肢体呈轻度内旋、前屈位，手掌着地传导暴力导致肩关节受伤，较大的外伤暴力来自前方，致使肱骨头处于前屈内旋位，头部直接撞击关节囊后壁，使关节囊破裂而造成肩关节后脱位。

肩关节后脱位时，三角肌仍然丰隆饱满，无"方肩"畸形，加上受伤后肩部周围软组织瘀肿明显，外形与正常肩部无明显异常，容易漏诊或误诊。后脱位肩关节都有不同程度的弹性固定感，搭肩试验阳性。其肩前方较为扁平凹陷，肩后方则明显隆突，可疑患者应双侧触摸辨认进行对比。肩关节后脱位还需要与肱骨外科颈骨折相鉴别，尤其是粉碎性骨折。由于伤后局部肿胀，遇有肱骨头部碎片后移，造成肩后方隆突，可扪及隆突之粗糙面，而脱位则为较圆滑之关节面。但前者表现为搭肩试验阴性，后者则表现为阳性。此外，还需要与肩部软组织陈旧性损伤鉴别。由于肩部陈旧性损伤，肌肉萎缩、松弛可导致肱骨头下移，即肩关节半脱位，表现为肩关节活动功能障碍，不能抬举活动，但无弹性固定感，搭肩试验阴性，托肘时肱骨头上移。X 线拍片检查可作为诊断依据。肩关节后脱位在常规 X 线正位片观察时，有时由于肱骨头向后脱位，刚好落在关节盂后方或后上方，未能显示其重叠征象，可疑病例必须做 X 线腋位片检查。新鲜脱位因伤肢疼痛不能外展，可采用 Velpeau 腋位片，CT 检查可以确诊，并了解是否存在肱骨头、关节盂等骨折和移位情况。

本案为肩关节陈旧性后脱位，患者既往无肩关节脱位史，无癫痫史。本次发病无外伤史，伤后未进行过推拿按摩等治疗，其发病机制可能为肩关节长时间前屈固定体位，使关节囊后壁松弛，或肩关节囊后壁存在先天结构薄弱造成。脱位后疏于诊治，漏诊使肱骨头后内缘长时间卡压于肩胛盂，造成肱骨头压缩骨折（反 Hill-Sachs 损伤），与肩胛盂形成交锁，使复位困难。复位后，肩关节囊后壁得以修复，故未见复发脱位。嘱患者行 CT 复查和 MRI 检查，以助于了解肱骨头、肩关节囊等情况。

（潘国铨　江涌）

肘关节后脱位（爆裂性内外型）二次手法对抗旋转复位案

王某，男，13 岁，佛山市中医院门诊病历号：3001038***。X 线片号：3651***。

主诉：从约 1.5 米高的窗台不慎跌下致左肘关节肿痛、畸形、活动障碍 2 小时。检查：左肘关节明显肿胀，局部呈靴形畸形，左肘窝后上方空虚。左肘部活动受限，弹性固定，压痛明显。X线片示：肘关节后脱位，肱桡、肱尺关节脱位，尺桡上关节脱位，桡骨小头旋转至内侧，肱骨内、外髁撕脱骨折。**诊断：**①左肘关节爆裂性后脱位（交叉旋转易位）；②合并左肱骨髁撕脱骨折。肘关节脱位分型：爆裂性内外型。**治疗：**予"旋翻回绕、内外推端"等手法复位，外敷伤科黄水纱，前臂四夹超肘关节，屈肘100°肘"8"字绷带固定。4周后解除固定，指导功能锻炼。**随访：**半年余。按《骨科疾病疗效评价标准》改良Mayo肘关节功能评分系统**评分：**优。图文演示治疗经过如下（图5-21-4）：

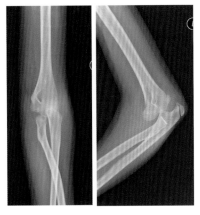
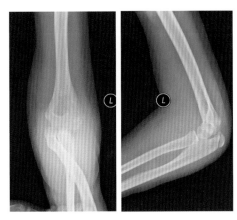

a. 2016-5-10 整复前：肘关节后脱位；桡骨头内移　　b. 2016-5-12 整复后：后脱位纠正，桡骨头完全向内移位

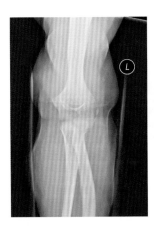
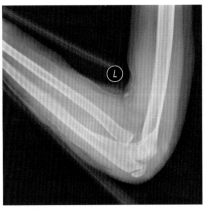
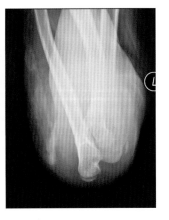

c. 2016-5-21 第二次整复后：肱桡、肱尺关系恢复正常

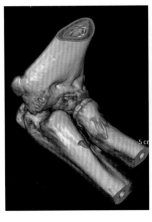
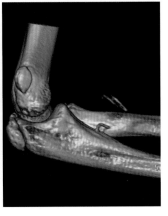
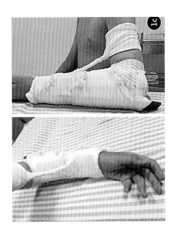

d. 2016-5-27 复查CT：关节对应关系正常　　　　　　　　e. 固定外观

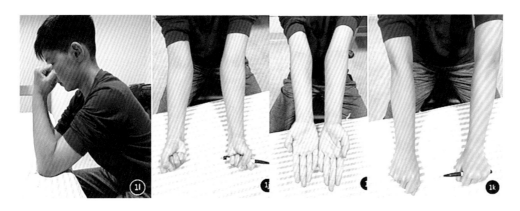

f. 2016-12-1 检查：功能正常

图 5-21-4　肘关节后脱位（爆裂性内外型）二次手法对抗旋转复位案

【按】

1. 诊断　肘关节脱位是最常见的关节脱位之一，可分为前脱位和后脱位两大类。临床上以后脱位为主，前脱位较少见。而本例病例非常特殊，临床上极其罕见，易发生漏诊、误诊和误治。X 线正位片上，肱骨滑车应当和尺骨半月切迹相对应；肱骨小头与桡骨头的凹形关节面相吻合；桡骨小头的环状关节面和尺骨上端的桡切迹衔接。显然这几个关节在 X 线片上显示，都已经脱离了原来的位置，变成了肱骨滑车与桡骨头对应，肱骨小头与尺骨半月切迹对应，尺桡骨上关节也由原来的面对面变成了背对背。此外，儿童肘关节脱位多合并骨折。在肱骨下端可以看到内、外髁有小骨片撕脱，需要仔细阅片，避免漏诊。

2. 受伤机制　患儿受伤于间接暴力。患儿从高处跌落，手掌垂直，外力通过前臂迅速传导至肘关节作用于尺桡骨上段，肱骨髁像楔子样使尺桡骨上段分离，形成爆裂样脱位，同时滑向后上方，发生后脱位。由于身体的重力惯性使上臂外旋，手掌贴地前臂极度内旋，使桡骨头内旋至尺侧而尺骨鹰嘴在桡侧，形成了肘部三个关节同时脱位和尺桡上端交叉易位。

3. 手法复位　①原路返回：患者仰卧位，予前后推端，使关节重新后脱位。②对抗旋转：一助握住伤肢的上臂并旋前，另一助手握住患肢的前臂旋后，对抗旋转。同时术者触摸辨认桡骨头的位置，然后自内侧经前方往外侧推端，将桡骨头推向外侧，先纠正尺、桡骨上端的交叉移位。③内外推端：助手维持小力度的牵引，术者一手按住尺桡骨近端，一手紧扣肱骨下端，做内外推端，纠正尺桡骨的侧方移位。④提按升降：术者双指扣住肘后尺骨鹰嘴，双拇指顶住肘前肱骨下端，助手徐徐加大牵引的力度并屈肘。⑤触摸辨认：肘三角标志正常。

4. 夹板固定　本病例采用杉树皮夹板包扎固定，通过内外侧夹板可以固定撕脱骨折，超肘关节夹板和肘部"8"字绷带固定屈肘 100°，能较好地维持肘关节的对位。注意切不可伸直肘关节，以防止肘关节再次脱位和肱骨内外髁骨片移位。

5. 功能锻炼　肘关节是全身发生骨化性肌炎和关节僵硬最多的损伤部位之一，功能恢复是治疗骨折和脱位的关键。合理的功能活动，对于肘关节损伤十分重要。严格掌握固定时间，以主动活动为主，早期避免反复强力扳拉推拿，以免造成骨化性肌炎、肘关节僵硬等并发症。

（谢韶东）

肘关节后脱位（爆裂性前后型）推端提按复位案

招某，男，43岁，佛山市中医院门诊病历号：3000317***。X线片号：3649***。

主诉：跌伤致右肘肿痛、活动障碍1小时。检查：右肘畸形、压痛，弹性固定，肘后三角关系失常。X线片示：肘关节脱位，桡尺骨近端向后上方交叉移位、上下分离，桡骨头于冠状突上方，见撕脱骨折片。**诊断：**右肘关节爆裂性脱位合并肱骨外髁撕脱骨折。肘关节脱位分型：爆裂性前后型。**治疗：**"拔伸牵引、内外推端、提按升降、屈伸展收"等手法复位，外敷伤科黄水纱，肘部"8"字绷带固定。4周后解除固定，加强功能锻炼。1个半月后，伤肢活动度为屈曲100°，伸直 –20°（中立位0°法）。图文演示治疗经过如下（图5-21-5）：

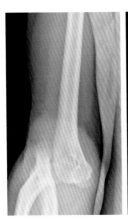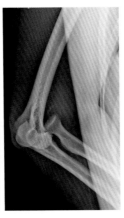

a. 2016-5-7整复前：桡尺骨近端交叉移位、上下分离，桡骨头于冠状突上方

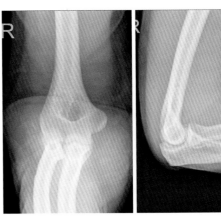

b. 2016-5-7整复后：肘关节脱位纠正，尺桡上端关系正常

图 5-21-5　肘关节后脱位（爆裂性前后型）推端提按复位案

【按】

1. X线片分析和诊断　由于患者伤后肘部畸形、弹性固定、强迫体位等因素，X线投照体位受到影响，拍照结果并非标准体位。通过受伤史（跌倒时肘关节伸直，掌部着地，前臂旋前）、肘部畸形（弹性固定，靴状畸形，肘三角改变）、触摸辨认（肘后扣及尺骨鹰嘴、肘前扣及桡骨小头），结合X线片分析，判断为肘关节爆裂性后脱位前后型。

2. 手法复位　取卧位，令助手双手紧握患肢上臂，术者一手紧握腕部，使前臂旋后，先内外推端，纠正侧方移位后，一手的拇指抵住桡骨小头向后推按，余指于鹰嘴处，向前端提，同时牵引下将肘关节逐渐屈曲至90°，即可扣及入臼感。触摸辨认肘三角恢复正常，患肢肘关节可主动活动，即复位成功。

（江湧）

肘关节后脱位二次手法原路返回复位案

梁某，女，32岁，佛山市中医院门诊病历号：3000735***。X线片号：2618***。

主诉： 跌伤致左肘肿痛、活动障碍1天。检查：左肘畸形，弹性固定，压痛。X线片示：左肘关节后脱位，桡尺骨近端向后上移位。**诊断：** 左肘关节脱位。肘关节脱位分型：后脱位型。

治疗： 急诊麻醉下予"内外推端、拔伸牵引、提按升降、屈伸展收"等手法复位，外敷伤科黄水纱，屈肘90°石膏外固定。4周后解除外固定，加强肘关节屈伸等功能锻炼。图文演示治疗经过如下（图5-21-6）：

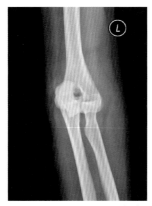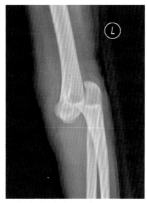

a. 2012-9-23 整复前：肘关节单纯后脱位

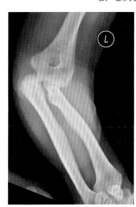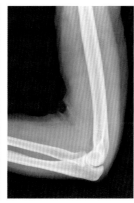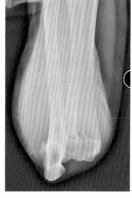

b. 第一次整复后：后脱位矫正；桡尺骨近端内侧移位

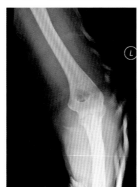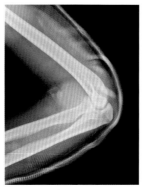

c. 2012-9-23 第二次整复后：肘关节脱位完全纠正

图 5-21-6　肘关节后脱位二次手法原路返回复位案

【按】

1. 治疗经过　患者 1 天前跌倒致伤，即送当地医院就诊，拟"左肘关节脱位"手法复位，未成功，遂来我院门诊就诊。X 线片示："左肘关节脱位"，门诊行手法复位。复位后肘关节仍然不能小范围自动屈伸。X 线片提示：后脱位矫正；桡尺骨近端向内侧移位。遂入院后麻醉下再次手法复位。

2. 手法复位　患者取仰卧位，手法按损伤"原路返回"原则：在肘关节松弛下，把内侧的尺桡上端往肘后方推送，予内外推端纠正侧方移位；术者中指扣住肘后尺骨鹰嘴，拇指推按肘前肱骨远端，助手"拔伸牵引"下屈肘关节，触及入臼感后，触摸辨认肘三角对应关系好，畸形消失。肘部外敷黄水纱，石膏托屈肘 90°固定。

3. 侧方脱位　①肘关节后脱位伴侧向移位，复位应首先纠正侧方移位，否则复位后容易造成侧方脱位（外侧脱位或内侧脱位）（见图 5-21-6b）。②内侧脱位有时可能是一个半脱位，而不是一个完全脱位（见图 5-21-8b）。因此，手法后应仔细辨认：肘后三角位置是否正常，畸形是否消失，复位后伤肢肘关节是否可以自主活动。X 线片复查：肱桡、肱尺、尺桡三者的关系是否恢复正常。由于深屈肘后，X 线片正位投照受到影响，可加拍肘关节轴位片，以较好地显示肘关节的解剖位置。③肘关节单纯侧方脱位，复位时直接内外推端，不要把侧方脱位转化为后脱位，以免造成新的损伤。

（江涌）

儿童肘关节后脱位（后外侧型）推端提按夹板案

陈某，男，10 岁，佛山市中医院门诊病历号：3002725***。X 线片号：3930***。

主诉：跌倒致左肘肿痛、活动受限 1 小时。**检查**：左肘畸形，肘后三角失常。**X 线片示**：左肘关节脱位，尺桡骨向外、后方移位；肱骨下端后方见斑片状。**诊断**：①左肘关节脱位；②左肱骨下端撕脱骨折。肘关节脱位分型：后外侧型。**治疗**：予"内外推端、拔伸牵引、屈伸展收"手法复位，外敷伤科黄水纱，深屈肘四夹超肘关节固定。**随访**：2 年余。按《骨科疾病疗效评价标准》改良 Mayo 肘关节功能评分系统**评分**：优。图文演示治疗经过如下（图 5-21-7）：

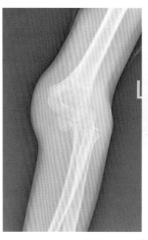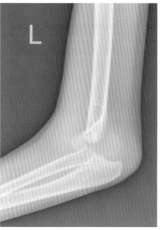

a. 2017-8-16 整复前：后、外脱位

佛山正骨医案集

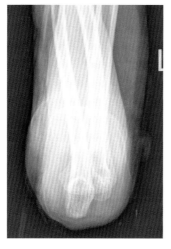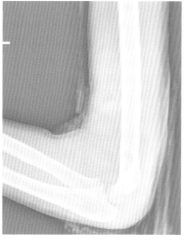

b. 2017-8-17 整复后：脱位纠正

图 5-21-7 儿童肘关节后脱位（后外侧型）推端提按夹板案

【随访】2019 年 10 月 10 日电话随访（13535741***）：伤肢功能活动正常，活动无疼痛，无静息痛。习武跆拳道。

【按】

1. 损伤特点 儿童单纯肘关节脱位极其少见，多合并肱骨髁撕脱骨折、骨骺损伤。必要时行 MRI、造影等进一步检查。

2. 手法要点 肘关节后脱位多伴随侧方移位，必须先纠正侧方移位，才能够顺利进行前后复位。单纯肘关节脱位，复位后伤肢即可自动屈伸。

3. 固定 单纯肘关节脱位用深屈肘约 100°，肘"8"字绷带固定；肘关节脱位合并骨折者，宜上臂夹板超肘关节固定。无论脱位还是骨折，固定时间以 4 周为宜。

（黎土明）

肘关节前脱位（前内侧型）提按屈肘复位案

谢某，女，43 岁，佛山市中医院住院病历号：433***。X 线片号：2563***。

主诉：跌伤致左肘肿痛，活动障碍 4 小时。检查：左肘压痛，弹性固定，肘后三角关系失常，畸形，左手指感觉麻木，指动、感觉正常。患者年幼肘部外伤后遗畸形，活动受限。X 线片示：左肘关节脱位，尺桡骨近端向前、内移位。**诊断**：①左肘关节前脱位；②左肘陈旧外伤畸形。肘关节脱位分型：前内侧型。**治疗**："拔伸牵引、内外推端、提按升降、屈伸展收"等手法复位，外敷伤科黄水纱，肘"8"字绷带固定。4 周后解除外固定，功能锻炼。随访：7 年。按《骨科疾病疗效评价标准》改良 Mayo 肘关节功能评分系统**评分**：优。图文演示治疗经过如下（图 5-21-8）：

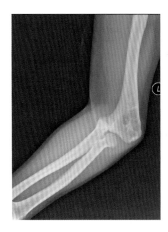
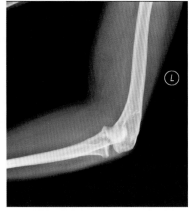

a. 2012-5-19 整复前：肘关节脱位，尺桡骨近端向前、内移位

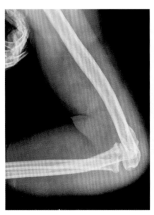
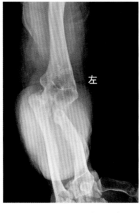
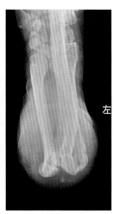

b. 2012-5-19 整复后 X 线正、侧、轴位片：肘关节在位

图 5-21-8 肘关节前脱位（前内侧型）提按屈肘复位案

【随访】2019 年 10 月 11 日电话随访（13703066***）：伤肢功能活动恢复如受伤前，无疼痛，无静息痛，可提几十斤大米。患者原有肘部骨折畸形，功能伸直约 30°受限。

【按】

1.受伤机制和诊断　患者跌倒时手掌撑地、前臂固定，身体沿上肢纵轴旋转，首先造成肘关节侧方脱位，外力继续作用则导致尺桡骨移位至肘关节前方，从而形成肘关节前脱位。引起此种类型脱位的暴力往往较为剧烈，肘部关节囊、韧带等软组织损伤较严重，甚至造成肘部血管、神经的损伤。

2.手法复位　患者诉左手指感觉麻木，考虑尺神经损伤的可能，于急诊手术室静脉麻醉下闭合复位。患者取仰卧位，助手双手擒拿扶正患肢上臂，术者在患者松弛下"内外推端"纠正尺侧移位，先解除尺神经牵拉，然后在拔伸牵引下，将肘关节先伸后屈，同时将前臂上端推按向后下方，可扪及入臼感。触摸辨认肘三角关系正常，复位完毕，屈肘"8"字绷带固定。

3.侧方移位　复位后肘关节在 X 线片上显示肱尺关节对应关系欠正常，尺桡关节内侧偏移。有三种情况：①复位后仍存在肘关节半脱位，而不是一个完全脱位。②由于年少有左肘关节外伤史，遗留关节畸形。③肘关节深屈肘时，X 线片正位投照受到一定的影响，出现肘关节侧方移位的假象。

（潘国铨）

小儿桡骨小头半脱位（旋前型）手法案

徐某，女，1岁10个月，佛山市中医院门诊病历号：3001038***。

主诉：摔伤致左肘疼痛、活动受限10小时余。当地医院就诊，X线片检查结果：关节结构正常。检查：左肘部无明显肿胀，肘关节外侧轻度压痛，活动受限，不能上举患肢。**诊断：左桡骨小头半脱位**。**治疗**：手法整复，悬吊患肢1周。

【按】 小儿桡骨小头半脱位的关键在于首先明确诊断。而明确诊断的关键在于认真反复询问患儿家属，明确受伤时的情况，如是否牵拉或跌倒。

1. 受伤史 小儿桡骨小头半脱位多发于4岁以下的幼儿，大多数为前臂或手腕被牵拉所致，故又称牵拉肘。少数为跌扑受伤。本例患儿来诊时，询问家属病史，患儿从沙发跌扑受伤。但仔细询问现场家人，确认为跌扑于沙发上，并未落地。由此可见，明确的受伤史是诊断的第一步。

2. 症状体征 临床表现为拒绝活动伤肢，不能持物（即不能旋后），不能上举患肢过肩。肘关节呈略微屈曲位。先检查患儿锁骨、肩臂，无明显压痛，而触摸肘关节外侧部位时，患儿啼哭，无明显肿胀，肘部肱骨髁、尺骨鹰嘴骨界光滑清晰，基本可以明确诊断。小儿桡骨小头半脱位特有的体征和手法触摸辨认，是诊断的第二步。一般不必拍片检查。

3. 损伤机制 幼儿期桡骨头发育尚未健全，桡骨小头和桡骨颈的直径基本相同，环状韧带相对松弛，对桡骨小头不能牢靠地稳定。手腕突然受到纵向牵拉，桡骨头即可从环状韧带内向下脱位，而环状韧带近侧边缘滑向关节间隙并嵌入肱桡骨关节腔内。本例患儿跌倒，在前臂内收旋前位下因身体压迫，亦可出现半脱位。

4. 手法复位 术者一手握患儿肘部，拇指置肘部外侧桡骨小头处，另一手旋后前臂，同时轻轻按压桡骨小头，指下即有轻微的入臼感，然后屈伸肘关节数次。患儿情绪稳定后，上肢可上举过肩，伤肢可取物（旋后），即表明桡骨小头已复位。若无入臼感，则改用前臂旋前，即可复位。当病史不明确时，根据临床体征，可尝试采用轻柔的手法进行诊断性治疗。手法后，若伤肢仍不能正常活动，肘部外后侧肿胀压痛，则可能为筋伤或青枝骨折、骨骺损伤，可观察几天。必要时拍X线片检查。

（江涌）

小儿桡骨小头半脱位（旋后型）手法案

欧某，女，3岁，佛山市中医院门诊病历号：3001174***。

主诉：拉伤致右肘部肿痛、活动障碍2小时。检查：右肘无明显肿胀，肘外侧压痛，未及骨擦感，肘关节骨界光滑清晰，关节旋转受限。**诊断：右桡骨小头半脱位**。**治疗**：治疗性诊断。行桡骨小头半脱位整复：患儿坐位，术者一手擒拿扶正患儿腕部，另一手以拇示指触摸辨认脱位桡骨小头，前臂旋后整复，未感觉入臼感。前臂旋前，屈肘，闻及清脆入臼声，患儿即可完成前臂上举、旋后、持物等动作。

【按】桡骨小头半脱位复位判断：①复位时可扪及清脆入臼声。②整复后上臂可上举、旋后、取物。③未扪及清脆入臼声，但功能好，可能为已自动复位。④无入臼声，整复后仍不能上举、旋后、取物，则需再次手法整复，并排除是否存在骨折等其他损伤。

（江湧）

小儿桡骨小头半脱位（习惯型）手法案

陈某，女，1岁，佛山市中医院门诊病历号：3001756***。

主诉：床上滚倒，自体压伤致左肘疼痛、活动障碍1天。检查：左肘无明显肿胀，肘外侧压痛，活动受限，伤肢不愿上举和持物。**诊断**：小儿左手桡骨小头半脱位（环状韧带损伤）。**治疗**：行桡骨小头半脱位整复，患儿即可完成前臂上举、旋后、取物等动作。第二天，患儿复诊，伤肢活动部分受限。予检查过程再次复位，可扪及滑动弹响，伤肢活动即恢复。外敷黄水纱。绷带肘"8"字固定，伤肢绷带悬吊。嘱家长不可牵拉患儿手臂，并密切观察，异常即随诊。1周后去除固定。

【按】一般小儿桡骨小头半脱位整复后，消除患儿恐惧心理即可上举取物，短时间无牵拉不会再次脱位。本例患儿肱桡关节松弛，易复位，又易再脱位。甚至旋后复位后，旋前时还可扪及滑动弹响，再次脱位。这种情况通常为桡骨小头反复半脱位，导致环状韧带松弛或未完全发育的环状韧带损伤造成，故复位后必须屈肘固定。

（江湧）

第4、5掌腕关节后脱位（陈旧性）手法夹板案

李某，男，26岁，佛山市中医院门诊病历号：3002275***。X线片号：3699***。

主诉：拳击致左手肿痛、活动受限19天。检查：左手掌畸形，第4、5掌骨背侧可触及隆起骨突，压痛。X线片示：第4、5掌骨向后移位，钩状骨后上缘骨折。**诊断**：①左手第4、5掌腕关节陈旧性脱位。分型：后脱位。②左钩状骨骨折。**治疗**：予"摇摆转动、拔伸牵引、提按升降"手法复位，外敷伤科黄水纱，手掌二夹固定。5周后解除夹板固定，功能锻炼。图文演示治疗经过如下（图5-21-9）：

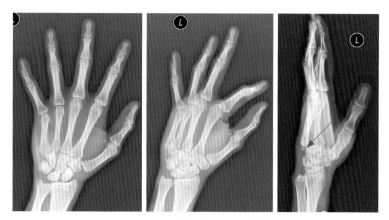

a. 2016-7-27 整复前：4、5 掌骨脱位

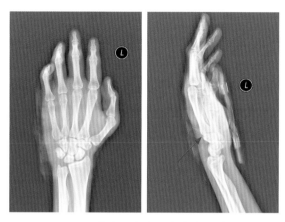

b. 2016-8-4 整复后复查：掌腕关节脱位纠正

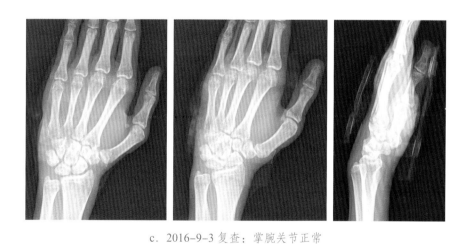

c. 2016-9-3 复查：掌腕关节正常

图 5-21-9　第 4、5 掌腕关节后脱位（陈旧性）手法夹板案

第 1 掌指关节脱位手法夹板案

韦某，男，8 岁，佛山市中医院门诊病历号：3003782***。X 线片号：4484***。

主诉： 撞伤致右手指肿痛、活动受限 30 分钟。检查：右手拇指掌关节过伸畸形，弹性固

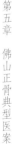

定。X线片示：右手第1掌指关节脱位。**诊断**：右手第1掌指关节脱位。**治疗**：手法复位，外敷黄水纱，掌指关节二夹固定。图文演示治疗经过如下（图5-21-10）：

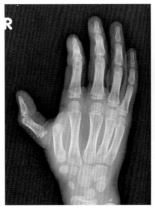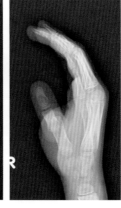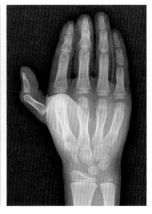

a. 2019-12-17 整复前：第一掌指关节背侧脱位

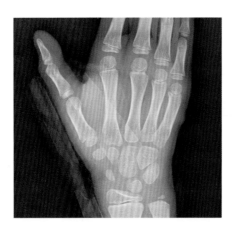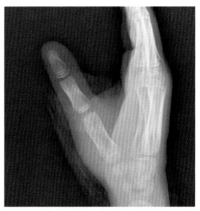

b. 2019-12-17 整复后：脱位纠正，二夹微屈固定

图 5-21-10　第 1 掌指关节脱位手法夹板案

【按】手法要点：使伤肢维持原过伸位受伤姿势，术者右手拇指按压掌骨头掌侧向背侧推挤，示指按压近节指骨向掌骨头做对向推送，使近节指骨基底部滑向掌指关节，畸形消失，关节脱位纠正，掌指关节可小范围主动屈伸活动。手法要点在于受伤后患肢体位的内外推端，避免掌指关节背伸或纵向牵拉。

（黎土明）

第 1 掌指关节脱位（交锁）手法夹板案

黄某，男，33岁，佛山市中医院门诊病历号：3000241***。X线片号：4208***。

主诉：踢球被撞伤致左手拇指肿痛、活动受限2小时余。当地拍X线片，拟左手第1掌指关节脱位。手法复位未成功。外院X线片可见左手拇指掌指关节背侧完全脱位，拇指近端连同籽骨移向掌骨头背侧。检查：左手拇指压痛，掌指关节过伸畸形，弹性固定。X线片示：左手第 1 掌指关节脱位。**诊断**：左手第 1 掌指关节脱位。**治疗**：予闭合手法复位，外敷伤科黄水纱，掌指关节掌背侧夹板固定。**随访**：1 年。按《骨科疾病疗效评价标准》Cannon 捏握力及关节活动度评分标准**评分**：优。图文演示治疗经过如下（图 5-21-11）：

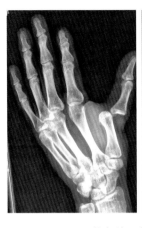 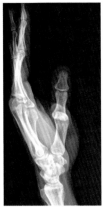

a. 2018-11-4 整复前：第 1 掌指关节脱位

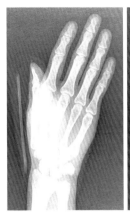 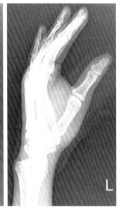

b. 整复后：关节正常

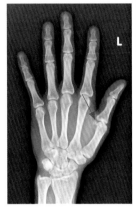 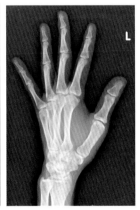

c. 2018-11-26 复查：第 1 掌指关节疑半脱位

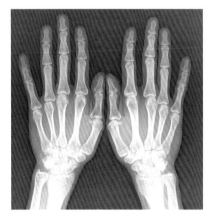

d. 2019-12-10 复查：双侧对比关节正常

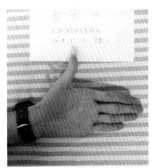 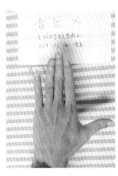 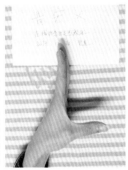 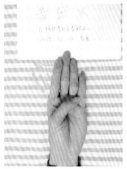

e. 2019-12-11 随访：功能正常

图 5-21-11　第 1 掌指关节脱位（交锁）手法夹板案

【随访】2019 年 10 月 30 日电话随访（13928530***）：伤肢功能正常，外形正常，抓物握力正常，活动有轻微不适感。

【按】

1. 手法复位　①患者微屈腕，术者一手擒拿拇指，另一手固定掌部，轻柔顺势牵引并左右旋转松解局部。②术者拇指指腹置患者手掌骨头并向背侧推送，示指将拇指基底部向掌侧按压，同时屈曲掌指关节，扣及关节入臼感。③检查见畸形消失，可主动屈伸患指，即复位成功。二夹板超掌指关节微屈固定3周。

2.夹板固定 脱位损伤，需适当固定，时间一般为2～4周。而患者1周后便自行解除夹板固定。3周后复查X线片：左手第1掌指关节可疑半脱位，说明外固定的必要性。患者通过积极的功能锻炼，使关节囊、肌腱等软组织结构得到调整，最终关节功能得以恢复，X线片复查：关节位置正常。

3.讨论 掌板是一块较厚的纤维软骨样组织，位于掌指关节掌侧，构成掌侧关节囊，与侧副韧带一起维持关节的稳定。关节屈曲时侧副韧带紧张，掌板松弛；伸直时侧副韧带松弛，掌板紧张。本例拇指掌指关节背侧完全性脱位，又称不可复性脱位，考虑为掌板撕裂，被掌骨头穿破，嵌顿于关节腔内形成交锁，导致关节复位困难。初诊时复位可能手法不当，强力过伸牵拉拇指，导致掌板撕裂加剧，连同籽骨滑向掌骨头背侧，嵌套交锁加剧。手法应轻柔顺势牵引，并向前下推压，将被掌板嵌套的掌骨头松解出来，再屈曲复位。如复位不成功，应在麻醉下切开复位，修补受损关节囊。

（黎土明）

示指近侧指间关节脱位手法绷带屈指固定案

范某，男，44岁，佛山市中医院门诊病历号：3001630***。X线片号：3002***。

主诉： 外伤致右手示指肿痛1小时。检查：右手示指畸形，压痛，弹性固定。X线片示：右手示指近侧指间关节脱位。**诊断：** 右手示指近侧指间关节脱位。**治疗：** 予拔伸、推端、屈指等手法复位，外敷伤科黄水纱，右手第2、3指并指屈指绷带固定。4周后解除绷带固定，功能锻炼。图文演示治疗经过如下（图5-21-12）：

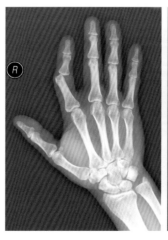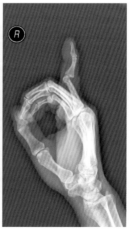

a. 2015-9-13整复前

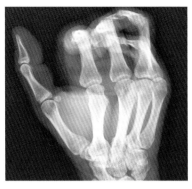
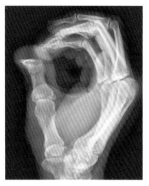

b. 2015–9–13 整复后

图 5-21-12　示指近侧指间关节脱位手法绷带屈指固定案

中指近侧指间关节脱位手法夹板案

钟某，男，49 岁，佛山市中医院门诊病历号：3002427***。X 线片号：3773***。

主诉：跌伤致右手中指疼痛、活动受限 1 小时。检查：右手中指近节指间畸形，弹性固定，压痛。X 线片示：右手中指近节指间关节脱位，中节指骨向内后移位、向外前成角。**诊断：**右手中指近侧指间关节脱位。**治疗：**予"拔伸牵引、内外推端"等手法复位，外敷伤科黄水纱，右手 3、4 指并指伸指夹板包扎固定。4 周后解除夹板，加强指间关节屈伸等功能锻炼。图文演示治疗经过如下（图 5-21-13）：

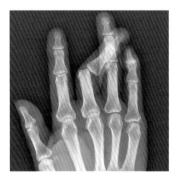
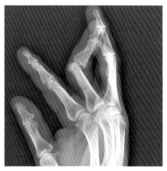

a. 2016–11–27 整复前

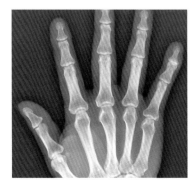
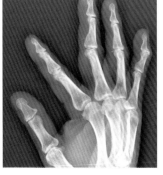

b. 2016–11–27 整复后

图 5-21-13　中指近侧指间关节脱位手法夹板案

中、环指近侧指间关节脱位手法绷带并指固定案

姚某，男，34岁，佛山市中医院门诊病历号：300243***。X线片号：3778***。

主诉：机器绞伤致右手部肿痛、活动受限2小时。检查：右手第3、4指关节压痛，弹性固定，关节活动受限。X线片示：右手第3、4近节指间关节脱位，中节指骨明显侧、后方移位，第3掌骨头部内侧见小斑点状密度增高影游离。**诊断：**①右手第3、4近端指间关节脱位；②右第3掌骨头部撕脱骨折。**治疗：**予"拔伸牵引、内外推端、屈伸展收"等手法复位，外敷伤科黄水纱，右手第3、4指并指屈指绷带包扎固定。4周后解除外固定，加强指间关节屈伸功能锻炼。图文演示治疗经过如下（图5-21-14）：

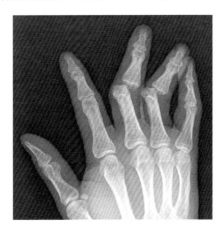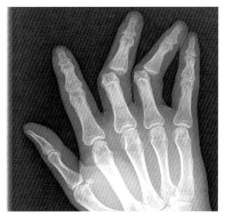

a. 2016-12-6 整复前

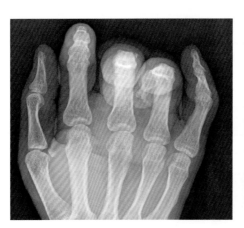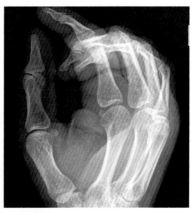

b. 2016-12-6 整复后

图5-21-14 中、环指近侧指间关节脱位手法绷带并指固定案

第 5 指近侧指间关节脱位（交锁）旋翻回绕绷带屈指固定案

梁某，男，51岁，佛山市中医院门诊病历号：3003350***。X线片号：4250***。

主诉：跌倒致右手小指肿痛、畸形，活动受限6小时。外院急诊拟指间关节脱位，手法复位未成功。**检查：**右手小指压痛，小指远端向内后方偏移畸形，近节指间关节弹性固定。外院X线片示：第5指近节指间关节脱位。**诊断：**右手第5指近侧指间关节脱位。**治疗：**予"拔伸牵引、摇摆转动、旋翻回绕、屈伸展收"等手法复位，外敷伤科黄水纱，蘑菇头第4、5指并指屈指绷带包扎固定。2周后解除绷带外固定，功能锻炼。图文演示治疗经过如下（图5-21-15）：

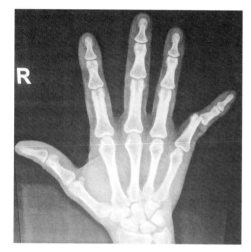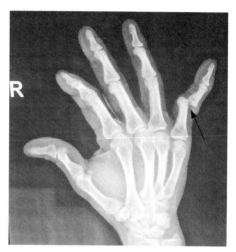

a. 2019-1-7 整复前外院 X 线片

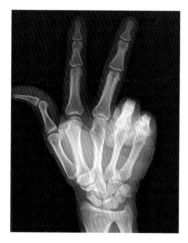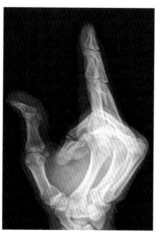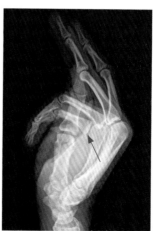

b. 2019-1-7 整复后

图 5-21-15 第 5 指近侧指间关节脱位（交锁）旋翻回绕绷带屈指固定案

【按】患者于外院急诊，拟指间关节脱位，予手法复位未获成功。检查见右手小指畸形、肿胀，内外推端时有弹性固定，可能为肌腱交锁，阻碍了关节回纳。改用远端由内旋绕前侧，拔伸牵引，扪及入臼感，畸形消失，即可自动活动。

（江湧）

髋关节前脱位合并股骨大粗隆骨折手法复位切开内固定案

严某，女，62岁，佛山市中医院住院病历号：632***。X线片号：3898***。

主诉：车祸致左髋部肿痛、活动受限1天。**检查**：左股骨大粗隆部及腹股沟压痛，可触及骨擦感及异常活动，左下肢短缩约3cm，轻度外展、外旋畸形。X线片示：左髋关节脱位、股骨头向前下移位，完全脱离髋臼，髋臼空虚，关节周围软组织肿胀；左股骨大粗隆骨折，断端错位、碎块分离移位。**诊断**：左髋关节脱位合并股骨大粗隆骨折。髋关节脱位分型：前脱位。

治疗：在腰麻下行左髋关节手法复位、股骨大粗隆骨折切开复位内固定术，术后循序渐进指导功能锻炼。3个月后逐步负重。定期拍片复查。**随访**：2年半。按《中西医结合治疗骨折临床经验集》骨折疗效标准**评级**：优。图文演示治疗经过如下（图5-21-16）：

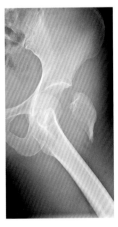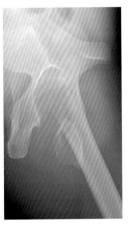

a. 2017-7-1 整复前：股骨头前上脱位

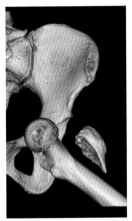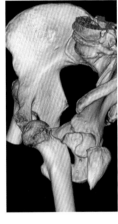

b. 2017-7-1 术前CT三维重建片

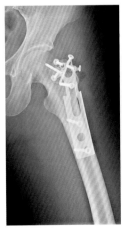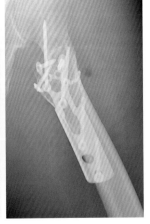

c. 2017-7-6 术后：关节脱位纠正

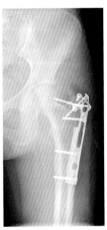

d. 2017-12-7 复查

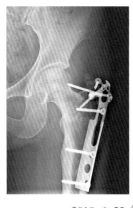
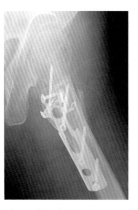
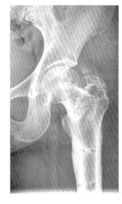
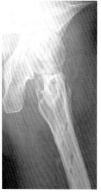

e. 2018-6-22 复查：骨折愈合   f. 2018-6-22 内固定取出

图 5-21-16 髋关节前脱位合并股骨大粗隆骨折手法复位切开内固定案

【按】髋关节前脱位闭合复位方法：

1. 屈髋拔伸法 患者仰卧于床上，一助手将骨盆固定，另一助手将患肢微屈膝，并在髋外展、外旋位渐渐向上拔伸至屈髋 90°；术者双手环抱大腿根部，将大腿根部向后外方按压，即可使股骨头回纳至髋臼内。

2. 反回旋法 先将髋关节外展、外旋，然后屈髋、屈膝，再内收、内旋，最后伸直下肢。

（张念军）

髋关节后脱位手法复位案

冼某，男，38 岁，佛山市中医院门诊病历号：3002645***。X 线片号：3889***。

主诉：撞伤致左髋部肿痛、活动受限 1 小时。检查：左下肢呈内旋、内收的粘膝征畸形，弹性固定，髋关节活动受限，足背动脉搏动正常，趾动、血运、感觉正常。X 线片示：左髋关节脱位，左股骨头向外后移位；左髋臼外、下缘似见小片片状影，边界欠清楚。**诊断：**左髋关节脱位。髋关节脱位分型：后脱位。**治疗：**静脉麻醉下予手法复位。复位后左髋外敷伤科黄水纱，伤肢皮肤牵引四周，或佩戴髋部支具 1 个半月。3 个月避免下地负重，指导功能锻炼。按《中西医结合治疗骨折临床经验集》骨折疗效标准**评级：**优。图文演示治疗经过如下（图 5-21-17）。

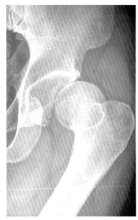
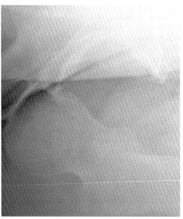
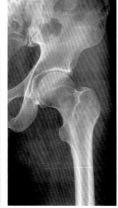
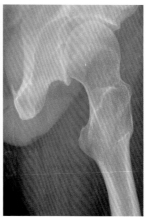

a. 2017-6-18 整复前   b. 2017-6-18 整复后

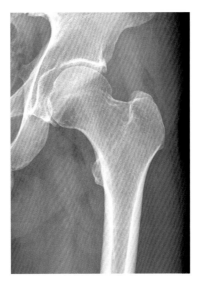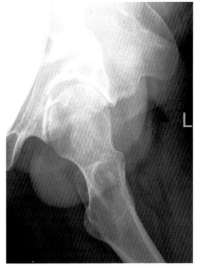

c. 2017-12-20 复查

图 5-21-17　髋关节后脱位手法复位案

【按】屈髋拔伸法手法步骤：患者仰卧于硬板床上，助手以两手按压髂前上棘以固定骨盆。术者面向患者，弯腰站立，用双前臂、肘窝扣住患肢腘窝处，使其屈髋、屈膝各 90°。先在内旋、内收位顺势拔伸牵引，然后再垂直向上拔伸牵引，使股骨头接近关节囊裂口，略将患肢旋转，使股骨头滑入髋臼，当听到入臼声后，再将患肢伸直，即"问号"复位法（左侧）。检查双下肢长度对等，"粘膝征"消失，伤肢可主动屈伸，即告复位。有条件时可平卧，伤肢皮肤牵引 4 周，或佩戴髋部支具 1 个半月。3 个月避免下地负重，定期行 X 线片或 CT、MRI 检查，预防股骨头缺血性坏死。

（张念军）

髋关节后脱位合并髋臼骨折手法复位案

陈某，男，22 岁，佛山市中医院住院病历号：661***。X 线片号：3862***。

主诉：车祸致伤左髋部肿痛、活动受限 5 天。检查：左髋部肿胀明显，局部畸形，压痛，叩击痛阳性，髋关节活动受限，足背动脉搏动可扪及，趾端血运好。X 线片示：左髋臼骨折，折块稍分离，左股骨头外后上移位。**诊断**：左髋关节后脱位并髋臼骨折。髋关节脱位分型：后脱位型。**治疗**：静脉麻醉下予手法复位：术者牵引下，屈髋、屈膝 90°，于内旋、内收位拔伸牵引，感觉有入臼感，复位成功。伤肢皮肤牵引 4 周，指导功能锻炼。3 个月后逐步负重。定期拍片复查。图文演示治疗经过如下（图 5-21-18）：

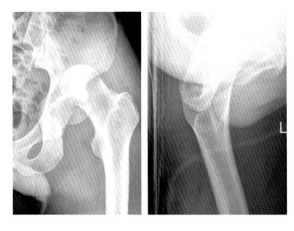
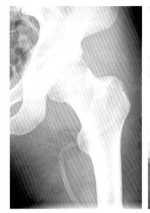
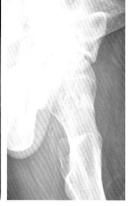

a. 2018-3-5 整复前   b. 2018-3-10 整复后

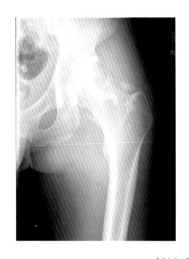
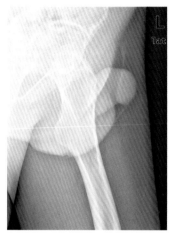

c. 2019-2-22 复查

图 5-21-18　髋关节后脱位合并髋臼骨折手法复位案

儿童髋关节后脱位合并股骨头、髋臼骨折手法复位案

刘某，男，12 岁，佛山市中医院住院病历号：667***。X 线片号：3889***。

主诉：乘电动车跌伤致左髋部肿痛、活动受限 5 小时。检查：左髋部畸形，局部压痛，髋关节活动受限，弹性固定；左踝关节不能主动屈伸活动，左足趾屈伸活动受限，足背皮肤感觉麻木，痛觉存在，足背动脉搏动可扪及，左足趾端血运正常。X 线片示：左髋关节脱位，股骨头向外上移位，关节对应关系失常；左侧髋臼后壁及股骨头骨折。**诊断：**左髋关节脱位合并髋臼及股骨头骨折、坐骨神经损伤。髋关节脱位分型：后脱位。**治疗：**静脉麻醉下予手法复位：术者牵引下，患者屈髋、屈膝 90°，于内旋、内收位拔伸牵引，有入臼感。复位后左髋外敷伤科黄水纱，CT 检查示：左侧髋臼后壁骨折，碎骨稍后移。左侧股骨头骨折，局部关节面稍凹陷，髋关节对应关系正常。3 个月后逐步负重。图文演示治疗经过如下（图 5-21-19）：

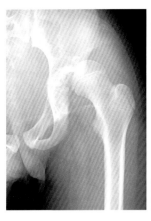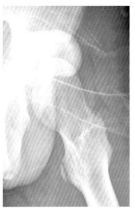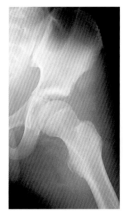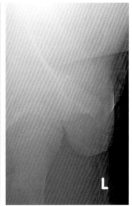

a. 2018-4-23 整复前　　　　　　　　　　　　　b. 2018-4-23 整复后

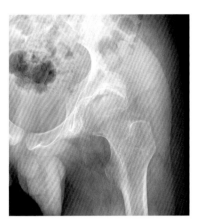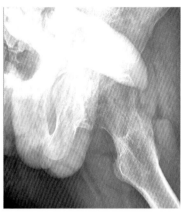

c. 2018-10-22复查：髋臼后壁及股骨头骨折对位对线好，骨痂稍增多

图 5-21-19　儿童髋关节后脱位合并股骨头、髋臼骨折手法复位案

【随访】2021 年 11 月 2 日电话随访（13620553***）：远步行无痛，下蹲等活动正常，经常打篮球。嘱定期复查，必要时行 CT 或 MRI 检查。

髋关节中心脱位合并髋臼骨折手法复位髂骨切开内固定案

王某，男，56 岁，佛山市中医院住院病历号：712***。X 线片号：4307***。

主诉： 高处坠落致右髋部疼痛、活动障碍 2 小时。检查：骨盆挤压征阳性。右髋部压痛，右髋关节屈曲畸形，右下肢纵轴叩击痛阳性。X 线片示：右髋臼粉碎性骨折，累及前后柱及髂骨体，碎块明显分离。右股骨头向内上移位。右髋关节间隙宽窄不均。右侧耻骨上、下支粉碎性骨折，骨折片分离错位。**诊断：** ①右侧髋臼粉碎性骨折合并髋关节中心性脱位；②右髂骨翼骨折；③右耻骨上下支骨折。髋关节脱位分型：中心性脱位。AO 分型：A3 型。**治疗：** 右股骨髁上牵引术，牵引重量从 5kg 始逐渐加至 12kg，伤后第 10 天行髂骨手术治疗。图文演示治疗经过如下（图 5-21-20）：

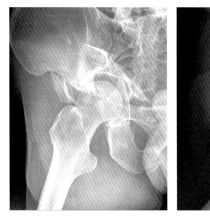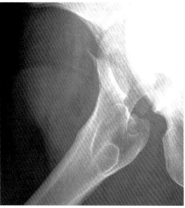

a. 2019-4-12 复位前

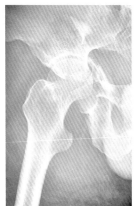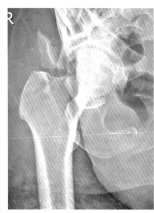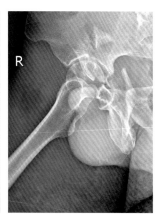

b. 2019-4-13 复位后

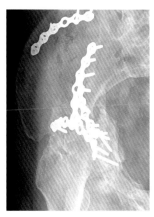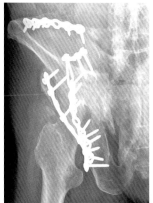

c. 2019-8-8 术后复查

图 5-21-20　髋关节中心脱位合并髋臼骨折手法骨牵复位切开内固定案

【按】髋关节中心性脱位常用手法：

1. 拔伸扳拉法　患者仰卧位，一助手握患肢踝部，使足中立髋外展约 30°下拔伸旋转，另一助手握患者腘窝行相向牵引。术者立于患侧，先用宽布带绕过患侧大腿根部，一手推骨盆向健侧，另一手抓住绕大腿根部之布带向外拔拉，将内移之股骨头拉出。触摸大转子，与健侧相比，两侧对称即复位成功。此法仅适用于移位轻微的患者。

2. 持续牵引复位法　适用于股骨头突入骨盆腔较严重的患者。患者仰卧位，患侧股骨髁上牵引，重量 8 ～ 12kg，可逐步复位。若复位不成功，可在大转子部前后位骨圆针贯穿，或在大转子部钻一带环螺丝钉，进行侧方牵引，重量 5 ～ 7kg。在向下、向外两个分力同时作用下将股骨头牵出。床边 X 线摄片，股骨头复位后，减轻髁上及侧方牵引重量至维持量，继续牵引 4 ～ 6 周。牵引重量应根据年龄、体质做相应的调整。

（张念军）

膝关节脱位合并腓骨头骨折手法复位关节韧带重建修补案

梁某，男，62 岁，佛山市中医院门诊病历号：3003376***。X 线片号：4263***。

主诉： 骑车跌倒致左膝部肿痛、活动受限 3 小时。检查：左膝、左小腿上段畸形，关节弹性固定，左足趾动、血运正常。X 线检查示：左膝关节脱位，左胫腓骨上端向前上移位；左腓骨头密度欠均匀，局部皮质欠连续；左髌股关节脱位。**诊断：** ①左膝关节脱位；②左髌股关节脱位；③左腓骨头骨折。分型：前脱型。**治疗：** 予"拔伸牵引，推端、提按"等手法复位，复查 X 线片提示：左膝关节脱位及左髌股关节脱位矫正，伤肢外敷伤科黄水纱，左下肢三夹超膝关节固定。MRI 提示：左膝关节前交叉韧带、后交叉韧带、内侧副韧带、外侧副韧带、髌骨内侧支持带大部分撕裂或断裂。膝关节消肿后行左膝关节脱位切开韧带探查重建修补术。术后石膏托固定，定期伤口换药，拆除石膏托后功能锻炼。图文演示如下（图 5-21-21）：

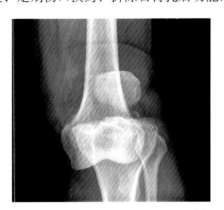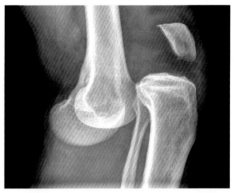

a. 2019-1-30 整复前

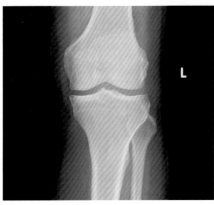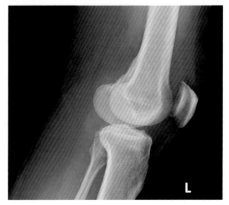

b. 2019-1-30 整复后

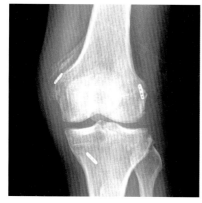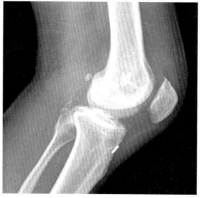

c. 2019-3-5 复查：关节重建修补术后

图 5-21-21　膝关节脱位合并腓骨头骨折手法复位关节韧带重建修补案

髌骨脱位手法夹板案

杨某，男，23 岁，佛山市中医院门诊病历号：3001856***。X 线片号：3485***。

主诉：外伤致左膝部肿痛、活动受限 1 小时。检查：左膝关节畸形，弹性固定于半屈曲位，压痛。X 线片示：左膝髌骨向外侧脱位。**诊断：**左膝髌骨脱位。分型：外伤性脱位。**治疗：**予"内外推端、屈伸展收"手法复位，外敷伤科黄水纱，下肢后侧夹板代夹固定，制动 4 ～ 6 周。2 周后患者自行解除夹板固定。嘱患者进一步检查 MRI，排除肌腱、韧带等损伤及先天性脱位。图文演示治疗经过如下（图 5-21-22）：

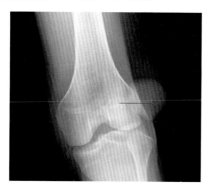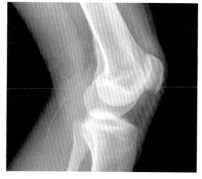

a. 2015-7-15 整复前：髌骨外侧脱位；膝关节半屈曲位

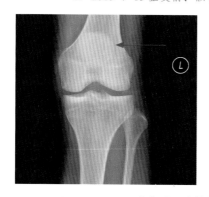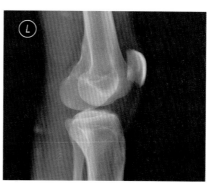

b. 2015-7-15 整复后：髌骨居中，脱位纠正；膝关节伸直位

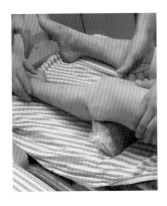
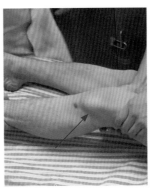
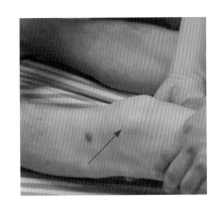

c. 整复前膝关节外观   d. 整复后膝关节外观

图 5-21-22　髌骨脱位手法夹板案

【按】手法复位：术者向内推挤髌骨，同时伸直膝关节，畸形消失。膝关节可主动活动，即告复位成功。检查关节稳定度，行膝关节伸直固定。

（江湧）

距骨周围脱位合并距骨内侧骨折手法夹板案

林某，男，41岁，佛山市中医院门诊病历号：2009035***。X线片号：3026***。

主诉：扭伤致右踝肿痛不适、活动障碍1小时。检查：右踝关节畸形，压痛，右足趾动、血运、感觉正常。X线片示：右足距跟关节脱位、距骨内侧骨折。**诊断：**右足距骨周围脱位合并距骨骨折。分型：内侧脱位。**治疗：**予手法复位，外敷伤科黄水纱，足外翻二夹板固定，功能锻炼。**随访：**4年半。按《骨科疾病疗效评价标准》-AOFAS踝与后足功能评分系统**评分：**优。图文演示治疗经过如下（图5-21-23）：

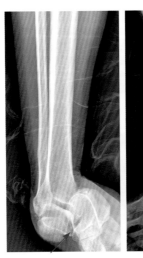
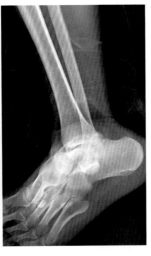
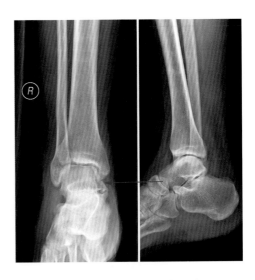

a. 2015-2-15 整复前   b. 2015-2-15 整复后：距骨内侧骨折

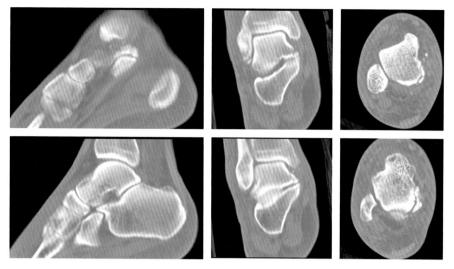

c. 2015-2-16 CT 复查

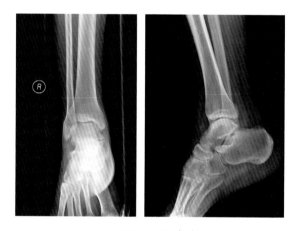

d. 2015-3-18 复查

图 5-21-23　距骨周围脱位合并距骨内侧骨折手法夹板案

【随访】2019 年 10 月 11 日电话随访（18929936***）：伤肢功能正常，可正常行走，活动无疼痛。双下肢力量及活动度对称正常。双侧穿鞋对称。

【按】手法步骤：拔伸牵引→外展（纠正重叠移位）→内外推端（纠正内侧移位）→提按升降（纠正前后移位）→抱迫靠拢→屈伸（纠正残余移位）。

（邹运璇）

距骨周围脱位合并距骨后突骨折手法夹板案

陈某，男，53 岁，佛山市中医院门诊病历号：3001259***。X 线片号：2838***。

主诉：跌倒致右踝肿痛、活动障碍 4 小时。检查：右踝关节畸形，局部压痛。X 线片示：①右足距舟关节、距跟关节脱位；②右足距骨后突骨折。**诊断**：①右足距骨周围脱位合并距骨骨折。分型：内侧脱位。**治疗**：予"拔伸牵引、内外推端、屈伸展收"手法复位，外敷伤科黄水纱，足外翻二夹板固定。循序渐进加强右足、踝功能锻炼。随访：5 年半。按《骨科疾病疗效评价标准》AOFAS踝与后足功能评分系统评分：优。图文演示治疗经过如下（图5-21-24）：

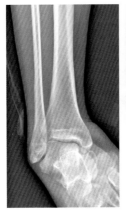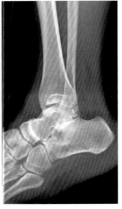

a. 2014-1-25整复前

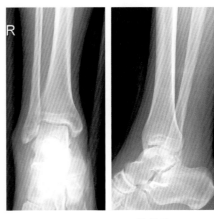

b. 2014-1-25整复后

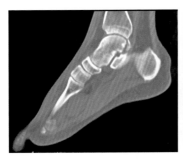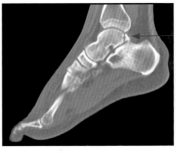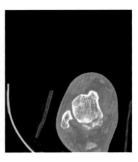

c. 2014-1-26整复后CT：距骨后突骨折

图5-21-24　距骨周围脱位合并距骨后突骨折手法夹板案

【随访】2019年10月10日电话随访（13760180***）：伤肢功能基本恢复，可正常行走，活动无疼痛不适。双下肢力量及活动度对称正常。双侧穿鞋对称。

【按】

1.距骨脱位后应尽早复位，以免足部血运障碍和皮肤长时间受压坏死。闭合复位有5%～20%失败，主要是韧带、关节囊嵌顿，或肌腱缠绕距骨颈。

2.距骨骨折脱位可并发距骨缺血坏死，应延长固定时间。必要时可早期做MRI检查。

（邹运璇）

第1趾间关节脱位（侧脱）手法夹板案

李某，男，24岁，佛山市中医院门诊病历号：3001039***。X线片号：3885***。

主诉：重物砸伤致右足疼痛、活动受限4小时。检查：右足第1趾肿胀、畸形，压痛，弹性固定。X线检查示：右足第1趾间关节脱位，右足第1趾远节趾骨向外后移、旋转。**诊断：**右足第1趾间关节脱位。**治疗：**予"拔伸牵引、摇摆转动"等手法复位，外敷伤科黄水纱，足趾二夹固定，功能锻炼。图文演示治疗经过如下（图5-21-25）：

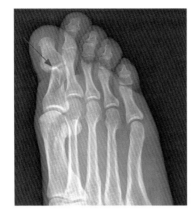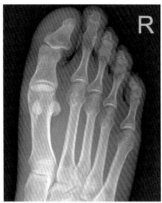

a. 2017-6-12 整复前

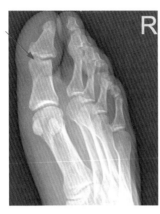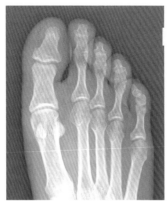

b. 2017-6-12 整复后

图 5-21-25　右足第 1 趾间关节脱位（侧脱）手法夹板案

第 1 跖趾关节脱位（后脱）手法夹板案

冯某，男，36 岁，佛山市中医院门诊病历号：3003784***。X 线片号：4485***。

主诉： 踢球致左足第 1 趾（姆趾）肿胀疼痛、活动受限半小时。检查：左足第 1 趾畸形、压痛，弹性固定。X 线检查示：左足第 1 跖趾关节脱位。**诊断：** 左足第 1 跖趾关节脱位。**治疗：** 手法复位，足底夹板固定。图文演示治疗经过如下（图 5-21-26）：

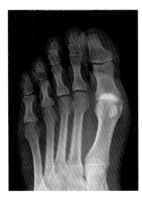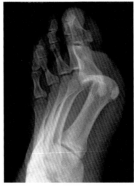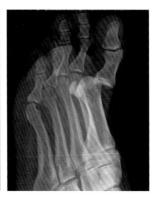

a. 2019-12-18 整复前

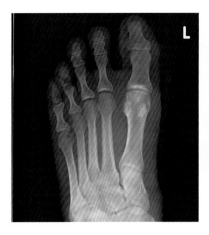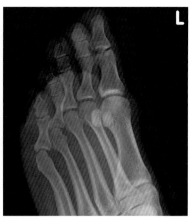

b. 2019-12-19 整复后

图 5-21-26　第 1 跖趾关节脱位（后脱）手法夹板案

【按】手法复位：踇趾背伸，使背伸肌腱处放松状态；拔伸牵引，提（近端）按（远端）升降，屈曲跖趾关节，有入臼感，畸形消失，即告复位。外敷伤科黄水纱，左足底板二夹固定。

（黎土明）

附：临床总结

过肩折顶复位法治疗肩关节脱位 33 例

江湧，陈渭良，吴峰　佛山市中医院

临床资料： 本组 33 例中男 20 例，女 13 例；年龄 19～96 岁；左侧 15 例，右侧 18 例（1 例双侧）；锁骨下型 4 例，喙突下型 16 例，盂下型 14 例；习惯性脱位 6 例，合并肱骨大结节骨折 13 例，肱骨干骨折 1 例，多发骨折 2 例。33 例全部是新鲜脱位。

治疗结果： 33 例（34 侧）肩关节前脱位，除 1 例 96 岁病者因心电图提示心肌供血不足而采用臂丛麻醉外，其他患者未用任何麻醉。单人复位，均 1 次复位成功。术后 X 线片复查，肩关节对应关系正常，骨折对位好。无一例合并骨折及血管、神经损伤。固定时间为 2～4 周。伤肩功能恢复情况：单纯脱位者平均 4 周，合并骨折者平均 6 周。

［资料来源：中国骨伤，1998，11（04）：53-54］

闭合手法复位治疗外伤性肩关节后脱位 6 例

元启鸿，潘国铨　佛山市中医院

我们先后运用本院正骨十四法，采用 3 种不同的闭合手法复位方法，治疗 6 例外伤性肩关节后脱位的患者，均获得满意效果。

临床资料： 本组 6 例，男性 5 例，女性 1 例；年龄最小 28 岁，最大 46 岁；受伤时间最短 0.5 小时，最长 25 天。4 例为新鲜脱位，2 例为陈旧性脱位，合并骨折 1 例。

治疗结果： 肩关节活动功能恢复正常，搭肩试验阴性，拍片显示肩关节位置正常，后脱位纠正为治愈。本组病例关节功能恢复时间最短 28 天，最长 65 天，平均 37 天。除 2 例陈旧性脱位，肩关节有肌肉萎缩和活动功能接近正常外，其余 4 例肩关节活动功能完全恢复正常。治愈率 100%。

[资料来源：中国中医药科技，2000，7（4）：252]

手法复位治疗月骨脱位 23 例临床观察

潘国铨，元启鸿，徐志强　佛山市中医院

临床资料： 本组 23 例，均为闭合性损伤，男性 19 例，女性 4 例；左侧 15 例，右侧 8 例；年龄 21 ～ 47 岁，平均 32.5 岁；受伤至就诊时间最短伤后 30 分钟，最长 17 天，平均受伤到诊时间 41 小时；均有明确外伤史；合并正中神经损伤 3 例；伤后曾在外院就诊者 15 例（其中 4 例被误诊为腕关节软组织挫伤）。

治疗结果： 本组病例均 1 次性复位成功。随访时间 3 ～ 38 个月，平均 25 个月。伤肢外形恢复良好，腕关节活动功能正常，其中 3 例合并正中神经损伤，经对症治疗后恢复正常，随访中仅发现 1 例月骨轻度缺血坏死。

[资料来源：中国中医药科技，2004，11（3）：176-177]

手法整复治疗经舟骨月骨周围脱位

谢学文，等　佛山市中医院

临床资料： 本组 56 例患者均为背侧型，男 45 例，女 11 例；年龄 18 ～ 40 岁，平均 25.3 岁；车祸致伤 32 例，高处跌坠致伤 10 例，骑自行车摔伤 14 例；伤后来我院就诊时间最短 0.5 小时，最长 39 天，其中 2 周以下 39 例，2 周至 1 个月 12 例，1 个月以上 5 例；伤后曾到当地医疗机构就诊 30 例，其中漏诊或误诊 18 例；本组有正中神经症状 45 例，合并舟骨骨折 48 例，且均有移位，合并有桡骨茎突骨折 10 例。

治疗结果： 本组 56 例复位成功 40 例，复位成功率 71.4%。其中受伤 2 周以内的 39 例复位成功 34 例，成功率 87.2%；2 周以上 1 个月以下 12 例成功 5 例，成功率 41.7%；1 个月以上 5 例，成功 1 例，成功率 20%。复位不成功的患者其后均采用手术切开复位治疗；复位成功的 40 例经 4 ～ 36 个月随访，平均 16 个月，疗效满意。采用 Cooney 评价标准，优 22 例，良 6 例，可 5 例，差 7 例，优良率 70%。其中受伤 2 周以内优 2 例，良 5 例，可 4 例，差 3 例，优良率 79.4%；2 周以上 1 个月以下优 0 例，良 1 例，可 1 例，差 3 例优良率 20%；1 个月以上者优 0 例，良 0 例，可 0 例，差 1 例。

[资料来源：中国中医骨伤科杂志，2009，17（1）：34-35]

<h1 style="text-align:center">脱位临床总结</h1>

钟广玲，等　佛山市中医院

肩关节脱位

经过手法整复患者 120 例，均进行随访和复查，最长时间 12 个月，最短 9 个月。效果满意，无一例发生再次脱位。功能恢复优者 102 例（伤肩无酸痛，肩关节功能正常，恢复工作者）；良者 15 例（活动后肩部有轻微酸痛，肩关节外展、上举受限不超过 30°，前屈、后伸正常，可恢复原工作）；可者 3 例。

肘关节脱位

经过手法整复患者 108 例，均进行随访和复查，最长时间 12 个月，最短 9 个月。效果满意，无一例发生再次脱位。功能恢复优 100 例，良 6 例，可 2 例。

月骨脱位

经过手法整复患者 50 例，均进行随访和复查，平均时间为 12 个月。效果满意，无一例发生关节再脱位。

髋关节脱位

经过手法整复患者 110 例，均进行随访和复查，平均时间为 24 个月。效果满意，无一例发生再次脱位，但有 9 例并发股骨头缺血性坏死（占 8.1%），且髋关节活动功能良好，未出现跛行。

距骨骨折合并距下关节脱位

经过手法整复患者 60 例，均进行随访。其中 55 例效果满意，无酸痛、跛行，仅 5 例出现步行后酸痛、创伤性关节炎。

［资料来源：陈渭良骨伤科临证精要，2002.］

<h1 style="text-align:center">第二十二节　多发、复杂、开放性骨折</h1>

（Multiple，complex，open Fractures）

肱骨髁上骨折（旋转）合并桡骨远端骨折（伸直型）手法夹板案

张某，男，11 岁，佛山市中医院门诊病历号：3001856***。X 线片号：3485***。

主诉： 跌伤致左腕、左肘部肿痛，活动障碍 1 小时。检查：左肘部靴状畸形，左腕呈餐叉样畸形，局部压痛，可扪及骨擦感，指动正常。X线片示：肱骨髁上骨折，远端向内、后方移位；桡骨下端骨折，远端向背侧移位。**诊断**：①左肱骨髁上骨折。中医分型：伸直尺偏型。Gartland 分型：Ⅱ型。②左桡骨远端骨折。中医分型：伸直型。AO 分型：A3 型。**治疗**：予手法复位，上臂四夹超肘关节"8"字绷带屈肘固定。前臂四夹超腕关节固定。**随访**：近 5 年。按Flynn 肘关节功能**评分**：优；Jakim 桡骨远端骨折疗效评分系统**评分**：优。图文演示治疗经过如下（图 5-22-1）：

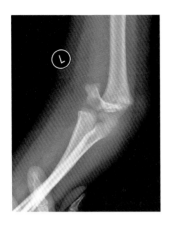
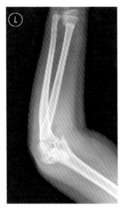
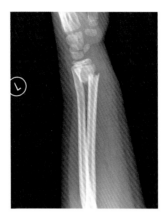

a. 2015-7-15 整复前：肱骨髁上近端尺侧向前外旋

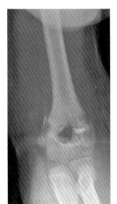
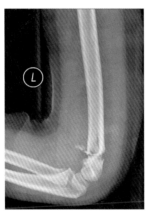
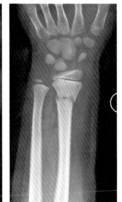
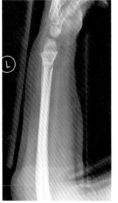

b. 2015-7-15 整复后

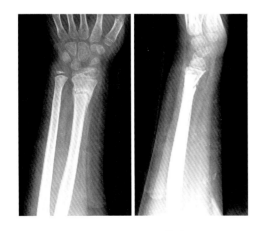
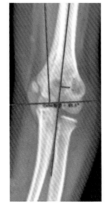
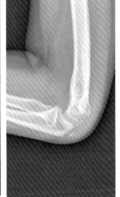

c. 2015-8-27 复查　　　　　　　　d. 2016-7-16 复查：鲍曼角 81°

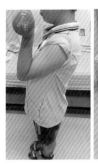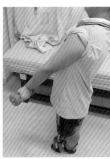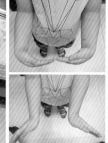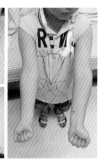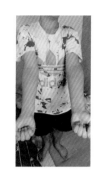

e. 2016-7-15 检查：功能正常；外观轻微变形　　f. 2020-6-26 外观：轻微变形

图 5-22-1　肱骨髁上骨折（旋转）合并桡骨远端骨折（伸直型）手法夹板案

【随访】2017 年 8 月 29 日电话随访（15813689***）：腕、肘关节功能正常，肘关节轻微变形，腕关节外形正常。2020 年 6 月 8 日微信随访：肘关节轻微变形。腕、肘关节功能正常，无疼痛。正常上体育课。

【按】

1. 整复思路　同一肢体肱骨髁上骨折合并桡骨远端骨折，先整复桡骨远端稳定性骨折，夹板固定后，再行整复肱骨髁上不稳定性骨折。

2. 单人复位　助手擒拿前臂，术者单人复位：双手分别握肱骨髁上远近端，对抗旋转、内外推端、拔伸屈肘同时进行，一气呵成。

（谭国昭　江湧）

肱骨髁上骨折（旋转）合并桡骨远端骨折（屈曲型）手法夹板案

李某，男，8 岁，佛山市中医院门诊病历号：3002680***。X 线片号：4230***。

主诉：跌伤致左肘左腕部肿痛、活动受限 2 小时余。检查：左肘部靴状畸形，压痛；左腕呈刺刀样畸形，压痛，可扪及骨擦感。X 线片示：肱骨髁上骨折，后移、前角；桡骨下端骨折，远端向掌、桡侧移位。**诊断：**①左肱骨髁上骨折。中医分型：伸直尺偏内旋型。Gartland 分型：Ⅱ型。②左桡骨远端骨折。中医分型：屈曲桡偏型。**治疗：**予"拔伸牵引、内外推端、反提按升降、屈伸展收"手法复位，外敷伤科黄水纱，上臂四夹超肘关节"8"字绷带固定，前臂四夹超腕关节背伸固定。4 周后去前臂夹板，维持左肘二夹固定，功能锻炼。6 周后解除夹板。**随访：**5 个半月。按 Flynn 肘关节功能**评分：**优；Jakim 桡骨远端骨折疗效评分系统**评分：**优。图文演示治疗经过如下（图 5-22-2）：

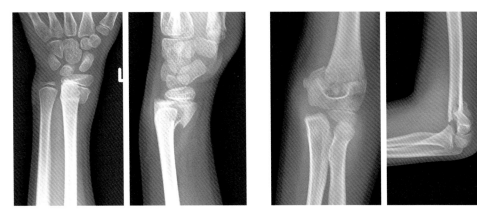

a. 2018-12-4 整复前：肱骨髁上远端尺侧向后内旋

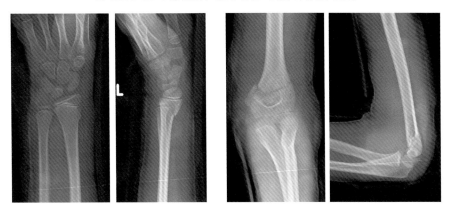

b. 2018-12-4 整复后

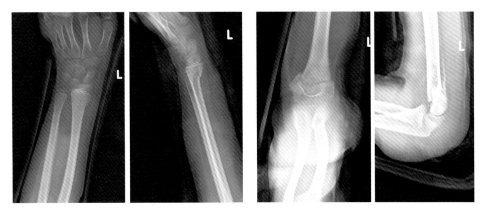

c. 2018-12-19 复查：肱骨髁上轻旋转，前臂旋后固定纠正

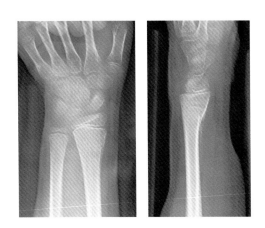

d. 2019-1-1 复查：骨折愈合

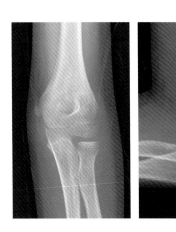

e. 2019-3-30 复查：骨折愈合

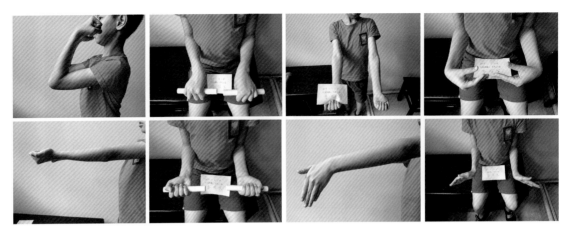

f. 2019-5-18随访：功能和外形正常

图 5-22-2　肱骨髁上骨折（旋转）合并桡骨远端骨折（屈曲型）手法夹板案

【按】

1. 整复思路　同一肢体肱骨髁上骨折合并桡骨远端骨折，先整复桡骨远端稳定性骨折，夹板固定后，再整复肱骨髁上不稳定性骨折。

2. 旋转判断　上案肱骨髁上近端尺侧骨锋较锐长，向前外旋，远端虽然无旋转，但相对近端则为相对内旋；本案肱骨髁上远端尺侧骨折线较高，向后内旋，近端无旋转。本案旋转方式不同，但旋转方向相同，用对抗旋转手法使骨折远端外旋、近端内旋，本案用前臂旋后位固定，克服了骨折远端内旋。

（江湧）

桡骨远端骨折（伸直型）合并胸椎压缩性骨折闭合治疗案

李某，女，69 岁，佛山市中医院住院病历号：248***。X 线号：805***。

主诉：跌伤致右腕肿痛、活动障碍 1 天。检查：右腕压痛，可扪及骨擦感，胸 12 椎体压痛，传导痛阳性。X 线片示：桡骨远端粉碎性骨折，胸椎 12 椎体压缩＞1/2。**诊断：**①右桡骨远端粉碎性骨折。中医分型：伸直型。AO 分型：A2 型。②胸椎压缩性骨折。中医分型：屈曲型。

治疗：桡骨骨折予"提按升降、内外推端"等手法复位，外敷伤科黄水纱，夹板固定，腕套牵引治疗；胸椎压缩性骨折予卧床、程控气枕垫腰。**随访：**12 年 4 个月。桡骨骨折按《骨科疾病疗效评价标准》Jakim 桡骨远端骨折疗效评分系统**评分：**优。胸椎骨折按《中西医结合治疗骨折临床经验集》骨折疗效**评定：**良。图文演示治疗经过如下（图 5-22-3）：

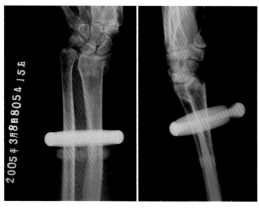

a. 2005-3-8 整复前：桡偏后移前角

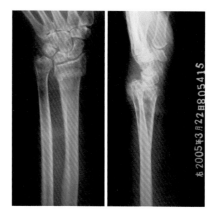

b. 2005-3-22 复查：桡骨短缩约 1cm

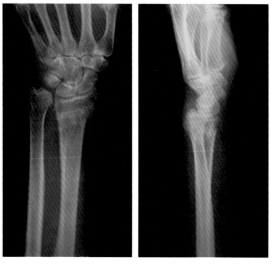

c. 2005-4-6 复查：桡骨短缩约 0.5cm

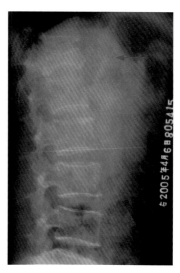

d. 2005-6-8 复查：胸 12 椎体压缩 1/3

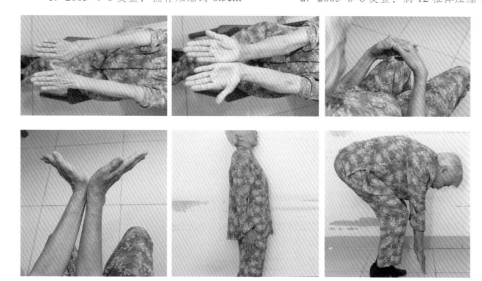

e. 2 个月后：腕关节功能检查和胸椎骨折康复

图 5-22-3　桡骨远端骨折（伸直型）合并胸椎压缩性骨折闭合治疗案

【随访】2017 年 7 月 25 日电话随访（0751-2259***）：12 年来，腕关节、腰部活动基本正常，无疼痛。现年 81 岁，生活自理，可骑三轮车前往市场买菜。

【按】

1. 治疗思路 桡骨远端骨折合并胸腰椎压缩性骨折，临床较为常见。若选择保守治疗，则应卧床、使用程控气枕垫复位胸椎。桡骨远端手法复位、夹板固定后，若按治疗常规早期进行腰部五点式功能锻炼，桡骨远端骨折由于握拳肌腱的收缩力和掌指腕部的重力，二者的合力产生桡骨远端骨折短缩移位的趋势，很有可能发生重叠移位。腕套牵引既可以维持复位效果，又可以减少早期练功对桡骨远端骨折带来的不利影响。现代治疗也可以采用椎体成形术，早期下地可减少卧床合并症的发生。

2. 腕套牵引 腕套牵引治疗桡骨远端骨折，除了纵向牵引力，还有横向约束力，可克服骨折短缩移位和下桡尺关节分离。本案骨折对位对线尚可，虽桡骨短缩约 0.5cm，下桡尺关节轻度脱位，但功能恢复满意。

3. 程控气枕 胸腰椎体骨折应用程控气枕垫腰装置，可通过腰部纵向的牵引和横向练功过伸时前纵韧带和椎间盘纤维环对椎体的牵拉，使压缩的骨折复张，效果确切。

（江湧）

肱骨干中 1/3 骨折（螺旋形）合并腰椎骨折闭合治疗案

徐某，男，52 岁，佛山市中医院住院病历号：649***。X 线片号：3993***。

主诉： 车祸致伤右上肢及腰部肿痛、功能障碍 1 小时。检查：右上臂畸形，压痛，可触及骨擦感及异常活动，纵轴叩击痛（＋），腰 2 椎体压痛，叩击痛（＋），腰椎活动受限；双下肢肌力、感觉未见异常。X 线片示：右肱骨中段骨折，折端明显向外后方移位及成角，腰 2 椎体上部压缩 1/2。**诊断：** ①右肱骨中段骨折；中医分型：螺旋形。AO 分型：A1.2 型。②腰椎体压缩性骨折。**治疗：** 肱骨予"内外推端、抱迫靠拢"等手法复位，外敷伤科黄水纱，四夹超肩肘关节固定，卧床皮牵引，重量 2kg，维持肩肘关节中立位。**随访：** 近 2 年。肱骨骨折按《骨科疾病疗效评价标准》Gill 临床上肢功能评分系统**评分：** 优。腰椎骨折按《中西医结合治疗骨折临床经验集》骨折疗效标准**评定：** 良。图文演示治疗经过如下（图 5-22-4）：

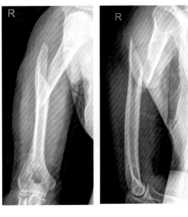 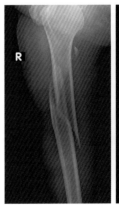 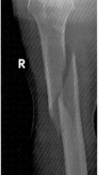

<table>
<tr><td>a. 2017-11-29 整复前</td><td>b. 2017-12-7 整复后</td></tr>
</table>

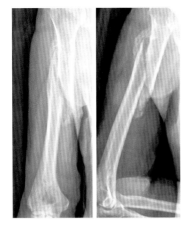
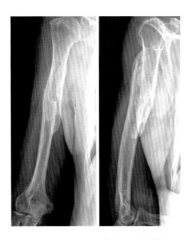

c. 2018-1-22 复查：骨痂中等，临床愈合　　　　d. 2019-10-23 复查：骨性愈合

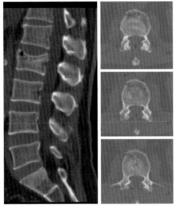
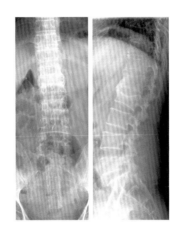

e. 2017-11-24 治疗前 CT：腰 2 椎体压缩约 1/3　　　f. 2019-10-23 骨折愈合

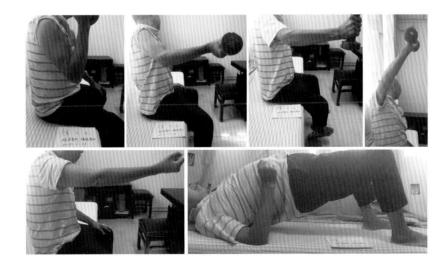

g. 2019-10-23 检查：功能基本正常

图 5-22-4　肱骨干中 1/3 骨折（螺旋形）合并腰椎骨折闭合治疗案

【按】应患者要求保守治疗。肱骨干经手法复位、夹板功能体位固定，效果满意。腰椎由于上肢骨折影响到腰椎练功，腰椎椎体未能更好地复张，但腰椎排列好，骨折愈合，功能基本恢复。

（谢韶东）

桡尺骨远端骨折闭合复位合并股骨粗隆间骨折内固定案

谭某，女，64岁，佛山市中医院住院病历号：676***。X线片号：4123***。

主诉：高处跌落致右髋、左腕疼痛，活动障碍7天。检查：左腕部餐叉样畸形，压痛，可扪及骨擦感及异常活动；右髋部压痛明显，右下肢内收短缩，叩击痛阳性，右髋、膝关节活动受限，右足趾动、血运、感觉正常。X线片示：尺桡骨远端粉碎性骨折，股骨粗隆间粉碎性骨折。**诊断**：①左桡尺骨下段粉碎性骨折。中医分型：伸直型。AO分型：A2型。②右股骨粗隆间粉碎性骨折。中医分型：反粗隆间型。Evans分型：Ⅴ型。**治疗**：桡尺骨折予"旋翻回绕、内外推端、提按升降、屈伸展收"等手法复位，夹板固定。股骨粗隆间骨折予切开复位内固定，外敷伤科黄水纱，功能锻炼。**随访**：8个月。桡尺骨骨折按《骨科疾病疗效评价标准》Jakim桡骨远端骨折疗效评分系统**评分**：优。股骨粗隆间骨折按《中西医结合治疗骨折临床经验集》骨折疗效标准**评级**：优。图文演示治疗经过如下（图5-22-5）：

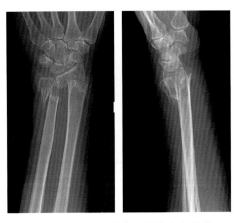

a. 2018-6-30治疗前：尺骨完全移位

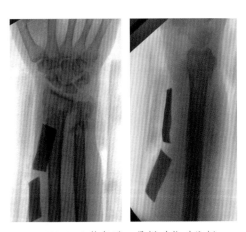

b. 2018-7-4整复后：骨折对位对线好

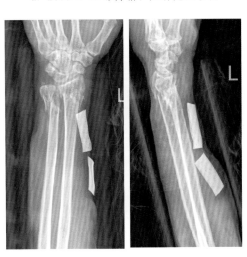

c. 2018-7-6复查：尺骨轻度移位

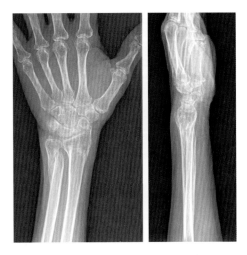

d. 2018-11-28复查：骨折塑形

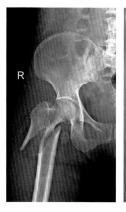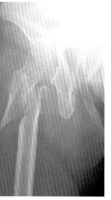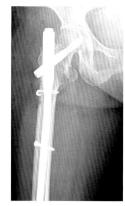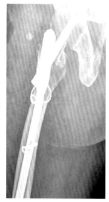

e. 2018-6-30 治疗前　　　　　　　　　　f. 2018-7-6 内固定术后

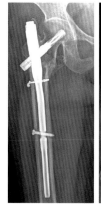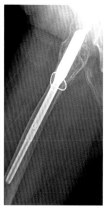

g. 2019-3-18 复查：骨折线模糊　　　　h. 2019-3-18 检查：功能基本正常

图5-22-5　桡尺骨远端骨折闭合手法合并股骨粗隆间骨折内固定案

【按】治疗思路：本案桡尺骨远端粉碎性骨折合并股骨粗隆间骨折，由于患者要求，故选择上肢保守治疗。股骨粗隆间骨折为不稳定性骨折，予手术内固定，术后可以尽早下地出院，降低住院天数。

（江涌）

桡尺骨远端骨折闭合复位并骨盆骨折脱位骨牵治疗案

邓某，男，66岁，佛山市中医院住院病历号：652***。X线片号：4008***。

主诉：重物砸伤骨盆、右手腕部等多处肿痛，活动受限7天。检查：右腕部压痛，畸形，可扪及骨擦感；骨盆压痛，挤压分离试验阳性。X线片示：桡尺骨远端粉碎性骨折，髋臼粉碎性骨折，髂骨翼骨折伴骶髂关节脱位，耻骨骨折。**诊断**：①右桡尺骨下段粉碎性骨折。中医分型：伸直型；AO分型：C3型。②骨盆骨折脱位。Tile分型：C1型。**治疗**：桡尺骨骨折予"旋翻回绕、内外推端、提按升降、屈伸展收"手法复位，外敷伤科黄水纱，前臂四夹超腕关节固定。骨盆骨折脱位予股骨髁上牵引。**随访**：8个月。桡尺骨骨折按《骨科疾病疗效评价标准》Jakim桡骨远端骨折疗效评分系统**评分**：优。图文演示治疗经过如下（图5-22-6）：

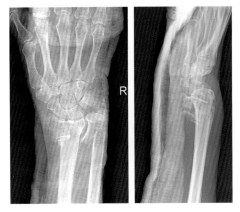
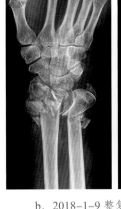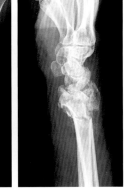

a. 2017-12-19 整复前：尺骨完全移位　　　　　b. 2018-1-9 整复后：尺骨对位可

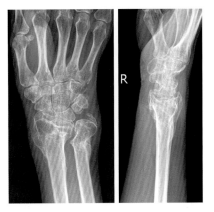
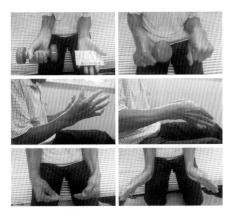

c. 2018-8-23 复查：尺骨成角　　　　　　　d. 2018-8-23 检查：功能基本正常

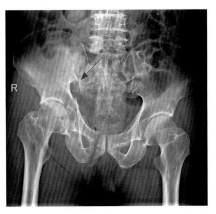
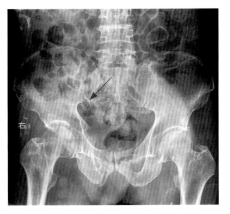

e. 2017-12-19 骨盆治疗前：骶髂关节脱位　　　f. 2018-1-9 骨盆复查：脱位改善

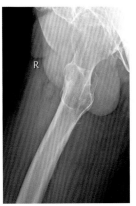

g. 2018-8-23 骨盆复查

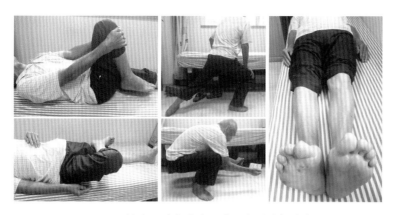

h. 2018-8-23 检查：功能基本正常，右下肢短缩约 0.5cm

图 5-22-6　桡尺骨远端骨折闭合复位并骨盆骨折脱位骨牵治疗案

【随访】2018 年 8 月 23 日检查：右腕尺侧见轻度隆突畸形，握拳、腕关节屈伸功能活动基本正常；腕关节桡偏和前臂旋转功能稍受限。右下肢短缩约 0.5cm，右髋关节屈曲活动部分受限，可做半蹲活动。无跛行。

【按】本案桡尺骨远端粉碎性骨折合并骨盆骨折脱位，应患者要求，选择保守治疗。经闭合治疗，效果满意。

（王卫刚）

肘部骨折脱位合并桡尺骨远端骨折手法夹板案

何某，女，73 岁，佛山市中医院门诊病历号：3002870***。X 线片号：4006***。

主诉：跌倒致左肘部、左腕部肿痛，活动障碍 3 小时。检查：左肘畸形，压痛，肘关节弹性固定，三角关系异常，左腕部压痛。X 线片示：肘关节后脱位并肱骨内髁骨折，尺骨冠状突骨折，桡骨下端骨折并尺骨茎突撕脱性骨折。**诊断：**①左肘部骨折脱位。②左桡骨远端骨折并尺骨茎突撕脱性骨折。中医分型：肘关节后脱位型。西医分型：肘关节骨折－脱位Ⅴ型（门振武）。**治疗：**手法复位，外敷伤科黄水纱，前臂四夹屈肘 90°固定。随访：1 年。按《骨科疾病疗效评价标准》改良 Mayo 肘关节功能评分系统、Jakim 桡骨远端骨折疗效评分系统**评分：**优。图文演示治疗经过如下（图 5-22-7）：

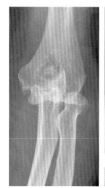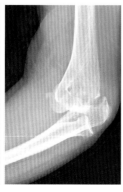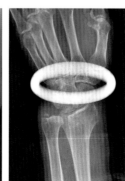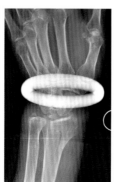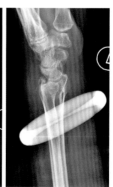

a. 2017-12-15 整复前：肘关节脱位，尺骨冠状突、肱骨内髁撕脱骨折，桡骨远端骨折

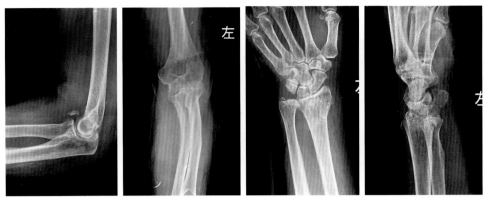

b. 2017-12-18整复后：肘关节脱位纠正，尺骨冠状少许分离，桡骨远端对位对线好

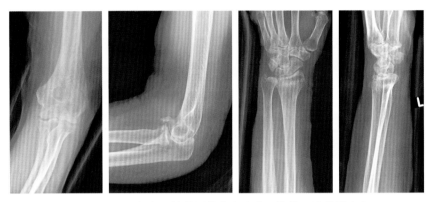

c. 2018-1-17复查：尺骨冠状少许分离，桡骨远端骨折愈合

图5-22-7　肘部骨折脱位合并桡尺骨远端骨折手法夹板案

【随访】2019年2月20日电话随访（13189373***）：与健侧对比，伤肢外形无异常，屈伸功能正常，屈曲时手指可触及肩部，活动无疼痛，阴天无疼痛，生活完全自理，可提开水壶，可端脸盆水洗脸。

（劳永锵）

肘关节三联征闭合复位有限切开内固定铰链支架外固定案

钟某，男，19岁，佛山市中医院住院病历号：429***，X线片号：3661***。

主诉：跌倒致右肘部肿痛、活动受限3小时。检查：右肘部压痛、畸形，纵向叩击痛阳性，可及骨擦感及异常活动，肘关节失稳。X线片及CT片提示：右肘关节后脱位，右侧桡骨头粉碎性骨折、右侧尺骨冠状突骨折，骨碎片分离。MRI示：右肘外侧副韧带及内侧副韧带、桡骨环状韧带损伤；右肘伸肌总腱断裂，屈肌总腱损伤。**诊断**：右肘关节恐怖三联征。桡骨头骨折：Schatzker-Tile Ⅲ型。冠状突骨折：Regan-Morrey Ⅱ型。**治疗**：肘关节后脱位手法复位，桡骨头粉碎性骨折切开复位内固定术，外侧副韧带复合体修复术，铰链式肘支架外固定术。外敷伤科黄水纱。肘关节早期屈伸活动。**随访**：1年半。按《骨科疾病疗效评价标准》改良Mayo肘关节功能评分系统**评分**：优。图文演示治疗经过如下（图5-22-8）：

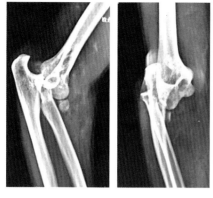
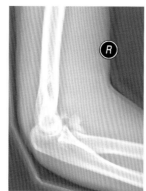
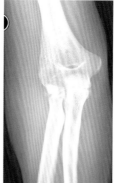

a. 2016-5-27 脱位复位前　　　　　　　　b. 2016-5-27 脱位复位后

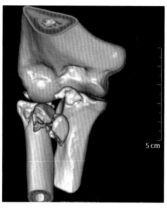
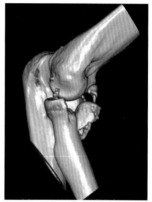

c. 2016-5-27 CT：桡骨头粉碎性骨折、尺骨冠状突骨折

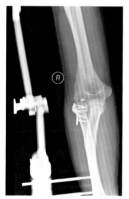
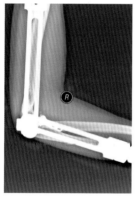
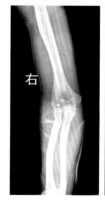
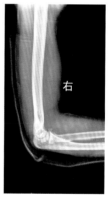

d. 2016-7-30 术后 2 个月拆支架前：骨痂生长明显　　e. 2017-7-14 术后 14 个月拆内固定物后：骨折已愈合

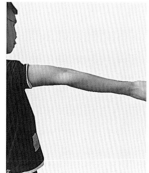
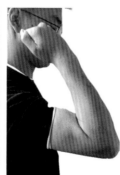
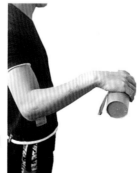
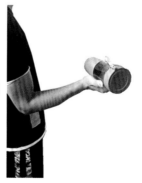

f. 2017-11-10 术后 1 年半随访：功能正常

图 5 22 8　肘关节三联征闭合复位有限切开内固定铰链支架外固定案

【按】

1. 肘关节后脱位闭合复位 先行脱位复位、夹板外固定。采用"擒拿扶正、拔伸牵引、提按升降"手法复位，局部外敷伤科黄水纱，上臂夹板四夹超肘关节、肘关节屈曲90°位固定。

2. 有限切开复位内固定、铰链式支架外固定 伤肢肿胀消退后行有限切开复位内外固定手术治疗。采用肘关节外侧Kocher入路，桡骨头骨折复位钢板螺钉内固定；外侧副韧带复合体止点损伤采用锚钉固定，连续锁边缝合方法进行修复，尺骨冠状突移位不明显可不固定。装置铰链式外固定支架：旋转中心为肱骨小头外侧中心至肱骨内侧髁前下部分的连线，打入直径2.0或2.5mm克氏针作为同心圆参考针，近、远两端活动臂分别置于肱骨外侧近段、前臂外侧尺骨嵴，分别置入2枚半螺纹钉，钻孔方向须与旋转中心轴保持同一平面且互相平行。固定肘关节于屈曲90°中立位。注意保护肱骨中段的神经、血管束以及前臂的尺神经支束。

3. 术后功能训练 术后第1天开始手指、腕关节及肩关节的功能训练。术后第3天开始松开支架旋钮进行肘关节屈伸活动。1周后放松支架固定旋钮进行活动，3周内避免肘关节最后30°的伸直锻炼。功能锻炼过程以主动锻炼为主，禁止被动暴力牵拉或按摩。术后2个月，X线片复查显示骨痂生长明显、肘关节的稳定性好，拆除外固定支架。逐步加强肘关节的旋转功能锻炼及力量训练。

4. 讨论 肘关节后脱位合并桡骨头和尺骨冠状突骨折统称为"肘关节恐怖三联征"，为肘关节严重的骨折脱位，并伴有不同程度的肘关节外、内侧副韧带复合体损伤。脱位手法复位后肘关节仍极不稳定。手术采用肘关节外侧入路有限切开修复桡骨头骨折和外侧副韧带复合体，能达到肘关节"Horii Circle"外侧半环的稳定，铰链式支架外固定则能取代内侧副韧带复合体的切开修复，维持内侧半环的稳定性，避免了联合内侧切口，减少了手术创伤。

（沈楚龙）

肘关节三联征合并桡骨远端骨折（陈旧性）闭合治疗案

陈某，男，31岁，佛山市中医院门诊病历号：3002465***。X线片号：4350***。

主诉：3米高跌下致左肘部、腕部肿痛，活动受限1个月余。伤后即于外院拟"肘关节脱位"行手法复位，复位后X线片显示：肘关节仍半脱位。患者于2017年1月9日到我院就诊。检查：左肘肤温较高，屈伸活动受限（活动度15°），前臂旋转受限；左腕关节轻度肿胀，活动受限。X线片、CT检查示：左桡骨头陈旧性粉碎骨折并肱桡关节半脱位；尺骨冠状突陈旧性骨折并左肘关节半脱位；肱骨下端内、外髁后缘陈旧性撕脱骨折；肘关节周围软组织内多个小片块状异位骨化；左桡骨远端陈旧性粉碎骨折，下尺桡关节半脱位；左腕三角骨后缘陈旧性撕脱骨折。**诊断：**①左肘关节三联征（陈旧性）；②左肘关节异位骨化。③左桡骨远端陈旧性骨折合并下尺桡关节半脱位。门振武分型：肘关节骨折-脱位V型。**治疗：**予舒筋手法，屈肘90°固定2周，外敷伤科黄水纱和白药膏，辨证施治，指导练功。随访：3年6个月。按《骨科疾病疗效评价标准》改良Mayo肘关节功能评分系统**评分：**优。图文演示治疗经过如下（图5-22-9）：

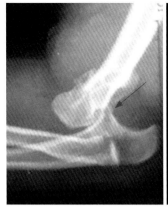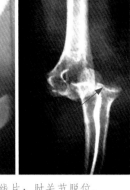

a. 2016-12-1 外院 X 线片：肘关节脱位、
桡骨头、尺骨冠状突骨折

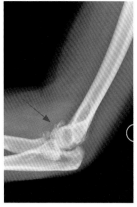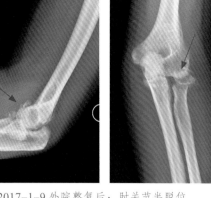

b. 2017-1-9 外院整复后：肘关节半脱位，
桡骨头旋转、分离

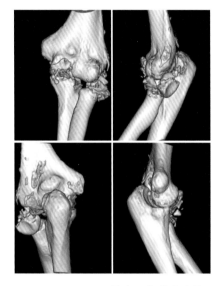

c. 2017-1-9 CT 检查：桡骨头翻转

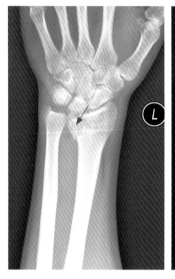

d. 2017-1-9 X 线片：桡骨远端关节轻塌陷、半脱位

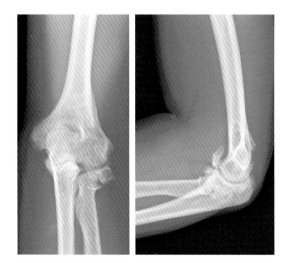

e. 2019-6-14 复查：桡骨头部分分离，骨化

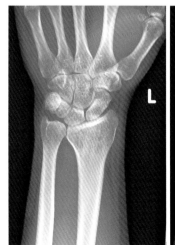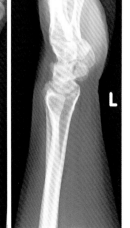

f. 2020-7-6 复查：桡骨远端骨折愈合

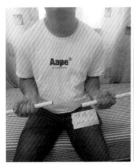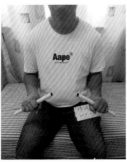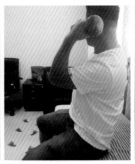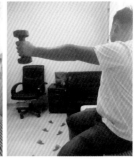

g. 2019-6-14 检查：前臂旋转、肘关节屈伸功能基本正常

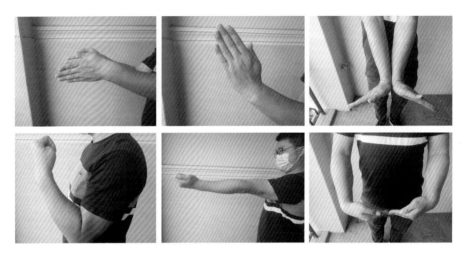

h. 2020-4-29 检查：肘、腕关节功能基本正常

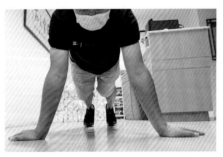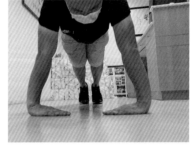

i. 2020-7-6 肘关节稳定性检查：肘关节内、外翻无变形

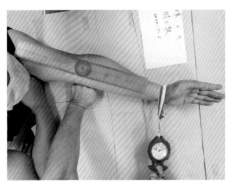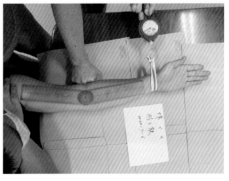

j. 2020-7-6 肘关节稳定性检查：弹簧牵拉力 7 ～ 8kg，无变形

图 5-22-9 肘关节三联征合并桡骨远端骨折（陈旧性）闭合治疗案

【随访】2019年6月14日随访：肘关节活动正常，关节尚稳定，日常工作、生活无明显疼痛，阴天偶尔稍感不适。2020年4月29日功能复查：腕、肘关节活动基本正常，关节尚稳定。

【按】

1. 损伤特点和治疗选择 肘部损伤三联征是指以肘关节脱位合并桡骨头和尺骨冠状突骨折的一类损伤性疾病，常导致复发不稳定、关节僵硬、关节炎等并发症，因此也称恐怖三联征。这类复杂性损伤在治疗时，不仅需要留意影像学检查发现的可见损伤，更应该重视可能引起肘部稳定性破坏的软组织损伤。治疗分为闭合治疗与手术治疗。闭合治疗要求肱桡关节与尺桡关节均能达到同心圆中心复位，并且保证肘关节能有必须的稳定性，同时尺、桡骨的骨折块不可过大。手术治疗可在关节破坏较大的情况下，通过对关节囊内结构的解剖复位，从而重建关节稳定性。Pugh等报道了36例，优良率仅达到77.8%。我们临床也观察到，尽管及时手术可获得较好的解剖复位和软组织修复，但部分患者仍达不到理想的功能。本案损伤严重，有手术指征，但因误诊失治1个月余，拟先保守治疗观察效果，必要时再手术治疗。经综合治疗，尽管桡骨头旋转分离骨不连合明显骨化，但仍然获得较好的功能恢复。本案仍然需要进行长期随访。

2. 综合治疗与中医特色 ①手法复位：患者受伤时外院X线片显示为肘关节脱位，骨折无明显移位。如果对本病认识不足，仅仅按单纯肘关节脱位治疗，则在闭合手法复位和外固定方式时间及并发后遗症预判等方面会出现相应的不足甚至错误。因骨软组织损伤严重，早期肘关节复位应轻柔，并擒拿稳定桡骨头，尽量避免造成或加大桡骨头骨折分离。后期肘关节陈旧性半脱位复位，采用轻柔手法逐渐缓慢屈肘90°，基本纠正了肘关节半脱位。整复后予伤科黄水纱外敷，腕臂"8"字绷带屈肘固定2周，逐渐达到屈肘120°。②动静结合：2周后去除绷带固定，进行肘关节主动活动，避免关节被动松动。予颈腕吊带悬吊，继续保持肘关节深度屈曲，1小时后去吊带，进行关节活动1小时，再继续吊带。以1小时为单位，主动练功和吊带固定交替进行。先屈肘后伸肘，最后通过有规律和适度的功能训练，达到关节功能的恢复。③辨证施治：中药内外并治。使用本院外用制剂，早期用伤科黄水纱、白药膏，后期用舒筋洗药、活血膏等，结合患者四诊舌苔脉象，早期予消肿散结、活血止痛之仙方活命饮加减，后期予舒筋活络之舒络汤加减：

〔仙方活命饮加减〕白芷10g、浙贝母20g、忍冬藤30g、赤芍15g、皂角刺15g、钩藤30g、醋没药5g、醋乳香5g、陈皮10g、金银花30g、甘草5g、土鳖虫10g。每日1剂，水煎服。

〔舒络汤加减〕桑枝30g、川木通10g、白芍30g、薏苡仁30g、黄芪30g、苍术15g、黄柏15g、忍冬藤30g、丝瓜络30g、浙贝母15g、僵蚕10g。每日1剂，水煎服。

3. 讨论

（1）诊断分型：伤时诊断：①左肘关节三联征（肘关节后脱位＋尺骨冠状突骨折Regan-Morrey Ⅰ型骨折、桡骨小头骨折Mason Ⅰ型、肱骨内髁撕脱性骨折、肘关节外侧复合体损伤）；②桡骨远端骨折。治疗5周后诊断：①左肘关节陈旧性三联征（肱尺关节半脱位、尺骨冠状突骨折Regan-Morrey Ⅱ型骨折、桡骨小头骨折Mason Ⅳ型、肱骨内髁骨折）；②左桡骨远端陈旧性骨折；③左肘关节骨化性肌炎。本案虽然下尺桡关节纵向对应关系无明显改变，但桡骨远端骨折（关节面轻塌陷）合并下尺桡关节半脱位（横向），应考虑Essex-Lopresti损伤（桡骨头颈部骨折、前臂骨间膜损伤并下尺桡关节脱位）的可能，早期进行MRI检查，了解前臂骨间膜的情况，在治疗上对骨关节尽可能进行解剖复位，并进行切实有效稳定前臂骨间膜的固定，在预后上注意前臂旋转功能的恢复。

（2）受伤机制：高处坠落，前臂旋前位伸腕着地，先出现桡骨远端骨折，中柱塌陷并下尺桡关节半脱位。纵行暴力迅速传导至肘关节，造成肘关节后脱位，暴力持续使肘关节屈曲外翻，尺、桡骨上端关节面与肱骨远端发生轴向撞击，造成尺骨冠状突和桡骨头骨折，肘关节外侧韧带撕裂，旋转暴力至肘关节内侧韧带撕裂和肱骨内髁撕脱性骨折，从而出现肘关节"恐怖三联征"损伤。

（3）治疗分析：肘关节三联征通过拔伸牵引、内外推端、提按升降等手法，维持屈曲位"8"字绷带固定，恢复肱尺关节对应关节同心圆结构，桡骨中轴通过肱骨小头中心，恢复内、外侧副韧带复合体长度。制动后，通过人体修复机制，可恢复内、外侧稳定机制。本案患者初诊整复过程，可能由于内外推端和拔伸牵引未到位，强行屈肘，造成桡骨小头骨折移位加重，尺骨冠状突骨折碎块前移。此为手法复位失治。外院治疗5周后来诊，重点治疗肱尺关节半脱位、骨化性肌炎。经过综合治疗，疗效显著。由于桡骨远端骨折合并下尺桡关节半脱位，前臂旋后功能轻微受限，肘关节稳定。肘关节外翻稳定主要决定因素为内侧副韧带和肱尺关节骨性对应关系。本例尺骨冠状突为 Regan-Morrey Ⅰ型骨折，肱尺关节骨性结构稳定，内侧副韧带复位后自行修复。关节囊等其他软组织也能提供部分稳定性。另外，肘内侧的屈曲－旋前肌群和肘后外侧的肘肌，分别在对抗肘外翻和肘后外侧移位中起一定的动力性稳定作用。虽然桡骨头高度无恢复，但并不影响后肘关节外翻稳定性。肘外侧副韧带复合体复位后亦可自行修复。

（江湧　林晓光）

儿童股骨慢性化脓性骨髓炎合并病理性骨折手法夹板案

樊某，男，4岁，佛山市中医院门诊病历号：3002303***。X线片号：3718***。

主诉： 右股骨慢性化脓性骨髓炎合并股骨干中下段病理性骨折10天。2016年4月初，高热后出现右下肢疼痛，外院诊断骨髓炎予手术治疗。2016年8月16日再次摔伤骨折。检查：右大腿肿胀、压痛，右下肢功能活动受限。X线片示：股骨慢性化脓性骨髓炎、股骨下段病理性骨折。**诊断：** 右股骨慢性化脓性骨髓炎合并下段病理性骨折。中医分型：斜形。**治疗：** 先"内外推端"等手法，纠正骨折侧方移位，外敷伤科黄水纱，中药辨证施治。行大腿四夹外固定。4个月后，开始屈膝功能锻炼，"定骨舒筋"被动松动膝关节，佩戴支具下地负重；6个月后解除夹板外固定。**随访：** 8个月余。图文演示治疗经过如下（图5-22-10）：

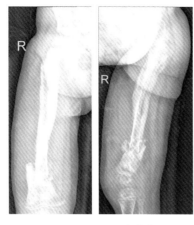
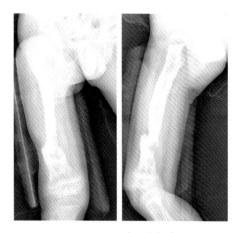

a. 2016-8-27 治疗前　　　　　　b. 2016-10-26 手法夹板复查

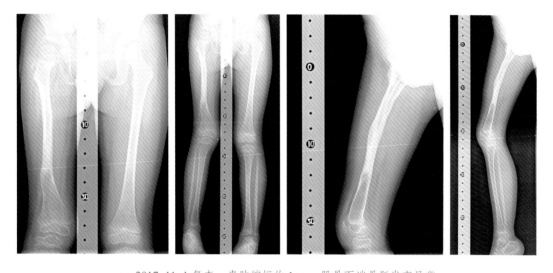

c. 2017-11-1 复查：患肢缩短约 1cm，股骨下端骨骺发育异常

图 5-22-10　儿童股骨慢性化脓性骨髓炎合并病理性骨折手法夹板案

【按】

1. 儿童骨骼生长能力和自我矫形能力较强，股骨干骨折后，若骨折可保持良好的对线，伤肢缩短可小于 2cm，轻度的旋转畸形一般可随生长发育自行矫正。13 岁以内的儿童，骨折后任何平面 < 25° 成角畸形，均可通过自行塑形获得关节面的正常力线。儿童股骨骨折多数为闭合性创伤，采用传统的非手术治疗一般都可治愈。

2. 本案患儿初始因高热后出现右下肢疼痛，外院诊断骨髓炎予手术治疗。术后骨折未痊愈而再次跌伤导致股骨骨折，X 线片显示骨折局部骨质密度硬化及虫蚀样骨质破坏，部分皮质缺损，可见广泛的层状骨膜反应。手术治疗内固定物植入感染扩散风险高、并发症多，故选择手法结合夹板外固定的保守治疗方案，定期复查 X 线片了解骨折移位情况，及时手法调整，配合中药外敷内服直至骨折愈合。治疗后 X 线片显示骨折愈合，股骨干粗细不均，扭曲变形，髓腔骨质密度增高、均匀，股骨下端骨骺发育异常，右下肢较左下肢缩短约 1cm。患者行走轻度跛行，下蹲无异常。跛行可能是由于感染造成股骨下端骨骺发育异常，关节失稳引起。继续定期复查，观察患肢生长发育情况。

（江涌）

股骨干骨折合并胫腓骨下段骨折手法复位闭合髓内钉案

孙某，男，37 岁，佛山市中医院住院病历号：462***。X 线片号：2691***。

主诉：车祸致伤，全身多处疼痛流血，左下肢活动受限 1 天余。检查：左侧大腿、小腿肿胀，局部压痛敏锐，可扪及骨擦感及异常活动，纵轴叩击痛阳性，左足趾动、血运正常。X 线片示：左股骨上段粉碎性骨折、左胫腓骨中下段粉碎性骨折。**诊断**：左股骨上段粉碎性骨折、左胫腓骨中下段粉碎性骨折。中医分型：斜形。AO 分型：32B2.2/42B2.3 型。**治疗**：在 C 臂 X 线机透视引导下予"内外推端、提按升降"等手法复位，继而行左股骨上段骨折闭合手法复位 PFNA 内固定术，左胫腓骨骨折闭合手法复位胫骨髓内钉、腓骨弹性钉内固定术。术后外敷消毒乙醇纱；术后定期换药，指导功能锻炼。**随访**：2 年半。按《中西医结合治疗骨折临床经验集》骨折疗效标准——股骨干骨折、胫腓骨骨折**评级**：优。图文演示治疗经过如下（图 5-22-11）：

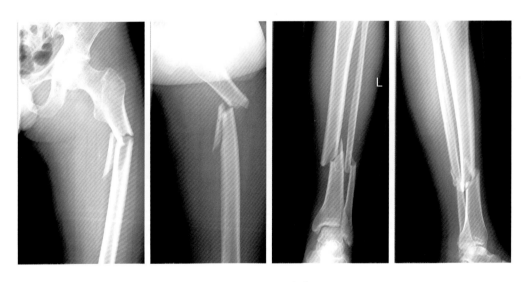

a. 2013-3-26 术前

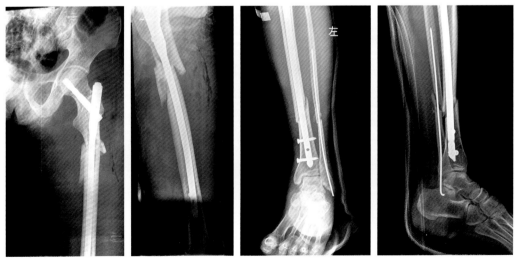

b. 2013-3-30 术后

佛山正骨医案集

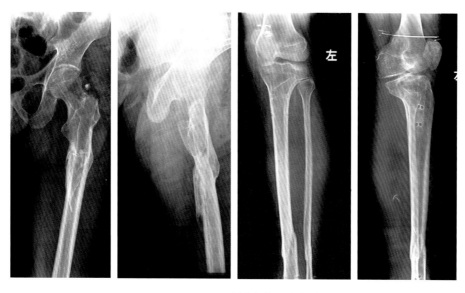

c. 2015-11-24 内固定物取出术后

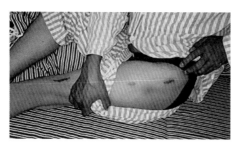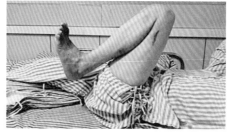

d. 患肢外观照片

图 5-22-11　股骨干骨折合并胫腓骨下段骨折手法复位闭合髓内钉案

【按】具体手术方式：腰椎管内麻醉生效后，患者平卧下肢牵引床，左髋部、左下肢消毒铺巾，先处理胫腓骨骨折。于腓骨远端切开皮肤 1cm，2.5mm 克氏针开孔并将 2.5mm 弹性钉置入腓骨至骨折远端髓腔内，施以触摸辨认、擒拿扶正、拔伸牵引、旋翻回绕、对抗旋转、内外推端、接合碰撞手法整复胫腓骨骨折；助手持续拔伸牵引下，术者于腓骨骨折端持续内外推端维持对位，推入弹性钉至近端固定腓骨骨折，维持腓骨长度及对位。患者完全屈膝位，术者做髌骨下正中纵行切口 2cm，经髌腱暴露胫骨平台前缘，开孔并置入导针，在持续拔伸牵引，内外推端下，扩髓并测量合适长度后，置入胫骨带锁髓内钉，确认深度并轻度过牵，予"对抗旋转、内外推端"纠正旋转、残余成角及侧方移位；瞄准器引导下置入远端锁钉 2 枚，借助主钉把手再次纠正残余旋转移位后，回敲加压，置入近端锁钉 2 枚，上尾帽。逐层关闭切口，外敷灭菌敷料。置伤肢于髋部牵引复位架上，借助复位架行拔伸牵引、对抗旋转、内外推端、提按升降等手法，透视见骨折对位对线改善。股骨大转子上 2～4cm 做纵行切口，经股骨大转子开孔并置入导针于近端，扩髓并置入 380mm 加长 PFNA 髓内钉主钉；借主钉把手及股骨远折端施提按升降、内外推端手法，纠正前成角及侧方移位，抱迫合拢碎块；将主钉推入远端髓腔后，置入股骨颈螺旋刀，经瞄准器置入远端锁钉 2 枚。被动活动见骨折端及内固定物稳定无松动，逐层缝合切口。

（林晓光）

小腿毁损伤清创血管吻合创面修复骨折复位外固定支架肢体重建案

欧某，男，46 岁，佛山市中医院住院病历号：612***。X 线片号：3796***。

主诉：车祸致胸部及右小腿肿痛、流血，活动障碍 10 余小时。检查：神清，面色苍白，皮肤湿冷，对答合理，双瞳等大等圆、直径约 3mm，对光反应灵敏。胸廓挤压征（＋），心肺检查（－）。右大腿及膝部见多处挫伤痕迹；右膝至右小腿中下段内后侧见一约 15cm×20cm 创面，粉碎骨质外露，伤口渗血，皮肤边缘碾挫，周缘皮肤撕脱，血运不佳；右小腿后内侧皮肤潜行撕脱，创面内见断裂毁损肌肉组织外露，小腿骨干力消失；右踝中度瘀肿，内踝处见一 6cm 横行伤口，内见骨及肌腱组织外露，局部皮损，踝部可及明确骨擦感，踝活动受限；右足背动脉搏动微弱，远端趾动可，肤温凉，血运欠佳。X 线片示：①右胫骨上段粉碎性骨折，远折端内前移位，稍向前成角，碎块分离；②右腓骨上段粉碎性骨折，远折端内前移位，向外成角，碎块分离；③右胫骨下端粉碎性骨折，累及踝关节面，碎块后移；④右侧距骨粉碎性骨折，累及距骨颈，距骨滑车及距骨头无明显移位，见碎块内移。⑤右侧第 6、7 肋前段骨皮质不连续。**诊断：**①创伤性失血性休克；②右下肢严重压榨伤；③右胫骨上段粉碎性骨折并骨缺损；④右小腿后外侧皮肤撕脱逆行伤并软组织缺损骨外露；⑤右胫前动脉近端断裂并栓塞；⑥右腓肠肌、比目鱼肌大部分断裂；⑦右胫神经近段及踝管段挫伤；⑧右足距骨粉粹性骨折并缺损；⑨右足内、后踝骨折；⑩右腓骨近段、远端粉碎性骨折；⑪右侧第 6 及 7 肋前段骨折。Gustilo 分型：Gustilo-ⅢC 型。**治疗：**①维持生命体征平稳，予输血、抗感染、改善循环、解除痉挛、换药、保温等对症治疗。②全麻下一期行右小腿清创术，右小腿及右踝部神经、肌腱、血管探查术，撕脱伤修补＋胫骨骨折手法复位克氏针内固定＋支架外固定术，距骨骨折手法复位、踝关节不稳支架外固定术，右腿腓肠肌内侧头肌瓣转移术，负压海绵封闭引流术，石膏外固定术；③二期行右小腿扩创、对侧大腿游离取皮植皮术，内踝、后踝及距骨骨折切开复位内固定术。**随访：**3 年。按《中西医结合治疗骨折临床经验集》骨折疗效标准——胫腓骨骨折、踝部骨折**评级：**优。图文演示治疗经过如下（图 5-22-12）：

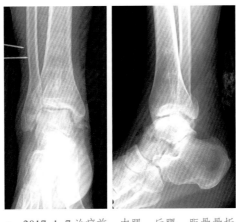

a. 2017-1-7 治疗前：内踝、后踝、距骨骨折

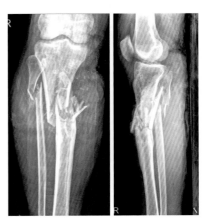

b. 2017-1-7 治疗前：胫腓骨粉碎骨折

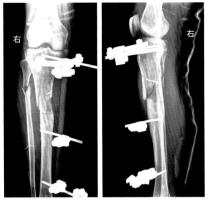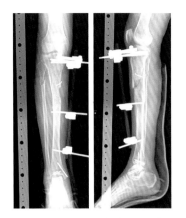

c. 2017-2-3治疗后：胫腓骨折支架外固定　　　　　d. 2017-3-20复查 X 线片

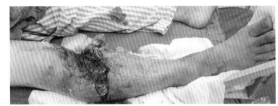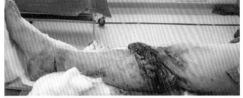

e. 治疗前伤肢外观

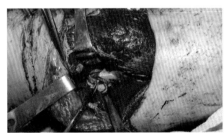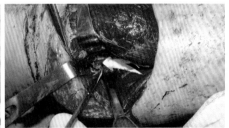

f. 探查示胫前动脉血管损伤

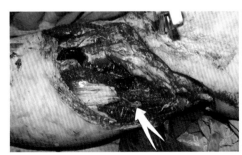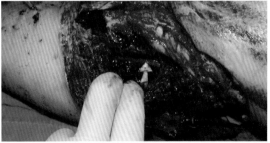

g. 吻合后示意

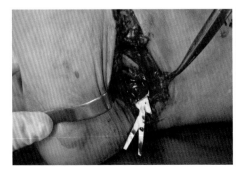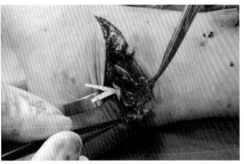

h. 胫后动脉取栓，吻合

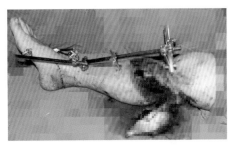
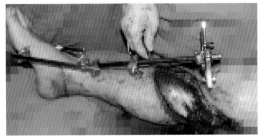

i. 腓肠肌内侧头肌瓣转移术覆盖创面

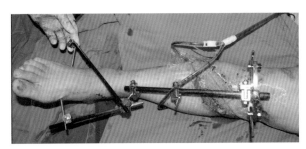

j. 急诊初步处理后外观

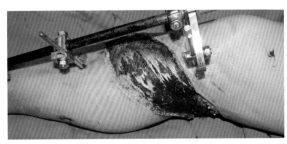
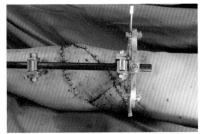

k. 5 天后右小腿植皮覆盖创面

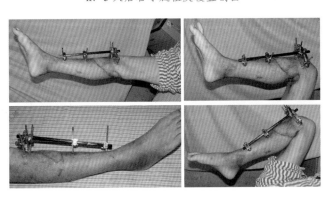

l. 外形和功能

图 5-22-12　小腿毁损伤清创血管吻合创面修复骨折复位外固定支架肢体重建案

【随访】2020 年 1 月 18 日电话随访（15360313***）：外院拍片提示骨折愈合，并已取出外固定支架，皮肤愈合好，无窦道。双下肢等长，下蹲活动可，已能从事原工作（职业司机）。

【按】

1.定义和概述　骨的连续性断裂同时伴有皮肤和皮下的软组织撕裂，伤口直接与骨折和血肿相通，合并动脉损伤伴严重皮肤软组织缺损的开放性、粉碎性骨折称为 Gustilo-Ⅲc 型开放性骨折。胫腓骨中上 1/3 的开放性骨折患者是多发伤。（整体性）生理内环境紊乱、低体温、代谢性酸中毒和严重凝血功能障碍。（紧迫性）早期判断、处理（软组织）决定预后。

2. 开放性骨折 Gustilo 分型

Ⅰ型：伤口长度小于 1cm，一般为比较干净的穿刺伤，骨尖自皮肤内穿出，软组织损伤轻微，无碾挫伤，骨折较简单，为横断或短斜形，无粉碎。

Ⅱ型：伤口超过 1cm，软组织损伤较广泛，但无撕脱伤，亦无形成组织瓣，软组织有轻度或中度碾挫伤，伤口中度污染，中等程度粉碎性骨折。

Ⅲ型：软组织损伤广泛，包括肌肉、皮肤及血管、神经，有严重污染。

Ⅲ A 型：尽管有广泛的撕脱伤及组织瓣形成，或为高能量损伤，不管伤口大小，骨折处有适当的软组织覆盖。

Ⅲ B 型：广泛的软组织损伤和丢失，伴有骨膜剥脱和骨暴露，伴有严重的污染。（通常需要软组织重建）

Ⅲ C 型：伴有需要修复的动脉损伤。（骨损坏程度可为中到重度粉碎性骨折，软组织需要重建）

3. 治疗思考　分期治疗，损伤控制（一期外架固定、血管移植重建血运、VSD 覆盖创面 / 二期再行显微技术闭合创面、重建技术修复骨缺损），彻底清创，感染控制；血运重建（血管覆盖）；动力重建（肌肉肌腱）；骨重建（质与量）；形体完整、美容。

4. 处理注意要点　肢体血管损伤平面判断；软组织清创范围判断；骨折固定方式；临时覆盖方法；二次手术时机。

（王朝辉　高峻青）

参考文献

[1] 王亦璁，姜保国. 骨与关节损伤 [M]. 5 版. 北京：人民卫生出版社，2014

[2] ZY/T001.9-1994，中医病证诊断疗效标准 [S]. 北京：国家中医药管理局，1994

[3] 张英泽. 临床骨折分型 [M]. 北京：人民卫生出版社，2013

[4] 张铁良. 闭合复位技术在四肢骨折治疗中的应用 [M]. 北京：人民卫生出版社，2017

[5] 傅强，陈渭良. 不稳定型锁骨骨折外展式胶布牵引治疗法的临床应用与力学原理探讨 [J]. 广州中医药大学学报，2000（3）：247-249

[6] 何天佑. 何氏骨科学 [M]. 北京：人民卫生出版社，2009

[7] 尚天裕，顾云伍. 中西医结合治疗骨折临床经验集 [M]. 天津：天津科学技术出版社，1984

[8] 姜保国，傅中国，张殿英，等. 肱骨近端骨折的外科治疗及术后康复 [J]. 中华创伤杂志，2002（3）：4-6

[9] 钟广玲，陈志维. 陈渭良骨伤科临证精要 [M]. 北京：北京科学技术出版社，2002

[10] Livani B，Belangero WD，Castro de Medeiros R. Fractures of the distal third of the humerus with palsy of the radial nerve：management using minimally-invasive percutaneous plate osteosynthesis[J]. J Bone Joint Surg Br，2006，88(12)：1625-1628

[11] 区作明，刘远标，江湧.四边骨板植骨与带锁髓内钉治疗肱骨干陈旧性骨折并骨不连[J].中国骨伤，2011，24（5）：391-393

[12] 尚天裕.中国接骨学[M].天津：天津科学技术出版社，1995

[13] 邱皓，卢旻鹏.三种不同手术方式治疗肱骨干骨折的网络 Meta 分析[J].重庆医科大学学报，2017，42（2）：163-168

[14] 佛山市中医院骨科.骨折与脱位的治疗[M].广州：广东科学技术出版社，1981

[15] 孙佳星，曹志洪，李磊，等.儿童肱骨髁上骨折的治疗研究进展[J].创伤与急诊电子杂志，2016，4（2）：114-116

[16] 张安桢，武春发.中医骨伤科学[M].北京：人民卫生出版社，1998

[17] 林定坤，杨海韵，刘金文.骨伤科专病中医临床诊治[M].北京：人民卫生出版社，2000

[18] 吉士俊，郭跃明，张立军.小儿骨科诊疗手册[M].北京：人民卫生出版社，2008

[19] 郑玉堂，庄志强.肱骨髁上骨折旋转移位及方向 X 线诊断[J].中国中医骨伤科杂志，1991，7（6）：28-30

[20] 王英，杨礼淑，郭焰.中医对儿童肱骨髁上骨折旋转移位的认识及临床分型[J].中国骨伤，2004（9）：9-11

[21] 吴希瑞，吴文娟."对'肱骨髁上骨折转轴方向的诊断'一文的商榷"的商榷[J].中国骨伤，1999（3）：54

[22] 刘善雄.小儿伸直型肱骨髁上骨折的旋转移位（诊断和治疗）[J].中华小儿外科杂志，1992（2）：97-99

[23] 张德洲.儿童肘关节损伤致肘内翻畸形机制探讨[J].中国骨伤，2010，23（1）：39-41

[24] 王岩，主译.坎贝尔骨科手术学[M].北京：人民军医出版社，2013

[25] 胥少汀，葛宝丰，徐印坎.实用骨科学[M].北京：人民军医出版社，1991

[26] 梅国华，张长青，罗从风，等.Mason Ⅰ、Ⅱ型桡骨小头骨折非手术治疗的比较研究[J].中华手外科杂志，2005（3）：151-153

[27] 丁继华，单文钵.中医骨伤科荟萃[M].北京：中医古籍出版社，1986

[28] 张伯松，王军强，王满宜.开放性骨折的治疗[J].中华骨科杂志，2002（1）：52-56

[29] 王亦璁，孟继懋，郭子恒.骨与关节损伤[M].2 版.北京：人民卫生出版社，1999

[30] 朱通伯，戴戎，郭世绂，等.骨科手术学[M].2 版.北京：人民卫生出版社，1999

[31] 胥少汀，葛宝丰，徐印坎.实用骨科学[M].4 版.北京：人民军医出版社，2016

[32] 丁盛，王松克，林立，等.98 例儿童孟氏骨折诊治的临床分析[J].实用骨科杂志，2006（2）：157-158

[33] 王学谦，娄思权，侯筱魁，等，主译.创伤骨科学[M].3 版.天津：天津科技翻译出版公司，2007

[34] 江湧，陈渭良，陈逊文.骨科康复与中医理念[J].中国骨伤，2007（4）：266-267

[35] Farah N，Nassar L，Farah Z，et al.Secondary displacement of distal radius fractures treated by bridging external fixation[J].J Hand Surg Eur Vol，2014，39(4)：423-428

[36] 卢旭，侯念宗，李晔，等.有限切开复位克氏针内固定结合外固定支架治疗桡骨远端粉碎性骨折疗效分析 [J].中国矫形外科杂志，2015，23（4）：301-305

[37] 王澍寰.手外科学 [M]，3 版.北京：人民卫生出版社，2011

[38] EVANS EM. The treatment of trochanteric fractures of the femur[J]. J Bone Joint Surgery Br，1949，31B（2）：190-203

[39] 徐龙江，王良意，何志敏.牵引治疗股骨粗隆间骨折（附 87 例报告）[J].骨与关节损伤杂志，2001，16（2）：130-131

[40] 张殿英，姜保国，傅中国.三种内固定方式治疗股骨粗隆间骨折的疗效比较 [J].中华关节外科杂志（电子版），2009，3（3）：309-314

[41] Springorum HP，Siewe J，Dargel J，et al. Classification and treatment of patella fractures[J]. Orthopade，2011，40（10）：877-880，882

[42] 胡永成，邱贵兴，马信龙，等.骨科疾病疗效评价标准 [M].北京：人民卫生出版社，2012

[43] Miller AG，Margules A，Raikin SM. Risk factors for wound complications after ankle fracture surgery[J].J Bone Joint Surg Am，2012，94（22）：2047-2052

[44] SooHoo NF，Krenek L，Eagan MJ，et al. Complication rates following open reduction and internal fixation of ankle fractures[J]. J Bone Joint Surg Am，2009，91（5）：1042-1049

[45] Illert T，Rammelt S，Drewes T，et al. Stability of locking and non-locking plates in an osteoporotic calcaneal fracture model[J]. Foot Ankle Int，2011，32（3）：307-313

[46] 黄国伟，姜雪峰，周小建，等.改良跟骨钢板经跗骨窦入路治疗 Sanders Ⅱ、Ⅲ型跟骨骨折 [J].中华创伤骨科杂志，2014，16（12）：1038-1042

[47] Rammelt S，Zwipp H. Calcaneus fractures: facts，controversies and recent developments[J]. Injury，2004，35（5）：443-461

[48] SooHoo NF，Farng E，Krenek L，et al. Complication rates following operative treatment of calcaneus fractures[J]. Foot Ankle Surg，2011，17（4）：233-238

[49] Folk JW，Starr AJ，Early JS. Early wound complications of operative treatment of calcaneus fractures: analysis of 190 fractures[J].J Orthop Trauma，1999，13（5）：369-372

[50] Ding L，He Z，Xiao H，et al. Risk factors for postoperative wound complications of calcaneal fractures following plate fixation[J].Foot Ankle Int，2013，34（9）：1238-1244

[51] Lim EV，Leung JP. Complications of intraarticular calcaneal fractures[J].Clin Orthop Relat Res，2001，（391）：7-16

[52] 卢小彬，王大卫，张津生.微创手术治疗跟骨骨折的研究进展 [J].微创医学，2015，10（1）：81-84

[53] 苗旭东.微创技术治疗跟骨骨折进展 [J].中国骨伤，2018，31（7）：591-593

[54] 施忠民，蒋垚.跟骨关节内骨折的微创治疗进展 [J].中华创伤骨科杂志，2012（12）：1089-1091

[55] Polzer H，Polzer S，Mutschler W，et al.Acute fractures to the proximal fifth metatarsal bone:

development of classification and treatment recommendations based on the current evidence[J].Injury，2012，43（10）：1626–1632

[56] 秦大平，张晓刚，宋敏，等 . 老年骨质疏松性胸腰椎压缩骨折治疗研究进展 [J]. 中华中医药杂志，2017，32（2）：679–684

[57] 王和鸣，黄桂成 . 中医骨伤科学 [M]. 3 版 . 北京：中国中医药出版社，2012

[58] Gustilo RB，Mendoza RM，Williams DN. Problems in the management of type Ⅲ (severe) open fractures: a new classification of type Ⅲ open fractures[J].J Trauma，1984，24（8）：742–746

第六章

定骨舒筋——正骨手法的延伸

"定骨舒筋"是广东省佛山市中医院著名骨科专家陈渭良的临床经验总结，由佛山正骨传人之一江涌首次提出，并通过了广东省中医药管理局科研项目。"定骨舒筋"是骨折治疗原则"筋骨并重"和"动静结合"的具体体现，并通过"医患合作"贯彻实施。"定骨舒筋"是在正骨十四法的指导下，通过一定的手法方式，达到骨折治疗的最终目的——"骨正筋柔"，即骨折完全愈合与关节活动恢复的统一。"定骨舒筋"是正骨手法的延续。"定骨舒筋"结合了骨科生物力学和现代康复学的理念，形成了具有中医特色的骨科康复技术。

一、定义

定骨即固定骨折端，舒筋是指主动和被动的舒筋方法。定骨舒筋则是指骨折在愈合不坚或迟缓愈合而关节开始或已经发生僵硬时，医者用一定手法方式固定骨折端，在保持骨折不出现移位或再折的前提下，进行主动和被动的舒筋方法。

定骨与舒筋是互相协同、互相转换的动态骨折治疗过程，根据骨折愈合的时间段，定骨和舒筋的侧重点有所不同。早期，骨折需要位置的稳定，以定骨为主，舒筋以对骨折端不产生收缩的运动为原则；中期则在愈合不坚或迟缓愈合而关节开始或已经发生僵硬时，进行主动和被动的训练；后期则是强化和针对训练，做到骨折坚强愈合，功能完全恢复。

二、内容

（一）定骨舒筋的四要素

1.时间　定骨舒筋的切入时间为骨折夹板固定1个月后，骨折愈合而未坚固，外固定尚未完全去除，患者经过积极主动的功能锻炼，伤肢功能尚未完全恢复，或个别患者功能锻炼不足，功能恢复较慢。此时是定骨舒筋的切入时间，对及时恢复伤肢功有积极的作用。2～3个月是最佳时机，此时骨折基本达到了临床愈合，而关节已经开始发生不同程度的僵硬，此时定骨舒筋可对关节活动的恢复起到十分重要的作用。如果失治，3个月后关节基本僵硬，即使用定骨舒筋法，也难以完全恢复。

2.方法　定骨法：以骨折相对集合为原则，采用擒拿、端、合、按、顶等的方式定骨；舒筋法：以改善肌肉的柔软程度，增加关节的活动度为原则，采用牵拉、屈、伸、展、收等方式舒筋。

3.目的　恢复关节功能，促进骨折愈合，即"舒筋长骨齐头并进"。

4.前提　保持骨折不出现移位或再发骨折，即"不惊动骨损处"。

（二）定骨舒筋的适应证

1.骨折复位后，骨折稳定且固定者。

2.骨折迟缓愈合，尚未解除外固定而关节功能障碍者。

3.骨折愈合后，解除外固定，关节功能尚未完全恢复者。

4.骨折迟缓愈合或不愈合而关节僵硬，术前关节需要一定程度松解者。

5.骨折愈合后骨质疏松，关节僵硬者。

6.骨折内固定术后，部分内固定失效者。

（三）定骨舒筋的方法和步骤

1.方法 医者一手用擒拿、端、合、按、压、顶等方法固定骨折端或骨折端与被松动关节之间，另一手用屈、伸、展、收、牵拉、旋转等手法松动关节，松动前后配合按、摩、推、揉、点、拨等舒筋手法。

2.力度 由轻到重。定骨与舒筋的力度基本保持一致。每次舒筋的角度不应过大，不要追求一次到位。一般被动松动角度以5°～10°为度，逐步递增，一般每日松动以改善15°～30°为宜。临床要根据骨折的稳定性（愈合时间、骨痂密度、骨干力、骨折部位）、患者的依从性（年龄、治疗经过）、治疗过程的局部异常反应（骨折端疼痛）来决定关节松动的力度。这种通过患者自己本体感觉来调整治疗的方法，体现了医患合作、以人为本的中医特色。

3.频率 由慢到快，保持一定的速率，各个动作循环进行。

4.主动松动和练功 术者松动患者关节后，即指导患者进行主动松动（自我定骨、被动松动）和练功（主动练功、抗阻力训练）。

（四）常用的定骨舒筋法

1.骨折对位对线尚好，采用擒拿法固定骨折端（近松动关节一侧），被动松动关节。

2.骨折成角移位时，应"按骨舒筋"，予"顶压"的方式，在骨折凸角处按压或在三点加压下施行关节松动手法，如常见的股骨干骨折成角、掌骨干骨折成角、第一掌骨基底部骨折成角等。

3.骨折侧方移位时，应"端骨舒筋"，即于骨折移位处予"内外推端"或"提按升降"的方式端骨，施行关节松动手法，如常见的桡骨远端骨折侧方移位、肱骨干骨折侧方移位、胫骨干骨折侧方移位等。

4.当骨折分离、粉碎时，应"合骨舒筋"，予"接合碰撞"和"抱迫靠拢"的方式，在骨折远近端相对合拢下进行关节松动手法，如髌骨骨折分离、尺骨鹰嘴骨折分离、肱骨干骨折分离或粉碎等。

（五）注意事项

1.定骨应注重着力点（如骨折成角端、骨折端上下、骨折端或关节等）和方向（如垂直单向、相对双向、错位双向等）。

2.关节松动以"不惊动骨损处"为度。一般而言，临床应以关节酸痛为主而非骨折端疼痛，轻度疼痛而非剧烈疼痛，当时疼痛而非过后疼痛，自觉疼痛而非压痛，伴随关节活动范围增大逐渐出现的疼痛而非突然疼痛；以及伴随关节活动进展情况而非关节活动退步情况，关节和肢体未出现红肿等损伤征象。要做到循序渐进，见好即收。

3.关节松动之前，应检查骨干力（图6-1-1）情况，结合影像学检查，判断骨折愈合情况。

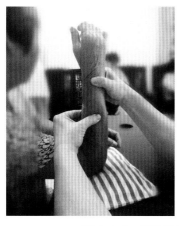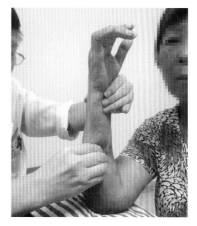

图 6-1-1　手法松筋前，前臂骨干力检查

（六）四肢常见骨折的移位特点和定骨舒筋法

1.指骨骨折　迟缓愈合分离用合骨舒筋；侧方移位用端骨舒筋。

2.掌骨骨折　成角移位，用按骨舒筋。

3.桡骨下端骨折　侧方移位，用端骨舒筋；粉碎骨折用合骨（擒拿）舒筋。

4.尺桡骨干骨折　侧方移位，用端骨舒筋；成角移位，用按骨舒筋。

5.尺骨鹰嘴骨折　分离或粉碎移位，用合骨（擒拿）舒筋。

6.肱骨髁间骨折　分离或粉碎移位，用合骨（擒拿）舒筋。

7.肱骨干骨折　分离或粉碎移位，用合骨舒筋；成角移位，用按骨舒筋。

8.肱骨外科颈骨折　成角移位，用按骨舒筋。

9.股骨粗隆间骨折　向外成角移位，用水平顶压舒筋。

10.股骨干骨折　向前成角移位，用垂直顶压舒筋。

11.股骨髁间骨折　分离或粉碎移位，用合骨舒筋。

12.胫骨干骨折　侧方移位，用端骨舒筋；成角移位，用按骨舒筋。

13.踝部骨折　踝关节半脱位，用合骨舒筋。

14.跟骨骨折　粉碎移位，用合骨舒筋。

三、典型医案

肱骨干骨折肩肘定骨舒筋案

陈某，女，54岁，佛山市中医院门诊病历号：3002063***。X线片号：3592***。

主诉： 跌伤致右肘疼痛、活动障碍8周。**检查：** 右上臂轻度肿胀，右肩关节外展、上举、后伸、旋转活动受限，右肘屈伸活动受限，指端血运、活动正常。X线片示：右肱骨中段粉碎性骨折。**诊断：** 右肱骨中1/3骨折。**治疗：** 整复固定8周后解除夹板，加强功能锻炼，行"定骨舒筋"的关节被动松动。**随访：**2年余。按《骨科疾病疗效评价标准》Gill 临床上肢功能评分系统、《中西医结合治疗骨折临床经验集》骨折疗效标准**评级：优。**图文演示治疗经过如下（图6-1-2；详见第五章图 5-3-4）：

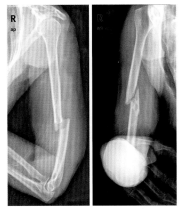
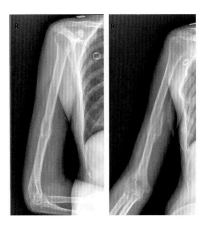

a. 2016-1-20 整复前：内、后移位   b. 2016-5-4 复查：骨折愈合

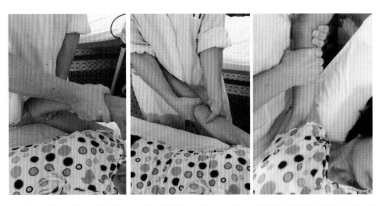

c. 定骨舒筋：擒拿骨折远端进行肘关节松动；擒拿骨折近端进行肩关节松动

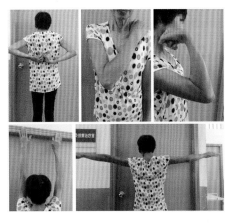
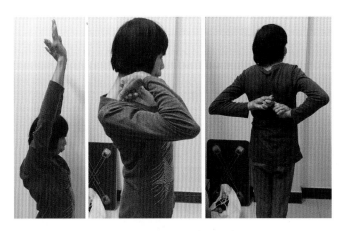

d. 2016-8-30 随访：功能基本正常   e. 2018-2-26 随访：功能正常

图 6-1-2　肱骨干骨折肩肘定骨舒筋案

【按】患者平素体弱，骨折治疗 2 个月后，骨痂生长，愈合较慢，关节经常规功能锻炼，未能达到正常恢复，予定骨舒筋治疗。定骨舒筋分三个阶段进行：①上臂四夹，不超关节进行强化肩、肘关节功能训练 3 周，每日 3 次。②夹板固定下，行定骨舒筋手法：一手擒拿骨折端，

一手分别握腕、肘关节，牵引肘、肩关节；固定骨折远端，行肘关节屈伸松动；固定骨折近端，行肩关节上举、外展等松动，每日1次，共3周。③去除夹板固定，进行肩、肘关节松动，每日1次（图6-1-2c）。松动结束后，患者必须进行主动功能锻炼，如甩手甩肩、举火烧天、挠背拉手、蝎子爬墙、搭肩抓耳、屈肘触肩、弹肘击球，等等。

本案成功的关键是找到与骨折愈合过程相适宜的定骨舒筋方法，循序渐进，做到精准定骨，合理舒筋，筋舒骨长。现代对骨细胞分化的生物力学的研究发现，合理的微动是促进骨折生长最好的环境。

（江涌）

桡骨下1/3骨折迟缓愈合定骨舒筋案

李某，男，34岁，佛山市中医院门诊卡号：02855***。X线片号：2944***。**主诉**：右腕关节疼痛，活动受限3个月余。检查：右前臂无畸形，下段轻度压痛，下尺桡关节处稍隆突、压痛，腕屈伸、前臂旋转功能受限。X线片示：右桡骨下1/3骨折，对位对线可，见少许骨痂生长。**诊断**：右桡骨下1/3骨折迟缓愈合。**治疗**：予"定骨舒筋"手法，指导功能锻炼。**随访**：半年余。按《骨科疾病疗效评价标准》Anderson前臂双骨折评分系统、《中西医结合治疗骨折临床经验集》骨折疗效标准**评级**：优。图文演示治疗经过如下（图6-1-3）：

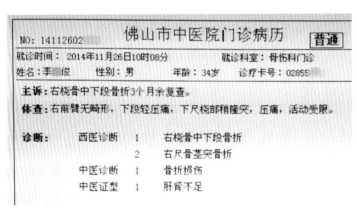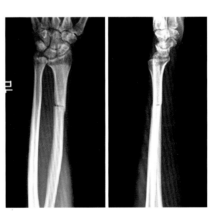

a. 骨折后3个月门诊复查病历及X线片

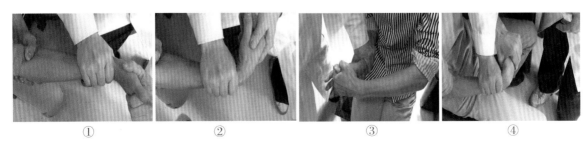

b. 定骨舒筋：医生被动关节松动：①背伸②屈曲

患者自行关节松动：③背伸④屈曲

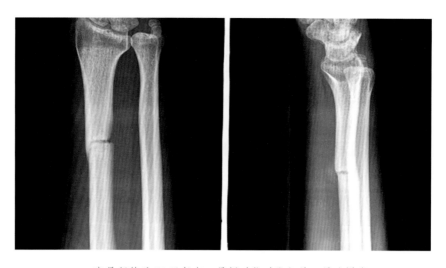

c. 定骨舒筋后 15 天复查：骨折对位对线如前，骨痂增多

图 6-1-3　桡骨下 1/3 骨折迟缓愈合定骨舒筋案

【按】患者骨折，治疗 3 个月后，骨折愈合较慢，关节功能未能达到正常恢复，予定骨舒筋和舒筋长骨法治疗：①夹板固定下，一手擒拿夹板骨折端，一手握腕指关节进行腕关节屈伸被动松动；②夹板固定下，一手擒拿夹板骨折端，一手握腕关节进行纵向挤压骨折端，每日 1 次，每次 10 下；③夹板固定下，患肢握拳竖起垂直置肘关节于桌面，患者自行轻轻扣击患肢拳头，以骨折端轻微震动为度。每日 3 次，每次 10 回。④去除夹板后，定骨舒筋：术者一手擒拿骨折远端，一手握腕指关节进行腕关节屈伸被动松动（图 6-1-3b）。

本案的难点是骨折端已经出现了骨折迟缓愈合的趋势，通过定骨舒筋和舒筋长骨的方法，阻挡了骨折不愈合过程，使骨折端重新获得生长。

（江湧）

尺桡骨下段粉碎性骨折腕指前臂定骨舒筋案

潘某，女，70 岁，佛山市中医院门诊病历号：3003381***。X 线片号：4266***。

主诉： 跌伤致右前臂肿胀疼痛、活动障碍 4 天。检查：右前臂压痛、畸形，可扪及骨擦感和异常活动，指动、血运、感觉正常。X 线片示：右尺桡骨下端粉碎性骨折。**诊断：** 右桡骨远端粉碎性骨折。中医分型：横断型。AO 分型：B3.2 型。**治疗：** 予手法复位，夹板外固定，定骨舒筋，功能锻炼。**随访：** 7 个月余。按《骨科疾病疗效评价标准》Anderson 前臂双骨折评分系统、《中西医结合治疗骨折临床经验集》骨折疗效标准**评级：** 良。图文演示治疗经过如下（图 6-1-4）：

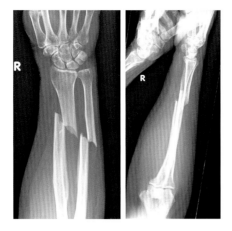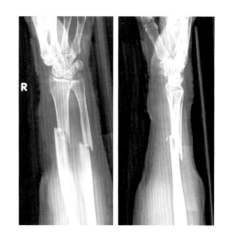

a. 2019-2-9 手法整复前　　　　　　　b. 2019-2-9 手法整复后

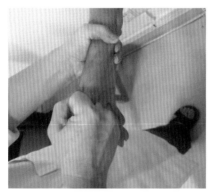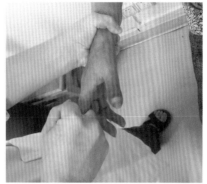

c. 医生被动松动指间关节

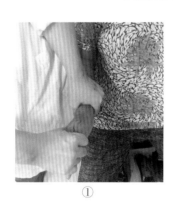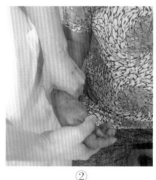

① 　　　　　　　　　　　　②

d. 术者被动松动腕关节：①背伸 ②屈曲

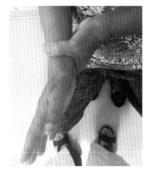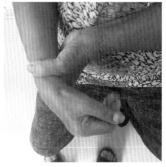

① 　　　　　　　　　　　　②

e. 患者自行关节松动：①背伸 ②屈曲

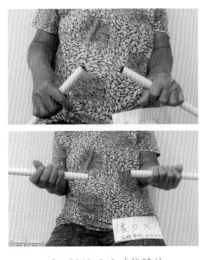
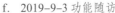
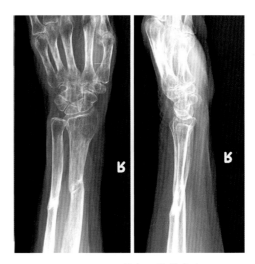

f. 2019-9-3 功能随访   g. 2019-9-3 复查：骨折愈合

图 6-1-4　尺桡骨下段粉碎性骨折腕指前臂定骨舒筋案

【按】患者骨折治疗 6 个月后，骨折愈合，腕、指、前臂关节功能受限，予定骨舒筋治疗：①术者一手擒拿骨折远端，一手分别钳握指端进行指关节被动屈伸和纵向牵拉，松解屈、伸肌腱和指关节的粘连，恢复肌腱的伸展和弹性（图 6-1-4c）；②术者一手擒拿固定骨折远端，一手握腕关节进行屈伸松动（图 6-1-4d）；③患者一手擒拿固定骨折远端，主动进行腕关节屈伸活动（图 6-1-4e）；每日 3 次，每次 100 回。④患者持圆棍或半瓶矿泉水，进行前臂旋转练功活动（图 6-1-4f）。经定骨舒筋治疗，患者关节功能明显改善。但由于前期康复失治，后期没有定期复查和治疗，尽管骨折复位愈合良好，但功能仍达不到预期。

骨折后功能受限，一般是固定过度，缺乏合理的功能锻炼所致。对于一些不稳定骨折，合理的固定是必须的，但绝对的固定带来的是多源性损害，如骨质疏松、骨折迟缓愈合、肌肉萎缩、关节挛缩、肌腱纤维变性等。每一种病理状态都可以导致关节运动功能障碍，时间越久，损害的可逆性就越难以恢复，因此定骨舒筋在骨折稳定后即可以开始。以定骨稳定骨折端，关节松动可以尽早介入。

（江涌）

第 1 掌骨基底部骨折脱位夹板定骨舒筋案

岑某，男，27 岁，佛山市中医院门诊病历号：3001589***。X 线片号：4411***。

主诉：跌倒致右手拇指疼痛、活动受限 1 小时。检查：右手第 1 掌骨基底部隆突畸形，压痛，传导痛阳性。X 线片示：右手第 1 掌骨基底部骨折，外侧移位成角，关节半脱位。**诊断：**右手第 1 掌骨基底部骨折脱位。**治疗：**手法整复，四夹固定。6 周后改短夹板固定下行主动定骨舒筋。8 周后解除夹板固定，加强掌指关节功能锻炼。**随访：**2 个半月。**评级：**优。图文演示治疗经过如下（图 6-1-5；详见第五章图 5-12-7）：

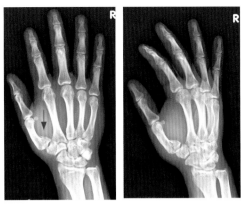
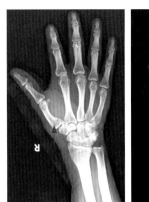
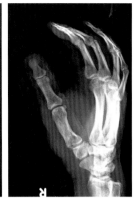

a. 2019-9-7 整复前：掌骨基底部骨折脱位　　　　b. 2019-9-7 整复后：轻度脱位

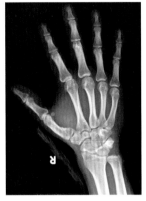
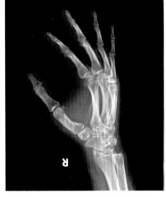
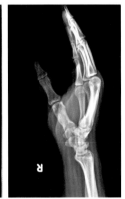

c. 2019-10-23 复查：脱位纠正，骨折线模糊

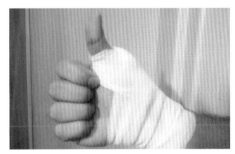
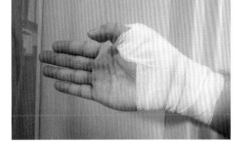

d. 6 周后拇指背侧短夹固定下定骨舒筋

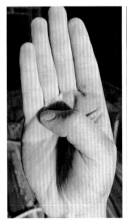
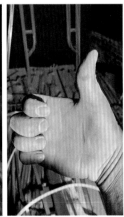
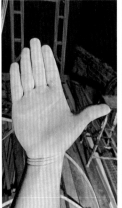
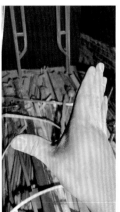

e. 2019-11-24 工地微信功能随访

图 6-1-5　第 1 掌骨基底部骨折脱位夹板定骨舒筋案

【按】第 1 掌骨基底部骨折脱位，由于骨折愈合早期难以判断，此类损伤再移位概率较高，外固定时间需适当延长，但功能锻炼应按时进行。此案 6 周后改用短夹板固定下主动定骨舒筋，进行指间、指掌关节活动，限制了掌腕关节活动，避免了骨折再度移位。2 周后完全去除外固定，进行各关节活动。

对于不稳定性骨折，不合理的固定和不恰当的运动都可能引起骨折的二次移位。定骨舒筋包含了精准固定和精细管理，即根据骨折移位特点、复位手法选择合理的固定方法。临床要精准到骨折端的细小区域，而且需要较长时间的保持，这就要求骨折复位后，对固定模式进行精细管理，如夹板的长短和宽度、压垫的大小和位置、包扎的松紧程度、换药的时间，等等。根据骨折愈合来确定外固定时间的长短，同时舒筋同步进行。本案采用指掌腕关节一体化固定，保持第 1 掌骨外展，限制屈掌活动，以免造成骨折脱位移位。固定后，骨折愈合前的运动应保持外展模式。根据骨折愈合状态，先改短夹板固定下行指间、指掌关节活动，再完全去除外固定，进行掌腕等关节活动。通过一系列精准的定骨舒筋，确保了骨折的愈合和关节功能的恢复。

（谢韶东　江湧）

环指近节骨干骨折网套并指固定定骨舒筋案

罗某，男，21 岁，佛山市中医院门诊病历号：3000900***。X 线片号：4060***。

主诉：打球致伤，右手肿痛、活动疼痛 2 小时。X 线片示：右手环指近节骨折。**诊断：**右手环指近节骨折。**治疗：**手法整复。5 周后予中环指并指指套固定下定骨舒筋。**随访：**4 个半月。**评级：**优。图文演示治疗经过如下（图 6-1-6；详见第五章图 5-12-12）：

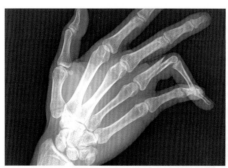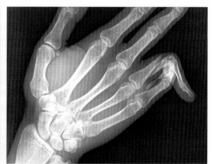

a. 2019-11-17 整复前：骨折旋转

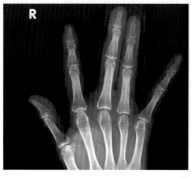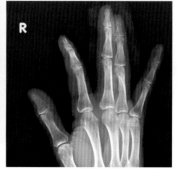

b. 2019-12-17 复查：骨折愈合

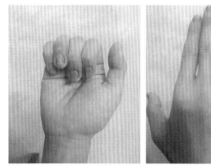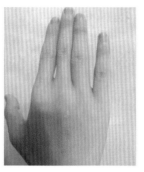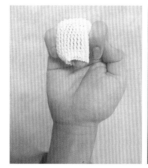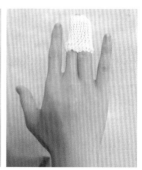

c. 2019-12-25 功能检查：环指轻微旋转　　　　d. 2019-12-25 中环指并指指套固定下定骨舒筋

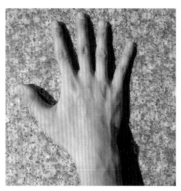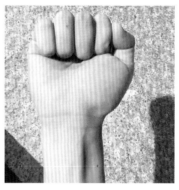

e. 2020-3-10 微信随访：功能和外形正常

图 6-1-6　环指近节骨干骨折网套并指固定定骨舒筋案

【按】本案环指近节骨折旋转移位，骨折愈合去除绷带固定后，仍见伤指旋转，屈伸不利（见图 6-1-6c）。定骨舒筋予中环指指套并指固定下活动关节，利用健指带动患指运动。而具有弹性的指套，既能持续地纠正和防止伤指重新外旋，又不影响指间和指掌关节的正常活动，从而达到康复的目的。

（江湧）

股骨干骨折膝关节定骨舒筋案

王某，女，7 岁，佛山市中医院门诊病历号：3001519***。X线片号：2950***。

主诉：车祸致左大腿肿痛、活动障碍 8 周。**检查：**左大腿股四头肌萎缩，中下段轻度压痛，膝关节屈伸功能受限。X线片示：左股骨中段粉碎性骨折。**诊断：**左股骨中段粉碎性骨折。**治疗：**予定骨舒筋手法舒筋，指导膝关节功能锻炼。**随访：**1 年余。**评级：**优。图文演示治疗经过如下（图 6-1-7；详见第五章图 5-14-9）：

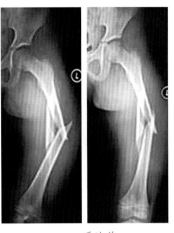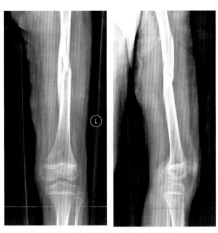

a. 手法前　　　　　　　　b. 8周后复查：骨痂少量

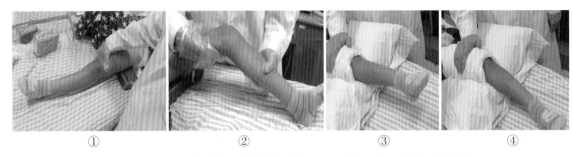

①　　　　　　②　　　　　　③　　　　　　④

c. 定骨舒筋：定骨关节松动①伸直②屈曲；定骨主动练功③伸直④屈曲

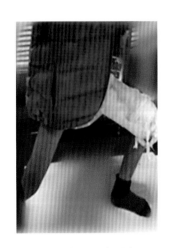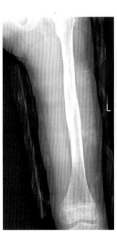

d.　夹板定骨弓步训练　　　　e. 定骨舒筋1个月后复查：骨折愈合

图 6-1-7　股骨干骨折定骨舒筋案

【按】股骨干骨折固定时间过长，容易引起膝关节僵硬，如果过早进行康复训练或进行不合理的活动，则可能导致骨折端的成角或再次移位，造成不可逆转的畸形。本案例成功的关键是严格按照固定强度与固定时间相结合的原则治疗。由于股骨骨折的不稳定，早期需要超关节固定，固定中要严格掌握固定方法：如夹板长度，压垫的厚度、位置，更换夹板的时间，等等。此外，早期可进行远离骨折端的关节活动，避免与骨折相邻的关节运动。随着时间的推移，观察骨折生长的情况，如果骨折端出现骨痂生长，则对夹板进行适当的调整，同时给以适当的被动运动，并且逐步增加关节运动的模式，最终使骨折愈合与关节恢复正常。

（谢韶东）

髌骨骨折膝关节定骨舒筋案

关某，女，70岁，佛山市中医院门诊病历号：3000933***。X线片号：2972***。**主诉**：右膝关节疼痛、活动受限1月余。检查：右膝轻度肿胀，膝关节屈伸活动受限。X线片示：右膝髌骨骨折，对位对线可，见骨痂生长。**诊断**：右膝髌骨骨折。**治疗**：予"定骨舒筋"手法进行舒筋，指导患者进行膝关节功能锻炼。**随访**：2个月。**评级**：优。图文演示治疗经过如下（图6-1-8）：

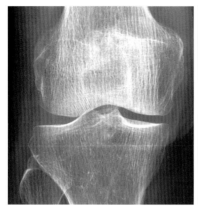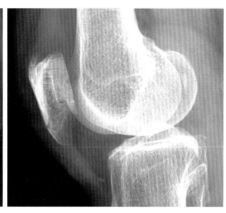

a. 固定1月后，骨折线稍模糊，解除夹板

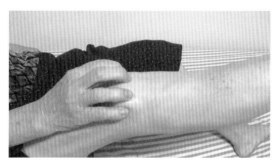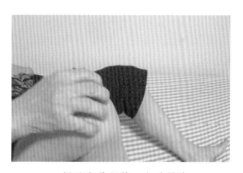

b. 抓髌定骨舒筋，主动伸膝   c. 抓髌定骨舒筋，主动屈膝

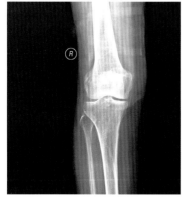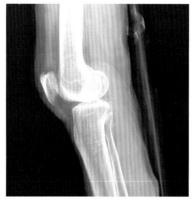

d. 治疗1个月后，骨折线模糊，膝功能恢复

图6-1-8 髌骨骨折膝关节定骨舒筋案

【按】髌骨是人体最大的籽骨，是膝关节运动的支点，在胫骨屈伸运动过程中，由于股四头肌及髌韧带的紧张与放松，会给髌骨施加强大的压力，所以髌骨骨折后，大多数采用张力带固定。这种治疗方法的好处是，膝关节运动能够通过张力带给髌骨施加向心性的力量，促进骨折的复位，加速骨折的愈合，从而达到早期运动的效果，避免了髌骨骨折出现的膝关节功能障碍。对于没有移位的骨折，或者轻度移位的骨折，采用抓髌定骨舒筋的方法，同样可以起到张力带的效果，达到治疗目的，本案例就是其中之一。髌骨位置浅显，定骨并不困难，但是舒筋就有讲究。我们采取逐级舒筋的模式，即运动过程中，对髌骨牵拉性力量进行控制。我们发现，从膝关节运动角度看，膝关节在15°内，髌骨的压力并不大，当膝关节运动在45°～60°时，髌骨的压力最大。而髌骨的压力来自股四头肌的强烈收缩，如果保持膝关节的闭链运动，可以有效降低股四头肌收缩力量。根据这个原理，我们对髌骨骨折的定骨舒筋模式，按时间节点进行功能训练，早期严格控制在15°内的闭链运动。根据骨折愈合进程，逐步增加关节活动度，并且对患者的疼痛进行严格监控，只要患者出现疼痛，就降低关节活动的角度。中后期则观察髌骨愈合状况和骨密度的变化，决定关节松动的强度和频率。定骨舒筋的模式并非一成不变，定骨和舒筋的重点是可以互相转换，在不同的骨骼部位、不同的骨折形态、不同的时间节点，根据需要灵活应用。

（谢韶东）

胫骨中段骨折迟缓愈合并踝关节僵硬定骨舒筋案

谭某，女，11岁，佛山市中医院门诊病历号：3001624***。X线片号：3014***。

主诉： 跌伤致左小腿肿痛、活动受限3个月余。检查：左小腿轻度肿胀，中下段轻压痛，踝关节屈伸功能受限。X线片示：左胫骨中下段骨折，对位对线可，少量骨痂生长。**诊断：** ①左胫骨中下段骨折延缓愈合。②左踝关节僵硬。**治疗：** 予"定骨舒筋"手法，指导功能锻炼。**随访：** 2个月。**评级：** 优。图文演示治疗经过如下（图6-1-9）：

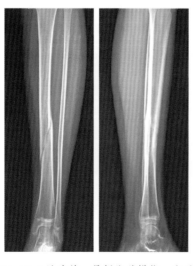
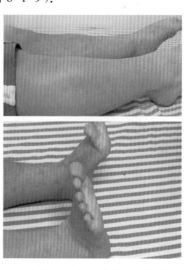

a. 2014-12-6 治疗前：骨折线稍模糊，向后成角　　　b. 治疗前：左踝垂足，背伸受限

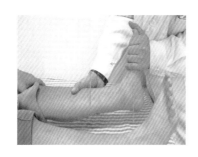 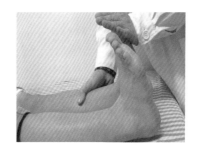

①右手固定骨折端并上提，左手使踝关节下沉背伸　　②手法后功能改善，被动正常

c. 定骨舒筋手法前后

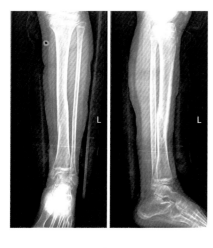 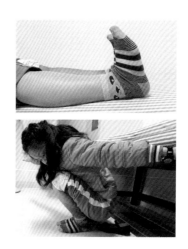

d. 2015-1-11 复查：骨折愈合　　　　e. 2015-1-11 复查：功能基本恢复

图6-1-9　胫骨中段骨折迟缓愈合并踝关节僵硬定骨舒筋案

【按】本案胫骨中下段骨折迟缓愈合并踝关节僵硬，患者垂足，踝关节背伸受限，骨干向后成角，骨折未完全愈合。如果用常规的踝关节背伸松动，势必增加骨折向下成角的趋势，可能导致骨干成角移位加大。定骨舒筋运用了力学原理，对骨折愈合未坚、骨干成角的关节松动，采用平行错向定骨的方法：一手固定向后成角的骨折端并向上端提，另一手按踝关节向下并背伸踝关节，使跟腱和小腿后侧肌群松解。提按升降和屈伸手法并用，达到了力系的平衡。由于方法设计合理，临床效果明显。

（江涌）

肱骨骨折内固定术后再发肱骨上段骨折手法夹板舒筋长骨案

莫某，女，54岁，佛山市中医院住院病历号：667***。X线片号：3592***。

主诉：车祸致左肩关节疼痛、活动受限5个月余。检查：左肩部前方见一长约13cm手术瘢痕。左肩关节主动前屈、后伸（0°～30°），被动活动范围0°～60°，肩关节内外旋转受限。X线片示：左肱骨近端骨折内固定术后改变，骨折端模糊。**诊断：**左肱骨近端骨折内固定术后肩关节僵硬。**治疗：**左肩关节粘连松解术。治疗25天，肩关节主动前屈85°，后伸30°，外展60°；

肩关节内外旋活动轻度受限。第 28 天予手法治疗时，出现左上臂中段剧烈疼痛，行 X 线片检查示：左肱骨上段骨折。**诊断：**左肱骨上段骨折。**治疗：**予"接合碰撞"等手法，四夹超肩、肘关节固定，夹板下行功能训练。2 个月余骨折愈合，肩关节功能明显改善。图文演示治疗经过如下（图 6-1-10）：

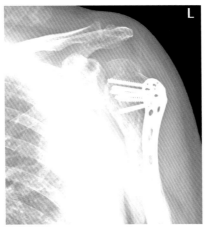
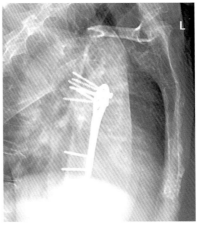

a. 2018-4-25 治疗前

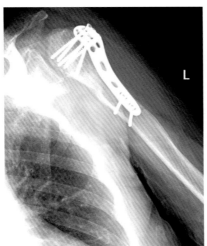
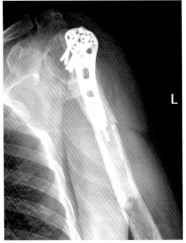

b. 2018-5-22 康复治疗 4 周后出现肱骨上段骨折

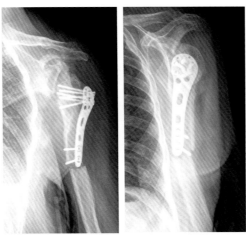
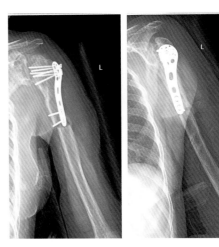

c. 2018-5-31 复查：成角移位 d. 2018-6-20 复查：移位纠正

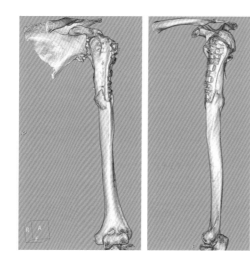
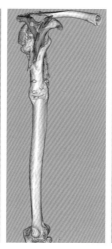
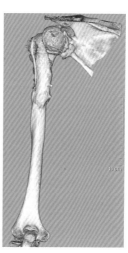

e. 2018-7-30复查CT：骨折愈合

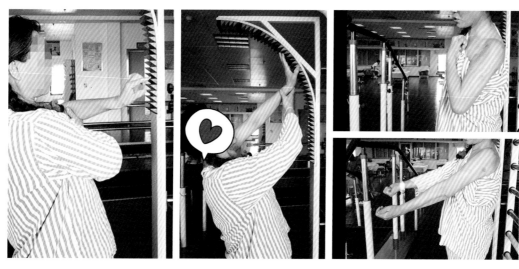

f. 2018-7-12功能训练

图 6-1-10　肱骨骨折内固定术后再发肱骨上段骨折手法夹板舒筋长骨案

【按】本案肱骨骨折内固定术后 5 个月合并肩关节僵硬，在康复的关节松动过程中，由于内固定下端骨质疏松导致脆性骨折，通过定骨舒筋方法促进骨折快速愈合并提升关节功能。内固定发生再次骨折的因素很多，其中继发性骨质疏松是其中的关键因素。骨折发生后，设计了定骨舒筋的方案：①选择合理的复位与固定方式。由于骨折端已经手术，如果再次手术出现骨折不愈合的概率会大大提高，避免增加损伤的治疗方案应该是首选，因此选择了传统手法复位加小夹板固定。②固定后，面临几个问题：保持骨折稳定，促进骨折愈合，增加关节活动度，这三个问题既相互矛盾又互相关联，也就面临如何定骨舒筋。定骨方法包括精准的夹板固定，精确的夹板时间管理，精细的骨折端刺激。舒筋则通过远近结合，主动与被动结合，首选腕指关节的主动运动，肘关节和肩关节的无痛性被动训练。③采用接合碰撞的手法，建立与骨折愈合过程中相适宜的康复训练技术，严密观察骨折愈合过程。随着骨折愈合强度的增加，逐步增加训练强度和多方向训练。

（谢韶东）

第六章　定骨舒筋——正骨手法的延伸

附：临床总结

"定骨舒筋"用于髌骨骨折早期康复的临床研究

江湧，邢基斯，黎土明，等　佛山市中医院

目的：观察"定骨舒筋"手法用于髌骨闭合性骨折早期康复的疗效。

方法：2003 年 12 月～ 2007 年 10 月，佛山市中医院康复科 60 例伤后半个月的病例，随机分为对照组 30 例，治疗组 30 例。对照组在夹板固定下行股四头肌收缩活动；治疗组去除夹板，用定骨舒筋手法对骨折端进行有效的固定下，进行主动和被动的关节活动。

结果：治疗组平均骨折愈合时间 4.33 周，比对照组明显缩短（$P < 0.01$），膝关节活动度比对照组明显提高（1 个月 $P < 0.01$；2 个月 $P < 0.05$），3 个月膝关节功能积分优级率治疗组（76.6%）比对照组（50%）高（$P < 0.05$）。

结论："定骨舒筋"对骨折的提前愈合和关节的尽早恢复具有良好的临床疗效。

［资料来源：北京中医药大学学报，2008（10）：718-720］

参考文献

[1] 江湧，陈渭良，陈逊文．骨科康复与中医理念 [J]．中国骨伤，2007（4）：266-267

[2] 江湧，邢基斯，黎土明，等．"定骨舒筋"用于髌骨骨折早期康复的临床研究 [J]．北京中医药大学学报，2008（10）：718-720

[3] 王亦璁，姜保国．骨与关节损伤 [M].5 版．北京：人民卫生出版社，2014